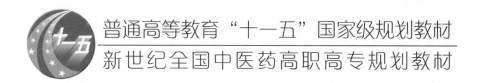

普通高等教育"十一五"国家级规划教材

新世纪全国中医药高职高专规划教材

中医美容学

（供医疗美容技术专业用）

主　编　刘宜群（安徽中医药高等专科学校）

副主编　蔡建伟（南京中医药大学）

　　　　刘　宁（成都中医药大学）

中国中医药出版社

·北　京·

图书在版编目（CIP）数据

中医美容学/刘宜群主编．—北京：中国中医药出版社，
2006.6（2022.8重印）

普通高等教育"十一五"国家级规划教材

ISBN 978 - 7 - 80156 - 926 - 4

Ⅰ．中…　Ⅱ．刘…　Ⅲ．美容 - 中医学 - 高等学校：

技术学校—教材　Ⅳ．①R275②TS974.1

中国版本图书馆 CIP 数据核字（2006）第 027368 号

中国中医药出版社出版

北京经济技术开发区科创十三街 31 号院二区 8 号楼

邮政编码　100176

传真　010 - 64405721

山东百润本色印刷有限公司印刷

各地新华书店经销

开本 787×1092　1/16　印张 26　字数 489 千字

2006 年 6 月第 1 版　2022 年 8 月第 10 次印刷

书号　ISBN 978 - 7 - 80156 - 926 - 4

定价　73.00 元

网址　www. cptcm. com

服 务 热 线　010 - 64405510

购 书 热 线　010 - 89535836

维 权 打 假　010 - 64405753

微信服务号　zgzyycbs

微商城网址　https：//kdt. im/LIdUGr

官 方 微 博　http：//e. weibo. com/cptcm

天猫旗舰店网址　https：//zgzyycbs. tmall. com

如有印装质量问题请与本社出版部联系（010 - 64405510）

前 言

随着我国经济和社会的迅速发展，人民生活水平的普遍提高，对中医药的需求也不断增长，社会需要更多的实用技术型中医药人才。因此，适应社会需求的中医药高职高专教育在全国蓬勃开展，并呈不断扩大之势，专业的划分也越来越细。但到目前为止，还没有一套真正适应中医药高职高专教育的系列教材。因此，全国各开展中医药高职高专教育的院校对组织编写中医药高职高专规划教材的呼声愈来愈强烈。规划教材是推动中医药高职高专教育发展的重要因素和保证教学质量的基础已成为大家的共识。

"新世纪全国中医药高职高专规划教材"正是在上述背景下，依据国务院《关于大力推进职业教育改革与发展的决定》要求："积极推进课程和教材改革，开发和编写反映新知识、新技术、新工艺和新方法，具有职业教育特色的课程和教材"，在国家中医药管理局的规划指导下，采用了"政府指导、学会主办、院校联办、出版社协办"的运作机制，由全国中医药高等教育学会组织、全国开展中医药高职高专教育的院校联合编写、中国中医药出版社出版的中医药高职高专系列第一套国家级规划教材。

本系列教材立足改革，更新观念，以教育部《全国高职高专指导性专业目录》以及目前全国中医药高职高专教育的实际情况为依据，注重体现中医药高职高专教育的特色。

在对全国开展中医药高职高专教育的院校进行大量细致的调研工作的基础上，国家中医药管理局科教司委托全国高等中医药教材建设研究会于2004年6月在北京召开了"全国中医药高职高专教育与教材建设研讨会"，该会议确定了"新世纪全国中医药高职高专规划教材"所涉及的中医、西医两个基础以及10个专业共计100门课程的教材目录。会后全国各有关院校积极踊跃地参与了主编、副主编、编委申报、推荐工作。最后由国家中医药管理局组织全国高等中医药教材建设专家指导委员会确定了10个专业共90门课程教材的主编。并在教材的组织编写过程中引入了竞争机制，实行主编负责制，以保证教材的质量。

本系列教材编写实施"精品战略"，从教材规划到教材编写、专家审稿、编辑加工、出版，都有计划、有步骤地实施，层层把关，步步强化，使"精品意识"、"质量意识"始终贯穿全过程。每种教材的教学大纲、编写大纲、样稿、全稿都经专家指导委员会审定，都经历了编写启动会、审稿会、定稿会的反复论证，不断完善，重点提高内在质量。并根据中医药高职高专教育的特点，在理论与实践、继承与创新等方面进行了重点论证；在写作方法上，大胆创新，使教材内容更为科学化、合理化，更便于实际教学，注重学生实际工作能力的培养，充分体现职业教育的特色，为学生知识、能力、素质协调发展创造条件。

在出版方面，出版社严格树立"精品意识"、"质量意识"，从编辑加工、版面设计、装帧等各个环节都精心组织、严格把关，力争出版高水平的精品教材，使中医药高职高专教材的出版质量上一个新台阶。

在"新世纪全国中医药高职高专规划教材"的组织编写工作中，始终得到了国家中医药管理局的具体精心指导，并得到全国各开展中医药高职高专教育院校的大力支持，各门教材主编、副主编以及所有参编人员均为保证教材的质量付出了辛勤的努力，在此一并表示诚挚的谢意！同时，我们要对全国高等中医药教材建设专家指导委员会的所有专家对本套教材的关心和指导表示衷心的感谢！

由于"新世纪全国中医药高职高专规划教材"是我国第一套针对中医药高职高专教育的系统全面的规划教材，涉及面较广，是一项全新的、复杂的系统工程，有相当一部分课程是创新和探索，因此难免有不足甚至错漏之处，敬请各教学单位、各位教学人员在使用中发现问题，及时提出宝贵意见，以便重印或再版时予以修改，使教材质量不断提高，并真正地促进我国中医药高职高专教育的持续发展。

全国中医药高等教育学会
全国高等中医药教材建设研究会
2006 年 4 月

普通高等教育"十一五"国家级规划教材
新世纪全国中医药高职高专规划教材
《中医美容学》编委会

主　编　刘宜群　（安徽中医药高等专科学校）

副主编　蔡建伟　（南京中医药大学）

　　　　　刘　宁　（成都中医药大学）

编　委　（按姓氏笔画排列）

　　　　　王军文　（湖南中医药大学）

　　　　　司晓文　（贵阳中医学院）

　　　　　刘　宁　（成都中医药大学）

　　　　　刘利华　（安徽中医药高等专科学校）

　　　　　刘宜群　（安徽中医药高等专科学校）

　　　　　李　静　（贵州省遵义中医学校）

　　　　　赵　丽　（辽宁中医药大学职业技术学院）

　　　　　徐宜兵　（江西中医药高等专科学校）

　　　　　蒋　筱　（广西中医学院）

　　　　　蔡建伟　（南京中医药大学）

编 写 说 明

高职高专教育作为高等教育和职业教育的重要组成部分，已经蓬勃发展起来了。高职高专的培养目标、教学模式、教学内容应有其鲜明的特色，既不能照搬普通高校教材，也不能借用中职教材，这就要求高职高专教材应当独具特点。

《中医美容学》由国家中医药管理局组织编写和审定，是新世纪全国中医药高职高专规划教材中一门阐述中医美容临床实践技能的专业课程，供全国高等中医药院校专科医疗美容技术专业使用。

本教材根据新世纪全国中医药高职高专规划教材的编写要求，从内容选取、教学方法、学习方法、实验和实训配套等方面突出了高职高专教育的特点，突出了对应用能力的培养。教材编写摆脱理论分析长而深的模式，增加并充实了应用实例的内容。在知识的实用性、综合性上下功夫，理论联系实际，加强操作与实训，把对学生应用能力的培养融会于教学之中，并贯穿始终。

本教材共分八章，第一至五章是总论部分，第六至八章是各论部分。其中总论分别介绍了中医美容学的基本概念、理论基础、临床诊法及辨证、常用疗法等；各论部分则分别论述了面部美容、毛发美容、形体美容等相关内容，具体讲述了面部、毛发、形体的养护以及损美性疾病的治疗。本书在编写过程中结合了中医美容的最新研究成果，突出了实用性。

本教材的编写分工：总论部分由安徽中医药高等专科学校刘宜群、刘利华撰写；中医基础理论在中医美容中的应用由南京中医药大学蔡建伟撰写；中医美容临床诊法由江西中医药高等专科学校徐宜兵撰写；中医美容临床辨证由广西中医学院蒋筱撰写；中医美容常用疗法由辽宁中医药大学职业技术学院赵丽撰写；面部美容部分由安徽中医药高等专科学校刘宜群、刘利华，贵阳中医学院司晓文，湖南中医药大学王军文共同撰写；毛发美容由贵州省遵义中医学校李静撰写；形体美容由成都中医药大学刘宁撰写。

　　本教材在编写过程中，参考了近年来出版的高等院校中医美容学教材以及中医美容知识读本；参考了新世纪全国高等中医药院校规划教材《针灸学》《正常人体解剖学》等的相关插图，在此，谨向原书作者表示真诚的感谢，并向支持本书编写的各有关院校表示衷心的感谢。

　　虽然各编者在本书编写过程中做了大量工作，但由于中医美容学是一门新兴学科，正处于不断研究和发展之中，以及我们水平有限，不足之处在所难免。希望各院校师生在教学使用过程中，提出宝贵意见，使之不断充实和完善。

编委会
2006 年 3 月

目 录

第一章

绪 论

第一节　中医美容学概述

一、中医美容学的概念

中医美容学是一门以人体健美为对象，由多种基础、临床学科相互交叉而成的新兴的中医学科，是在中医基本理论及具有中国特色的人体美学理论的指导下，运用中医特有的方法，研究损美性疾病的防治和损美性生理缺陷的掩饰或矫正，探讨防病健身、延衰驻颜的方法，以达到维护、修复、塑造人体形神美为目的的专门学科。

中医美容是广义的美容，包括颜面、须发、躯体、四肢等全身的美化，其含义等同于健美，即在健康基础上的美，它是根据健康标准、美学标准、年龄、性别特征，对人的颜面五官、须发爪甲、肌质肤色、体型姿态、动作风度等进行的综合评价。健康为心、身两方面的健康。身体的健康，是人体外形美的基础，身体健康，表明人体各组织器官发育良好及功能正常，只有具备这个前提，人体才能有红润光泽的皮肤、富有弹性的肌肉、挺拔的身躯、敏捷的动作，从而给人以外形上的美感；心理的健康，是人体外形美的添加剂。一个心理状况良好的人，才能精神愉快，豁达大度，给人增添一种气质上的美。同时，良好的心理，能延缓人的衰老。中医美容就是要在健康的基础上创造人的外形美。

（一）学科性质

中医美容学是美学和中医学相结合的产物，既是医学美学的一个应用分支学科，又是中医学的一个分支学科，是一门新兴的综合性中医临床学科。

（二）理论基础

中医美容基础理论是中医基础理论与具有中国特色的人体美学理论相结合的

产物。中医基础理论包括中医阴阳五行、脏腑、经络、气血津液、病因病机、诊法、治则、处方用药原则等；具有中国特色的人体美学理论是在中国传统美学思想的基础上不断发展完善的。中国传统美学是具有中国文化特点的一个相对独立的美学体系，拥有一系列独特的范畴，与中医美容学关系较密切的有"阴阳五行"、"中和"、"文质"、"神韵"等。具有中国特色的人体美学理论，突出强调人体的自然美、神韵美及文质并重的美，强调外在形式美与内在本质美的和谐、统一，充分体现了人体内外的整体性联系。

（三）研究对象

中医美容学的研究对象是人体健美。"健"包括躯体的健康和心理的健康。"美"包括形体美和精神美。形体容貌的外在美必须建立在人体健康的基础上，科学的审美观应该是内在本质美和外在形体美相统一的审美观。

（四）研究目的

1. 以维护（保健）的手段，预防损美性疾病的产生，延缓皮肤衰老，保持皮肤的青春活力。

2. 以修复（治疗）的手段，消除损美性疾病所致的美容缺陷，恢复人体健美。

3. 以改善（修饰）的手段，掩盖瑕疵和缺陷，增进人体健美。

4. 以塑造（如美容整形术，中医古籍中早有美容整形的记载）的手段，掩饰或矫正损美性生理缺陷，重塑人体健美。

（五）具体方法

中医美容在临床上，运用中药方剂内服、外用以及针灸、推拿、刮痧、气功、音乐、心理、食膳等多种方法，安全有效，形成了有别于其他美容方法的特色。

二、中医美容学的特点

中医美容学有着悠久的历史和坚实的理论基础，注重整体联系，将容颜与脏腑、经络、气血紧密联结，中药内服、外敷、针灸、推拿、气功及食膳等手段均体现出动中求美的观点，使经气畅通，并且简便易行、安全可靠，作用广泛而持久。中医美容学在保健美容和治疗损美性皮肤病方面独具特色，从而显示了它所蕴藏的特殊潜力。

（一）历史悠久，经验丰富

中医美容的历史可追溯到 2000 年前，马王堆汉墓古医书中已有关于药物美容、针灸美容、气功美容、食膳美容的记载，包括治疗和保健两方面的内容。中医美容的各种方法，经长期反复运用、验证、筛选，日臻完善。大量中医美容文献中的精华，将为现代中医美容及世界美容提供行之有效的天然药物及自然疗法。

（二）坚实的理论基础

中医美容理论基础包括中医理论基础和中国传统美学基础。中医美容是中医学的一个分支，并随中医药学的发展而发展，故有较坚实的理论基础。《黄帝内经》是中医药学理论的源头，它也为中医美容学的形成和发展奠定了理论基础。现代中医各基础学科和临床学科的发展，同样为中医美容学的进一步发展提供了保障。中国博大精深的传统文化所提供的美学思想，也使中医美容学具备了美学理论的基础。我国丰富的传统文化的底蕴，使我国构建的美学理论体系极富特色，已经并且还将对世界美学做出贡献。

（三）整体观念

整体观念是中医学基本理论之一，它主要体现在两个方面，一是认为人与自然是一个整体；二是认为人体本身是一个有机整体。根据中医五行理论，心主血脉，开窍于舌，其华在面；肺主气，外合皮毛，开窍于鼻，其华在毛；脾主肌肉、四肢，开窍于口，其华在唇；肝主筋，开窍于目，其华在爪；肾主骨，开窍于耳，其华在发。中医认为人的颜面五官、须发爪甲，皆是整体的一部分，任何损美性疾病及损美性缺陷的产生与脏腑功能紊乱、气血阴阳失调、各种病因的侵袭密切相关。要追求局部的美，必先求整体的阴阳平衡、脏腑和顺、经络通畅、气血流通。

（四）辨证论治

辨证论治是中医诊治疾病的基本方法。中医美容运用辨证论治的思想，对损美性疾病进行审证求因、审因论治。首先运用望、闻、问、切四诊收集就医者的临床资料（包括症状和体征），然后对损美性疾病的病因、病位、病性、病机和邪正关系进行诊断，确定证候，在辨证的基础上确立治疗原则和方法，以达到消除损美性疾病，恢复人体健美的目的。即使是偏重于装饰的外用保健品，如面脂、口脂，也体现了辨证论治的特色。如面部色黑、粗糙等，中医认为原因之一是风邪外袭，因此在一些润面、增白的化妆品中，配有祛风类药如防风、白芷等，体现了病因辨证的特点。辨证论治，使中医美容方法的针对性更强、效果更突出。

（五）手段多样、安全有效

中医美容的手段多种多样，大致可分为中药、针灸、推拿、刮痧、气功、音乐、心理、食膳、养生等多种方法。每一大类又有若干种具体方法，如中药美容，有内服法、外用法。外用法又分贴敷法、洗浴法等，而贴敷法、洗浴法又可再细分为患处皮肤贴敷法、脐敷、穴位敷、熏洗、擦洗、沐浴、浸浴等。中药主要来源是植物，其次是动物与矿物，都属于天然药物，比化学合成的西药具有更强的安全性。中医美容的方法都属于自然疗法，安全可靠，无副作用，同时各种方法在历史的长河中，被无数医家反复应用、验证、筛选，疗效显著。

（六）介入生活美容

中医美容在重视治疗美容的同时，强调内在美与外在美的和谐统一。早在春秋战国时期，人们就学会了使用中药进行妆饰美容，中医药和生活美容之间的联系历史悠久。在历代各类医书中，表明有驻颜、悦色作用的药物多达上百种，而方剂的数量更是可观，达到 2000 多首。各种洗手面方、令面悦泽方、增白方、祛皱方、驻颜方、白牙方、染发方、香身香口方，应有尽有，甚至有发蜡、口红、胭脂的配方。这些方药具有极浓的生活美容色彩，它们不是以治疗疾病为主要目的，而是着眼于修饰人的容颜，使之更光彩夺目。这些信息给我们的启示是：我国古代医家已把对人体美的维护作为医学的任务之一，所以他们关注人体的修饰，并以医学的手段介入，使修饰品和修饰手段更完善，更符合人体健康要求。这种介入扩大了中医美容的内涵，使中医美容以其深度和广度并存，在世界美容史上占据了独特的位置。

三、中医美容学的分类

中医美容学的分类按照分类方法的不同可有多种分类。按照美容性质分可分为保健美容和治疗美容；按照临床学科分可分为皮肤美容、眼科美容、耳鼻咽喉科美容、内科美容；按美容手段和方法又可分为中药美容、针灸美容、推拿美容、气功美容、音乐美容、心理美容、食膳美容等七大类。而在诸多分类方法中又以后一种为通用，这种按照美容方法分类的方法对美容的治疗和保健有重要的指导意义，具备很强的实用性，现介绍如下。

（一）中药美容

中药美容是通过内服及外用中药美容制剂来治疗损美性疾病或养护肌体的一种中医美容法。这是中医美容手段中最主要、最常用、经验最丰富的一部分，已基本形成体系。据有关资料显示，迄今为止总结出来的美容中药有 200 多种，美容药方 2000 多首。这是应用最广泛的一种中医美容方法。内服，通过对全身的调理，达到局部治疗或补益身体的目的，是治本除根、健身抗衰的必要手段。内服药的剂型和一般内服中药的剂型相同，主要有汤、丸、散、膏、丹、酒等。外用，是运用药物直接作用于体表局部，以达到治疗美容或保健美容目的的方法。它利用药物的性能，直达病所，奏效迅速。在操作上，一般有熏洗、湿敷、扑撒、涂擦、浸浴、贴敷、喷雾、电离子导入、超声波导入 9 种方法，根据不同的操作方法，采用不同的剂型，主要有膏霜、水剂、油剂、粉剂、糊剂、涂膜剂等。如采用熏洗、浸浴、湿敷、喷雾法时应选用水剂；采用扑撒法时应选用散剂；采用涂擦及超声导入法时可选用软膏剂；采用贴敷法时可选用糊剂或涂膜剂等。保健美容外用的中药方剂，有一部分已成为当今的药物化妆品。

（二）针灸美容

针灸美容是采用针刺、艾灸和拔罐等方法疏经活络、消肿散结、调理气血，从而达到养颜美容目的的一种美容方法。该方法形式多样，有诸多具体操作方法：如针刺法又分毫针刺法、三棱针刺血法、火针、水针、电针法等，灸法又分艾柱灸、艾条灸、温针灸等，拔罐法有火罐法、闪罐法、走罐法、刺络拔罐法等。针灸美容法对酒齄鼻、面部皱纹、急性面瘫、肥胖、斑秃等有较理想的治疗效果；又因其简便易行、安全可靠而引起国内外美容界的极大关注。

（三）推拿美容

推拿美容是以中医理论为指导，用各种推拿手法刺激身体的某一穴位或部位，通过经络系统调动机体内在因素以及作用于体表局部的物理效应来调整脏腑紊乱的气机，使阴阳气血平衡，以达到美容治疗或保健目的的一种美容方法。有摩法、揉法、抹法、擦法、推法等常用手法，运用时循着经络的走向或定位于具体腧穴进行操作。该方法可促进人体头发再生，减少面部皱纹，并悦泽全身皮肤，对面肌痉挛、肌肉萎缩、神经瘫痪等有较好的疗效。国外也有按摩术，广泛用于保健和美容，然而经穴推拿按摩却是我国所独有的。

（四）气功美容

气功美容是通过调形、调意、调息等气功锻炼的方式使人消除紧张状态，平心静气，避免情绪刺激对人体脏腑气血及面容的影响而达到美容治疗或保健目的的一种美容方法。这是一种养生美容术，其特点是全面调整人的身心，给人较深层次的美，达到外形和气质俱佳的境界，并且易学易用，适应范围广，它在人们生活节奏日益加快的今天更具有非同寻常的意义。

（五）音乐美容

音乐美容是指在中医基础理论和传统音乐理论的指导下，以音乐作为调养治疗手段，根据个体的不同体质、情志变化，分别选用不同音调、节奏、旋律、强度的乐曲，激发情感，陶冶情操，调节脏腑功能，以达到防病治病，健美身心目的的一种美容方法。

（六）心理美容

心理美容是指在中医基础理论和中医心理学说指导下，通过心理治疗或心理调养，调节情绪，改善心理状态，消除或减轻不良情绪对人体的影响，以达到防治疾病、健美神形的一种美容方法。

（七）食膳美容

食膳美容其实是一种内服中药美容法，它是基于中医学"医食同源、药食同源"的理论，在中医药基础理论指导下，选用某些作用相关的药物和食物配制成食品以达到对损美性疾病的辅助治疗或进行保健美容的一种方法。美容食膳的种类很多，主要有菜肴、饮、鲜汁、汤、羹、酒、粥、蜜膏等。此法与中药美容一样，必须采用辨证用膳的方法才能取得较好的美容效果。近年来药膳美容作为热点，相继在各大城市及国外推广。

中医美容正是综合以上方法，融外用、内服、针灸、推拿、气功、食膳、音乐为一体，既注重外用药滋养皮肤，又注意从内部补益气血、调节脏腑功能、调畅情志，从而体现了中医整体调治的特点。而借助针灸、推拿、气功、音乐等手段使气血流动、经气畅通，令气血津液通达四肢百骸、五官七窍，体现了中医美容动中求美的另一特点。

四、中医美容学的研究范围

中医美容学的学科对象是人体健美。"健"包括躯体的健康和心理的健康。"美"包括形体美和精神美，所以中医美容学的研究范围是广泛的。主要包括以下几个方面。

（一）基础理论研究

中医美容学以医学美学（包括中医人体审美理论）为指导，研究人的形神美的发生、发展、变化及其规律，为维护、修复改善和塑造人的形神美寻求新理论和新技术。我们应该在挖掘、整理和继承中医传统人体审美理论以及实践的基础上，吸取西方人体审美理论与美容实践的经验，不断丰富和完善中医美容学的理论和技能。基础理论研究方面包括：①中医美容发展史的研究；②中医美容古代文献、名医经验及民间医学美容的整理与研究；③我国传统美学思想的理论及应用研究；④中医学审美心理的理论和应用研究；⑤中医基础理论在美容医学的应用研究。

（二）临床实践

大致应包括以下几种：①人体美测量及临床应用的研究；②各种损美性疾病的预防和治疗的研究；③人的正常生理功能的维护，保健美容，延缓衰老进程的研究；④各种美容缺陷的修复及塑造的研究；⑤中医美容方法的研究，包括中药、食膳、针灸、按摩、气功、运动、情志等美容方法的作用机理、适应范围和具体操作；⑥中医美容仪器、材料、手段的创新、改进及应用研究；⑦中药化妆品、保健品的研制及应用研究；⑧中医美容与现代科学技术相结合的研究。

（三）专业教育

主要是加强高层次专业人才的培养，加强在职中医美容科医护人员的审美修养与审美创造的教育以及有关专业知识与技能的培训。

五、中医美容学的研究任务

中医美容学现阶段的基本任务主要体现在以下两个方面。

（一）加强实践技术的应用

运用现有的医学美学和中医美容学基础理论与实践技术，最大限度地满足广大人民群众的爱美需求，在服务上力求全心全意，在技术上力求精益求精，使中医美容学深深地植根于民众之中，建立广泛的社会基础，更好地为人体美的维护、修复和塑造服务。

（二）完善学科体系

美容学在我国以燎原之势迅猛发展，但它兴起的时间短，其学科体系还不够完善与成熟，对其内涵与分支学科尚无完全统一的认识，各分支学科之间的融合与互补尚未完成，各分支学科的学术水平及实践深度与国际先进水平相比还有不同程度的差距。因此，完善其整体学科体系对于新兴的中医美容学而言，是关系到该学科能否循着健康方向发展与兴旺发达的重要任务。

六、中医美容学的研究意义

中医美容学是一门新兴的学科，它适应了医学模式的转变，将会在中医学领域占有重要的地位，并将对世界卫生保健事业做出重要的贡献。中医美容学具有重要的研究意义。

（一）广阔的发展前景

当代医学正处在由生物医学模式向生物－心理－社会医学模式转变的过程中，这个模式的转变，使人们重新考虑健康的概念。新的概念表明医学的目标已不只是维护人的生存，而要进一步提高人的生存质量，使之生存得更加完美，在躯体、精神、社会适应三方面都完美和谐。在新的医学模式下，出现了"第四种状态人"，即非"疾病状态"，非"健康状态"，非"康复状态"的人。这种人由于自觉"不美"，在心理和适应社会上处于一种"非完满状态"，具有强烈的改善自身之美的要求，这类人只能由医学美容来承担服务任务。因此，医学美容学，包括中医美容学，由于社会和医学发展的需要，有着广阔的前景。

（二）丰富的宝藏

中医学的整体观念是古代朴素的唯物辩证法思想的体现，它把人的生理与心理、人与社会环境看成是一个整体。所以我国古代医家对人体的维护是非常全面的，凡是能影响人的形、神的内、外诸因素，他们都予以重视。正因为如此，他们才把对人体美的维护也作为医学的任务之一，使得中医美容在 2000 年前就初见端倪，并在以后历代发展中积累了丰富的经验。中医美容学源远流长，根基深厚，其内蕴含丰富的宝藏，如深入挖掘整理，将对全人类的健美有深远影响。

（三）充实了中医的学术体系

中医是一门古老的学科，而中医美容学，又是一门崭新的学科。中医美容学是老树发新芽。它对于丰富充实中医的学术体系，增强中医的生命力有重要意义。

无论是从社会的需要来看，还是从整个医学，以及中医学本身的发展来看，中医美容学的研究都是十分必要的，并且是十分重要的。

第二节 中医美容学的学科体系

一、中医保健美容

（一）中医保健美容的概念

中医保健美容是在中医美容基本理论的指导下，通过饮食、运动、养生、中药、针灸、推拿、气功等多种方法达到调节人的阴阳、脏腑经络、形神、气血津液，以保养身体、增强体质、延缓机体衰老，使人的面容、形体、皮肤、齿发等保持自然健美；或使用中药化妆品，通过妆饰的方法，掩盖人的损美性缺陷，给颜面五官、须发爪甲增添光彩，以增强外形的美感。

（二）中医保健美容的对象

保健美容的对象有两种。一是健康的人，即美容消费者。他们的目的非常明确，即保养肌肤，美体塑形，健身调神，最终达到外在美的要求。二是由于过度劳累或体质偏颇，处于亚健康状态的人，他们的身体状况介于健康与疾病之间，脏腑气血功能失调，除了有形神失调的自觉症状外，往往有较明显的损美性改变，如面容憔悴、晦暗，面色不华，皮肤松弛或粗糙，双眼无神，头发变白或脱落，精神不振或烦躁不安，生黑眼圈，形体偏肥或偏瘦等。他们就诊的目的是通过中医美容的方法，纠正脏腑气血的初步失调，消除不适的症状，恢复形神协调的健康之美。

（三）中医保健美容的范围和分类

根据美化部位的不同，保健美容可分为面部保健美容、毛发保健美容、形体保健美容三大类，每类又分列有不同的美容项目。

1. 面部保健美容

其美容项目有驻颜、防皱祛皱、润面泽面、美白、明目、美齿、润唇艳唇、香口除臭8项。

（1）驻颜 指对面部肌肤的保健，使颜面肌肤保持红润、细腻、光滑、富有弹性。

（2）防皱祛皱 指防止和消除面、颈部的皱纹。

（3）润面泽面 指改善面部肌肤不正常的质地和色泽。如粗糙、晦暗、弹性下降等。

（4）美白　指改变面颈部及其他暴露于外的皮肤色泽的异常状况。

（5）明目　是指通过明目、益睑，使目珠清澈明亮，目光炯然，视觉正常，增强眼睑肌力，达到美化眼目的效果。

（6）美齿　指对牙齿的清洁，保持牙齿的洁白或改善牙齿黄黑等不正常颜色以及稳固牙齿，使牙不易动摇、脱落，或使已松动的牙齿重新坚固。

（7）润唇艳唇　指对嘴唇的滋润和美化，保护嘴唇不干裂或改善已干裂的状况，或者以红色口脂增添唇红，增加美感。

（8）香口除臭　指消除口中的臭秽之气或使口气芳香。

2. 毛发保健美容

其美容项目分为养毛、生发、乌发等3项。

（1）养毛　指对头发和胡须的清洁或改善须发的干枯状况，使之润泽、柔软、有弹性。

（2）生发　指增加或稳固头发，使头发茂密且牢固不易脱落。

（3）乌发　指改善毛发黄、白的状况，使之黑亮。

3. 形体保健美容

其美容项目分为轻身减肥、增重肥白、丰乳隆胸、润肤香体、美手（变色甲、变形甲）、浴足等6项。

（1）轻身减肥　指降脂以减轻体重，使人保持苗条的体形和矫健的身姿。

（2）增重肥白　指增加人的体重，改善人的瘦黑之不正常状态。

（3）丰乳隆胸　指丰满妇女的乳房及增加胸部肌肉的健美。

（4）润肤香体　指对全身进行皮肤的清洁和滋润以及消除身体的不正常气味，使身体散发芳香。

（5）美手　指对手的美化以及改善爪甲的不正常状态。

（6）浴足　指对足的肤色、肤质以及形态加以美化。

（四）中医保健美容的意义

1. 保健美容符合医学发展的长远目标

在未来的时代，医学的主要目标将不再是疾病的治疗，而是对疾病的预防以及对人身心健康的维护，中医学一向重视预防，在我国早期的医学典籍《内经》中就提出了"治未病"的预防思想，特别强调"防患于未然"。以预防为主的中医保健美容是通过饮食、运动、养生、中药、针灸、按摩、气功等方法起到润肤悦颜、抗皱驻颜、增白莹面、嫩肤护肤、乌发固齿、丰形健身、香身辟秽的作用，这正与我们医学的长远目标是相一致的。随着人们对美容的追求日益增长，中医保健美容这一中医学宝库中的璀璨明珠，一定会放射出夺目的光彩，掀起中医保健热潮，为人类的健康做出重大贡献。

2. 中医保健美容手段丰富

中医在长期的发展过程中积累了丰富的预防疾病、保护健康的养生方法，这些方法被中医美容吸收，从而使中医保健美容手段多样化，形成了自己的特色。但各种手段或方法还有待于深入挖掘，需要中医美容工作者进一步展开研究。

3. 中医保健化妆品拥有广阔的发展前景

我国化妆品生产增长迅速，而传统的中医药和现代科学技术的结合将使我国在天然中草药化妆品方面有所突破。中医美容内容最多，经验最丰富的一部分就是药物美容。历代医书中保存着大量保健美容药方，实际就是当今的药物化妆品，如深入挖掘整理，必将发现极有价值的内容。

综上所述，可知21世纪将出现卫生保健热潮，保健美容将会成为人们的迫切需求，而中医保健美容有取之不尽的丰富的源泉，必将有更大规模的发展。

二、中医治疗美容

（一）中医治疗美容的概念

中医治疗美容是指以医学的手段或方法，包括药物、手术、医疗器械或其他具有创伤性、侵入性等特点的方法，治疗人体的损美性疾病，消除疾病所致的美容缺陷，达到维护人体美的目的。

和一般疾病的治疗相比，治疗美容的最终目的是维护人体美，而一般治疗疾病的最终目的是恢复健康，虽然有时也能达到维护人体美的目的，但因不是以"美"为最终目标. 故不属于美容的范畴。

（二）中医治疗美容的对象

中医治疗美容的对象是具备损美性疾病特征的人。

损美性疾病，是指有损人体美的疾病。一般说，凡是疾病，都能从神、色、形、体、气、声音几方面或其中某一方面影响人体美，但它们不能都被称为损美性疾病。

损美性疾病是美容医学领域内的一个特定的概念，它有一定的范畴。和一般概念上的疾病相比，有如下特点。

（1）病发于外，尤其是发于颜面、头颈、四肢等暴露于外的部位，以他觉症状为主，严重影响人的形、色、嗅味、声音美。

（2）病变较轻浅，以局部症状为主，一般不影响人的生理功能或"神"，无大的肉体痛苦或不适，甚至无痛苦或不适。

（3）为常见病、多发病或慢性病。

（4）以发生于成人为主的疾病，可因其对外貌、外形美的不良影响而给人带来精神痛苦。

凡符合以上特点的疾病，均可称为损美性疾病。根据以上特点，不宜归于损美性疾病的有如下几类：

（1）病变部位较深，有较深层的组织、器官损害的疾病。

（2）有较严重的全身症状或以疼痛等主观症状为主的疾病。

（3）已影响人的生理功能甚至危及生命的疾病。

（4）小儿疾病。

（5）急性病。

（三）中医治疗美容的范围

根据治疗部位的不同，中医保健美容可分为面部常见疾病、毛发常见疾病和形体常见疾病三大类，每类常见的损美性疾病如下。

1. 面部常见疾病

临床常见的面部损美性疾病有黧黑斑、雀斑、黑痣、粉刺、酒齄鼻、扁瘊、面游风（脂溢性皮炎）、粉花疮、日晒疮、漆疮、睑廯、热疮、唇疮、面红、白驳风。

（1）黧黑斑 是指颜面出现淡褐色至深褐色，甚或淡黑色斑块的一种损害容貌的皮肤疾病。

（2）雀斑 是发生在颜面、颈部、手背等日晒部位皮肤上的黄褐色斑点，是一种较常见的损美性疾病。

（3）粉刺 是颜面及胸背散在发生针尖或米粒大小的皮疹，或见黑头、白头，能挤出粉渣样物。

（4）酒齄鼻 一种以鼻部为中心，颜面中部发生弥漫性潮红，伴发丘疹、脓疱和毛细血管扩张为特征的皮肤病。

（5）面红 是指发生于面部皮肤的毛细血管或小血管持续性扩张所致的损美性疾病。其面部皮肤呈红色或紫红色斑状、点状、线状或纵横交错呈网状的损害。

（6）面游风（脂溢性皮炎） 是头皮、面部皮肤瘙痒潮红，有油腻黄屑或干燥细碎白屑的一种慢性炎症性皮肤病。

（7）唇疮 是一种以口唇肿胀、燥裂生疮或湿烂脱屑为特征的损美性疾病。

（8）热疮 是指由于气温高、湿度大，加上灰尘等刺激皮肤所致的皮肤炎症。

（9）粉花疮 是指因化妆油彩或其他化妆品引起的一种损害容貌的炎性或变态反应性皮肤病。

（10）日晒疮 是指因强烈日光照射后引起的局部急性红斑、水疱性皮肤病。

（11）漆疮 是指皮肤和黏膜接触漆而引起的一种炎症性皮肤病。

（12）睑黡 是指眼无他病，仅胞睑周围皮肤呈黯黑色的眼症。

（13）针眼 是因感受外邪，胞睑边缘或睑内生小硬结，红肿疼痛，形如麦粒，易成脓溃破的眼病。

（14）白驳风 是一种原发性的局限性或泛发性皮肤色素脱失症。

（15）黑痣 是发于面部，呈褐黑色圆形小斑点，略高起的一种皮肤病。

（16）扁瘊 是粟米至豆粒大小、扁平隆起的皮肤良性赘生物。好发于颜面、手背，是较常见的损美性疾病。

和保健美容相比，治疗美容完全属于医学美容的范畴，只能由医务人员实施，而保健美容有时亦可由美容师实施。美容院对某些损美性疾病如黧黑斑、粉刺的非医学手段处理，是违反国家卫生部相关规定的。治疗美容面对的损美性疾病，从临床所属科目看，有皮肤科疾病、口腔科疾病、内科疾病；从主要发生部位看，有头面部疾病、四肢部疾病、躯体部疾病。

2. 毛发常见损美性疾病

临床常见的毛发损美性疾病有白发、油风、发蛀脱发、头癣、妇女多毛症等。

（1）白发 亦称"发白"，特指青少年时期头发过早变白或白发增多的一种损美性疾病。

（2）油风 是以头发突然成片脱落，脱发区鲜红光亮，呈圆形或椭圆形，且无明显自觉症状的慢性皮肤病。

（3）发蛀脱发 是以渐进性脱发为特征的一种较难治愈的损美性疾病。

（4）妇女多毛症 是指面部、阴部、腋下及四肢体毛明显增多、增长、增粗、增黑。类似于西医"多毛症"。

（5）头癣 是指因头生白屑或脓疮，发落而秃的一种损美性疾病。

3. 形体常见损美性疾病

临床常见的形体损美性疾病有体气（腋臭）、摄领疮、湿疹、灰指甲、手足皲裂。

（1）体气 汗出带有特殊臭味，发病见于腋下者称腋臭，其他部位者称狐臭，周身均见者称体气。类似于西医的臭汗症。

（2）摄领疮　是一种患部皮肤状如牛领之皮，厚而坚的慢性瘙痒性皮肤病。

（3）湿疹　是一种过敏性炎症性皮肤病，又名湿疮、浸淫疮。其特点是对称分布，多形损害，剧烈瘙痒，倾向湿润，反复发作，易成慢性等。

（4）灰指（趾）甲　又名鹅掌风、油灰指甲、油炸甲、灰指（趾）甲，是指甲失去光泽，增厚灰白，状若虫蛀的一种甲真菌性疾病。相当于西医的甲癣。

（5）皲裂疮　是指发于手足部的皮肤干燥粗糙，继而出现裂口的一种物理性疾病。相当于西医的手足皲裂。

（四）中医治疗美容的研究意义

1. 身体健康是美的基础

身体健康无病，是美的基础。任何疾病都会影响到人体美，损美性疾病对人体美的影响更显而易见，且常常是导致美容缺陷如皱纹、皮肤粗糙、面色晦暗的罪魁祸首。疾病不祛除，人体美无法维护，更谈不上增进美，所以对于身患疾病的美容就医者来说，治疗美容是美容的第一步，其次才是保健美容。

2. 损美性疾病将越来越被重视

随着社会的进步和医学的发展，严重威胁人类生命的疾病一个一个被攻克，但时至今日，仍有一些人类的杀手，如癌、心脑血管疾病、糖尿病、艾滋病等在肆虐，医学的防治重点在它们身上，而对那些对人类生命无大危害的损美性疾病的研究，医学还无暇以更大的精力投入。但随着医学模式的转变和健康人群的扩大，这些有损外形美的小病越来越被人重视，小病已成为人们的心病，应该有人对这些小病的防治加强研究，以满足社会越来越大的爱美需求。

3. 综合治疗的探讨

对任何一个疾病，采取多种手段综合治疗，效果都会得到加强。但目前临床分科较细，综合治疗较难实施。由于医学美容是以人体健美为对象，由多种基础和临床学科相互交叉形成，所以它较容易把各种治疗手段或方法综合起来，甚至借鉴某种非医疗美容而行之有效的方法。对综合疗法的探讨，可以提高对损美性疾病的防治水平。

总之，治疗美容是医学美容重要的组成部分。在现阶段，它的重要性甚至超过保健美容。即使在以预防和卫生保健为主的21世纪，当保健美容占主要地位时，治疗美容自有其重要性，因为它是保健美容的基础。

三、中医美容和其他美容方法的区别

（一）美容方法的分类

目前人们习惯将美容分为生活美容和医学美容两类。

1. 生活美容

根据有关部门的界定，生活美容是指根据顾客面型、皮肤特点等具体情况和要求，借助器械和化妆品并结合运用多种美容技术为其提供的美容服务。内容包括美容知识咨询与指导、皮肤护理、化妆修饰和美体等。严格来说，生活美容应该称之为修饰美容。其内容还包括服饰美容，即通过服饰来扬长避短，美化体形，亦包括美发，通过不同发型美化脸形。伴随着社会的进步和生活水平的提高，人们对修饰美容的要求也不断升级，所以当代的美容院已不限于修饰，还对人的皮肤、毛发、形体进行养护。甚至扩大到对一些皮肤病的保健处理，如美容院将黄褐斑称为色斑，将痤疮称为暗疮，又将这类有皮肤病的皮肤统称为问题性皮肤，并采用简单清洗、养护等保健措施达到促进康复的目的。一些美容师不断吸取包括中西医学理论和手段在内的科学美容理论和方法，使修饰美容日趋丰富与完善，已超出纯修饰的范围，带有保健的性质，故称之为非医疗美容，内涵应当更广一些。

2. 医学美容

医学美容是指以运用医学手段来维护、修复和创塑人体美，以增进人的生命活力、美感和提高生命质量的一门医学新学科，它是由多种临床与非临床知识相互交织而成，是医学、美学与美容技术三者结合的产物，并以应用为特征。2002年2月，卫生部发布了19号令（《医疗美容服务管理办法》），该《办法》对医疗美容的定义是"指运用手术、药物、医疗器械以及其他具有创伤性或者侵入性的医学技术方法对人的容貌和人体各部位形态进行的修复与再塑"。其项目包括重睑形成术、假体植入术、药物及手术减肥术等。医疗美容在我国已发展成为一个学科群，包括了医学美学、医学审美心理学、美容外科学、美容牙科学、美容皮肤科学、美容中医学等。其中，医学美学和医学审美心理学是各分支学科的共同的基础。各分支学科也都以医学美学为指导，运用审美、心理诊断技术，结合各分支学科的基本理论和技能对人的容貌和人体各部位形态进行修复与再塑。

（二）中医美容与现代医学美容的区别

中医美容和现代医学美容同属于医学美容的范畴，既有相互重叠补充之处，又是有着根本区别的两大医疗保健体系，因为二者理论与实践完全不同。表现得

最为显著的地方是，现代医学美容从微观看问题，采用定量定性的分析法，其主要解决方案更侧重采用医疗手段。而中医美容是从宏观角度看问题，注重整体，将容颜与脏腑、经络、气血紧密联结，强调神形俱美的指导思想。故中医美容有宏观准确性，缺少微观精确性；西医美容则有微观精确性，却无宏观准确性。

与现代医学美容相比，中医美容在以下两方面有着鲜明的特色和无可比拟的优势。一是辨证论治，二是手段多样、安全有效。毋庸讳言，辨证施治虽有其特长，然而借鉴西医现代化的诊断设备，更能弥补中医辨证的不足，因而这些手段也早已引进到中医临床中。实践证明，理论体系完全不同的中西医美容，并无绝对的优劣高下之分，双方都各有其科学性和合理性，但又都不是尽善尽美的。如果说中医美容缺乏定量分析和实验，那么西医美容则有机械唯物论和缺乏整体统一性的遗憾。

（三）中医美容与生活美容的区别

中医美容是当代美容医学的一个重要组成部分。卫生部 19 号令规定"医疗美容科为一级诊疗科目，美容外科、美容牙科、美容皮肤科和美容中医科为二级诊疗科目。"目前规定从业人员必须获得临床医学本科教育学历和医学学士学位，而且必须通过国家统一的执业医师考试并取得临床执业医师资格，同时还必须通过省级以上卫生行政部门的统一考试并获取美容医师资格。也就是说，中医美容医生首先必须是临床医师，在这一基础上还需要获取美容医疗的资格。所以美容医师必须具有执业医师资格证、执业医师注册许可证和美容医师资格证三证后才能独立上岗。

而生活美容是从时装、形象设计、化妆、修饰技巧、理发和按摩等服务行业发展而来，从业人员目前尚没有统一的技术职称标准，流行于社会上的各种美容师、高级美容师，甚至是国际美容大师等分类，不是技术职称，多是各类美容院从业人员对外的商业性形象包装。生活美容主要是运用化妆品、保健品和非医疗器械等非医疗性手段，对人体进行的诸如皮肤护理、按摩等带有保养或保健性质的非侵入性美容护理。其侧重点更在于形象设计、化妆品销售及化妆技巧、发型设计及护发等方面。

生活美容和中医学美容的共同点是：①两者的根本目的一致，都是为了增进人体美，所以都要以美学理论为指导；②都有对人体皮肤及形体进行养护的服务内容，故在保健美容方面，两者往往是互通的；③在某些仪器设备上，如电离子导入仪和超声波治疗仪等也是交叉使用的，故两者之间的联系十分紧密。美容的发展，使美容师越来越关注医学科学的指导作用，现在国内外的美容学校，一般都要学一些医学知识。

生活美容和中医学美容是两类不同性质的美容，在技术标准和管理上都有不同要求。前者属生活服务范畴，接受工商、劳动等行政部门的监督管理；后者属于医疗服务范畴，必须遵循《中华人民共和国医师法》《医疗机构管理条例》，执行《医疗机构基本标准（试行）》，在经过卫生行政部门执行登记、领取《医疗机构执业许可证》后方可开展，并接受卫生行政部门的监督管理。两者具体的不同点是：①采用的手段不同。中医学美容采用的是医疗手段，如药物、手术、医疗器械等，对损美性疾病进行治疗，或矫正损美性生理缺陷，达到治疗与美化的双重目的；而非医疗美容不允许采用医疗手段，采用的是一般性的生活化的手段，如各种美容化妆品，或运用一些无损伤、无侵入性的物理方法，掩饰或矫正美容缺陷以达到美化人体的目的。②操作者不同。中医美容的操作者是医务人员，而且是经过医疗美容培训的执业医师或护士；而非医疗美容的操作者是经过劳动部门美容培训的美容师。③难易程度不同。中医美容所采用的治疗手段，技术复杂，难度较大，尤其是手术治疗，必须在无菌条件下进行操作，对设备的要求也十分严格；而非医疗美容无论在技术还是环境消毒、仪器设备上都比医学美容简单。

虽然以美容治疗而言，中医美容与生活美容有着严格的区分，二者不可混淆。但中医美容除了药物、针灸等纯医学手段外，还有饮食、按摩、运动、保健妆饰品等无组织损伤的天然保健手段，它们自古以来即与生活相融，成为人们保健美容的日常方法，这些手段甚至对一些损美性疾病也有辅助治疗作用，而这些手段的操作与运用，只须进行比较严格的技能训练，掌握最基本的中医相关知识，无须进行系统、严格的医学教育或培训，因此可以为非医疗美容所借鉴，在非医疗机构的美容院开展。故中医美容与非医疗美容既有严格的区别，也有着一些密切的联系。

四、中医美容学与其他相关学科的关系

当代学科正处在由分化走向综合发展的新阶段，交叉学科不断涌现。20世纪80年代以来，已相继问世了一些新兴的中医药学科，如中医营养学、养生康复学、中医男科学、中药药理学、中医心理学等，其中大多是原有的中、西医药学科和社会人文学科交叉渗透的结果。中医美容学也正是一门由多种基础和临床母胚学科分化、组合而成的新兴的中医学科，它必然与其母胚学科有着密切的联系。

（一）与中医各学科的关系

中医美容学的目的是维护人的健美，重点在外表的美。中医藏象学说认为人

体的内脏与体表组织器官、四肢百骸有着密切的联系，所以中医美容学维持外表之美，不只是进行局部妆饰，更离不开全身调理这个根本的大法，且常综合运用多种手段，全方位地调动人体内部的积极因素，来达到美容目的，这就使中医美容和众多的中医学科有着密不可分的联系。从基础学科看，中医美容学涉及到中医基础理论、中药学、中药药理学、方剂学、经络学、腧穴学、中医营养学、中医养生学；从临床学科来看，中医美容学涉及到中医皮肤科学、针灸学、推拿学、中医气功学、中医内科学、中医眼科学、中医妇科学等诸多学科。

上述各学科与中医美容学有着千丝万缕的联系，它们在各自的发展过程中，在社会需要的前提下，萌生出了和美容有关的边缘学科，如由皮肤科衍生出皮肤美容，由眼科衍生出眼科美容，由针灸、气功分别衍生出针灸美容、气功美容，然后在社会需要的催化下，各学科边缘交叉产生了以人体健美为对象的现代中医美容学。各基础学科和临床学科是中医美容学的母胚学科，它们的发展为中医美容学打下了基础，中医美容学从各母胚学科汲取营养来丰富自己，使之在近十几年得到较快发展。

在损美性疾病的治疗方面，中医美容与其他临床学科之间既有联系又有区别。其一，美容治疗以美容为主要目的，而临床各科是以治愈疾病为主要目的，二者所追求的目标不完全相同。因此中医美容的治疗必须以美学理论为指导，而其他各科的治疗不必从美学上进行考虑。其二，中医美容的治疗手段较全面，需要药物、食膳、针灸、推拿等综合运用，甚至还要运用生活美容中某些行之有效的方法，所以对一个中医美容师的医疗技术要求较全面。而其他各科手段相应较单一。如内科主要是药物疗法，针灸科主要是针灸疗法。其三，一个中医美容师是在医学美容范围内的全科医生，必须全面掌握皮肤科、内科、眼科、耳鼻咽喉科、妇科等学科的基础理论和基本知识，对各科的病种要大致了解，对其中的部分病种要熟悉，而对损美性疾病则要熟练掌握，但对各科疾病掌握的广度和深度（损美性疾病除外）以及对各科疾病在总体规律上的认识和掌握，通常不如各专科医师。

（二）与西医学科的关系

中医学在其漫长的历史过程中是不断吸收外来文化以进一步丰富和发展自己的。现代中医也不例外，在近几十年当中，中医自觉或不自觉地吸收西医之长，给自己增添了新鲜血液，从而更具生命力。中医美容学也同样要吸收西医之长，注重现代信息，强调传统和现代的结合，这就使中医美容学和西医学的某些基础和临床学科有着密切联系，如人体解剖学、组织胚胎学、生理学、病理学、药理学、生物化学、微生物与寄生虫学、皮肤病学、外科学、眼科学、口腔科学等。

（三）与其他学科的关系

由于中医美容学的对象是人体健美，所以它又与一些社会人文学科有着密切的联系，如医学美学（包括中医美学）、美容医学心理学、素描学、色彩学、化妆品学等。

中医美容是在美学理论指导下来实施的，面对美容就医者，美容医师除了考虑治好病外，还要考虑病愈后的外观美。如对痤疮的治疗，就皮肤科而言，只要消除了皮损，无炎症存在，就算大功告成，不会在乎痤疮愈后留下的瘢痕或红色印痕，而美容科则要以消除瘢痕或印痕为最终目的。美容医师在临床治疗中必须发挥医学审美创造力，采取最合适的治疗方案，达到既治病又维护人体美的目的。如对痤疮采取外治法，选用黄柏、黄连作添加剂的中药面膜或药膏可达到很好的治疗效果，但美容医师要慎用，因为用这种面膜或药膏虽能较快治愈痤疮，但同时会造成面部皮肤黄染，不符合面部皮肤的审美要求。在医学美容临床诊疗的全过程中都要进行审美评价，医学审美不仅仅是一种指导原则，还是一种医疗美容操作技能，故医学美学是一个美容医师不可缺少的必修课。目前，已有大量针对人体美学的研究与临床实践，如一些对审美认识及其评价的学术研究。走在美容研究发展前沿的国家，有关面部三维变化的精确研究、创口愈合的美学效果研究、美容中的美学与伦理学研究等，在理论与应用相结合上已经取得了明显成效。

美容医学心理学同样是美容医师的必修课。审美与人的心理因素息息相关，因此在美容医学临床诊疗全过程中，美容医师必须熟练掌握和运用美容医学心理学来进行心理诊断和心理辅导，疏导就医者的焦虑情绪，最大限度地满足美容就医者的自我审美心理需求。对于中医美容师而言，就是要能熟练地进行辨神和调神，使美容者达到人体美的最高境界——神形俱美。

人体美和体形、色泽是分不开的，这就使中医美容学和素描学、色彩学有着密切的联系，无论在治疗或保健方案的制定上还是在给予美容就医者审美咨询时，都要运用素描学和色彩学知识。一个好的中医美容师应该在这两门学科上有较高的造诣。

化妆品学也应是中医美容师的必修学科之一，在历代的中医美容方剂中，有很多就是中药化妆品。目前各国都关注中药在化妆品中的应用，研制开发以中药和天然物质为基本原料的化妆品。因此，今后中医美容学的任务之一，就是要加强中药化妆品的研究，对用于中医美容临床的中药进行鉴定、品质评价、活性成分与新药分析、质量规范化、炮制等方面的深入研究，形成体系和标准。

第三节 中医美容发展概况及趋势

一、中医美容的发展简史

中医美容学的形成和发展经历了漫长的岁月，概要叙述中医美容学的发展及成就，了解中医美容学的学术渊源、特点和规律，对于中医美容学的研究、应用与发展，将是十分有益的。

（一）先秦、秦汉时期

自从有了人类就开始了美容知识的积累，原始先民在生产实践过程中逐渐产生了自觉的人体审美意识。考古学者在距今5万多年的北京周口店"山顶洞人"（旧石器时代晚期）的人类遗址上曾发现了用小石子、贝壳或兽牙等物制作的美丽串珠，用于装饰。而在新石器时代，各种饰品不论从原材料还是种类上都更加丰富。从质地上看，有石饰、蚌饰、骨饰、牙饰、陶饰等；从用途分，有项饰、头饰、发饰、腕饰等；洞穴壁画上已出现了美容化妆的痕迹；很多出土的人头陶塑都饰以虎纹之类的兽皮花纹，说明新石器时代已有在头面部文饰的美容行为。

文字记载的最早的美容行为是洗脸，其后较普遍的美容行为是往面部敷粉。这种粉最初是用米研成的，色白，后又染红做成胭脂。随着社会经济、文化的发展，人们追求自身美的愿望日益高涨，化妆所用的品种也随之不断增多，到春秋战国时期出现了面脂、唇脂、发蜡。此期先民已很重视容貌的修饰，追求仪容之美已不仅是人的爱美天性使然，而且已成为礼仪上的要求。孔子曾说："君子不可以不学，见人不可以不饰。不饰无貌，无貌不敬，不敬无礼，无礼不立"（《大戴礼记·劝学》）。当时"妇人不饰不敢见舅姑"（《太平御览·卷九》）。故在公元前1000多年前，就已经有了"香汤沐浴"，"月粉梳妆"的生动描述，这便是美容的自发萌芽与发展。

随着美容意识、技艺及妆饰品发展，与中医学相关的诊疗、保健、养生等手段逐步介入其中，而形成了中医美容学的萌芽。如西周时已将医分为食医、疾医、疡医等，疡医相当于外科医生，头面部的损美性皮肤病已经有了这些专门的疡医进行治疗。战国时的《山海经》已记载有一些美容药物，如治疗痤疮、腋臭的药，防治皮肤皱皱的药，"美人色"、"媚于人"的药等等。湖南长沙马王堆出土的形成于战国至秦时期的医药方剂书，已有对面部黑斑、白斑、痤疮、疣、接触性皮炎、瘢痕疙瘩等疾病的病因病机、诊断方法、治疗方法的论述，还对如何保持人皮肤之白嫩光泽、毛发的乌黑等，提出了一些理论和具体的方法。《养生方》等书载有不少助人长寿的药方，而且这些书在谈论养生长寿之时，着眼点常在容貌、肌肤之美上，如"令人强，益色美"，"令人面泽"等。从春秋战国时期起，已盛行通过气功等养生术，达到延衰驻颜的目的。此期"诸子蜂起，百家争鸣"，诸子百家总结了各个领域的经验，上升为理论，其中也包括一些有关保健美容方面的论述。如道家提出"淡然无为，神气自满，以此将为不死药"；儒家提出"和而不流"，"中立不倚"；法家提出"人能正静，皮肤裕宽，耳目聪明"等等。这些思想被当时的医家所吸取，丰富了中医养生美容的内容，至今仍在指导着中医养生美容的实践。

到了秦汉时期，中医药学取得了巨大的成就，出现了一些医学经典著作，如《黄帝内经》《神农本草经》《黄帝明堂经》《伤寒杂病论》等，从而使中医学逐步形成了统一的、比较完整的理论体系。这一时期中医学所取得的进步为中医美容学的萌芽提供了理论依据。

《黄帝内经》成书于秦汉时期，是一部奠定了中医药学理论基础的巨著，涉及到美容的内容散见于多处。它从人－自然－社会这样一个大视角审视人的健美，围绕人体自身的统一、人和自然的统一、人和社会的统一几方面，提出了脏象、经络、气血津液等一系列学说，还在诊法、病因病机、治则、治法、养生等方面，进行了具体的论述，为中医美容的内调法、外敷法、经络美容法、情志美容法、药膳美容法等打下了深厚的理论基础。从而为中医美容整体观构建了雏形，为后世中医美容学的发展奠定了坚实的理论基础。

《神农本草经》成书于秦汉时期，是现存最早的本草学专著，是汉代以前本草知识的总结。全书收载药物（有的同时是食物）365种，根据药物的性味、功用及主治不同，分为上、中、下三品，其中具保健美容或治疗美容作用的药物有160余种，约占全书收载药物的一半。可见《神农本草经》对美容用药相当重视，书中记载了诸多具有令人面色悦泽、抗老延年、润肤祛斑、香体除臭、乌发生须等美容药物。如"蜂王，味甘平……久服令人光泽，好颜色"；"白瓜子，味甘平，主令人悦泽，好颜色"；"白僵蚕，味咸平……灭黑，令人面色好"等，其药效的指向就是美容。书中还提到白芷"长肌肤润泽，可作面脂"，更是名副其实的保健妆饰品。该书为后世的中药美容和食膳美容的发展奠定了理论基础。

《黄帝明堂经》成书于西汉末年至东汉延平年之间，它发展了《黄帝内经》中的针灸内容，对汉以前针灸腧穴文献进行了全面的总结，成为我国的第一部腧穴专著。该书共记载腧穴349个，对腧穴部位的记载也较《黄帝内经》具体、明确。其中较明确的损美性病证有17个，如"嬴瘦"、"面黑"、"疣"、"目眴动"、"口喝"等。在针灸腧穴理论方面，该书也有较大发展，为后世的针灸美容及穴位按摩美容法提供了理论依据。

东汉末年，张仲景著《伤寒杂病论》。该书以六经论伤寒，以脏腑论杂病，提出了包括理、法、方、药在内的比较系统的辨证施治原则，奠定了辨证论治的基础，为中医学的发展做出了重要贡献。同样也成为中医美容学理论基础的重要部分，是中医美容区别于现代美容的特点之一。此外，该书对某些疾病病因病机的阐述，也为后世治疗损美性疾病提供了思路，如该书所论面色黑的病因病机，涉及到肾虚、脾虚、湿热、瘀血阻络四个方面，几乎囊括了到目前为止中医对黧黑斑病因病机的主要认识。

春秋战国时期，奴隶社会趋于瓦解，封建社会逐步确立，社会生产力显著提高，科学文化进步较快，从大量古代遗物和古籍中可知此期的先民已非常注重美容术。在这一时期，中医美容学的主要成就，是理论上确立了整体观念，以及在整体观念指导下创制了一些卓有成效的美容方法。这一阶段为中医美容起源时期。

总之，先秦、秦汉时期，生活美容进一步发展，中医美容亦继续发展，并因中医学理论的建立，开始由"美容术"向"美容学"发展。

（二）魏晋隋唐时期

古人的求美欲望随着经济、文化和医学的发展不断升华，到了魏晋隋唐时期，特别是唐朝，由于生产力的发展和社会的安定，人们生活水平相对提高，对驻颜美容抗衰的要求也更高了，从而促进了中医美容学的大发展。在中医养生防病，驻颜抗衰思想指导下，中医美容学在原有的基础上有了突出的发展和创新，已初具规模。此期产生了不少代表医家和代表著作。

《肘后备急方》是西晋医家葛洪的著述，书中在外发病一卷中，载有裂疮、浸淫疮（湿疮）、漆疮、疣目、白癜风、粉刺、酒齇鼻、狐臭、目不明、唇疮、齿败口气臭、齿根动欲脱等损美性病证的治疗方法。其中第 56 篇为"治面疱黚发秃身臭方"，实为美容专篇，这是迄今为止发现的最早的美容专篇。另外，在葛氏的《抱朴子》一书中，认为美是一种客观存在，但又和审美主体的认识有关；提出了美的多样性的问题，强调了美的人为加工，但又反对离开内容而徒事外在的妆饰之美；在审美方面，论述了审美主体因爱憎、偏好、认识、生活习俗等不同而会产生不同的审美评价等。其美学思想对南北朝时期以至以后的美学理论的发展，都产生了积极的影响。

《刘涓子鬼遗方》系晋人刘涓子撰，后经南齐龚庆宣加以整理、编次而流传下来。本书是我国现存最早的外科专著，基本上反映了两晋南北朝时期在外科方面的主要成就，其内容包括一些皮肤疾患，载有粉刺、黧黑斑、湿疮、疿子、热疮、发秃等损美性病证的治方。本书对后世的影响较大，《肘后备急方》及唐代的《备急千金要方》《千金翼方》《外台秘要》都转录有本书的美容方剂。

隋代巢元方的《诸病源候论》是我国最早的病因病机专著。其中涉及到损美性病证的有 85 条，如"面疱候"、"面皯默候"、"酒齄候"、"白发候"、"齿黄黑候"等等。该书不仅论述损美性病证的临床特征、病因病机，还在很多病候之后附有养生导引之法，丰富了非药物治疗的手段。它在《内经》的基础上进一步奠定了损美性疾病的病机理论，使后世中医美容的理法方药有据可依，藉以得到较快发展。

《备急千金要方》和《千金翼方》为唐代大医家孙思邈所著。孙氏在《备急千金要方》和《千金翼方》中专辟"面药"和"妇人面药"2 篇，集中刊载了广泛收集而来的美容秘方，共计 130 首，在其他篇章中还夹杂有各种美容内服、外用方 200 余首。这些方剂制作精良，剂型多样，用法各异。此外，孙氏还介绍了针灸美容、食膳美容、气功美容、养生美容以及其他一些美容方法如冷冻、玉石磨等；还专辟有"悦人面"、"坚齿"、"明目"等美容药品名专条。他提倡养生长寿，并自己精研、实践养生之道，因养生得法而享年 101 岁。孙氏将美容秘方公布于世，并在药物、方剂、饮食、气功、养生诸方面全面地论及了美容，且身体力行养生长寿之道，以自己的实践提供了养生长寿驻颜的实例，堪称中医美容史上一代巨匠。

《外台秘要》由唐代王焘整理和编著，全书的美容方合计有 430 余首，并开辟了美容专篇，书中第 32 卷载有"面部面脂药、头膏、发鬓、衣香、澡豆"等 34 门，共 221 首方。所载口脂（即口红）甚至有紫色、肉色、朱色之分，形成了系列，成分和今日之口红相仿，标志着当时的保健妆饰品的制作已有相当高的水品。

此期孟诜的《食疗本草》一书，记载了不少治疗美容和保健美容食物，丰富了中医食膳美容的内容。还出现了化妆品配方的专著，如隋代的《妆台方》。美容外科手术也达到了一定的水平，晋代已能做兔唇修补术。另据史料记载，唐代已能安置假眼，木睛"置目中无所碍，视之如真睛"，可见当时假眼植入术水平已相当高。在唐代还出现了齿科美容，如唐《新修本草》有用银膏补牙齿缺落的记载。

从上述文献来看，中医美容学发展到魏晋隋唐时期，已经具有较高的水平，并逐渐走向成熟。这一时期的中医美容学具有以下几方面突出的成就：①初步形成了独立的学科。从秦汉时期单纯的、经验的美容逐步向科学的、综合措施的美容技术迈进，在强调外洗、外敷、外搽等外用美容药剂的同时，开始重视配合内服丸、丹、汤等药物以及采用食疗、导引、按摩等综合美容方法。一些在中医药史上颇有影响的重要医方书已设美容专篇。②美容方剂和美容剂型的改革和创制。美容方剂已从秦汉时期的单味药物运用或简单的配伍，向多味药物的组合、复杂的配伍过渡，使美容配方逐步体现了方剂学君、臣、佐、使的原则；美容剂型的调制已相当讲究，所采用的配方一般具有黏附功能、营养功能两大功效，同时发展为方便实用的面脂、手膏、口脂、衣香、面膜等多种品种。美容不再以治疗为主，保健性化妆品在中医美容中已占据重要地位。③采用的美容中药及美容食物品种繁多，涉及面广。每一味药物或食物均有较为详细的主治、炮制和使用方法，不仅重视驻颜养颜，同时特别重视防治各种损美性疾病，如粉刺、雀斑、皮肤粗干、毛发枯黄、齿黑等等，积累丰富的经验。至此，中医美容学体系初步形成。

（三）宋金元时期

宋金元时代，由于官方十分重视医药学术的整理、总结和提高，一度出现了学术繁荣与学派论争的局面，中医美容方法与经验也因之而得到系统地整理提高和推广应用，由官方组织全面系统进行校勘编纂的《太平圣惠方》《圣济总录》，对有效美容方剂的收集更加丰富，并补充了许多美容新方。

《太平圣惠方》载有大量美容方，其中第40卷以美容方为主，集中了"治面上生疮诸方"、"治狐臭诸方"、"灭瘢痕诸方"、"治粉刺诸方"、"治黑痣诸方"、"治疣目诸方"、"令面光泽洁白诸方"、"面脂诸方"等等，以上总共列方187首。第41卷为须发专方，如"治发白令黑诸方"、"治眉发须不生诸方"、"生发令长诸方"，共列美须发方120首。此外，在其他卷中，还有治羸瘦、白癜风、针眼、目不明、牙齿黄黑、牙齿脱落、揩齿令白净、口臭、唇疮、热疮、各种癣、漆疮、痱子、手足皲裂等损美疾患诸方440余首，以及各种补益驻颜方240余首。全书总共有美容方剂980余首，这些方中包括食膳方。该书不仅载方丰富，还在每门篇首著有病因病机概述，较之唐代以前方书前有方无论，又是一大进步。

《圣济总录》亦载有大量美容方，仅面体、髭发两门，就有处方100首。该书对一些损美性疾病病因病机的论述比《太平圣惠方》更细致深入，对病因病机也提出了不少与《太平圣惠方》不同的观点，并且处处强调美容内调内治的重要性。如论治须发黄白时说："复其绀黑，虽有傅染之法，盖不如益气补血为常服剂。盖血气调适，则滋泽外彰，其视傅染之功远矣。"这些论述体现了中医美容整体观。如此明确地强调内治在美容中的重要性，该书为第一家。

金元时期各流派的学术争鸣丰富了中医学的内容，促进了中医学的发展。金元四大家亦各有独特的经验，对有碍美容之疾病的病因和证治进行了探讨，刘完素的六气化火说，张元素的脏腑辨证说，李杲的脾胃论学说，张从正的祛邪三法，朱丹溪的相火论、阳有余阴不足论，使单纯的美容经验的研究过渡到了美容理论的研究，使中医美容更加具备辨证论治的特色，丰富了中医美容的理论和治疗方法。他们创制的防风通圣散、黄连解毒汤、补中益气汤等方，至今仍被用于治疗某些损美性疾病，对后世中医美容学的发展有着深远的影响。

元代许国桢撰写的《御药院方》搜集金、元及其以前的宫廷秘方千余首，多数方剂为它书所不载。书中载有180余首美容方，且多为保健美容方。该书卷九咽喉口齿门，列"陈希夷刷牙药"、"二色漆牙药"、"白牙药珍珠散"、"牙药麝香散"等，非常重视保持牙齿的洁白美观。卷十洗面门列有"御前洗面药"、"皇后洗面药"、"乌云膏"、"玉容膏"等。引人注目的是书中有一个三联方，即按顺序先后用三种方药涂于面部，以达"去皱皱，悦皮肤"的目的。此三联法和现代面部美容护理的程序基本一致，元代面部护理水平之高，于此可见一斑。

这一阶段是传统中医美容学的拓展时期。其成就主要体现在对以往的经验、成就进行整理、总结，并进行理论上的深入探讨，促进了中医美容学的发展。

（四）明清时期

明清时期，社会美容事业开始展开，所以中医美容学在理论上和方法上，都有更进一步明显的提高和发展，涌现很多著名的医家及其著作。

明代的医家和著作，首推李时珍的《本草纲目》。这部巨著曾对中外医药学界产生巨大的影响。书中载药1892种，在"眼目"、"面"、"鼻"、"唇"、"须发"、"胡臭"、"诸疮"等篇中，集中介绍了数百味美容药物。对每一味药物治疗疾患的功效及主要使用方法，都有比较详细的介绍。如"栝楼实，去手面皱，悦泽人面。同杏仁、猪胰研涂，令人面白"。该书美容药方内容极其丰富，为中医美容研究提供了非常宝贵的资料。

方剂书当推明代《普济方》，其卷44～86的"身形"篇和卷227～271的"诸疾"篇，辑录了大量美容方，规模空前。如"身形"篇的"面门"，列有"面黚"、"面奸皰"、"面粉皱"、"面体疣目"、"靥痣"、"面疮"、"澡豆"、"泽面"、"面膏"、"灭瘢痕"等方面的美容治疗或保健方，且附有病因病机的论述。有一首治头面靥子的方，名为"美容膏"，这是"美容"一词首次作为专有名词在医书中出现。

明代外科专书比既往任何历史时期都更为丰富多彩，而且有一个突出的变化是从痈疽疮疡向皮肤病方面发展，代表性的医书有陈实功的《外科正宗》，该书对很多损美性皮肤病如黧黑斑、粉刺、酒齄鼻、雀斑、黑子、油风、鹅掌风等都有论述，每个病证都首论病理，次叙症状，再论治法、药物组成及制作方法，对中医皮肤美容的发展有很大贡献。王肯堂在《证治准绳·疡医》一书中，比较详细地记录了唇部及耳部畸形的整形术，从中可窥视明代美容外科的进展。

胡文焕校刊的《寿养丛书》辑有《香奁润色》一卷，可称美容专辑，是专为妇人美饰而著的一本方书，书中辑录有大量美容方，驻颜、白面、玉容、润唇、白牙、美发、美手、香身等各种化妆品配方数量极多，反映出明代社会对美容的需求及医家对美容的关注。

中医美容发展到清朝，大量的美容用品和药剂不断出现，美容在宫廷中得到较大发展，各种美容技术、美容方法得到了广泛的运用。据史料记载，慈禧太后非常注重养颜美容，从而延缓了她容貌的衰老，年逾六十，仍是一头乌发，面莹光润，光彩照人，她的美容方法算得上系统化，规范化。对清宫美容术及方药的研究、发掘、应用，至今仍是美容界的一个热点。宫廷之外的清朝民间，描眉、搽胭脂、艳唇、染发、香发、香身等美容化妆水平也比较高，而且普及广泛，为中医美容留下了许多宝贵遗产。

此外，这一时期各项学术考据之风盛行，客观上促进了中医美容学的发展。由吴谦等编著的《医宗金鉴》记载了不少损美性病证，如黧黑皯黯、雀斑、黑痣、肺风粉刺、酒齇鼻、鹅掌风等，该书对这些病证均论述了诊断、病因病机、治法、方药，对中医美容理论研究及临床很有参考价值，书中所辑玉容散、水晶膏、颠倒散、枇杷清肺饮等，沿用至今，具较好的临床疗效。

明清时期还有《针灸大成》《针灸聚英》《景岳全书》《鲁府禁方》《饮食须知》《明目至宝》《外科大成》《疡医大全》《千金方衍义》《兰台轨范》《本草纲目拾遗》等，均对中医美容学的发展有很大贡献。

中医美容学发展到这一时期，它的体系已日臻完善。同宋金元时期一样，一方面对以往的经验、成就进行整理、总结，进行理论上的深入探讨，使其渐趋系统化，更突出整体观和辨证论治；另一方面，又在大量的实践中积累起丰富的新经验、新认识，使美容药方更丰富，品种更繁杂，各种美容手段的技术更全面，水平更高；美容内科、美容外科、美容皮肤科、美容膳食均有较大进展。

（五）近现代

近现代是中医美容学崛起的时期，在这一时期，中医美容在学科各个方面的建设均取得了重大进步。

在民国中后期，由于战乱纷扰，国家危亡，民不聊生，政府排斥中医，使中医学面临严重的生存危机，同样严重制约着中医美容学的发展。1949 年以后，在党中央的关怀和重视以及广大医务工作者的共同努力下，中医药学焕发了又一春，但由于种种原因，中医美容的内容大多归于外科、皮肤科等，而保健美容的内容几乎无人问津。

十一届三中全会以后，随着改革开放的深入，国民经济快速发展，社会环境稳定，人民生活水平逐步提高，加之美容业的兴起，人们对美的追求日渐盛行。中医美容以其独特的特点，受到各界人士的关注和喜爱，从而使沉寂了大半个世纪的中医美容学逐步以崭新的面貌重新崛起。各种有关中医美学和中医美容学的论文、学术交流会议日渐增多，内容涉及到古方临床验证、古方开发、新方研究、理论探讨、外治法、中西医结合治法等等。更重要的是，这一时期相继问世的著述，如《中医美学》《中医健美》《实用传统美容法》《中医美容大全》《针灸美容》《中医美容学》《实用中医美容中药》等，较为系统地阐述了中医美容学的美学标准、理论基础、保健方法、临床辨证论治，为中医美容学科的建立奠定了坚实的基础。1989 年，中国中医药学会外科分会治疗美容专业委员会成立，1997 年，在中国中医药学会领导下，中国中医药学会美容分会在成都正式成立，它标志着中医美容与中医其他学科一样成为独立的学科。2002 年 1 月，卫生部发布了 19 号令（《医疗美容服务管理办法》）规定"医疗美容科为一级诊疗科目，美容外科、美容牙科、美容皮肤科和美容中医科为二级诊疗科目"。进一步确立了中医美容的学科地位，促进中医美容的健康发展。

目前，中医美容业在全国各主要城市相继开展。在各大小美容院中，中医保健美容逐步介入，满足了更多消费者的需求。与此同时，各医院纷纷开展中医美容服务，一些专科性的中医美容院成立，进一步推动中医美容走向规范化、科学化、系统化。中医药研究所及其他研究单位对各种中药化妆品以及延衰驻颜中药进行了实验室和临床研究，至今已有百余种中药用于化妆品；这些化妆品采用现代生产工艺，突破传统剂型，无论是外观还是性能，都有了质的飞跃。

为了适应中医美容发展的需要，培养合格的中医美容人才，中医美容教育近十几年深入开展。在 20 世纪 80 年代中后期，一些地方相继举办了中医美容学习班；1991 年起，高等中医药院校陆续开设了中医美容课程，设置了中医美容专业；目前，部分院校已开始招收中医美容研究生。不论是在中医院校还是在西医院校，中医美容学都是重点学科之一。总之，经过十几年的努力，在我国，中医美容已有了一支初具规模的专门研究队伍，这支队伍在中医美学和美容学的理论及临床上，都取得了令世人瞩目的成绩。

在国际上，中医美容也日益受到重视，国际传统医学美容学术大会已经举办多次。国外对中药化妆品及针灸美容、经络美容的研究，紧锣密鼓，成绩频传。中医美容已经开始走向世界。

中医美容源远流长，内容浩博，近十几年取得了前所未有的成就，归纳为四点：①专科建设迅速发展；②学术活动日益繁荣；③学术刊物陆续出版发行；④专业教育事业同步前进。至此，中医美容在理论、临床、组织、教育各个方面已初具规模，成为一门综合性临床学科。

二、中医美容的发展现状及趋势

（一）中医美容行业的现状

我国现代意义的美容行业起步于 20 世纪 80 年代，自 90 年代后开始进入高速增长期，特别是到了 21 世纪以来，其发展更是呈现出喷发的趋势，经过近 20 年时间，我国的美容行业取得了很大的进步，与国外的差距正在逐步缩小。美容行业从诞生开始就进入了市场经济，据统计，全国美容就业者 1200 万人，美容机构 160 万家，美容产业年产值 1848.44 亿元，82.2% 的美容机构目前经营处于稳定上升的经营状态。美容消费已经成为中国城镇居民继住房、汽车、旅游之后的第四大消费热点，有望成为国民经济中的支柱产业。

随着中国专业美容业突飞猛进的发展，近几年来，中医美容事业以其的独特的魅力异军突起，在美容市场强势主流的作用日益凸显，深受消费者的信赖和欢迎，也为从事此行业各层面带来巨大的经济效益，形势十分喜人。尤其是在 2002 年，国家卫生部颁布《医疗美容服务管理办法》，正式确立了中医美容的学科地位，奠定走向市场的坚实基础。从其自身特征来考量，抑或其外部环境来分析，中医美容已经占领中国美容市场的半壁江山，这应当是毋庸置疑的事实。

1. 理念和实践被普遍认同和接受

中医美容是以传统医学为基础的具有浓郁中国特色的美容理论和技术，重视人体本身的统一性、完整性及与自然界的相互关系，与西式美容业理念迥然不同，自成体系。因其理论根源于中华传统哲学文化，使中国乃至整个东亚经济圈的消费者都有深切的文化认同感，所以其理念和产品天然地易于为消费者所接受。时至今日，人们对崇尚天然、绿色的美容方法更加关注，传统的中医美容被不断地挖掘和整理，一大批中医药工作者投入到了对中医美容的研究，取得了令人瞩目的成绩。各医院纷纷开展中医美容服务，中医药研究所及其他研究单位对各种中药化妆品以及延衰驻颜中药进行了各方面的研究，至今已有上百种中药用于化妆品。中医美容中等和高等教育也随着社会对中医美容人才需求的不断加大而蓬勃开展。众多的消费者将关注的目光集中到了中医美容上。如中药、植物萃取等产品在化妆品中，占据越来越重要的地位，这几年流行的芳香精油植物疗法，正是因为迎合了人们回归自然的心理需求而盛行于市场。

2. 行业整体形象全方位提升

最近几年，中医美容业内商会、协会、学会等组织在中医美容知识的普及、行业自律、提高素质、培训交流等方面开展了大量工作，在不断努力中，形成了研究、生产、消费等对市场极具影响的不同层面，从行业宏观发展增长到市场微观利润提升，以及美容需求消费心态习惯，进行了不懈的探索和有益的尝试，为国家制定行业管理提供决策依据，为消费者提供多方位、多品种的服务，为生产企业和商家经营有效地整合各种资源，改变了以往各自为阵，单打独斗的局面，促进了全社会对中医美容的了解和认同，如中国中医药学会中医美容分会成立以来，积极引领时尚潮流，深入开展中医美容学术研究，规范中医美容学科概念，构建学科体系，挖掘、整理和提高中医美容学理论和技术，在人体养护保健治疗美容方面和形体塑造美化修饰的研究等方面，都取得了令人瞩目的成就，对推动行业发展起了重要作用。1998 年、2000 年分别在北京、日本召开了第二届、第三届"国际传统医学美容学术大会"，2003 年召开了"国际中医美容学术论坛"，2005 年，第四届"国际传统医学美容学术大会"召开，进一步扩大了中医美容在国际上的影响。

3. 以市场为导向的综合竞争力不断增强

中医美容行业通过经营管理者和全体从业者的共同努力，从无到有，开拓创造初具规模的经营消费空间；行业架构、市场联系、组织分类、分布布局日趋成熟；工艺技术研发和生产及教育培训机构迅速发展，得到消费者的广泛赞誉，成为创造健康人生、生活品位和潮流时尚的重要行业，使得中医美容消费逐渐进入人们的日常生活。

作为综合竞争力的重要支撑，值得一提的是，中医美容正在不断注入当代最新的技术含量。随着美容消费的需求向身体保健护理治疗和潮流时尚引导两大方向发展，中医美容对人体保健护理治疗机理的研究和人体美化修饰造型基础及机理性的研究，已经日渐成为重要课题，在这一研究领域中，多学科相互融合，多种研究手段不断介入，掌握运用新的仪器、产品和操作技术等，成为支持行业发展的推动力量，使中医美容业服务质量有了更进一步的飞跃。

此外，中医美容行业的规范程度和从业人员的素质也在不断加强，营销设计理念、营销方式不断更新，做到了在市场预测的基础上，进行市场定位、扩大市场份额、品牌运作、价格措施、促销方式、宣传普及及全程服务等方面的操作，针对不同对象和事件内容，制定具体实施对策。

4. 目前存在的不足及问题

中医美容发展中尚存在着许多的不足及问题，其中最为致命的弱点，便是中医学体系的理论化、标准化和可操作性仍不够完善，不能符合现代科技要求的严谨、明晰、具有实证性等特点，也不能很好地与市场要求实现无缝接轨，使消费者在一定程度上心怀疑虑，增添市场拓展难度。同时，因为中医美容强调"标本兼治"，所以一般见效较为缓慢，不利于市场的开拓。加之中医美容讲究以经验作为美容方法的依据，受从业人员素质等因素的限制，故美容效果常常难以准确评估和表述，大大影响了中医美容的发展。此外，中医美容产品相对滞后的原料采集、加工技术、制剂形态以及包装宣传等，也使得中医美容很难在短期内形成根本性突破。由于历史的原因，中医美容行业发展至今，没有摒弃对技术或产品配方的垄断观念，在经营上仍未彻底摆脱传统的作坊式，在企业组织结构上仍有很深的家族化的烙印，这些都造成管理效率低下，抑制了行业的做大做强。

从美容功效需求分析，中医美容现有的仪器治疗护理技术、化妆品技术、美容操作技术距离人们的消费期望值还有相当的距离。理想的美容效果离不开对人体代谢衰老过程的研究，代谢衰老医学研究和生物医疗技术有待加强，应以此为推动，对美容应用研究和开发研究提供新的机遇。

从竞争角度看，大多数的中医美容企业规模仍然偏小，品牌知名度不高，处于比较盲目的低水平竞争状态，缺乏技术支持，缺乏科研能力，产品同质化现象空前严重。行业内的公司、美容院、代理商的营销能力比较低下，产品的开发随意性很大，营销政策波动不定，在利润由暴利或高利润向合理利润转变时，缺乏市场的生存适应能力和抗风险能力。

（二）中医美容的前景及趋势

展望今后中医美容的未来发展，应该说是喜忧参半，充满了机遇和挑战。近年来美容业一直保持15%的快速增长，但是与发达国家相比，我国人均美容消费的水平还很低，还有巨大的增长空间。2004年我国的人均GDP超过1000美元，从众多国家的发展经验来看，这是国民消费结构升级的一个转折点，人们对美容业的消费也将进入一个新的快速增长期。比如，现在就已经出现的趋势：从消费对象的年龄看，美容人群开始向低龄和高龄人群延伸；从消费对象的性别看，男士美容正在悄然兴起。所以业内人士都看到中国的美容市场，是当今世界上最具活力和增长潜力的美容消费市场。预计到2010年，我国的美容行业产值将超过3000亿元，这其中必然蕴含着巨大的商机。中医美容作为行业的中流砥柱，前景一片开阔，市场自然增长部分存量很大，有效吸纳就已非常可观，更何况，还有随着自身的发展继续扩大市场份额的可能。

但是，中医美容要想取得进一步的飞跃发展，也面临着许多的困难和障碍。从国家监控力度看，行业准入门槛正在逐步提高；从消费者角度看，美容消费越来越理性化，顾客需求更加看重生理、心理等深层次需求；随着竞争加剧，对从业人员的标准越来越高，复合型、综合型人才将成为本行业人才的必然要求，而这些恰恰正是我们的薄弱环节。因此，必须要尽早地考虑积极的应对措施，巩固中医美容在市场独领风骚的地位。主要应做到以下几点。

1．加快行业规范和标准的制定

在严格遵循医疗美容和生活美容经营服务有关政策的基础上，要对中医美容服务内容制定相应的操作服务标准，以保护经营者合法权利和消费者的利益。

2．构筑核心竞争力

高质量美容服务，是多种学科融合，研究发展的结果，所以要重视现代医学、传统医学和美学等的基础性研究，贯通计算机网络、生物医药、调查预测等技术，形成行业发展、市场扩大的核心竞争力。

3．提高改进营销手段

营销手段是推动市场发展的重要因素，要树立起以人为本的美容营销服务理念，按照市场定位和主要消费人群的选择习惯，建立起现代化的经营模式和体系。

4．强化品牌意识

所有的调查结果都表明，在国际国内的美容消费市场上，品牌深刻地影响了顾客的消费动机，强化品牌意识，打造中医美容的品牌，是扩大市场份额的重要手段和有效途径。

5．走规模集约发展之路

运用资本运作等手段，在行业内组建企业集团，实现各种优势的互补，整合利用各种资源，把研发、生产、推广、服务链接为高级形态，共同发展。

6．确立国际化地位

在国际上，中医美容正逐渐绽放异彩，获得发达国家众多消费者青睐，其影响和市场正在迅速扩大。国外一些专家对中药化妆品及针灸美容、经络美容的研究日益重视，并在这些领域有所成就。当前，我们需要进一步扩大中医美容的国际化地位。

第二章

中医基础理论在中医美容中的应用

中医学的美容观是建立在健康观的基础上的，即健康是人体美的基础，健康的个体其体内的阴阳是动态平衡的，同时中医学还认为人体是以五脏为中心，通过经络系统，把六腑、五体、五官、九窍、四肢百骸、皮肤等全身组织器官联系成有机整体，并通过精、气、血、津液的作用来完成生理功能的。上述脏腑器官及气血津液之间在生理上相互联系，病理上则相互影响，因此，无论是日常的护肤保健，还是防治各种损美性疾病，都必须从整体出发，着眼于调整脏腑、经络、气血的功能，充分调动人体自身的积极因素，为此我们有必要掌握与中医美容学相关的中医基础理论。

第一节　阴阳五行学说

阴阳五行学说是一种哲学理论，是古代劳动人民在长期生活和生产实践中，通过对各种自然现象的观察总结出来的，是认识自然和解释自然的世界观和方法论。作为唯物辩证法的世界观和方法论，对我国古代的自然科学有着深远的影响，渗透到天文、地理、气象、历法等各个领域，中医学也不例外。我国古代医学家将阴阳五行运用于医学领域，借以说明人体的生理功能和病理变化，并用以指导临床的诊断和治疗，成为中医理论体系的一个重要组成部分——整个理论体系的指导思想。

一、阴阳学说

（一）阴阳的基本概念

阴阳属于古代哲学的范畴，最初的涵义很朴素，是指日光的向背，即向阳的一面为阳，背阳的一面为阴。后来人们发现自然界许多事物和现象都存在着相互对立的两个方面，如天与地、黑与白、寒与热、动与静等，于是就用阴和阳这两个有相对意义的概念来加以说明和解释。由于阴阳是有名而无形的，故以水火的特性作为阴阳基本特性的征象。所谓"水火者，阴阳之征兆也"。

随着知识的积累，古人发现自然界一切事物包括人，不外由阴阳二气构成，于是得出"一阴一阳谓之道"而上升为哲学概念。因此从哲学的角度看，阴阳是对自然界相互关联的某些事物和现象对立双方的概括，阴和阳既可代表两个相互对立的事物，也可代表同一事物内部相互对立的两个方面。同时古人还发现凡是相互对立的两个方面，都处于不断的运动变化之中，其运动的形式有对立、消长、依存、转化，并从理论的高度进行总结，这便形成了中国古代独特的哲学理论——阴阳学说。

（二）阴阳学说的基本内容

阴阳学说认为世界是物质性的整体，一切事物的发生、发展和变化，都是阴阳两个方面互相作用的结果。其基本内容有以下两大方面。

1. 阴阳的对立与依存

（1）阴阳的对立　阴阳所代表的事物和现象的双方或两个方面是相互矛盾、相互斗争的，这种对立普遍存在于各种事物和现象中。如自然界的天与地，昼与夜，动与静；人体的物质与功能，兴奋与抑制等。在阴阳相互对立的基础上，事物发生一系列的运动变化，最终取得动态中的平衡，即"阴平阳秘"。

（2）阴阳的依存　依存即相互依赖。阴阳所代表的事物或现象的对立双方又是相互依赖的，每一方都以其相对的另一方为自己存在的前提，即任何一方不能脱离另一方而单独存在。如自然界的上与下、寒与热、亮与暗等；人体的气与血，功能与物质等。它们相互联系，相互依存，互相渗透，互相孕育，阳中有阴，阴中有阳。正如《医贯·阴阳论》所说："阳根于阴，阴根于阳。无阳则阴无以生，无阴则阳无以化"。

（3）对阴阳的对立与依存的认识

①阴阳的对立依存是确定事物阴阳属性的依据　分析事物的阴阳，首先要了解阴阳的基本特征即阴阳属性的规定，其次所分析的两个事物或现象必须相互关

联，共处于一个矛盾的统一体中，如上与下共处于方位这个矛盾的统一体中，否则就不能用阴阳来代表其属性。

②阴阳对立依存是事物发展变化的条件　事物的发展变化，阴阳两者缺一不可，失却依存关系，虽然一方存在，也不会有发展变化。即阴阳是相互依赖而生长的，否则便会"孤阴不生，独阳不长"。就人体而言：功能产生体内必须的物质，物质的消耗又可转化为功能活动。失去一方，生命活动便不能正常进行，人体便不能完成生长壮老已的生命历程。

③阴阳对立依存是阴阳相互转化的内在根据　阴阳代表着相互关联事物的对立双方或一个事物内部对立的两个方面，这两个方面是相互联系相互依存的，因而，阴和阳在一定条件下，可以向着各自的对立面转化，如寒转为热。如果不存在这种依存关系，就不可能发生转化。

2. 阴阳的消长与转化

(1) 阴阳的消长　消即消减，长为增长，两者均指数量上的变化。阴阳的对立依存关系决定了阴阳双方处于不停地运动变化之中，阴阳之间不断地出现此消彼长，此长彼消。具体来说，或阴消阳长，阳消阴长，或阴长阳消，阳长阴消。一般情况下，阴阳消长在一定限度内保持着相对的平衡状态，维持着事物在正常范围内的发展变化。如四时气候，由冬至春再到夏，是由寒转热的过程，亦即自然界阴消阳长的过程，而由夏至秋再到冬，则是由热转寒的过程，亦即自然界阳消阴长的过程。

(2) 阴阳的转化　转化，即转换变化，是质的变化。阴阳转化是在"阴阳消长"基础上，发展到一定阶段出现的"极点"，是有条件的，如寒极生热，热极生寒。在事物的运动变化过程中，阴阳消长是量变过程，阴阳转化则是质变过程。

(三) 阴阳学说在中医美容中的运用

1. 说明人体健美的生理状态

阴阳学说认为人体是一个极为复杂的阴阳对立的统一体，人体从内到外充满着阴阳对立统一的现象。就外部结构而言，上为阳，下为阴，表为阳，里为阴；就内部结构而言，五脏为阴，六腑为阳，五脏之中则肝脾肾为阴，心肺为阳，可见阴阳之中还有阴阳之分，所谓"人生有形，不离阴阳"。就生理功能而言，中医学认为人体正常的生命活动是阴阳两方面保持对立统一的协调关系的结果。人体复杂的生命活动，总体上看是在有物质的基础上产生的功能活动。即"体阴而用阳"。人体的阴阳即物质与功能之间相互依存，没有物质的运动就难以产生生理功能，没有生理功能活动就不可能产生新的物质，在相互依赖的过程中产生了彼此的消长转化,即物质与功能之间的相互转化,以维持人体生长、发育、成熟的正常生命过程。这种阴阳的相对平衡是人体健康的基础,也是人体形体与容貌美的基础。中医美容学对人体颜面、须发、肢体等的美化便是以阴阳的协调平衡为基础的,也是中医美容最终要达到的目的。换言之,人体只有阴阳平衡,才能健康无病,只有健康无病,才有容貌美及形体美可言。

2. 说明人体损美性疾病的病理变化

既然阴阳平衡协调是生理功能正常有序、人体健康无病及人体健美的标志,那么各种损美性疾病发生、发展与变化的根本原因便是由于各种内外因素导致体内各种阴阳关系失调。阴阳失调是中医学对疾病发生及发展机理的高度概括,自然也成为损美性疾病的主要病机。阴阳失调的具体表现不外是阴阳偏盛、阴阳偏衰。阴阳偏胜是指邪气盛,中医认为"邪气盛则实",故阴阳偏胜为病的性质多为实证。阴阳偏衰是指正气虚弱不足,中医认为"精气夺则虚",故阴阳偏衰为病的性质多为虚证或虚中夹实。

3. 指导损美性疾病的诊断

中医学认为,损美性疾病的临床表现错综复杂,但都可以用阴和阳加以概括。古人强调"善诊者,察色按脉,先别阴阳"(《素问·阴阳应象大论》)。从诊法来看,通过望、闻、问、切收集的千变万化的临床资料可用阴阳分属,对多数损美性疾病,尤其是损美性皮肤病来说,局部症状往往较全身症状更为突出,这些局部病证是全身脏腑、经络、气血津液等功能失调的一种反应,因而作为中医美容医师对局部病变阴阳属性的辨别显得更为重要。如望见皮肤色泽鲜明的属阳,紫暗或不变的属阴;闻见语声高亢洪亮者为阳,低微无力者为阴;问得喜寒恶热者为阳,喜热恶寒者为阴,局部疼痛较为剧烈的属阳,不痛或隐痛的属阴;切得脉象浮、数、洪、滑者为阳,沉、迟、细、涩者属阴,等等。从辨证来看,中医把阴阳作为"八纲辨证"的总纲:凡里、虚、寒属阴,表、热、实属阳,可见在临床辨证中,分清了阴阳,便抓住了疾病的本质,从而起到执简驭繁、纲举目张的作用。

4. 指导损美性疾病的治疗

损美性疾病产生的根本机理是阴阳失调,因此治疗的基本原则就是调整阴阳。即用各种方法恢复人体阴阳的平衡状态是临床治疗损美性疾病的基本指导思想。若是阴阳偏盛的实证,则泻其有余,如阳热偏胜引起的粉刺、酒齄鼻等,应用寒凉药泄其阳热之邪,即所谓"热者寒之",阴邪偏胜引起的冻疮等,应用温热药温阳散寒,即所谓"寒者热之"。若是阴阳偏衰的虚证,则又当根据人体阴阳亏虚的不同而补其不足,如面色萎黄属阴血不足者当滋阴,目胞浮肿属阳虚水湿不化者当温阳化湿等等。若是阴虚不能制阳而致阳亢的虚热证,则不能用寒凉药直折其热，须滋阴壮水，以抑制阳亢火盛；阳虚不能制阴的虚寒证，也不能用辛温发散以散其阴寒，而应用扶阳益火之法，以消退阴盛。正如《素问·阴阳应象大论》所说："谨察阴阳所在而调之，以平为期"。

此外，由于阴阳的依存互用，在治疗以阴阳偏衰为主要病机的损美性疾病时，还应注意阴中求阳，阳中求阴。如治疗因气虚而造成的损美性疾病时，在益气药中可适当加入补血之品，在治疗因血虚所致的损美性疾病时，在补血药中可适当加入益气之品。

5. 指导延衰驻颜的养生保健活动

衰老是美的大敌，但人的衰老是个自然规律，长生不老是不可能的，但是我们完全可以使我们的身体、容颜老得慢一些，使我们的美丽保持得久一些，这一点我们的古人已经做到了，并提出了著名的"治未病"的思想，这对美容是再适合不过了。在现实生活中往往会看到这样的现象：相同年龄的人却会显出不相同的容貌。养生保健，延衰驻颜的根本就是遵循阴阳平衡的生命规律，这是中医美容所崇尚的天人合一的自然美的思想观念。具体体现在以下两个方面。

（1）顺应自然界的阴阳变化 世界上的一切事物都在不断地运动变化、新生和消亡。事物之所以能够运动发展变化，根源在于事物本身存在着相互对立统一的阴阳双方。《素问·阴阳应象大论》说："阴阳者，天地之道也，万物之纲纪，变化之父母，生杀之本始，神明之府也"，清楚地表明，无论是自然界，还是我们人类，都必须以阴阳为根本，必须顺应自然界阴阳消长的规律，因为自然界阴阳消长的运动，影响着人体阴阳之气的盛衰。故善摄生者，应"提挈天地，把握阴阳"，能如此，才可"寿敝天地，无有终时"。

（2）调整人体内的阴阳，不使其失去平衡 人体的容貌、形体欲得老而不衰，除了顺应自然界的阴阳变化外，还必须在日常生活中时时注意维护体内阴阳的平衡。因为人体的生命活动，是以体内脏腑阴阳气血为依据的，脏腑阴阳气血平衡，人体才会健康无病，不易衰老。《圣济总录》曾指出："若食味不调，则为损形。阴胜阳病，阳胜阴病，阴阳和调，人乃安康，故曰：安身之本，必资于食"，是说饮食的阴阳之性应平衡，才不会损伤人体的阴阳，此外如情志、起居等大凡遵循阴阳平衡的原则，则能利于健康长寿，容颜难衰，否则便会"半百而衰"。

二、五行学说

（一）五行的基本概念

"五"是指木、火、土、金、水五种物质，"行"即运动变化。五行最初称为"五材"，即木火土金水是日常生活和生产活动中不可缺少的最基本物质。如木可盖房、作燃料；火可熟食、取暖；土可种植万物；金可制作劳动工具；水是人体的基本元素。后来，进一步引申运用，认为世界上一切事物，都是由木火土金水这五种物质相结合及运动变化而产生的。最后又认识到五行之间的联系，主要是相生相克的运动变化，并从理论上进行总结，以此来说明和解释整个物质世界的存在和变化，这就形成了中国古代又一独特的哲学理论——五行学说。中医学把五行学说应用于医学领域，以系统结构观点来观察人体，阐述人体局部与局部、局部与整体之间的有机联系，以及人体与外界环境的统一，对中医学特有的理论体系的形成，起到了巨大的推动作用。

（二）五行学说的基本内容

1. 用五行的特性对事物属性进行五行分类

（1）**五行的特性** 古人在长期的生产和生活实践中，在对木、火、土、金、水五类物质特性的朴素认识的基础上，逐步形成五行特性的基本概念。如木的特点是伸展、易动，凡具有生长、升发、条达、舒畅等性质和作用的事物，都归类于木；火的特性是炎热、上炎，凡具有温热、升腾性质的事物，都归属于火；土的特性是长养、变化，凡具有生化、承载、受纳性质和作用的事物，都归属于土；金的特性是清肃、收敛，凡具有清洁、肃降、收敛等性质和作用的事物，都归属于金；水的特性是寒润、下行，凡具有寒凉、滋润和向下运行等性质和作用的事物，都归属于水。从以上对五行特性的归纳中可以看出，五行的特性是基于五行而高于五行的。基于五行，是说五行的抽象特性是以木火土金水这五种物质本身的特性为基础而概括得出的，高于五行，是指五行学说中的五行特性已不完全等同于五行本身的特性，而是从具体物质抽象化，并引申运用，具有更广泛的涵义，即已超越了五行本身。

（2）**事物的五行属性** 根据五行的抽象特性，对世界上其他事物进行五行分类，从而得知事物不同的五行属性。运用方法有两种。一是直接归类法：将一切事物的形象分别与五行的抽象特性相比较，与五行中哪一行的特性相类似的，就归类在哪一行，如五方与五行。南方属火，因南方气候炎热与火相似，北方属水，因北方寒冷与水相似，以此类推。二是间接推演法：根据已知的某些事物的五行属性，进一步推演至相关事物，以得知这些事物的五行属性。如肝属目，则与肝相关的事物如目、胆、筋等亦属木。如此便把自然界的一切事物，把人体的各个组织器官归入木火土金水五行系统中。所以五行学说不仅强调客观世界的物质性，而且还揭示了事物与事物之间的联系。兹将自然界和人体有关事物或现象的五行归属，列表如下（表2-1）。

表2-1 事物属性的五行归纳表

自然界							五行	人体					
五音	五味	五化	五色	五气	五方	五季		五脏	五腑	五官	五体	五志	五华
角	酸	生	青	风	东	春	木	肝	胆	目	筋	怒	爪
徵	苦	长	赤	暑	南	夏	火	心	小肠	舌	脉	喜	面
宫	甘	化	黄	湿	中	长夏	土	脾	胃	口	肉	思	唇
商	辛	收	白	燥	西	秋	金	肺	大肠	鼻	皮	悲	毛
羽	咸	藏	黑	寒	北	冬	水	肾	膀胱	耳	骨	恐	发

2. 五行的生克乘侮

五行学说并不是静止地、孤立地将事物归属于五行，而是以五行之间的相生、相克规律来说明事物之间的相互联系和相互协调，用相乘、相侮的规律来说明事物之间的协调关系被破坏之后的相互影响。

（1）五行的相生　相生是指事物之间具有相互资生、助长和促进之意。五行相生的次序是木生火、火生土、土生金、金生水、水生木，依次资生，循环无端。在相生的关系中，任何一行都有"生我"和"我生"两方面的关系，生我者为母，我生者为子，故又称为母子关系。以火为例：生我者为木，故木为火之母，我生者为土，故土为火之子。

（2）五行的相克　相克是指事物之间具有相互制约、克制和抑制之意。五行之间相互制约的关系称为五行相克关系。五行相克的次序是：木克土，土克水，水克火，火克金，金克木。在相克关系中，五行中任何一行都有"克我"和"我克"两方面的关系。克我者为所不胜，我克者为所胜，以火为例：克我者为水，水为火之所不胜，我克者为金，金为火之所胜。

在相生相克的关系中，相生与相克是不可分割的两个方面，是维持一切事物正常发展必不可少的两方面条件，生中有制，制中有生，即所谓生克制化。

（3）五行的相乘　乘，即乘虚侵入。即相克太过，超过了正常的制约程度，引起一系列异常的相克现象，从而使事物之间失去正常平衡的协调关系。

（4）五行的相侮　侮，即恃强凌弱。属于反方向的克制，所以也叫"反克"或"反侮"。如金克木是正常的现象，若金气不足或木气偏亢，木就会反过来侮金。

相乘、相侮是五行之间的生克制化关系遭到破坏时出现的反常现象，是由于五行中某一行的力量发生了太过或不及，引起事物之间的平衡失调，导致相克的反常。二者之间既有联系又有区别：相乘是按五行的相克次序发生了过强的克制而形成的五行间的生克制化异常；相侮是与五行相克次序发生相反方向的克制现象而形成的五行间的生克制化异常。但在发生相乘的同时也发生相侮，在发生相侮的同时也发生相乘。如木气过强时，既可以乘土，又可以侮金；若木气过弱时，既可以受到土的反侮，又可以受到金的乘袭，因而相乘与相侮有着密切的联系。如：

$$（所不胜）金 \leftarrow \quad 木 \quad \rightarrow 土（所胜）$$
$$（相侮）（太过）（相乘）$$
$$（所不胜）金 \rightarrow \quad 木 \quad \leftarrow 土（所胜）$$
$$（相乘）（不及）（相侮）$$

除五行相克关系破坏可出现相乘与相侮以外，五行相生的关系出现异常，则可出现母病及子与子病及母的异常表现。

（三）五行学说在中医美容中的应用

1. 说明人体五脏健康的生理功能常态及其相互关系

五行学说根据五脏的功能特点，将其分别归属于五行，如肝属于木，心属于火，脾属于土，肾属于水，并以五行的相生相克来说明脏腑组织之间生理上的互相联系和互相影响，如"金水相生"、"水火既济"等。同时以五行的关系及五脏的功能特点来说明人体容貌健美的状态。如肝喜条达而恶抑郁，有疏泄的功能，属木；心之阳气有温煦的功能，属火；肝的疏泄功能正常，则气机调畅，气血和调，心情易于开朗，气和悦色，此为肝资生心（木生火）。五脏之间相互资生、相互制约的关系是人体健康的基础，也是保持人体健美的基础。

2. 说明人体损美性疾病的病理变化

从五行学说可知，五脏之间在生理上存在着相生相克的联系，故病理上，便存在着相乘相侮的相互影响。如肝气条达，可以疏泄脾脏的壅郁，以利于脾主运化功能的发挥，是为正常的木克土，若肝失疏泄，肝郁日久，无以制约于脾，则脾运化不健，出现面色黄，面部色斑沉着，并见食纳不振，胸闷等症状，则为木乘土的病理状态，即所谓"肝木乘脾"。

3. 指导人体损美性疾病的诊断及治疗

（1）指导诊断 人体损美性疾病多表现为人体皮肤、容貌、毛发、形体等外在的、局部的变化，这些外在的、局部的变化从中医学来认识，均与内在脏腑的功能活动失调，尤其是五脏的功能失调有关。即一旦内脏有病，可以通过体表的相应部位反映出来，临证时通过观察人体皮肤、容貌、形体及毛发等局部的症状，便可推断内脏病变的情况。此即所谓"有诸内者，必形诸外"。这其中包括两个主要方面，一是从本脏所主（有关）的色、味、脉来诊断本脏病，如面见黑色多为肾虚，面见黄色多为脾虚，面部青色多为肝病等；二是从他脏所主的色和脉来分析五脏疾病的传变，如脾主运化，可制止肾水泛滥，以保证肾主水功能的正常进行，若脾病面色黄黑，色斑沉着，可知脾病及肾（即土不制水）。

（2）指导治疗 人体所发生的各种损美性疾病均是脏腑功能失调的外在反映，脏腑之间的功能之所以失调，是由于相互资生、相互制约的关系遭到破坏，因此，通过调整脏腑之间的功能，恢复脏腑之间正常的生克制化关系，便可控制疾病的传变，达到治疗疾病的目的。如肾藏精以滋养肝之阴血，临床上见到肝阴不足为主的黄褐斑，可通过补肾阴以使斑退而肤色亮丽，这便是在"虚则补其母，实则泻其子"原则指导下，根据肝肾之间母子相生的关系制定的治疗大法——"滋水涵木"。再如因肝气郁结，肝失疏泄，以致食欲不振，面色萎黄，神疲乏力，胸闷喜叹息，可以通过健脾益气，疏肝解郁的方法来治疗，使患者振奋食欲，改善面色，调整精神状态，此即在"抑强扶弱"原则指导下，根据肝脾之间相克关系而制定的治疗大法——"抑木扶土"。

以上治疗法则既可用在中药治疗中，也可用在针灸治疗中。在针灸治疗中主要是根据五输穴的原理来确定治疗法则的。

值得一提的是，人体损美性疾病的发生与精神情志的关系非常密切，心理状态和人格倾向，可通过情绪的变化在皮肤上表现出来。过极的情志会引发皮肤、形体的缺陷和疾病。因此用五行学说来指导人体损美性疾病的治疗，不仅适用于中药及针灸的治疗，还适用于心理美容方面。如中医认为，情志分属五脏，各有其五行属性，因而情志之间也具有相互制约的关系，利用情志之间的五行相胜关系，通过以情胜情，达到调理心神，和畅气机，恢复情志活动的正常状态，最终达到协调五脏，平衡阴阳的目的，这也是五行学说指导损美性疾病治疗的重要方面。

第二节　藏象学说

藏，即内脏，含隐藏之意；指体腔内的脏器，包括五脏六腑、奇恒之腑；象，一指形象、形态，二指现象、征象。藏象，既指人体内脏的形态，又指人体内脏的功能活动在外部的表现，也即指体内脏器表现于外的生理、病理现象。张介宾《类经》说："象，形象也。藏居于体内，形见于外，故曰藏象"。故藏象的基本含义是指人体的脏腑虽然藏于体内，但其生理功能及病理变化都有征象表现于外。

人的形体、容貌作为身体的重要组成部分，与人体内在脏腑的功能保持着密切的联系，只有内脏功能正常发挥，人的形体、容貌才能处于健美状态，反之，人的形体、容貌也是人体内脏功能的一面镜子，通过观察形体、皮肤、毛发等的生理状态，可以测知内脏功能的状况。因此，学习藏象学说的根本目的是通过回顾脏腑的生理功能，认识其在维护或修复人体美的过程中所起的作用。需要注意的是，基于藏象学说产生的历史渊源，它虽以一定的古代解剖知识为基础，但其发展主要是基于"有诸内，必形诸外"的观察研究方法，因此它与现代医学的脏腑器官有着不同之处。藏象学说的脏腑已不是单纯的解剖学概念，更重要的是一个综合性的功能单位。藏象学说对脏腑生理功能的叙述，已大大超越了形态器官本身的范围。

一、五脏的生理功能及其与人体美的关系

五脏是指肝、心、脾、肺、肾。中医学认为，五脏虽居体内，却与外露的皮肤、五官、九窍、四肢各有其特定的联系。中医藏象学说突出以五脏为中心的整体观，以五行为代表，把人体与六腑、五官、九窍和外在环境联结为一个整体，形成了以五脏为中心的五大系统。按照中医的脏腑学说，心，其华在面，其充在血脉、开窍于舌；肺，其华在毛，其充在皮，开窍于鼻；脾，其华在唇，其充在肌，开窍于口；肝，其华在爪，其充在筋，开窍于目；肾，其华在发，其充在骨，开窍于耳和二阴等。可见，五脏不但与面部皮肤有关，而且与五官、爪甲、毛发等涉及美容的器官均有密切的关系。

（一）心的生理功能及其与美容的关系

1. 心主血脉，其华在面

脉，即血脉，脉管，是气血运行的通道。心主血脉，即指心有推动血液在脉管内运行的功能。心之所以能够推动血液的运行，全赖于心气的作用，所谓"心藏血脉之气"。人全身的血液在脉管中，依靠心气的推动，使血液在脉管中运行不息，内而五脏六腑，外而四肢百骸，发挥濡养全身的作用。由于血液在脉管中运行，而面部的血脉较为丰富，所以心气的盛衰可以从脉搏的变化及面部色泽的变化反映出来。

面部作为人体最醒目的审美器官，其健美的状态离不开心主血脉功能的正常。心血运行正常，则面部皮肤得到濡养，面部红润而有光泽，这便是中医"心其华在面"的含义所在。心气不足，心血亏少，则面部血液供应不足，皮肤

得不到足够的滋养，表现为面色枯槁、萎黄，暗淡无华。若是各种原因引起了心血瘀阻，又常可见到面色青紫等现象。这些均为心主血脉功能失调而影响人体容貌的临床表现。

2. 心主神明

神有广义和狭义之分。广义的神是指整个人体生命活动的外在表现，如整个人体的形象以及人的面色、眼神、言语、应答、肢体活动姿态等，也即通常人们所说的神气，是中医美容所追求的最高境界。狭义的神是指人的精神、意识、思维活动。心主神明，是指心具有主宰人体五脏六腑、形体官窍的一切生理功能和人的精神意识思维活动的功能。根据现代生理学的认识，人的精神思维活动是大脑的功能，即大脑对外界事物的反映，但中医藏象学说认为人的思维活动与五脏有关，主要属于心的生理功能。《灵枢·本神》指出："所以任物者谓之心"。任，就是担任、接受的意思。意思是说，心有接受外来信息的功能。张介宾在《类经》中曾说："情志之伤，虽五脏各有所属，然求其所由，则无不从心而发"。古人之所以把心看作"五脏六腑之大主"，与心主神明的功能是分不开的。

心主神明的功能与心主血脉的功能密切相关。心主血脉，推动血液在脉管中循行全身，为神志活动提供物质基础；而精神意识思维活动在一定条件下能够影响人体各方面生理功能的平衡。因此，心主血脉的功能异常可出现神志的病变，而精神意识思维活动的异常可以影响心主血脉的功能。

人体的美是整体的美，包括容貌、形体及精神气质的美。心主神明的生理功能正常则精神振奋，神志清晰，思维敏捷，对外界信息的反应灵敏，这是人体健美不可缺少的内容之一。如果心主神明的功能异常，便可影响人的精神意识思维活动，表现为失眠、多梦、神志不宁，甚至谵狂，还可见反应迟钝、健忘、目光呆滞、精神委顿，甚至昏迷、不省人事等临床表现。神志不宁、反应迟钝、目光呆滞、精神委顿自然不是美，而失眠多梦日久也必然影响人体的容貌美。人们绝不会视那种貌美而精神萎靡不振或精神意识思维障碍者为美的个体。

3. 心开窍于舌

开窍是指内脏与体表器官在生理病理上的联系。《素问·阴阳应象大论》说："心主舌……在窍为舌"。《灵枢·五阅五使》说："舌者心之官也"。《灵枢·脉度》说："心气通于舌，心和则舌能知五味矣"。心的经脉上行于舌，心的气血可以上通于舌，因此舌主味觉、主言语的功能与心相关；而"言为心声"，言语是神明活动的一种表现，只有当心气充沛，心神健旺之时，舌才能辨五味，并能正确流利地使用语言。如果心有了病变，便可以从舌体上反映出来。如心血不足，则舌质淡白；心火上炎，则口舌生疮；心血瘀阻，则舌色紫暗等。这种异常不仅影响形体局部的美，而且影响整体的神韵之美。

（二）肝的生理功能及其与美容的关系

1. 肝主疏泄

疏，即疏通，泄，即宣泄、发泄、升发。肝主疏泄，是指肝具有疏通发泄全身气、血、津液，促使其畅达宣泄的作用。古人以木气生发的冲和条达之象来形容肝疏泄功能的正常。因此疏泄代表肝的柔和舒适的生理状态，既非抑郁，也不亢奋，而是经常保持一种活泼的生机。

肝的疏泄功能，主要关系着人体气机的调畅。气机，即气的升降出入运动。机体脏腑、经络的活动，全赖于气的升降出入运动。由于肝的生理特点是主升、主动，对于气机的疏通、畅达起着重要的调节作用。肝的疏泄功能正常，则气机调畅，气血调和，脏腑、经络的功能活动处于常态，人体才能维持健美的状态，若肝的疏泄功能失常，便可影响气机的调畅，继而影响其他脏腑、经络的功能活动，导致各种病证。具体体现在以下几个方面。

（1）促进血液运行和津液代谢　血的运行、津液的输布和排泄，均有赖于气的推动，所谓"气行则血行"、"气行则津行"。肝的疏泄功能正常，保证了气机调畅，则气行血行，血运通畅，气行津行，水道通利；若肝失疏泄，肝气郁结，易致气机不调，或气升太过，血不循经，血随气逆，致面红、头痛，甚或吐血、咯血；或气机郁结，致血行不畅，或水湿停聚，出现瘀血或痰饮、水肿等病理变化，上述病理变化均可导致颜面、毛发、皮肤、形体因失去血液、津液的正常濡养而变生它病。

（2）调畅情志　情志活动是人体对外界客观事物的反应，与肝的疏泄功能有密切的关系。这是因为正常的情志活动有赖于气血的充盈与和调，而肝的疏泄功能对气机的调畅及血脉的通利起着重要作用。若肝主疏泄的功能正常，肝气条达，血运通畅，脏腑得到血液的濡养而处于健康的生理功能活动状态，五脏所主的情志活动得以正常表现，精神舒畅，心情开朗，喜怒有常，对外界刺激的调节能力较强，七情平和适度，神态安详，眉目舒展，神韵之美溢于言表；若肝失疏泄，肝气郁结，影响血液运行，影响脏腑的功能活动，影响情志活动的正常表现，或郁郁寡欢，愁眉不展，表情呆板，或因肝郁化火，急躁易怒，表情失于常态，这些异常的情志活动得不到及时的调整，便会对人的形体及容貌产生影响，或因心情抑郁，愁眉不展而增添面部皱纹，使人憔悴，加速容貌及形体的衰老，若气郁日久，血行不畅，则面部发生褐斑等色素沉着而影响容颜。或因急躁易怒而面带凶相，毫无美感可言。此外，情志活动也会影响毛发的生长，临床上因情志失和而致脱发、早生白发的现象时有发生。可见肝主疏泄，调畅情志对人体容貌的美起着重要作用。

（3）促进脾胃的消化功能　脾胃对饮食物的消化及将水谷精微吸收、转输，将糟粕排出体外，是以脾的升清和胃的降浊来实现的。升清降浊协调有序才能使饮食物的消化运动正常进行，此亦有赖于肝主疏泄的功能。肝主疏泄，不仅可以调畅气机，而且可以协助脾胃气机的升降，促进胆汁的分泌排泄，即所谓"木能疏土"。故肝主疏泄正常，是脾胃正常消化的条件。若肝失疏泄，既可影响脾的运化和升清，又可影响胃的受纳和腐熟，进而影响饮食物的消化吸收，或致气血化生不足，颜面皮肤、毛发失却气血濡养而影响容貌的美，或致饮食不归正化而转为痰浊、膏脂，停积体内，有损于形体之美。可见肝之疏泄功能不仅影响容貌之美，神韵之美，而且影响形体之美。

（4）通调月经　中医学认为"女子以肝为先天"，女性作为求美的主要对象，其特有的生理功能与肝的疏泄功能密切相关。肝主疏泄有度，气机调畅，血脉流通，则血海施泄有时，冲任畅通，经候如常，若肝失疏泄，则月经不调，常可继发月经前后损美性变化，如烦躁易怒、月经疹、痤疮、黄褐斑等。

2. 肝主藏血

肝藏血，是指肝脏具有贮藏血液和调节血量的功能。人体内各部分血液，常随着不同的生理情况而改变其血流量。肝可根据人体的活动需要调节血流量。人活动或情绪激动时，机体血流量增多，肝藏血量相应减少，人休息或情绪稳定时，机体血流量减少，肝藏血量相应增多，即"人动则血运于诸经，人静则血归于肝腑"。如果肝脏有病，藏血的功能失常，既影响人体的正常活动，也容易引起血液方面的病变。如藏血不足，致肝血不足，临床出现头昏目眩、肢体乏力、女子月经量少色淡、甚则闭经；藏血失职，即肝不藏血，临床可出现吐血、衄血、女子月经量多、甚则崩漏。

3. 肝主筋，其华在爪

筋即筋膜，是一种联络关节、肌肉，专司运动的组织。肝之所以能主筋膜，主要由于筋膜有赖于肝血的滋养。肝血充盛，筋膜得到濡养而维持正常的运动，再者中医理论认为，肝肾同源，肝藏血充盈还可充养肾精，肝肾精血共同滋养肢体关节，则关节活动灵活，动作敏捷，体态轻盈优美，正如《素问·五脏生成》所描述的："足受血而能步，掌受血而能握，指受血而能摄"。若肝血不足，血不养筋，肝血不足以充养肾精，则可出现手足震颤，肢体麻木，关节屈伸不利，腰膝酸软等临床症状，并因此而致动作迟钝，体态衰老，自然谈不上美感。

爪为筋之余，肝之体合筋也，其荣爪也。肝血的盛衰不仅影响筋膜的功能，还可影响爪甲的枯荣。肝血足则筋强力壮，爪甲坚韧，肝血虚则筋弱无力，爪甲多软而薄，枯而色夭，甚至变形脆裂。

4. 肝开窍于目

人们常说眼睛是心灵的窗户，《灵枢·大惑论》曾说："目者，心之使也，心者神之舍也"，其意即指眼睛作为五官之一，其神态是整个人体精神状态的反映，是人体神韵之美的关键。眼部功能及美容虽与五脏六腑均有联系，但与肝的关系最为密切，因为肝开窍于目。肝之所以开窍于目，主要与肝经之脉直连于目系有关。《灵枢·经脉》说：足厥阴肝经"连目系"。通观十二经脉，唯有肝经是本经直接上连于目系的。肝经在目与肝之间起着沟通、联络，并为之运行气血的作用，从而保证了目与肝在物质和功能上的密切联系。虽五脏六腑之精气皆上注于目，但因目为肝之窍，肝主藏血，因而目功能的发挥尤以肝血的濡养为重要条件。《素问·五脏生成》说"肝受血而能视"。肝主疏泄，具有调畅人体气机的功能，气能生血，又能行血，眼目所需之血液无不赖气的推动，只有肝气冲和条达，双目才能辨色视物，两目有神，楚楚动人，给人以美感，这便是"肝气通于目，肝和则目能辨五色矣"之意。一旦肝血不足，则可出现夜盲，视物不明，肝阴不足则两目干涩，若肝经风热则目赤肿痛，肝风内动则口眼歪斜，上述种种既影响眼的功能，又影响眼部美感。

（三）脾的生理功能及其与美容的关系

1. 脾主运化，升清

脾主运化，是指脾有主管消化饮食和运输水谷精微的功能。饮食入胃，经过胃与脾的共同作用，将食物变成人体需要的精微物质，其中的水谷精微还须通过脾的运输布散才能输送到全身，以营养五脏六腑、四肢百骸以及皮毛、筋肉等组织器官。因此，所谓"脾主运化"实质上是指脾对营养物质的消化、吸收、运输的全过程。中医学认为脾主运化功能的正常发挥主要依赖于脾气的作用，脾气的功能特点是上升，即"脾气主升"。脾之所以能将水谷精微上输于肺，再通过心肺作用而化生气血以营养全身，与脾有"升清"的功能是分不开的。所谓"升清"即指精微物质的上升与输布，一旦脾气不升，精微物质不能上输，则头晕目眩，便溏泄泻，甚或内脏下垂，给人体健美带来影响。由于人出生之后所需的营养物质主要来源于饮食物，饮食物的运化主要由脾所主管，所以前人认为："脾为后天之本"、"气血生化之源"。脾的运化功能强健称脾气健运，脾气健运，则气血生化有源，皮肤、毛发等组织器官得到营血的濡养而表现出滋润、光泽的健美状态；反之，脾不健运，除可影响气血的化生，阴血亏少，致面白或萎黄无华，毛发枯燥，皮肤粗糙外，还可出现腹胀、便溏、腹泻、食欲不振等临床症状。脾主运化的功能还关系到水液的代谢与输布。对皮肤来说，畅通的水液代谢、充分的水液供应可以使皮肤充盈饱满又无虚浮胀满之象，故脾不健运，常出现水湿潴留的各种病变如痰饮、水肿、泄泻等。如果水湿停聚，郁而化热，湿热熏蒸于面部，则可导致痤疮、酒齄鼻等面部损美性疾病的发生。可见脾主运化对人体容貌、形体的健美有多么重要。

2．脾主统血

统，指统摄控制。中医学认为，血液能运行于经脉之中，不至于溢出脉管之外，除了脉管本身的约束之外，还有赖于脾气的统摄。脾气充盛，不仅关系到气血的化生，还关系到血液的运行。脾气健旺，统血正常，则血行正道，反之，则血溢脉外而出现便血、崩漏、紫斑等。

3．脾主肌肉四肢

《素问·痿论》指出："脾主身之肌肉"。脾具有运化功能，将水谷精微输送到全身肌肉中去，为之营养，使其发达丰满，臻于健壮，四肢也同样。只有脾气健运，肌肉才能丰满而富有弹性，四肢才能强劲有力。因此脾气健运，气血旺盛，脏腑强壮，是人体形体健美的先决条件，是形体容貌美的基础。若脾运化功能失调，或表现为气血不足，四肢肌肉无以荣养而致肌肉痿软消瘦，四肢无力，或因水湿内停，痰湿内聚，饮食不归正化，变为浊脂积于皮肤肌肉，以致形体肥胖臃肿，面目虚浮，面色黄白不泽，甚至嗜睡神昏，以致影响形体及神韵之美。

4．脾开窍于口，其华在唇

《素问·阴阳应象大论》说："脾主口……在窍为口"，《灵枢·五阅五使》说："口唇者，脾之官也"，说明脾与口的关系极为密切。口，指口腔，这里蕴含食欲、口味等与脾之运化功能有关之意。脾气健运，食欲旺盛，口味正常，所谓"脾气通于口，脾和则口能知五谷矣"。脾之合肉也，其荣在唇。脾的精气之所以能反映于口唇这个部位，是和它的主肌肉，气通于口分不开的。唇为肌肉组织，脾能健运，则气血充沛，口唇红润光泽，故称之为"其华在唇"。脾的病变也常反映于口唇，不仅影响食欲、口味，且影响口唇的美观，如《医学正传》说："脾热则口疮"；《证治准绳》也曾指出："风热传脾，唇肿裂或患茧唇"。可见口唇作为颜面美的重要组成部分，其美与不美，与脾的功能密切相关。

（四）肺的生理功能及其与美容的关系

1．肺主气，司呼吸

肺主气，包括两个方面，一是主呼吸之气，一是主一身之气。肺主呼吸之气，是说肺有司呼吸的作用，是体内外气体交换的场所。人体通过肺，吸入自然界的清气，呼出体内的浊气，吐故纳新，使体内的气体不断得到交换，所谓"天气通于肺"。肺主一身之气，是由于肺与宗气的生成密切相关。

宗气是水谷之精气与肺吸入之清气在胸中结合而成，宗气上出喉咙司呼吸，又通过心脉而布散全身以温煦四肢百骸，维持它们的正常生理功能活动。从这个角度来说肺起到了主持一身之气的作用。肺主气的功能正常，则气道通畅，呼吸均匀和调，一身之气充足。肺气不足，不仅会引起肺呼吸功能的减弱，而且会影响宗气的生成，以致呼吸无力，或少气不足以息，语音低微，身倦无力。一旦肺失去了呼吸功能，清气不能吸入，浊气不能呼出，宗气不能生成，肺也就失去了主一身之气的作用。所以肺主一身之气，主要取决于肺的呼吸功能。

2．肺主宣发，外合皮毛

宣发，为布散之意。所谓肺主宣发，主要是指通过肺的布散使卫气和津液输布全身，以温润肌腠皮肤。《素问·经脉别论》说："食气入胃，浊气归心，淫精于脉，脉气流经，经气归于肺，肺朝百脉，输精于皮毛"，《灵枢·决气》有"上焦开发，宣五谷味，熏肤，充身，润毛，若雾露之溉"之论，说明皮毛是由肺输布的卫气与津液所温养，所以《素问·阴阳应象大论》有"肺生皮毛"之说。肺宣发津液至皮毛，对保持皮肤充足的含水量具有重要意义。《素问·痿论》云："（肺）气不荣则皮毛焦，皮毛焦则津液去……则爪枯毛折"。可见只有肺主宣发功能正常发挥，布散气、津于皮毛，才能皮毛光泽，皮肤滋润，反之，肺气虚弱不能宣发卫气津液于皮毛，一方面皮毛得不到卫气、津液的濡养而憔悴枯槁，另一方面，还将导致卫气虚弱，卫外不固，皮肤抵抗力差，易致外邪侵袭而发生各种皮肤疾患，影响皮肤美观。

3．肺主肃降，通调水道

肃降指清肃下降之意，肺主肃降是指肺气具有向下通降和保持呼吸道洁净的作用。肺居上焦，其气以清肃下降为顺，若肺失清肃，气不得降，既可出现胸闷、咳嗽、喘息等肺气上逆的病变，还对水液代谢产生一定的影响，因其肃降功能不仅关系到清气浊气的出入，还可使上焦的水液不断地下输于膀胱。肺失肃降，不能使水液下输膀胱，则会发生痰饮，小便不利，尿少，水肿等病变。故有"肺主行水"、"肺为水之上源"的说法。

宣发与肃降在生理上是相辅相成的两个方面，没有正常的宣发就不会有很好的肃降，没有很好的肃降也必然会影响正常的宣发。肺气的宣发和肃降，是肺的其他生理功能得以正常发挥的前提。肺气的宣降正常，则气道通畅，呼吸自如，气血津液布散于周身，汗、尿排泄正常；肺的宣发和肃降发生障碍，就会引起"肺气不宣"、"肺失肃降"等病理变化，影响及肺的各种生理功能而出现咳嗽、喘促、胸闷、尿少、无汗或自汗、水肿等症状。肺的通调水道功能减退，还可导致水液停聚而生痰饮，痰湿之邪停聚于肺，久积不去，郁而化热，又可导致粉刺、酒齇鼻等损美性疾病的发生。

4．肺开窍于鼻

《素问·阴阳应象大论》说："肺主鼻……在窍为鼻"，指出了肺与鼻的关系。鼻是气体出入的通道，与肺直接相通，所以称鼻为肺窍。鼻的通利有助于肺司呼吸，鼻窍的通畅以及司嗅觉的功能又依赖于肺气的通调，故《灵枢·脉度》说："肺气通于鼻，肺和则鼻能知臭香矣"。正因为鼻为肺窍，所以鼻又成为邪气侵犯肺脏的道路，如温热之邪侵犯肺卫多由口鼻而入。肺气不宣，鼻塞流涕，嗅觉失灵，影响容貌之美，同时，喉咙是呼吸出入的门户和发音的器官，也是肺的经脉经过的地方，故喉的通气与发音直接受肺气的影响，肺有病变，往往可以引起声音嘶哑及喉痹等喉咙部位的病变，由此影响音色之美。

（五）肾的生理功能及其与美容的关系

1. 肾藏精，主生长发育与生殖

精是构成人体的基本物质，也是人体各种机能活动的物质基础。肾藏精，是指肾对精气有闭藏作用。《素问·六节藏象论》指出："肾者主蛰，封藏之本，精之处也"。肾所藏之精，就其来源而言，有先后天之分。先天之精禀受于父母，与生俱来，后天之精来源于饮食物，由脾胃所化生，即水谷之精。虽然先天之精与后天之精的生成来源不同，但都归藏于肾。两者相互依存，相互为用，即先天之精有赖于后天之精的不断充养才能充分发挥其生理效应，后天之精的化生又依赖于先天之精活力的资助。两者相辅相成，在肾中密切结合而组成肾中精气。

《素问·上古天真论》指出："女子七岁，肾气盛，齿更发长；二七而天癸至，任脉通，太冲脉盛，月事以时下，故有子；三七，肾气平均，故真牙生而长极；四七，筋骨坚，发长极，身体盛壮；五七，阳明脉衰，面始焦，发始堕；六七，三阳脉衰于上，面皆焦，发始白；七七，任脉虚，太冲脉衰少，天癸竭，地道不通，故形坏而无子也。丈夫八岁，肾气实，发长齿更；二八，肾气盛，天癸至，精气溢泻，阴阳和，故能有子；三八，肾气平均，筋骨劲强，故真牙生而长极；四八，筋骨隆盛，肌肉满壮；五八，肾气衰，发堕齿槁；六八，阳气衰竭于上，面焦，发鬓斑白；七八，肝气衰，筋不能动，天癸竭，精少，肾脏衰，形体皆极；八八，则齿发去。"明确指出了肾中精气的主要生理功能是促进机体的生长、发育和逐步具备生殖力。人体生长壮老的自然规律与肾中精气的盛衰密切相关。人在出生后由于先天之精不断得到后天之精的充养，肾中精气亦逐步充盛，出现了幼年时期的齿更、发长等生理现象，随着肾中精气的不断充盛，发展到一定阶段产生一种促进和维持生殖机能的物质，称作"天癸"，于是男子产生精子，女子月经来潮，具备生殖能力。此后，随着肾中精气由盛而逐渐趋向衰少，天癸亦随之减少而至竭尽，生殖能力亦随之下降以至消失，人也就从壮年步入老年。于此我们可以清楚地看到，中医学对肾气盛衰在人体一生中的重要地位是非常重视的，认为肾气的盛衰是人体脏腑功能盛衰的根本，与人体的容貌、形体的

衰老密切相关。生命自然之美的根本在肾，生命衰老之根也在肾。保健美容中强调维护人体容貌形体的青春状态，即驻颜防衰，很大程度上关系到肾藏精的功能，只有维持肾藏精的正常生理功能，脏腑功能才能强盛，容貌、形体的美才能得以维持不衰，一旦肾中精气不足，则可出现生殖机能下降以及面容憔悴、皱纹丛生、发脱发白等一系列早衰之症。因此中医的保健美容十分强调固护肾气，不使肾气虚衰。此乃维护人体美的关键所在。

2. 肾主水

肾主水是指肾在调节体内水液平衡方面起着极为重要的作用。体内水液的潴留、分布与排泄，主要依赖于肾的气化作用。肾的气化正常，则开合有度，开则代谢的水液得以排出，合则机体需要的水液能在体内潴留。

正常情况下，水液受纳于胃，经脾的传输，肺的敷布，通过三焦，清者运行于脏腑，浊者化为汗、尿排出体外，以维持体内水液代谢的相对平衡。在这个过程中，肾的气化作用是贯穿始终的。肾气化失常，开合不利，水液代谢障碍则水肿、小便不利，皮肤正常的滋润状态被虚浮水肿而代替，又何以言美呢。

3. 肾主纳气

肾主纳气是指肾具有摄纳肺吸入之气而调节呼吸的功能。呼吸虽为肺所主，但吸入之气必须下吸于肾，由肾为之摄纳，才能气道通畅，呼吸均匀，清气方能被人体所利用，这便称之为肾主纳气。如果肾虚吸入之气不能归纳于肾，就会出现动则气急，呼吸表浅，甚或呼吸困难的病变，不仅影响人体从容的美态，还导致人体浊气不得而出，清气不得而入，影响人体的吐故纳新。

4. 肾主骨生髓，其华在发

肾藏精，精生髓，髓充骨，并上注于脑。骨赖髓养，肾精充足，髓海有源，则骨骼得到髓的充分滋养而坚固有力；脑赖髓充，髓海充足，则思维敏捷，记忆强健，故说肾主骨生髓。实质是肾藏精功能的延伸。中医学认为"齿为骨之余"，故肾藏精的功能，不仅影响骨的功能，也影响到齿的功能。若因肾精亏虚而致牙齿枯槁、动摇，则对颜面的美观产生较大的影响。发为血之余，肾精与毛发生养之血同根互生，精盛血足，则毛发茂密润泽，精血亏虚则毛发稀疏脱落，故说"肾其华在发"。临床对早衰所致的发白、发脱等损美状态常常从肾论治，其依据即在于此。

5. 肾开窍于耳及二阴

《素问·阴阳应象大论》指出："肾主耳……在窍为耳"。明确指出肾与耳的关系。耳的听觉功能，依赖于肾之精气的充养。肾精充足，听觉才能灵敏，肾气通于耳，"肾和则耳能闻五音矣"。治疗肾精不足，耳鸣、听力减退，老年人耳聋失聪，多从补肾入手道理亦在于此。

二阴指前后二阴。前阴外生殖器，有排尿生殖功能，尿液的排泄虽在膀胱，但有赖于肾的气化，生殖已述于肾藏精之中。后阴肛门，大便排泄也要受肾的气化作用影响。肾阴虚大便秘结，肾气不固，久泄滑脱，凡此种种，均可影响人体健康，影响人体容貌、形体之美。

二、六腑的生理功能及其与人体美的关系

六腑即胆、胃、小肠、大肠、膀胱、三焦的总称，它们多数的生理功能是与五脏协调配合，共同完成人体气血津液的化生、输布及人体糟粕的传送，但其生理特点有别于五脏，即五脏是以藏精、气、血、津液为主，而六腑则以传化物为主，六腑与五脏一阴一阳，一表一里，共同维护人体健美的生理状态。

（一）胆的生理功能及其与美容的关系

胆与肝相表里，胆附于肝，内藏胆汁。其主要生理功能是贮存和排泄胆汁。胆腑中空，可贮存胆汁。但胆汁并非胆本身所产生。胆汁来源于肝，是肝之余气溢入于胆，积聚而成。胆还可以排泄胆汁，这是依赖胆气的疏泄作用，因此有肝胆同主疏泄之说。胆汁排入小肠后，主要帮助食物的消化和吸收，其次也排泄一些代谢废物。故胆的功能正常与否，主要关系到脾胃的消化吸收。若胆汁排泄失常，胆汁郁结，易致肝胆湿热而致面目皮肤黄染等疾病并因而影响皮肤之美。

（二）胃的生理功能及其与美容的关系

1. 主受纳和腐熟水谷

受纳，指接受和容纳，腐熟指饮食物经过胃的初步消化而成食糜，故称胃为"仓廪之官"。饮食由口而入，进入胃中，先由胃进行初步的消化，为脾进一步运化水谷精微作准备。如果没有胃的受纳腐熟，脾就无物可运，无物可化。反之，脾的运化也是适应胃继续受纳的需要，使胃能够进一步受纳水谷。故胃与脾脏腑相合，表里相关，胃强则脾运，脾运则胃强，共同完成饮食物的消化吸收功能，故有脾胃共为后天之本之说。若胃受纳、腐熟功能异常，同样会导致气血生化不足，或饮食不归正化，痰浊内生。临床上因饮食不节，超出胃受纳、腐熟的常态，导致食积内停，以致脾胃积热，则皮肤油腻粗糙、形体肥胖、便秘、口臭、体臭以及粉刺、酒齇鼻等损美状态或损美性疾病由此产生。

2. 主通降，以降为和

胃的功能主要依赖胃气的推动作用，胃气的运动特点是"降"，胃与小肠之间的道路畅通——即"通"，是维持"降"的前提和基础，故胃的功能正常，也简称为"胃主通降"。胃的通降是继续受纳的前提，也是脾气升的基础，没有胃

降，就没有脾升，脾不能升，胃也不能继续降。若胃失通降，不仅可以影响食欲，还可因浊气在上而生口臭、脘腹胀闷，以及大便秘结等症状；若胃气上逆，还可出现嗳气、呃逆、呕吐等症状。

（三）小肠的生理功能及其与美容的关系

1. 主受盛化物

受盛，是接受、以器盛物的意思，化物，具有变化、消化、化生之意。受盛化物是指小肠具有接受胃初步消化的食物，并使之在小肠内有相当时间的停留，通过其化物功能对饮食物作进一步消化吸收，使水谷化为精微。因此小肠的功能也归属于脾主运化的范围之内。如果小肠受盛化物的功能出现障碍，同样会出现气血化源不足之象而影响人体健康，继而影响人体美。

2. 主分清别浊

分清，指小肠对食物中的精华部分进行吸收，再经脾的升清散精的作用，上输于心肺，输布全身；别浊，指将食物残渣传送至大肠，将剩余的水分经肾脏的气化作用渗入膀胱，形成尿液，排出体外，故小肠有病，除影响消化功能外，还会出现大小便异常。小肠病变引起的损美性改变与脾的病变有相似之处。

（四）大肠的生理功能及其与美容的关系

大肠的主要生理功能是传导糟粕，所以也称其为"传导之官"。《内经》概括为传导和变化，传导指将食物残渣不断地向外传送引导，变化指在传导过程中，吸收水分，使粪便成形。大肠功能失常，一是出现便秘，二是腹泻。若传导失司，出现便秘，则食物残渣、体内代谢的有毒物质不能及时排出体外，不仅导致有毒、有害物质在体内蓄积，还可能引起肺气肃降功能异常，引发多种损美性疾病，如痤疮、酒齄鼻等病证多伴有便秘。在现代排毒养颜的美容思路中，不少是直接调整大肠功能的。

（五）膀胱的生理功能及其与美容的关系

膀胱的主要生理功能是贮尿和排尿，也称其为"州都之官"。贮尿依赖于膀胱之气的固摄作用，排尿依赖于膀胱之气的气化作用。若气虚不固，可致遗尿、尿失禁；气化不利则致小便不利、尿闭。由于肾与膀胱在生理上的依存和协同关系，膀胱的贮尿和排尿功能还依赖于肾的固摄和气化作用。

（六）三焦的生理功能及其与美容的关系

三焦是一个具有多种含义的腑，它不是指某一具体形态的器官，而是对人体某些部位组织器官等生理功能及病理变化的概括。所谓"脏腑之外，躯体之内，包罗诸脏，一腔之大腑也"。历代对三焦的认识主要有两种观点，一种认为三焦是元气和水液运行通道的概括：三焦是元气运行的通道，元气在下根于肾，通过三焦而输布周身；三焦是水液运行的通道，水液由口摄入，经脾运化，上至肺，肺通调水道，下降于肾而气化之，分别清浊，不断循环上下，就是以三焦作为水液代谢的重要通道。另一种观点认为三焦是对部分内脏及其部分功能的概括：上焦概括了心肺宣发输布精气的功能，故说"上焦如雾"，形容心肺将精气如雾露般弥漫输布至全身；中焦概括了脾胃肝胆消化吸收的功能，故说"中焦如沤"，形容脾胃等器官对饮食物进行消化吸收的功能特点；下焦概括了肾与膀胱生成和排泄小便的功能，故说"下焦如渎"，形容肾与膀胱将尿液不断地向下输送、向外排泄的状态。三焦的主要病变基本上涵盖在脏腑的病变中，如热侵上焦，可出现心烦、心悸、咳嗽、胸闷，主要反映心肺的病理变化，湿困中焦可出现脘腹胀满、呕吐、腹泻、黄疸等症状，主要反映了脾胃肝胆的病证，下焦湿热可出现尿少、尿频、尿急、尿痛等症状，主要反映了肾与膀胱的病变。因此三焦在人体美容方面所起的作用及其引起的损美性病变主要参照上中下三焦相应脏腑的生理及病理变化。

第三节　气血津液学说

气血津液是构成人体及维持人体生命活动的基本物质，它们是人体脏腑经络等组织器官生理活动的产物，也是这些组织器官进行生理活动的物质基础。气血津液盛衰及其功能正常与否，可从头面、五官、体表等外在征象上反映出来，即气血津液的盛衰直接关系到人体的外貌美。正常情况下，阳气、阴血、津液源源不断化生并输送到体表器官，滋润皮肤，充养肌肉，润泽毛发，抵御外邪的侵袭，从而表现为身体强壮，肌肉丰满，皮肤细腻富有弹性，毛发亮泽，双目有神。换言之，气血津液是维持人体容貌及形体健美不可或缺的物质基础。

一、气与人体美的关系

（一）气的基本概念

气是构成人体和维持人体生命活动的最基本物质。在中医学里，气有物质之气与功能之气之分。物质之气是指体内存在着的或流动着的精微物质，如水谷之气、呼吸之气；功能之气即指脏腑之气（如胃气、肾气、肝气）、经络之气，是指脏腑经络的功能活动。两者之间相互联系，前者是后者的物质基础，后者是前者的功能表现。

（二）气的分类及生成

人体的气，虽总称为真气（包括先天之气与后天之气），但由于其生成过程、分布部位和功能特点的不同，又有许多不同的名称。根据气分布的部位、功能特点及不同的生成来源可以把气分为以下几类。

1. 元气

又称原气、肾气或先天之气，是各种气中最重要最基本的一种气。元气由先天之精化生而来，靠后天之精的充养。在肾之元气主生长发育生殖，全身之元气是人体生命活动的原动力，对各脏腑组织的生理活动起激发和推动作用。元气充沛，则生命力旺盛，健康少病，反之则体弱多病，所谓先天不足者是也。

2. 宗气

宗气又名大气，是人体后天根本之气。宗气由肺吸入的自然之清气和脾吸收转输至心肺的水谷之气在胸中结合而生成，故称胸中为"气海"。肺的呼吸功能与脾的运化功能正常与否，直接影响着宗气的盛衰。宗气积聚于胸中，分布在心及脉、肺及气管与咽喉。宗气的主要功能有二：一是温养心脉，以维持其运行气血的功能；二是温养肺和上呼吸道，以维持其呼吸和发声的功能。心搏的强弱、节律，血行的快慢，以及声音、呼吸的强弱等，都与宗气的盛衰有关。宗气不足，可以出现心悸、呼吸气短、声音低弱等症。胸中既是宗气生成之处，又是宗气分为营气、卫气输布至全身的出发点。因此，宗气的功能，不仅对于心肺起着温养作用，而且对整个人体起着温养主持作用。

3. 营气

营气是行于脉中，富有营养的气，也是后天之气。营气是由脾胃中的水谷精微所化生，是水谷精微中比较富有营养的物质。营气主要分布在血脉之中，成为血液的组成部分而运行周身，发挥其营养作用。由于其与血同行脉中，二者关系极为密切，故常"营血"并称。其主要功能便是化生血液，营养全身。《素问》："营者，水谷之精气也，乃能入于脉也，故循脉上下，和调于五脏，洒陈于六腑"。

4. 卫气

具有保卫功能的气，也属后天之气。与营气相对而言，属于阳，故又称为卫阳。卫气是由水谷之气化生，"卫者，水谷之悍气也"，是人体阳气的一部分。卫气的运行不受脉管的约束，布散全身。主要起到护卫肌表、润泽皮毛，温煦脏腑及司汗孔开合的作用。"卫气者，所以温分肉，充皮肤，肥腠理，司开合者也"。

从上述讨论可以看出，分布在人体不同部位的气，其生成来源虽略有不同，但上述四气总的来源不外：肾中精气——元气，水谷之气——卫气、营气，自然界吸入之清气加水谷之气——宗气。因此，气生成的多少，与先天之精是否充足、饮食营养是否合理、肺脾肾三脏之功能是否正常有密切关系，其中与脾胃受纳与运化功能的关系最为密切。

（三）气的功能及其与美容的关系

虽然人体的气据其产生、分布有不同的类别，不同类别的气也有不同的功能特点，但总的来说，人体的气有以下几个方面的功能。

1. 推动作用

气的推动作用是指气对各组织器官的生理功能有推动和激发作用，如人体的生长发育与生殖功能需肾气的推动激发；饮食物的消化、吸收过程需脾胃之气的推动；血液的运行需心气的推动；水液代谢需肺脾肾三脏之气的推动等等。其中气推动血液的运行，津液的输布，对营养颜面、滋养眼睛、润泽皮毛有重要作用。没有气的推动，血液就难以正常运行，津液也难以正常输布，脏腑功能的活动便会减弱，颜面、皮肤、毛发因而得不到血液、津液的濡养，皮肤就不会光滑而有弹性，眼睛就不会明亮有神，头发就不会光泽亮丽。

2. 温煦作用

气的温煦作用是指气是人体热量的来源。颜面皮肤的正常代谢，需要气作为原动力，血液与津液等液态物质需要气的温煦才能进行正常的循环运行。气的这一功能保证了皮肤温润而有活力，如果气的温煦作用减弱，就会出现面部、耳部、手背等暴露部位的皮肤发生冻疮、寒冷性荨麻疹等病变，影响美容。

3. 防御作用

气的防御作用是指气有护卫肌表，防御外邪入侵的作用。即所谓"正气存内，邪不可干"。如果气的防御功能下降，则皮肤易为外邪所侵而发生感染性或过敏性疾病，直接引起损美性疾病。

4. 固摄作用

气的固摄作用是指气可以防止人体水液的过多流失，保证血液在脉管内运行。这一功能减弱，皮肤便会因水液流失过多而干燥、脱水，导致皮肤衰老，或皮肤因血液溢出脉外而致失血面色苍白，或瘀血面色青等。

5. 气化作用

气的气化作用是指通过气的运动而产生的各种变化。人体精、气、血、津液之间的相互转化及各自的新陈代谢，均有赖于气化作用而完成。如气血津液的生成，先需将饮食物转化成水谷之精气，然后再化生成气血津液，津液经过代谢，转化成汗液和尿液等。气的气化作用减弱，则可产生气血津液代谢失常的病变，痰湿、瘀血等积聚于体表皮肤，或致形体浮肿，眼胞肿胀，或致面色无华，形体消瘦，皮肤干枯少泽，毛发稀疏脱落等而影响容貌、形体之美。

6. 营养作用

气的营养作用是指气为机体的脏腑功能活动提供营养的支持。气中的营气，是水谷精微中的精专部分，营气流注全身，以营养五脏六腑，四肢百骸，为人体的生命活动提供了保障。

二、血与人体美的关系

（一）血的基本概念

血，即血液，是红色、黏稠的液体。它是构成人体和维持人体生命活动的基本物质之一。其组成成分主要是营气和津液。

（二）血的生成及分布

血主要是由脾胃运化的水谷之精微所化生。《内经》有云："中焦受气取汁，变化而赤是谓血"。但血液的化生还须有营气的参与。因为营行脉中，是血液的重要组成部分。另外，中医认为血的生成与肾亦有关系。因为肾藏精，精能化血。血在脉中循环，内至脏腑，外达皮肉筋骨，运行不息，对全身各脏腑组织器官起着充分的营养和滋润作用，以维持正常的生理功能。

面部皮肤的血管最丰富，所需血量相对较多，故血量充足对面部皮肤健美尤为重要。面部皮肤供血充足，则面色红润，毛发润泽有华；面部皮肤供血不足，则面色萎黄无华，毛发干枯无泽。中医很多美容方法无不以改善面部血液循环，使面部供血充足，而达到美容效果。

（三）血的功能及其与美容的关系

1. 营养和滋润

"血主濡之"。血液具有营养和滋润全身各组织器官的功能。血中含有营气和津液，是人体所必需的养料。血液在脉管中运行，输送这些养料内至脏腑，外至五体、五官、九窍，其作用有三个方面：一是濡养脏腑经络，维持其正常的生理功能活动。人体各组织器官的生存与健康都依靠血的濡养。血液充盈则面色红润，皮肤与毛发润泽，爪甲坚韧，筋骨强劲，肌肉丰满；血液不足，则面色萎黄，皮肤、毛发干枯，爪甲不荣，薄脆易折，筋骨萎软或拘急，肌肉瘦削，古人

"血盛则形盛，血弱则形衰"便是最好的说明。二是濡养肢体官窍，发挥其感觉和运动功能。《内经》曾说"肝受血而能视，足受血而能步，掌受血而能握，指受血而能摄"，说明人体的感觉和运动依赖血的濡养而发挥其正常功能。三是濡养脑窍，维持正常的精神活动。《灵枢·平人绝谷》说："血脉和利，精神乃居"。不论何种原因引起血虚、血热或血液运行失常，都可能出现精神、情志的异常，影响神韵之美。

2. 运输废物

血液在脉管中运行，不仅能运输养料至脏腑经络及肢体官窍，而且还能运输废物。如血液经肺进行气化作用时，肺所呼出的浊气，就是周身之浊气通过血液运输至肺的。又如肾有分清泌浊的功能，其浊者下流膀胱而后排出体外，此"浊"亦是通过血液而运输至肾的。如果这种运输代谢废物的功能发生障碍或减弱，便会影响机体的新陈代谢，代谢废物便会在体内积聚，由此而出现色素沉着，面色灰暗，形容衰老等损美现象。

三、津液与人体美的关系

（一）津液的基本概念

津液，是机体内一切正常水液的总称，故亦称"水液"。津液中除水外，还含有多种营养物质。在脉管内的津液，为组成血液的成分。在脉管外的体液，遍布于各组织器官之中。

津与液在性状、分布部位和功能等方面有一定的区别（表2-1）。

表2-1   津与液的区别

	性　状	分布部位	主要功能
津	较清稀，流动性较大	布散于皮肤、肌肉、孔窍之中	滋润作用
液	较稠厚，流动性较小	灌注于骨节、脏腑、脑髓之中	濡养作用

津与液虽有一定的区别，但通常在生理上并不予严格区分，而并称为"津液"，只是在病理上，有"伤津"轻而"脱液"重的区别。

（二）津液的产生及输布

津液的生成、输布以及津液被人体利用后剩余水分和代谢废物的排泄，总称为津液代谢。它涉及到多个脏腑的一系列生理活动。津液的生成主要通过脾胃及大小肠的吸收作用而化生。津液的输布则需要脾的运化升清，将其上输至心肺，心的推动血液运行，肺的宣发、肃降及通调水道作用，共同将其输布至全身。肾主水，使清者上升，复归于心肺。可见，津液的输布是在脾、心、肺、肾四脏的协同作用下而完成的。津液被人体利用后，剩余水分和代谢废物的排泄，需要肺、大肠、肾、膀胱等脏腑的共同作用。其排泄途径有四：由肾主水的功能，使浊者下降为尿，经膀胱气化而排出；由肺气的宣发作用，随呼吸从呼吸道排出和化为汗液从皮肤排出；由肺的肃降作用和大肠的传导变化功能，从大便中排出。另外，肝与三焦在津液代谢中，也起着一定的作用。肝气疏泄，能促进津液代谢。三焦通调，则津液能正常输布和排泄。

总之，津液的生成、输布、排泄是一个非常复杂的过程，是许多脏腑综合作用的结果，其中以肺、脾、肾三脏的功能最为重要。当津液输布障碍则易致痰饮、水肿，当津液生成不足则出现津伤肺燥，肠燥便秘等干燥之象。

（三）津液的生理功能及其与美容的关系

津液的生理功能，主要有以下三个方面。

1. 滋润和营养作用

津液中含有大量的水分和营养物质，对人体各组织器官具有滋润和营养作用。与血液的功能相比，津液尤以滋润作用为主。其中布散于体表的津液能滋润皮毛肌肤，使皮肤润泽，毛发光亮；输注于孔窍的津液能使眼睛明亮有神，口唇湿润光泽，可见津液在美容中确有不容忽视的地位。津液充足，不但皮肤有弹性，饱满湿润，而且不易老化；若津液不足，则皮肤干枯起皱，脱屑瘙痒。现代美容中提倡的"饮水美容法"，与中医美容注重津液的观点不谋而合。

2. 化生血液

津液不但流布于脉外，而且能进入脉中而化生血液，所以津液为血液的组成部分。

3. 运输废物

机体各部分组织产生的代谢废物排入津液之中，通过脉内（血液）或脉外的途径，运输到有关排泄器官排出体外，以保证各组织器官生理活动的正常进行。如经皮肤汗孔排出的汗、经肾与膀胱排出的尿等。

第四节　经络学说

经络学说，是研究人体经络系统的组成、循行分布规律、生理功能及其临床应用的一种基础理论，它与阴阳五行、藏象、气血津液、病因病机等学说共同组成了中医学的理论体系，它对于阐明人体的生命活动、病理变化，指导临床各科的诊断和治疗，均具有重要意义，尤其在针灸、按摩、气功等方面，更具有独特的指导意义。针灸、按摩作为中医美容学的重要方法，正是通过刺激经穴来调整经络之气，达到健身美容的目的的。

一、经络的基本概念

经络是经脉和络脉的总称，是人体结构的重要组成部分，是具有联络组织器官，沟通表里上下，通行气血阴阳，感应与传导、调节机能活动等生理功能的结构系统。经，有路径的意思；络，有网络的意思。经脉和络脉，既有区别又有联系。《医学入门》："经者，径也；经之支脉旁出者为络……脉之直行者为经。"张景岳将其比喻为"经即大地之江河，络犹原野之百川也"。

二、经络系统的组成

经络系统由经脉和络脉两大部分组成。经脉分正经和奇经两大类，为经络系统的主要组成部分。此外，还有十二经别、十二经筋和十二皮部，是十二经脉的附属部分。络脉有别络、浮络、孙络之分。

（一）经脉

1. 正经

正经有十二，即手三阴经、手三阳经、足三阴经、足三阳经，合称十二经脉。正经是气血运行的主要通道。它们的起止、循行部位和交接顺序以及在人体的分布、走向都有一定规律，并同体内脏腑有直接的络属关系。

2. 奇经

奇经有八，即督、任、冲、带、阴跷、阳跷、阴维、阳维，合称奇经八脉。奇经八脉不同于十二经脉，人的气血常行于十二经脉，当十二经脉气血有余时，则流注于奇经八脉，蓄以备用。

3. 正经的附属部分

（1）十二经别 从十二经脉分出的经脉，具有一定的循行特点。它区别于十二经脉，但仍属于正经的范围。其名称与十二经脉基本相同，分手足三阴、三阳。如手太阴之正——手太阴肺经的经别名称；足阳明之正——足阳明胃经的经别名称。

（2）十二经筋 指十二经脉连属于筋肉系统的部分。名称与十二经脉基本相同，分手足三阴三阳。如手太阴之筋、足阳明之筋。

（3）十二皮部 全身皮肤按十二经脉在体表的循行分布来划分的部位。与十二经脉在体表的循行部位是一致的。

（二）络脉

络脉包括别络、浮络、孙络三个部分。

1. 别络

别络是十四经脉小的分支，它是络脉中较大的部分，共有十五。其中十二经脉和督、任二脉各有一别络，再加上脾之大络，合为十五别络。别，有本经别走邻经之意。其名称以分支处的穴位定名，如肺经别络——列缺。

2. 浮络

浮络是循行于人体浅表部位的络脉。因其浮而常见，故称为"浮络"。

3. 孙络

孙络又叫孙脉，是络脉中最细小的部分。

三、经络的生理功能

（一）联络组织器官，沟通表里上下

人体的五脏六腑、四肢百骸、皮肉脉筋骨等组织器官，虽各有不同的生理功能，但又共同进行着有机的整体活动，使机体内外、上下保持着协调统一，构成一个有机的整体。这种有机的配合与相互联系，主要是依靠经络系统的沟通、联络作用实现的。

（二）通行气血阴阳

通行气血阴阳，是指经络是气血阴阳循行的通路。人体的各个组织器官，不仅由气血阴阳等基本物质所构成，而且还需依赖气血阴阳的濡养温煦，才能维持其正常的生理活动。气血阴阳为什么能运行到全身，发挥其营养组织器官的作用呢？这与经络的沟通和传注是分不开的，即经络能通行气血阴阳。如气在人体的升降出入运动、血液循环于全身、肾阴肾阳与各脏腑阴阳的相通，以及津液输布全身等，都属于经络的此种生理功能范畴。

（三）传导经气

经络有联络组织器官，沟通表里上下的生理功能，犹如机体的信息传导网，具有传递各种信息的作用。这种信息的传递作用可归纳为两种情况：一是由外而内；一是由内而外。当人体的外部受到某种刺激后，这种刺激就会通过经络传导至体内有关脏腑，使该脏腑的功能发生变化。如针刺治疗中的"得气"现象，就是这一功能的表现之一。反之，脏腑受到某种刺激而功能发生变化时，也可通

过经络的传导而反应于体表。

（四）调节功能活动

经络在沟通、传导功能的基础上，通过经气的作用，还能调节功能活动，使人体复杂的生理功能互相协调，保持相对的平衡状态。当人体发生疾病时，机体的正常平衡状态遭到破坏，这时可用针灸等治法刺激经气的调节作用，促使人体功能恢复到正常的平衡状态。可见经络具有调节功能活动的作用，针灸治病的主要机制就在于激发经络的调节作用，将病理状态下的不平衡恢复到生理状态下的相对平衡。

四、经络在中医美容中的运用

（一）说明人体健美的生理状态

人体是由五脏六腑、四肢百骸、五官九窍等组织器官组成的，各脏腑组织器官虽有各自独立的生理功能，却相互联系，构成一个有机的整体，共同完成整体的生理活动。皮肤、毛发、形体等外在的组织器官是人体审美最直接的部位，经络"内属于脏腑，外络于肢节"的生理作用，使人体体表的这些组织器官与内在脏腑之间借助经络系统的某些特定连属作用而产生密切的联系，经络系统输送气血的作用则为人体的健美奠定了物质基础，可见经络系统的这种特定的连属作用使这些外形于体表的组织器官的健美状态得到保证。这种健美状况的前提是经络系统的畅通无阻。

（二）说明损美性疾病的病理变化

正常情况下，经络有运行气血，传导感应的作用，当各种内外致病因素作用于人体，使经络失去正常的功能，疾病就会发生。疾病发生后经络就成为传递病邪和反应病变的途径。病邪既可通过经络自外而内，由体表传至内脏，内脏的病变也往往通过经络反映到体表的一定部位。故损美性疾病虽然表现于外，但必以内在脏腑、经络气血不和为基础。如痤疮多与肺胃积热有关，而肺胃之热正是通过手太阴肺经和足阳明胃经的经络，直接或间接反映于面部的。再如肝经上连目系，因而肝火上炎可见目赤肿痛等证。

（三）指导损美性疾病的诊断

经络内连脏腑，在体表又有一定的循行部位，因此内脏的病变常在其所属的经络上有一定的反映。临床上可根据疾病出现的症状，结合经络的循行部位和所属的脏腑，用作诊断的依据。如酒齄鼻这一常见的损美性疾病，一般认为与脾胃蕴热有关，其原因是手阳明大肠经左右交叉于人中至对侧鼻翼旁，足阳明胃经起于鼻翼旁挟鼻上行左右交会于鼻根部，故据此判断此病与阳明经关系密切，是脾胃湿热之象。

（四）指导损美性疾病的治疗

由于经络是人体健美的一个中介系统，一方面其功能的正常与否是人体健美状态的反映，另一方面因其具有传导经气及调节机能平衡的作用，当损美性疾病发生后，可通过针灸、按摩、中药等传统美容方法以循经取穴、循经按摩、分经用药，刺激经络，调节经络系统的功能，最终起到治疗疾病的作用。

五、头面部美容的常用经穴

人体的美应是整体的美，但由于头面部是人体最醒目的审美器官，头面部与经脉之间有着极其密切的联系，其中主干或分支直接循行于头面部的经脉就有十条之多。故一般的治疗美容或保健美容中对头面部尤为关注。这里以头面部为代表，对常用于美容的经脉作简单介绍。

（一）头面侧部

头面侧部主要分布着手太阳小肠经、手阳明大肠经、手少阳三焦经、足少阳胆经四条经脉。

1. 手太阳小肠经

（1）经脉循行　经脉体表循行起于小指尺侧端的少泽穴，沿上肢外侧后缘，经肩胛、颈侧、面颊。缺盆分支沿颈部上行至面颊，至目外眦后，转入耳中（听宫穴）。

（2）主要穴位

听宫：耳屏前，下颌骨髁状突的后缘，张口呈凹陷处。

颧髎：目外眦直下，颧骨下缘凹陷中，平鼻翼下缘。

2. 手阳明大肠经

（1）经脉循行　经脉体表循行起于食指桡侧末端的商阳穴，经手背行于上肢外侧前缘，上肩、至肩关节前缘，向后到第七颈椎棘突下的大椎穴，再向前下行，入锁骨上窝缺盆穴，进入胸腔络肺，向下通过膈肌下行，属大肠。其分支，从锁骨上窝上行，经颈部至面颊，入下齿中，回出挟口两旁，左右交叉于人中，至对侧鼻翼旁迎香穴，交于足阳明胃经。

（2）主要穴位

迎香：鼻唇沟中当鼻翼外缘中点处。

3．手少阳三焦经

（1）经脉循行　经脉体表循行起于无名指尺侧端的关冲穴，沿上肢外侧的正中，经颈外侧、耳后、颞部，止于眉梢的丝竹空穴，交于足少阳胆经。

（2）主要穴位

丝竹空：眉梢处凹陷中。

耳门：耳屏上切迹前，下颌骨髁状突后缘凹陷中。

翳风：耳垂后下缘的凹陷处。

4．足少阳胆经

（1）经脉循行　经脉体表循行起于目外眦的瞳子髎穴，经耳后及颈部、胸肋、腰侧，行于下肢外侧，止于第四趾外侧端的足窍阴穴。

（2）主要穴位

瞳子髎：目外眦旁 0.5 寸，眶骨外缘凹陷中。

听会：耳屏间切迹前，下颌髁状突的后缘，张口有孔。

阳白：目正视，瞳孔直上，眉上 1 寸。

风池：颈后枕骨下，与乳突下缘相平，项肌隆起外侧缘凹陷中。

（二）头面正中部

头面正中部主要分布着足阳明胃经、足太阳膀胱经、督脉、任脉。

1．足阳明胃经

（1）经脉循行　经脉体表循行起于目下承泣穴，沿口腮后下方出下颌，经面颊，上行耳前，到达前额发际处。另一支下行，经额前外侧，沿乳头向下挟脐旁直抵下肢前缘，沿胫骨前外侧至足背，止于第二足趾外侧端厉兑穴。

（2）主要穴位

承泣：目正视，瞳孔直下，当眶下缘与眼球之间。

四白：目正视，瞳孔直下，当眶下孔凹陷中。

地仓：口角旁约 0.4 寸。

颊车：下颌角前上方一横指凹陷中，咀嚼时咬肌隆起处。

下关：颧弓与下颌切迹之间的凹陷中，合中有孔，张口即闭。

头维：额角发际直上 0.5 寸。

2．足太阳膀胱经

（1）经脉循行　经脉体表循行起于目内眦的睛明穴，向上到达额部，左右交会于头顶（百会穴）。它的分支从顶部分出，沿枕部、颈后、脊柱两侧下行至膝部，从臀部直达下肢，止于足小趾外侧的至阴穴。

（2）主要穴位

睛明：目内眦旁开0.1寸。

攒竹：眉头凹陷中。

3. 任脉

（1）经脉循行　经脉体表循行起于生殖器与肛门之间的会阴穴，行腹胸前正中线，止于颏唇沟正中点的承浆穴。

（2）主要穴位

承浆：位于颏唇沟的中点。

4. 督脉

（1）经脉循行　经脉体表循行起于尾骨端下方长强穴，循脊柱正中，经颈部、头顶部，下行过额部，止于上唇内龈交穴。

（2）主要穴位

人中（水沟）：人中沟上1/3处。

素髎：鼻尖正中。

上星：前发际正中直上1寸。

百会：后发际直上7寸或耳尖直上，头顶正中。

（三）经外奇穴

经外奇穴是指既有一定的穴位名称，又有明确的位置，但尚未列入十四经系统（十二经脉和任脉、督脉合称十四经系统）的腧穴。这些腧穴对某些疾病的治疗和保健有特殊作用。

主要穴位

印堂：两眉头连线的中点。

鱼腰：眉毛的中心。

太阳：眉梢与目外眦之间向后约1寸的凹陷中。

第五节　病因病机

中医学认为，人体各脏腑组织之间，人体与外界环境之间，都处于对立而又统一的相对平衡状态中。当这种动态平衡因故遭到破坏，而又不能自行调节得以恢复时，就会发生疾病。引起疾病发生的原因就是病因，也称致病因素，致病因素作用于人体后，引起疾病发生、发展的机理就是病机。认识疾病发生的原因及发展变化的机理，对指导损美性疾病的辨证论治具有重要意义。

一、损美性疾病的病因

中医病因学认为一切破坏人体阴阳动态平衡，导致疾病产生的原因都是病因，包括外感六淫、内伤七情、饮食不节、劳逸失度、外伤及痰饮瘀血等。这些病因同样也是影响人体美，导致损美性疾病发生的病因。

（一）外感六淫

1. 六淫的基本概念

六淫是风、寒、暑、湿、燥、热（火）六种外感病邪的统称。淫，本意为太过，没有节制，引申为不正常。

风、寒、暑、湿、燥、热（火）本是六种自然界的正常气候，简称为"六气"。"六气"正常的变化，是万物生长的自然条件，亦是人类赖以生存的自然条件。正常的六气变化不足以使人致病。当"六气"的变化超过了常态，如六气太过或不及、非其时而有其气或气候变化过于急骤等便会成为致病原因而引起疾病。当然，仅有气候的异常变化，并不一定导致疾病的发生，必须要在人体正气不足，抵抗力下降时，六淫才能成为致病因素。

2. 六淫致病的一般特点及其与损美性疾病发生的关系

六淫之邪的性质和致病特点各不相同，但其致病却有共同之处。其一般特点有以下几点：一是多与季节气候、居处环境有关。六气是季节气候的正常变化，而六淫为六气之反常，所以与气候也有着密切的关系，如春多风病，夏多热病，冬多寒病等。一定的生活或工作环境与六淫致病也有关，如长期居处潮湿，或水上作业，则易感受湿邪而发病。二是可单独或兼夹而致病。六淫之邪既可单独侵犯人体而致病，如寒邪致病引起的冻疮、燥邪致病引起的皮肤黏膜干燥等，但更多的是两种以上的邪气兼夹而侵犯人体，如湿疹可由风热、湿热等邪所致。三是在病变过程中性质可以转化。转化，主要是指六淫侵犯人体后，病证性质发生转化。其转化以后的病证性质，与开始感受的邪气的性质已有所不同，如外感寒邪出现表寒证，日久入里而化热，就转变成了里热证。六淫的转化是有一定条件的，主要是受体质因素、病变阶段、治疗用药等影响，而其中体质的"从化"现象是六淫转化的最主要因素。四是发病途径为从外侵入人体而发病。六淫侵犯人体，都是从表入里，有的从肌肤，有的从口鼻，或者两者同时受邪。这一致病特点与损美性疾病的发生有着很大关系。因为皮肤是人体的最外层组织，是人身之藩篱，尤其是头面部皮肤、毛发终年暴露于外，饱经风霜，历尽寒暑，六淫侵袭人体，皮肤、毛发首当其冲，一方面，六淫侵袭可促使皮肤、毛发的老化，尤其是严寒、酷暑、干燥、潮湿、阳光曝晒等严重影响皮肤的健美，人类生存环境中的六淫对皮肤的生理性衰老起到了催化作用；另一方面，六淫还可导致或加重多种损美性皮肤疾患，影响人体皮肤、容貌的健美。

3. 六淫各自性质及致病特征

（1）风邪　六淫中于美容影响最甚的是风邪。风为春季的主气（主导气候），但四季常有。风邪所引起的疾病多见于春季，但不限于春季。中医学认为风邪是外感六淫中的首要致病因素，常为外邪致病的先导，其他五邪常依附于风邪侵犯人体，表现为风寒、风热、风湿等兼夹证。如风热外搏，火热郁于孙络可导致雀斑，风热郁于皮肤可导致扁平疣，风寒侵于手、耳、面颊可致气血凝滞，发生冻疮，风湿郁于肌肤，可引起浮肿、湿疹、各种癣疾等等。所以《素问·风论》说"风者，百病之长也"。祛风作为中医美容护肤的重要防治原则受到普遍关注，美容方药中，祛风药使用的频率较高，其原因就在于此。

中医病因学认为风具有升发、向上、向外的特点，故属阳邪，其性轻扬升散。正因为风为阳邪，能升发，所以风邪侵袭常伤害人体的头面五官和肌表，使皮肤腠理开泄，并导致皮肤瘙痒、干燥、脱屑、粗糙、过敏等皮肤疾患而影响皮肤的美，切合"伤于风者，上先受之"的特点。同时风所具有的升散的特性，使风邪致病具有动摇不定的特点，且发病迅速，病位游走不定，变化无常。如风邪所致的皮肤瘙痒，发无定处，此起彼伏；风邪所致的风疹发病迅速，时隐时现等，则又是风性主动善行数变的具体表现。

（2）寒邪　寒为冬季的主导气候。当气温较低或突然下降，人体防寒保暖不够，都易受寒而致病。寒邪以寒冷、凝滞、收引为基本特征。寒为阴气盛的表现，所以为阴邪。"阴胜则寒"，阳本可以化阴，但阴寒偏盛，显得阳气衰微，不仅不足以驱逐阴寒，反为阴寒所侮，故有"阴盛则阳病"之说，即阳气受阴寒之邪所伤，失去了正常的温煦气化作用，可出现机能减退的寒证。冬季常见的冻疮便是由于阴寒之邪过盛，损伤人体阳气，失去温煦机体、推动血液运行的作用而导致的。人身气血之所以运行不息，通畅无阻，全凭一身阳气的温煦，一旦阴寒偏盛，阳虚不能振奋，则阻碍气血的运行，使之运行缓慢，甚至凝滞不通，产生面色青紫，唇色暗淡，肢体疼痛等症状，而寒邪收缩牵引的特点可使肌肤收缩而汗孔闭塞产生恶寒、发热、无汗等症状，或使筋脉牵引而拘急不舒产生四肢拘急、屈伸不利等症状。寒邪作用于头面部还可引起面部皮肤干燥脱屑，甚至发生皲裂。

（3）暑邪　暑为夏季的主导气候，暑邪致病有明显的季节性，一般发生在夏至以后，立秋以前的一段时间。暑为阳邪，阳盛则热，暑邪致病表现出明显的实热症状：高热、多汗、烦躁、面赤、脉洪大。暑邪为全年最热之时感受的时令之邪，自然具炎热之性。高热、多汗、烦躁、面赤、脉洪大乃暑热之邪内盛，逼津外泄，扰乱心神，鼓动血脉所致，为一派实热证候。同时炎热的夏季是一年中紫外线强度最甚的季节，已经证实过量的紫外线刺激是使皮肤过早出现皱纹的重要因素之一，日常生活中可以看到对紫外线特别敏感者在长期暴晒后，面部、手部出现褐色斑或寿斑。在室外从事农业、渔业劳动的人群，常因过多地受日光照射而致看上去要比实际年龄苍老。紫外线作为暑邪的重要成分作用于皮肤组织可使皮肤灼伤，弹性纤维、胶原纤维变性，色素沉着，于是面部娇嫩度下降，皮肤干涩，失去光泽，皱纹也就过早地出现了。暑性炎热，属于阳热之性，易侵入人体上部外部，可致腠理开而多汗，出汗过多，则耗伤津液，津液不足，则出现口渴喜饮，心烦，尿短少等，在大量出汗的同时，往往气随津泄，而致气虚，所以伤于暑者，往往可见气短乏力，甚则突然昏倒，不省人事。盛夏季节不仅气候炎热，气温较高，而且雨水较多，湿度较大，湿热熏蒸，弥漫在空气之中，往往相兼伤人为患，故暑易夹湿。暑湿郁于肌表可致脓疱疮、疖、痱等症。

（4）湿邪　湿为长夏的主导气候。长夏为一年中湿气最盛的季节，故长夏多湿。湿邪为有形之邪，黏着停滞不解是其重要特点，其侵犯人体后常黏着停滞在某一部位，致使病程缠绵难愈或反复发作，如临床所见湿疹、湿痹等便具有这样的发病特点。湿邪黏滞不解，还会阻碍气的运行，使气机受阻，升降出入运动失常。如湿邪阻遏脾胃气机，使脾胃升降失调，纳运失职，可出现脘腹胀满、食欲不振、便溏、苔腻等湿困脾胃的症状。湿邪的另一个特点是重浊。重浊，指沉重秽浊，是就湿邪致病的表现而言。沉重，湿病多见肢体困重的症状，如湿邪侵害肌表，则头重如裹布帛，身重如负重物。如果湿邪侵淫关节肌肉，可见关节部位酸重疼痛（湿痹、着痹）；秽浊，湿病多见分泌物和排泄物秽浊不洁。湿邪引起的某些皮肤病，如疮疡、湿疹之类，其局部往往是秽浊不清，流脓水不止。其他如苔腻（舌面如罩着一层黏液，呈油腻状），面垢，眵（眼屎）多，便下黏液（大便中夹有黏液），妇女带下等，都反映了湿邪的秽浊之性。上述各种由湿邪导致的病证影响了人体整体的健美状态。此外，湿类于水，为阴邪，阴盛则阳病，故湿邪停留体内时间过久，还会进一步损伤人体的阳气。又因为脾喜燥而恶湿，湿易困脾，所以湿邪尤其容易损伤脾阳，出现湿盛兼脾阳虚之虚实夹杂证，可见肢体困倦、形寒怕冷、泄泻、水肿、尿少等。故叶天士在《外感温热篇》里有"湿盛则阳微"之说。

（5）燥邪　燥为秋季的主导气候。秋季天气肃杀，常久晴少雨，气候干燥，故秋季易形成燥邪致病。

燥邪最重要的致病特点是干涩，易伤津液。干燥则是皮肤健美的大敌。皮肤的最主要成分是水，皮肤含水量是影响其外观的重要因素。皮肤缺水则表面干燥，失去正常弹性、皱缩，继而松弛，表面角质层厚度增加，角质化加速，皮屑脱落，皮质老化、皲裂。研究表明影响人体肌肤状态的最大因素是空气湿度。在所有外界因素中，与皮肤接触时间最长、接触面最广、作用力最强的是空气中的水分。现代科研成果表明，空气相对湿度为45%～50%时，最有益于人体健康，还能有效地解决空气与皮肤间的水分交换问题。秋季，空气湿度普遍下降，人们普遍感到口干舌燥，流鼻血、上火，而且皮肤在短时间内大量脱水，表面收缩，经常使人觉得面部皮肤"发紧"，皮肤的急剧收缩、舒张，是造成纤维断裂、产生皱纹的主要原因。可见秋燥对人体皮肤的健美有很大危害。更为重要的是由于燥为秋天的主气，秋气通于肺，燥邪所伤，多从口鼻而入，故燥邪最易伤肺。肺主呼吸而与天气相通，且外合皮毛，当肺为燥邪所伤，其主宣发，外合皮毛等功能便受到损伤，以致肺布散津液卫气于皮毛的作用减弱，于是临床便出现皮肤黏膜干燥、皱缩等燥伤皮毛之象，及干咳少痰，或痰黏难咯，或痰中带血等燥伤肺津之证。

（6）热（火）邪　热不主时，四时皆可出现，故不单独主某一个季节。火为阳邪，其性上炎。上炎，是指其致病常在人体头面部，如心火上炎则口舌生疮，胃火炽盛则齿龈肿痛，肝火上扰则头痛、目赤。由于（火）热为阳邪，"阳胜则阴病"，故火热之邪为患易伤津液，可在高热的同时，见到口渴多饮、咽干唇燥、皮肤干燥、舌质红绛等症状。火热之邪侵袭人体后，往往燔灼肝经，耗劫阴液，使筋脉失养，而致肝风内动，表现为高热、四肢抽搐、颈项强直，甚则角弓反张、两目上视、牙关紧闭等。同时火热之邪使血行加速，可使皮肤焮红，扪之有灼热感，甚至迫血妄行而见吐血、咳血、衄血、便血、尿血和皮肤斑疹等各种出血之症。《灵枢·痈疽》指出："大热不止，热胜则肉腐，肉腐则为脓……故命曰痈"；《医宗金鉴》曰："痈疽原是火毒生"。故火热之邪是引发皮肤疗疮肿毒的重要因素。由于火热毒邪内聚于人体某个局部，日久不散，使血脉壅塞，血败肉腐，而发为疮痈疖肿，由此而损害皮肤的健康，并进而影响皮肤的健美。

（二）内伤七情

七情是指喜、怒、忧、思、悲、恐、惊七种情志活动，是人体对客观事物的不同反映。适度的七情变化是脏腑功能正常的表现，也是形神合一的体现，更是人体神韵美的基础。许多损美性疾病如脱发、黄褐斑、肥胖、消瘦及损美性缺陷如皱纹、黑眼圈的发生发展都与情志内伤有着明显关系。所以七情作为重要的内伤病因，其对人体健美的影响不容忽视。

1. 七情致病的原因

如前所述，七情本是正常的生理表现，属精神活动范围，是人们因外在环境各种刺激（语言、文字、音乐等）所引起的心理状态（如看电影的不同反应）。

良好的情绪可使肝气条达，脾胃健运，五脏协调，气血畅达，表现为容光焕发，面色红润，神态安详。既然情志活动属于正常的生理活动，怎么会成为致病因素而导致疾病的发生呢？其原因主要有两个方面：一是受到突然、强烈、持久的精神刺激，使情志活动过度，超过了生理活动的范围（外因）；二是人们不能正确对待外来刺激（内因），从而导致疾病发生。中医学统称之为太过。即当七情反应过度或持续不解，超过了人体的自我调节能力时，就会使脏腑气血失调，并通过形体、容貌等反映在外，出现损美性疾病或损美性状态。

2. 七情致病的特点

（1）直接损伤内脏　人的情志活动与脏腑的功能活动有着密切的关系。《素问·天元纪大论》曾指出："人有五脏化五气，以生喜、怒、思、忧、恐。"说明外界刺激引起的情志变化，主要是由五脏的生理活动所产生的。喜为心志，怒为肝志，思为脾志，悲为肺志，恐为肾志。但由于"心为五脏六腑之大主"，所以心为五脏情志活动之统领。正因为情志活动是五脏功能活动的反映，且五脏各有所主的情志活动，故当七情过激损伤人体时，五脏首当其冲，且不同情志对五脏的损伤是有一定选择性的，即某种情志活动太过，可以损伤与之相对应的内脏。如喜、惊伤心，怒伤肝，思伤脾，悲、忧伤肺，恐伤肾。即便如此，七情所伤仍然以心为主，各种情志活动异常，皆会影响到心的功能。

（2）影响脏腑气机　七情致病总的特点是使五脏气机紊乱、血行失常、阴阳失调。而其中脏腑气机紊乱是关键。具体来说：怒则气上，暴怒或常怒，使肝气上逆，血随气升，常见头昏、头痛、面红、目赤，甚至呕血或昏厥等症状；喜则气缓，喜乐过度，能使心气涣散，出现精神不集中或心神失常的症状；惊则气乱，大惊伤心，心气紊乱，而致心神不安，乃至语无伦次，精神错乱；思则气结，思指思虑或用脑过度，可使脾气郁结，运化功能失常，出现食欲不振、腹胀便溏，甚至肌肉消瘦等；悲则气消，忧则气郁，悲往往伴有哭泣，肺主一身之气，过度悲伤，使肺气消散而耗损，出现神疲乏力、声低息微等；忧愁太过，可使肺气郁结，呼吸不利而感到胸闷、气短；恐则气下，过度的恐惧害怕，使气向下趋，血亦随之而下趋，使人体上部气血失养，出现面色苍白、头昏欲倒，甚至肾气不固，二便失禁。

（三）饮食不节

饮食是获取营养物质、维持生命活动的物质基础。充足而合理的饮食是滋补先天，培育后天，化生气血，濡养脏腑的保证。皮肤、毛发、形体作为人体重要的组成部分，要保证其健美的状态同样离不开饮食。然正如水能载舟，亦能覆舟一样，若不遵循合理的饮食原则，不科学的饮食习惯将成为导致损美性疾病发生发展的重要原因。正如《墨子·非乐》所云："食饮不美，面目颜色不足视也"。饮食不节影响人体健美主要有以下几种情况。

1. 饥饱失常

饮食应以适量为宜，饥饱失常均可引发疾病。过饥则导致气血津液化生不足，影响机体的营养，容易产生面色萎黄或苍白，皮肤干燥灰暗，缺乏光泽，毛发干枯，甚至形体消瘦等影响容貌、形体的现象。过饱则饮食停滞，损伤脾胃，《素问·痹论》："饮食自倍，肠胃乃伤"。日久尚可聚湿、生痰，继发肥胖及其他病证。

2. 饮食偏嗜

饮食应多样化，避免偏食，这样才能使人体获得各种所需要的营养。常见的偏嗜情况主要有以下两方面。

（1）**偏寒偏热**　食物有不同的性质：寒、热、温、凉。从健康角度而言，四气应以平和为宜，过于偏嗜某种性质的食物，可致人体的阴阳失调，如过食偏热之性的食物，易生内热，常因脾胃积热而致口渴、口臭、嘈杂易饥、便秘。过食寒凉类食物则生内寒，常因脾胃虚寒而致腹痛，泄泻，凡此皆可影响人体健康。

（2）**五味偏嗜**　五味有广义、狭义之分。广义的五味代表多种饮食物的丰富味道。狭义的五味即是指酸、苦、甘、辛、咸。狭义的五味与五脏间有亲和性。即酸入肝，苦入心，甘入脾，辛入肺，咸入肾。若长期偏嗜某味，可使五脏功能偏胜偏衰，也可使某些营养物质缺乏而发生疾病，影响人体皮肤的健美，对此古人早有认识，如《素问·五脏生成》说："多食咸，则脉凝泣而变色；多食苦，则皮槁而毛拔；多食辛，则筋急而爪枯；多食酸，则肉胝䐢而唇揭；多食甘，则骨痛而发落"。

（四）劳逸失度

劳，指劳动、运动、活动。逸，指休息、静养。二者一动一静，动以养形，静以养神，动静结合，方可形神兼养。劳逸结合是中医养生保健的重要思想，也是人体健美的原则。一旦劳逸失度，既影响健康又影响形神之美。劳逸失度影响人体健美主要有以下两个方面。

1. 过劳

过劳即过度劳累，又包括三种情况。

（1）**劳力过度**　主要指体力劳动的过度，包括劳力过重或时间过长。这样，耗损了人体精气而致病，即所谓"积劳成疾"。可形成内伤劳病，出现形体消瘦、精神疲惫、四肢倦怠乏力、声低息微等。过劳而耗伤人体精气产生的病变主要是脾肺之气的损耗。

（2）劳神过度　指过度的脑力劳动可使神气虚弱，阴阳失调而致病。其中主要耗伤心神，且能影响肝脾功能。用脑过度，主要指思虑、记忆等太过而又未能及时休息、调节。久之则耗伤心血，损伤心神而引起心神不安之心悸、健忘、失眠、多梦等症；倘若耗伤肝阴，则可见头昏目眩、急躁易怒等肝阴不足，阳亢于上的症状；如脾运受其影响，则可见食欲不振等脾失健运的症状。上述症状不能及时缓解便可引起形体、容貌的损美性改变。

（3）房劳过度　指性生活无节制，过于频繁。肾藏精，主生殖，房劳过度易伤肾精，并可引起肾气、肾阴、肾阳的虚弱，出现腰酸膝软、精神萎靡不振、头昏耳鸣、性机能减退，男性可有遗精、早泄、阳痿，女性可有白带增多等症。房劳过度还可因肾精亏乏而致形体、皮肤出现早衰征象，不利于维护人体的健美状态。

2. 过逸

过逸，即过度安闲。此是指不参加体力劳动和锻炼。用进废退，过逸而懒动，日久使人体气血运行不畅而致心肺功能减弱，脾胃功能呆滞，这样就影响了消化吸收，并使人体脂肪积聚过多，出现种种症状。如精神不振，肢体软弱，动则心悸、气短、汗出，饮食减少，脘腹作胀，或形体肥胖。或继发头痛、眩晕、中风、胸痹等病。

（五）痰饮与瘀血

痰饮与瘀血是指在原始病因作用下，人体脏腑功能失调产生的病理变化或病理产物。其产生之后又成为新的致病因素，作用于人体的脏腑组织，引起新的继发病变，故也称为第二致病因素或继发致病因素。临床多数损美性疾病的发生与痰饮瘀血相关。

1. 痰饮

（1）痰饮的概念及分类　痰饮是机体水液代谢障碍所形成的病理变化和病理性产物。痰和饮既有联系，又有区别。一般认为，稠浊者为痰，清稀者为饮。临床一般分为有形与无形两大类。有形之痰饮，指视之可见，闻之有声，触之可及的实质性的痰浊和水饮等病理性产物，如咳吐之痰液，腹水等；无形之痰饮指有痰饮致病的证候表现，而无实质性痰饮可见，但用治痰饮的方法能够奏效的一类特殊的病理变化，如眩晕、心悸、胸闷等。

（2）形成痰饮的原因　痰与饮虽有一定区别，但其形成的原因基本相同，主要与肺、脾、肾以及三焦等脏腑功能失常有关。因为痰饮是人体水液代谢障碍所形成的，而人体的水液代谢主要与肺、脾、肾及三焦等有密切的关系。当其中任何一个脏器的功能失常时，如肺失通调，脾失健运，肾的阳气气化失司，以及三焦水道不利等，都会导致津液代谢失常，使水湿停滞体内而形成痰饮。

（3）痰饮致病的特点　痰饮致病的特点有二：一是病位广泛。痰饮形成之后，可随着人体气机的升降流行而到处流窜，停留蓄积于多个组织器官之中，形成多种病证，故其具有致病部位广泛的特点。一般来说，饮多停留在胃肠、胸胁、腹中及肌肤；而痰则周身上下，左右表里，五脏六腑，筋骨皮肉，无处不到，无所不至，病位更为广泛。二是病证复杂。由于痰饮到处流窜，病位广泛，所以其引起的病证也复杂多端。停滞在脏腑的，可影响脏腑的功能；阻滞于经脉的，可影响气血的运行。其具体病证表现可有咳喘、心悸、呕吐、眩晕、水肿、关节肢体疼痛等。所以痰饮为病临床表现十分复杂。中医有"百病多由痰作祟"，"怪病多痰"之说。痰饮引起的损美性病变主要有结节性、囊肿性痤疮和形体肥胖等。

2. 瘀血

（1）瘀血的基本概念及成因　瘀血是指体内血液停滞，包括离经之血停积体内的病理产物，以及血运不畅，阻滞于脏腑经络之内的病理变化。形成瘀血的原因很多，有由外伤出血、血热妄行、气不摄血等引起离经之血停积于体内，有由气虚血运无力、气滞血行阻滞、血寒经脉凝滞或血热互相搏结导致的血运不畅。

（2）瘀血致病的特点　瘀血致病的一般特点可从疼痛、肿块及脉诊、望诊中判断。对美容来说，体内存在瘀血主要会影响皮肤、毛发的营养，出现相应的损美性改变，如面色晦暗，口唇暗紫，皮肤干燥瘙痒，毛发干枯或脱落，面色黧黑甚或肌肤甲错等。

二、损美性疾病的病机

病机是指疾病发生与发展变化的机理。病邪作用于人体后，正气奋起抗邪，于是邪正斗争，导致阴阳相对平衡破坏，脏腑气血功能紊乱，气机升降失常，产生一系列的病理变化。故疾病虽然错综复杂，千变万化，但就其基本病理过程来讲，不外乎邪正盛衰，阴阳失调，气血失调，津液代谢失常。

（一）邪正盛衰

正气指人体的机能活动及其抗病能力，邪气指各种致病因素。邪正盛衰，是指在疾病过程中，正气和邪气相互斗争所发生的盛衰变化。

邪正之间的斗争是相互的。正对邪表现为驱逐邪气，消除邪气的影响，邪对正表现为破坏正气，影响正气的正常功能。从发病学的角度来看，正虚邪侵是发病两个不可缺少的条件，在发病过程中，正气起着主导作用，在发病过程中，邪气起着重要作用。

邪正之间的斗争不仅关系着疾病的发生，而且影响着疾病的发展与转归。所以从一定意义上讲，疾病的过程也就是邪正斗争的过程。正邪双方在斗争过程中是互为消长的，一般地说正气增长则邪气消退，邪气增长则正气消减，随着邪正的消长，患病机体就要反映出两种不同的病机与证候，即虚证与实证。

1. 邪正盛衰与证候虚实

总的概括，就是"邪气盛则实，精气夺则虚"。

（1）实证 实证是以邪气亢盛为矛盾主要方面的一种病理反应。此时机体的正气也比较充足，能积极与邪抗争，故邪正斗争剧烈，反映出一系列邪气亢盛的症状和体征。实证常见于外感病初、中期，或伤食、痰涎壅盛、水湿泛滥、瘀血内阻等病变。如感受风寒或风热邪气引起的荨麻疹，湿毒所致的脓疱疮，肺胃蕴热所致的痤疮、酒齄鼻、口臭等。临床往往伴有发热、二便不通、脉实有力、舌苔厚腻等全身症状。

（2）虚证 虚证是以正气不足为矛盾主要方面的一种病理反应。此时邪已祛除，或仅有微邪，主要反映出机体气血阴阳不足和脏腑功能低下的一系列正气虚弱的症状和体征。虚证常见于外感病的后期、多种慢性消耗性疾病，以及急性病大汗、大吐、大泻、大出血等耗伤人体气血阴阳的病变。如肝肾不足所致的黄褐斑、脾肾阳虚所致的肥胖、脾胃气虚所致的消瘦等，临床常伴见面色苍白或萎黄、神疲体倦、心悸、气短、自汗、盗汗，或畏寒肢冷、或五心烦热，脉虚无力等相应症状。

邪正的消长盛衰不仅可以产生单纯的虚或实的病理变化，在很多损美性疾病的发病过程中又常常会表现为虚实错杂的病理反应，如脾虚湿困之肥胖、湿疹等，故临床辨证应仔细全面。

2. 邪正盛衰与疾病转归

转归，指患病后的结局。主要不外乎两种情况，即痊愈或死亡。

损美性疾病的转归与邪正盛衰也有着密切的关系。一般情况下，正胜邪退，则疾病趋于好转而痊愈；邪胜正衰，则疾病趋于恶化或反复发作，难以痊愈。

（二）阴阳失调

阴阳失调，是指人体遭受病邪侵袭后，导致机体阴阳相对平衡关系被破坏，而形成阴阳偏盛或偏衰等病理变化的概括。

1. 阴阳偏盛

阴阳偏盛，主要指阴邪或阳邪侵入人体而形成的实证，所谓"邪气盛则实"。

（1）阳偏盛 "邪气盛则实"，"阳胜则热"，"阳胜则阴病"，故阳偏盛的主要病理变化为"实热"，并可导致"阴虚"，形成阳盛的主要原因是直接感受暑、热等阳邪，或感受寒、湿等阴邪而化热，也可由情志内伤，五志化火所致。常见发热、面红、目赤、口渴欲饮、小便黄赤、舌红、脉数等实热之症。

（2）阴偏盛 "邪气盛则实"，"阴胜则寒"，"阴胜则阳病"，故阴偏盛的主要病理变化为"实寒"，并可导致"阳虚"。形成阴盛的主要原因是外感寒、湿等阴邪，或过食生冷等，常见恶寒、肢冷、舌淡、脉迟等实寒之症。

2. 阴阳偏衰

阴阳偏衰，主要指人体阴液或阳气虚弱而形成的虚证，所谓"精气夺则虚"。

（1）阳偏衰 "精气夺则虚"，"阳虚则阴胜"，"阴胜则寒"，"阳消阴长"，故阳偏衰的主要病理变化为"虚寒"，并可导致"阴寒内盛"。阳偏衰常因先天不足，劳倦内伤，久病损伤阳气等以致阳虚不能制阴，温煦、推动等功能减弱而出现的虚寒证，临床常见面色㿠白、畏寒肢冷、小便清长、下利清谷、舌淡、脉迟而弱等虚寒之象。若阳虚进一步发展，亦可内生痰饮、瘀血等邪，形成阳虚而兼有阴邪的虚实夹杂证。

（2）阴偏衰 因"精气夺则虚"，"阴虚则阳胜"，"阳胜则热"，阴偏衰的主要病理变化为"虚热"，并可导致"火热内生"。阴偏衰多由阳热之邪所伤，或五志过极，或久病伤阴，致阴虚不能制阳，营养、滋润的功能减低而出现的虚热证，临床常见形体消瘦、盗汗、潮热、面红、咽干口燥、舌红少苔、脉细数无力等阴虚之证。若阴虚进一步发展，往往可导致火热之邪内生，形成阴虚火旺的虚实夹杂证。

3. 阴阳互损

此外，由于人体阴阳是相互依存、相互化生的，所以阴阳偏衰进一步发展，可以产生"阴阳互损"的病机。即阴损及阳，阳损及阴，最终形成阴阳俱虚的病机。当然，其间有先后主次的区别，临床上应细加分析。

（三）气血失调

人体的气血流行于全身，是脏腑、经络等一切组织器官进行生理活动的物质基础，当外邪侵袭导致气血功能失调时，必然会影响机体各种正常的生理功能而导致疾病的发生。

1. 气的失调

气失调主要包括两个方面，一是气的生化不足或耗损过多，形成物质之气或功能之气不足的气虚证，二是气的运动失调即气机失调而形成的气滞、气逆及气陷证。

（1）气虚　指由于气的不足导致脏腑功能低下或衰退的病理状态。可由先天禀赋不足，后天失养，劳倦内伤，久病不复所致。临床常伴见精神萎靡，头面虚浮，少气懒言，肌表不固等气虚之象。

（2）气机失调　气机是气的运动变化，主要有升降出入四种形式，是脏腑经络、阴阳气血矛盾运动的基本过程。人体脏腑经络的功能活动、脏腑经络以及气血阴阳的相互联系无不依赖于气机的升降出入。肺的宣发、肃降，脾的升清，胃的降浊，心阳的下降，肾水的上升等是气机升降出入的具体表现。由于气机的升降出入关系到脏腑经络气血阴阳等各个方面的功能活动，所以升降失常，可波及五脏六腑、表里内外、四肢九窍，而发生种种病理变化。具体表现如下。

①气滞　指气机郁滞，气的运动不畅所致的病理状态。主要由情志内郁，或寒冷刺激，或痰湿、食积、瘀血阻滞所致。如情志不遂，肝气郁结可致斑秃、黄褐斑，气滞痰阻可致皮肤结节等。

②气逆　指气机升降失常，脏腑之气上逆的病理变化。主要由情志所伤，饮食寒温不适，外邪侵犯或痰浊瘀血阻滞所致。多见于肝、肺、胃等脏腑的病变。如肝气上逆、肝火上炎可见头晕目眩、目赤生翳，肺气上逆可见咳嗽、气喘，胃气上逆可见恶心、呕吐、呃逆，肺胃之火上逆可见痤疮、酒齄鼻、口臭等症。

③气陷　是在气病变的基础上发生的以气的升清功能不足和气的升举无力为主要特征的病理状态。气陷的病机与脾气虚损的关系最为密切。若素体虚弱或久病耗伤，可致脾气虚损不足，致使清阳之气不升或中气下陷，形成气虚下陷的病理变化。临床可见头晕目眩、耳鸣、疲倦乏力等"上气不足"之象，或见脱肛、内脏下垂等"中气下陷"之症。

2. 血的失调

血的失调主要包括血虚、血热和血瘀。

（1）血虚　指血液不足或血的濡养功能减退的病变。可由脾胃虚弱化生不足或久病耗损及失血所致。临床可见面色无华，唇甲淡白，毛发枯槁，两目干涩，视物模糊等血虚之象，进一步可因血虚生风而产生以瘙痒为主的皮肤疾患。

（2）血热　指血分有热，血行加速的病理状态。多由邪热入血所致，也可由情志郁结，五志化火所致。临床可见面红目赤、心烦躁狂，甚或导致血热妄行，出现吐血、衄血等出血性病证。

（3）血瘀　指血液运行迟缓或流行不畅致血液瘀结停滞的病理状态。可由气滞、气虚、痰阻、寒凝等多种因素所致（见病因部分）。

（四）津液代谢失常

津液代谢失常主要包括津液不足及津液输布排泄障碍两个方面。

1. 津液不足

指津液数量亏少，使脏腑、形体、官窍得不到津液的充分濡养，产生一系列干燥枯涩的病理状态。其形成原因可因生成不足，或因损耗太过所致。临床可见皮肤干燥脱屑、唇舌口鼻干燥、毛发干枯等津液亏损之象。

2. 津液输布与排泄障碍

津液输布与排泄障碍，主要与脾、肺、肾、三焦等脏腑的功能失常有关，并受肝失疏泄病变的影响。其中输布障碍是指津液不能转输和布散，导致津液在体内运行迟缓，或在体内某一局部发生滞留，形成水湿痰饮的病理状态。排泄障碍是指津液气化不利，转化成汗液和尿液的功能减退，导致水液潴留，上溢于肌肤，发为水肿的病理状态。

上述气血之间、气血与津液之间还可因生理上的相互联系而导致病理上的相互影响，如气虚可因生血无力或气虚不能摄血而致气血两虚或气虚津亏，气虚推动血行无力则可致血瘀津停，气滞则因气机不畅而导致血瘀痰阻。津血同属阴类，当血液流经孙络时，一部分津液可以渗出于脉外，成为脉外之津液，流布于器官组织之中，起着营养和滋润的作用。脉外的津液同样也能渗入孙络，经经脉而回到经脉，又成为血液的组成部分。可见血与津液之间是相互依存，相互转化的。生理上的依存关系，必然导致两者病理上的相互影响，血虚可致津亏，津亏既可致血燥，又可致血瘀等，因此临床须对气血津液之间的关系谙熟于心，才能对损美性疾病的病机分析透彻。

总之，损美性疾病的病机虽错综复杂，但可以从邪正盛衰，阴阳失调，气血失调，津液代谢失常等方面来加以概括。

第三章
中医美容临床诊法

诊法是指诊察疾病的方法，包括望、闻、问、切四个方面的内容，简称四诊。中医美容临床就是通过四诊收集的资料来分析判断外在损美性病变的内在机制，并以此为依据来选择相应的美容方法。色彩、形象、声音、动作和气味等是构成人体美的基本要素，中医的四诊涵盖了对这些美的要素的观察与分析，因此从方法、内容与目的来看，四诊既是诊病过程，也是一种医学人体审美活动。

人体是一个有机的整体，内脏的病变可以从五官四肢体表等方面反映出来，局部的病变也可以影响全身。医者运用视觉观察病人全身和局部的情况，称为望诊；凭听觉和嗅觉以辨别病人的声响和气味的变化，称为闻诊；询问病人或陪诊者，了解疾病发生和发展的过程、目前症状及与疾病有关的各方面情况，称为问诊；切按病人脉搏和触按病人的脘腹、手足及其他部位，称为切诊。

望、闻、问、切四种诊法，各有其特定的作用，不能相互取代，欲对疾病作出全面正确的判断，必须将四诊有机地结合起来，即所谓"四诊合参"。

第一节 望 诊

望诊，是对病人神、色、形、态、头颈五官、舌象、皮肤、排出物等进行有目的地观察，以测知疾病情况的一种诊断方法。医学美容学的目的是维护人体的健美，美之与否首先来源于人的视觉感受，损美性病变多以体表的异常改变为主，所以，望诊在中医美容学中具有特殊意义。中医美容的望诊主要观察病人的神色形态、头面官窍、皮肤爪甲等。

一、望全身情况

望全身情况首先是望形神。形，指形体脏腑等有形之物；神，指七情活动精神状态。人既要有健康的形体脏腑，又要有良好的精神状态、适度的七情。形神统一、神形俱美是中医美容追求的最高境界。中医美容强调辩证地对待精神美与形体美，在给予人外形美的同时，给予人精神美的指导，以达到形神合一。

（一）望神及其意义

神是人体生命活动的总称，是形体容貌美的灵魂。

神的概念有广义和狭义之分，广义的神是指人体生命活动的外在表现；狭义的神是指精神意识思维活动。望神即观察机体的眼神、面部气色、形态动静、精神意识、言语气息、对环境的反应等。其中以望眼神最为重要。

1. 得神

即有神，表现为目光明亮，神志清晰，语言流利，面色荣润含蓄，表情丰富自然，反应灵敏，动作灵活，形体壮实匀称，肌肉丰满，呼吸通畅，是精气充足，精神旺盛的表现。表示正气充足，脏腑功能旺盛。即使有病，病亦轻浅，预后良好。

2. 少神

即神气不足，表现为目光暗淡无神，精神萎靡不振，健忘倦怠，声低懒言，面色淡白无华，表情平淡，反应动作迟缓，是精气不足的表现。表示正气已伤，脏腑功能不足。常见于虚证。

3. 无神

又称失神，表现为目光晦暗，瞳神呆滞，精神萎靡，或神志昏迷，言语失伦，面色晦暗，表情淡漠呆板，反应动作失灵，或见循衣摸床，撮空理线，是精气不足的表现。表示正气大伤，脏腑功能衰败，病情深重，预后不良。

4. 假神

久病或重病之人，原本精神极度衰颓，意识不清，声低气弱，懒言少食，突然精神转佳，语言不休，颧红如妆，食欲增加。表示精气衰败，阴不敛阳，以致虚阳外越，表现出一时"好转"的假象。统称"回光返照"。

神是美的灵魂，有神则美；少神则缺乏活力之美；失神、假神为缺乏生机则无从谈美。

（二）望色及其意义

望色，主要指望面部的颜色及光泽。面部的色泽是脏腑气血盛衰的外在反映。

我国人的正常面色为红黄隐隐，明润含蓄。其中面色红润，是人体健康美的充分展现。所谓明润，就是明亮润泽，含蓄；就是面色隐现于皮肤之内，而不特别明显。反之即为病态。但由于体质的差异，所处地理环境不一，以及季节、气候、工作环境等的影响，面色可有偏红、偏黑或偏白等差异。

人体在疾病状态下可表现出各种面部色泽，其主要表现有青、赤、黄、白、黑五色。五色可反映主病、病位、病邪性质和病机，故又称"五色诊"。一般而言，病人面部色泽鲜明荣润者，为神尚存之象，说明病轻，气血未衰，其病易治，预后较好；若面色晦暗枯槁，为失神之象，说明病重，精气已伤，其病难治，预后较差。现将五色主病介绍如下。

1. 青色

主寒证、痛证、瘀血、惊风、肝病。青色为气血不通，经脉瘀阻所致。常见于面部、口唇、爪甲、皮肤等部位。盖寒主收引，寒盛停于经脉，经脉拘急不舒，阻碍气血的运行；或气滞而凝；或血阻而瘀等都可使面色发青，甚则青紫。

一般而言，面、唇、爪甲青白为寒；青黑晦暗为阳虚；面见青黑多为寒痛证；鼻头色青多腹中疼痛；小儿惊风，常于眉间、鼻梁、口唇四周见青色；口唇青灰，常为心阳不振，心血瘀阻；妇女面青，少食多怒，或月经不调，为肝强脾弱。

2. 赤色

主热证。赤色为脉络热盛，血液充盈所致。常见于颜面、唇、舌、皮肤等部位。

主病有实热、虚热之分。前者多因外感风热，过度日晒，五志化火，脾胃积热，痰热壅盛等所致，常伴有烦躁，口干渴，便秘尿黄，舌红苔黄，脉数；后者多因阴液亏损，阴虚火旺，虚火上炎等所致，常伴有颧红，五心烦热，舌体瘦小，舌红苔少，脉细数。若鼻旁、两颊出现蝶形红斑，应警惕红斑狼疮病。

3 黄色

主虚证、湿证。黄色为脾失健运，水湿不化；或气血乏源，肌肤失养所致。常见于面部、皮肤及白睛等部位。

面色黄白无泽，萎黄不华，倦怠乏力，纳差，纳后脘腹胀满，便溏，舌淡苔白，为脾胃气虚；妇女面色萎黄，四肢沉重，脘闷纳呆，或浮肿，形体臃肿，带下量多，舌淡胖，苔滑腻，多为脾虚湿停阳遏。若面目一身俱黄，称为黄疸。

4. 白色

主虚证、寒证、失血。白色乃阳气虚衰，血行无力，脉络空虚，气血不荣所致。多表现为颜面、口唇、舌及皮肤、爪甲、目眦等部位。

血虚者淡白无华，消瘦；气虚者淡白少华；脾肺虚寒见面色淡白；面色青白多为寒证；阳虚者色白无华而浮肿；阴虚者常面白而颧赤；产后面色白多为夺血伤气；面部斑片状白色，应警惕白癜风病。

5. 黑色

主肾虚、水饮、瘀血、瘤证、寒证。黑色为阳虚阴寒，水饮内泛，气血凝滞，经脉肌肤失养所致。其色常见黧黑，紫黑或青黑。多见于面部或口唇及眼眶。

面色黧黑，腰酸肢冷，舌淡胖嫩，脉沉迟多为肾阳虚证；面色晦黑，皮肤干燥，粗糙，发脱齿松，形瘦，舌红，脉细数，多为肾阴亏虚；面色黧黑，肌肤甲错，瘙痒，毛发干枯，舌有瘀斑、脉涩，多为瘀血内阻；妇人眼眶周围灰黑无华，可见于肾虚或有水饮，或为寒湿下注之带下病。

面部色泽改变，除见于脏腑气血的病变外，还可由其他一些原因导致，如长期接触煤焦油、沥青、铅铝制品、化妆油彩等物品，或患某些慢性皮肤病，可使面部皮肤变黑；食物或药物中毒，或生活环境缺氧均可出现面色青紫；面部皮肤过敏、阳光照射过多及饮食因素可使面色变红等等。应综合诊察。

（三）望形态及其意义

望形态，主要是指观察病人形体的强弱、胖瘦以及活动的姿态。

1. 形体

若形体肥胖而肌肉松软，气短乏力，多为脾虚内有痰湿；形体消瘦而食多易饥，多为中焦有火；形瘦食少而气短，多为中气虚弱；形瘦色苍，皮肤干燥，多属阴血不足或虚劳重症。

2. 姿态

病人的动静姿态和体位，都是病理变化的外在反映。总的来看："阳主动，阴主静"，喜动者属阳证，喜静者属阴证。卧时仰面伸足，多为阳热实证。坐而喜伏，多为肺虚少气；坐而喜仰，多属肺实气逆；坐则神疲或昏眩，但卧不得坐，多为气血俱虚，或脱血夺气。

二、望局部形态

局部望诊是在全身望诊的基础上根据病情和诊断的需要，对病人的某些局部进行深入细致的观察，以有助于了解整体的病情。

（一）望头面与发及其意义

望头面与发，主要望头面的外形、动态及发的色泽变化。头为诸阳之会，精明之府，中藏脑髓。髓为肾所主，血脉荣于面，心之华在面。发为肾之华、血之荣，所以望头面与头发，主要可以了解心、肾及气血盛衰之状况。

1. 望头面

头形过大或小均为异常，伴有智力发育不全，多属肾精亏损；囟门陷下或迟闭,多为先天不足或津伤髓虚;面肿者,或为水湿泛滥,或为风邪热毒;腮肿者,多由风温毒邪,郁阻少阳;口眼歪斜者,其病多在阳明,口眼歪向健侧,肌肤麻木不仁,目不能合,口不能闭,饮食言语不利,多为风邪中络,或风痰阻络,或中风所致。面肌时有抽动,可见于精神郁闷,多愁善感,肝气郁结的女性,发病前多有明显的精神刺激。面部皱纹与年龄不符则提示早衰,与先天禀赋或全身性慢性疾病以及风吹日晒、水浸等因素有关。

2. 望发

健美的头发乌黑或棕黑亮泽,茂密柔顺,是五脏强壮、气血旺盛的外在表现。毛发稀疏、脱落,色枯无泽,多为肾气亏虚或血虚不荣;发白而不细软,成束发生,或夹杂于黑发之中,末端无分叉,无明显自觉症状,多见于青少年,多由阳热偏盛,伤及营血,毛发不得充养所致;此外,频繁的洗、烫、染发也是造成毛发焦枯、发黄的常见原因。脱发可因血热或血燥;病久发脱,多为精血亏虚;不规则片状脱发常因血虚或血瘀。若因年龄、遗传或种族关系引起的白发、黄发、卷发等属生理现象。

(二) 望五官及其意义

1. 望目

目为肝之窍,心之使。五脏六腑之精气皆上注于目,故目与五脏六腑皆有联系。古代医家将目之不同部位分属五脏,概括为"五轮"学说,即瞳仁属肾,称为"水轮";黑睛属肝,称为"风轮";两眦血络属心,称为"血轮";白睛属肺,称为"气轮";眼睑属脾,称为"肉轮"(图3-1)。目的不同部位的变化体现了相应脏腑的病变,对疾病的诊断有着重要的指导意义。通常对目的观察重点放在神、色、形、态几个方面。

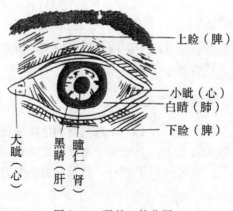

图3-1　眼的五轮分属

（1）眼神 是望目的重要内容。望目光是否明亮传神，可了解精神状态、内脏气血。目光神采内含，视物清晰，明亮清爽，转动灵活，提示有神、精血充足或病浅易治；双目无神，主虚，不外精血亏虚和阳气虚弱两端，因目得精血濡养方能有泪滋润，精彩内含，视物清晰；得阳气温养方能光彩清爽，明明朗朗。

（2）目色 指上下眼睑皮肤及白睛的色泽。目眦赤为心火；目眦淡白，目睛无神是血亏之象；白睛赤为肺火；白睛色淡红者多为虚热；色淡黄者为脾虚泄泻或内有积滞之象；全目肿赤为肝火或肝经风热；眼胞晦暗者，常属肾亏；眼胞带有青晕者，多因劳伤肝肾或因睡眠不足；下胞青色，多脾胃有寒。目眶黑为脾肾虚损、水湿为患；白睛青蓝是肝风或虫积。

（3）目形 胞睑肿胀者多由脾虚水停；上睑肿胀属脾虚者，其势缓而松软无力；属风水者，其势肿胀皮薄透明；下睑肿胀属脾虚不运，水湿内停者，可见眼袋宽大郁胀；中老年肾气虚损者，可见下睑虚肿。

（4）目态 羞明流泪者，多为暴风寒热天行赤眼。眼睑下垂，先天者多双眼同病，由遗传或发育不全引起；后天者多单眼发病，多因中气亏虚，升举无力所致。眼睑频跳，不能自主控制，若偶发，不属异常；若频跳，伴目干涩时痒，视物昏花者，多由久视或失血过多，致肝血不足，血虚生风；如眼睑频跳，眨眼无力，倦怠乏力者，多由饮食、劳倦、思虑伤脾，脾虚不能制约胞睑。

2. 望耳

耳为肾之窍，可以反映人的体质禀赋，对容貌的整体美有一定的影响。耳轮宽大厚实，滋润红活，耳垂圆厚下垂者，多素体健康长寿；耳轮瘦小而薄，色泽晦暗，耳垂小不能下垂者，多禀赋薄弱，多病寿夭。耳不仅是个听觉器官，还是人有机整体的一部分，人体发生疾病时，常会在耳轮的相应部位出现"阳性反应点"，后世据此总结出的耳穴，是中医诊病治病的重要内容。

3. 望口

（1）唇 脾开窍于口，其华在唇。口唇红润，富于美感，是胃气充足，气血调和之象。唇色淡红不华者，主血虚和气虚；唇薄色鲜红者，多阴虚火旺；唇色深红而干主内有实热；唇色紫暗主心阳不振，瘀血内阻。口唇得阴血津液濡养，则滋润柔软，口唇干燥焦裂或开裂出血，为"唇裂"，多见于秋冬干燥之季。如口唇干燥，别无它症，可见于口红过敏。下唇红肿，流水，痛如火灼，皲裂脱屑，状如无皮，口唇颤动，是为"唇风"，为阳明胃经风火上攻。口唇颤动不能自禁者，多由血虚风燥或脾虚血燥，唇失濡养。

（2）齿 牙齿洁白润泽者，为肾气充足，津液充盈之象。红唇白齿，给人以洁净、清晰、健康的美感，是容貌美的条件之一。牙齿逐渐变黄，多是肾虚衰老之象。齿垢黄、口臭者，为脾胃湿热积滞；齿垢不洁，为胃中浊气所结。牙齿干枯无光泽者，为血虚或病重之象。牙齿浮动不牢，牙龈红肿，牙根宣露，口臭便秘，多因胃肠积热所致；牙齿浮动，牙根宣露，腰膝酸软，见于青壮年，多因恣情纵欲，或操劳过度，或素体肾亏所致。此外，口腔不洁，食物残渣夹于齿缝，附于齿龈，也是牙齿松动的常见原因。

（3）龈　牙龈固护牙齿，色红而津润。牙龈红肿者，为胃火上炎；牙龈淡白者，为血虚；龈肉软而色淡者，多肾虚；龈肉日渐萎缩，牙根宣露者为牙宣，多由胃火上蒸或肾阴亏损或气血虚弱等所致。

4. 望鼻

鼻为肺窍，鼻位于面部五官中央，对容貌影响很大。如鼻梁端直，印堂平阔，山根连印，鼻准丰隆，鼻色明润，鼻黏膜淡红润泽，乃健康、体质强壮之象；如鼻头色红，表面隆起，高低不平，甚者状若赘瘤，为酒齇鼻，多为脾胃积热或肺胃热盛上蒸而致。鼻部色斑多为雀斑或为黄褐斑。鼻周皮疹多为粉刺。

5. 望舌

舌为心之窍。舌虽然对外在美没有直接影响，但舌象是中医美容辨证论治的重要依据之一。

舌通过经络直接或间接地联系于脏腑，脏腑的精气可上荣于舌，同时脏腑在舌面上有特定的分布：舌尖属心肺，舌边属肝胆（左属肝，右属胆），中心属脾胃，舌根属肾（图3-2）。因此脏腑的病变也可以从舌象变化反映出来，因而通过望舌可诊察脏腑的病理变化，可判断正气盛衰、病位深浅、病邪性质、病情进展等情况。

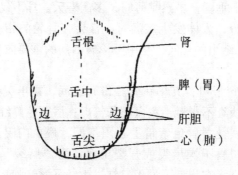

图3-2　舌面脏腑部位分属图

望舌，主要观察舌质和舌苔两个方面。舌质，又称舌体，是舌的肌肉脉络组织。舌苔，是舌体上附着的一层苔状物，由胃气所生。

正常舌象，应是舌质淡红润泽，不胖不瘦，舌体柔软，活动自如；舌面上铺有薄薄的、颗粒均匀、干湿适中的白苔，一般称为"淡红舌，薄白苔"。

望舌时应注意光线充足，以自然光线为佳。病人应自然伸舌，不可太过用力。医生应循舌尖、舌中、舌根、两旁顺序，先看舌苔，后看舌质，并注意辨别染苔。

（1）望舌质（体）　主要察其颜色、形态的异常。

①望舌色

淡白舌　较正常舌色浅淡。主虚证、寒证。为阳气虚弱，气血不足之象。阳虚血少，气血不荣，故舌色淡白。

红舌　较淡红舌为深。主热证。因血得热则行，热盛则气血涌盛，舌体脉络充盈，故色红，舌鲜红起芒刺，兼黄厚苔，多属实热证；舌鲜红少苔，或有裂纹或光红无苔，多属虚热证。

绛舌　较红舌更深。主内热深重。

紫舌　舌质色紫。主病有寒热之分。绛紫而干枯少津，属热盛伤津、气血壅滞；淡紫或青紫湿润者，多为寒凝血瘀。舌有青紫色斑块、瘀点者，多为血瘀。

青舌　舌色如皮肤上暴露之"青筋"，缺少血色。主寒凝阳郁或瘀血。由于阴寒邪盛，阳气郁而不宣，血液凝而瘀滞，故舌色发青。

②望舌形　望舌形首先应注意舌体的荣枯老嫩。舌体明润红活者为荣，说明有神；舌体干瘪死板者为枯，说明无神。舌质纹理粗糙，形色坚敛苍老者为老，多属实证、热证；纹理细腻，形色浮胖娇嫩者为嫩，多属虚证、寒证。同时还需观察舌体的胖瘦，有无裂纹、齿痕及芒刺等情况。

胖大舌　舌体较正常舌为大。有胖嫩与肿胀之分。若舌体胖嫩，色淡，多属脾肾阳虚，津液不化，水饮痰湿阻滞；如舌体肿胀满口，色深红，多是心脾热盛，气血上壅；若舌肿胖，色青紫而暗，多见于中毒。

瘦薄舌　舌体瘦小而薄，是阴血亏虚之象。瘦薄而色淡者，多是气血亏虚；瘦薄而色红绛且干，多是阴虚火旺，津液耗伤。

裂纹舌　舌面上有大小不等、深浅不一、形状各异的裂沟。多由阴血亏损不能荣润舌体所致。舌红绛有裂纹，多属热盛伤津，阴津亏损；舌淡白而有裂纹，常是血虚不润的反映；舌淡白胖嫩，边有齿痕而又有裂纹者，则属脾虚湿浸。

齿痕舌　舌体的边缘见牙齿的痕迹。多因舌体胖大而受齿缘压迫所致，故齿痕舌常与胖大舌同见。主脾虚与湿盛。

③望舌态

僵硬　舌体板硬僵直，运动不灵，以致语言謇涩，称为"舌强"。见于热入心包、痰浊内阻、中风及中风先兆。

痿软　指舌体软弱，无力屈伸。究其原因：一为气血两虚；二为热灼津伤；三为阴亏已极。

颤动　指舌体震颤抖动，不能自主。主气血两虚及阳虚，热极生风者也可见之。

歪斜舌　指舌体偏于一侧。主风邪中络或风痰阻络。

吐弄　舌伸出口外者为"吐舌"，舌在口中摇动不停为"弄舌"。主心、脾两经热证。

舌麻痹　舌有麻木感而运动不灵活。主血虚肝风内动。

（2）望舌苔　舌苔由胃气上蒸而成。病苔是胃气挟邪气上蒸所致。观察舌苔的异常变化，有助于疾病的诊断。望舌苔，包括望苔质和苔色两方面。

①望苔质　即苔的形质，有厚薄、润燥、腐腻、剥落等不同情况。

厚薄　透过苔能隐隐见到舌体为"薄苔"，不能见到舌体则为"厚苔"。一般而言，疾病初起，病邪在表，病情较轻者，舌苔多薄，而病邪传里，病情较重，或内有食饮痰湿积滞者，舌苔多厚。舌苔由薄增厚，反映病邪由表入里，病情渐重；若舌苔由厚转薄，反映病邪渐散，病情由重转轻。

润燥　望舌苔润燥可了解津液的盈亏情况。润泽是津液上承之征。若舌面有过多的水分，扪之滑利而湿，称为"滑苔"，多是水湿内停之征；若舌面干燥，扪之无津，称为"燥苔"，多见于热盛伤津或阴液亏损之病证。舌苔由润转燥，是病邪由寒化热，津液已伤；由燥转润，是津液渐复。

腐腻　苔质颗粒疏松，粗大而厚，如豆腐渣积于舌面，称为"腐苔"，多因阳热有余，蒸腾胃中腐浊邪气上升而成；若苔质颗粒细腻，刮之不易去，上罩一层油腻黏液者，称为"腻苔"，多是湿浊内蕴，阳气被遏所致。

剥落　舌苔不均匀，出现剥落，剥落处光滑无苔，称为"花剥苔"，属胃之气阴两伤；舌苔全部剥脱，以致舌面光洁如镜，也称"镜面舌"，是胃阴枯竭、胃气大伤的表现。

②望苔色　苔色主要有白、黄、灰、黑四种。苔色与病邪性质有关，故察苔色可以推断疾病性质。

白苔　主表证、寒证。表寒证，苔多薄白；里寒证，苔多白厚。若苔白厚腻，多为湿浊内停或食积所致。

黄苔　主里证、热证。一般情况下，黄苔颜色越深，提示热邪越重。苔黄腻，多为湿热或食滞。

灰苔　主里证。苔灰白而滑，多为寒湿内停；苔灰黄而腻，多为湿热蕴积；苔灰黑而干，多为燥热伤津。

黑苔　多由黄苔或灰苔转化而来，一般是病情较重的表现。若苔黄黑而干燥，甚则起芒刺，多为热盛津枯；苔黑而滑，多属寒湿内盛。

疾病是一个复杂的发展过程，舌质与舌苔可从不同的方面反映病情，一般来说，察舌质重在辨正气的虚实，当然也包括邪气的性质；察舌苔重在辨邪气的浅深与性质，当然也包括胃气的存亡。临床辨证时，要把两方面的情况结合起来进行分析，为辨证提供可靠的依据。

（三）望皮肤及其意义

皮肤为一身之表，内合于肺，卫气循行其间，为机体的屏障。望皮肤，应注意各类皮肤的性质差异，观察其肤色及皮损状况。

1. 肤质分类

美容临床常根据皮脂及水分含量的不同，把皮肤分为中性、干性、油性、混合性皮肤及等四种类型。

（1）中性皮肤　皮肤红润有光泽，皮纹细腻光滑，毛孔和汗孔小而不明显；不油腻，不干燥，富有弹性。中性皮肤多见于尚未发育成熟的少年男女和身体健康的成年人，是阴阳平衡，五脏协调，气血条达，七情平稳，饮食合理，二便通畅的表现。

（2）干性皮肤　肤色或淡或暗，无光泽，皮纹细腻，缺乏弹性；皮肤薄而干燥，易起皮屑及皱纹，易生色斑及过敏，不耐风吹日晒。干性皮肤多是皮肤失养的表现。

（3）油性皮肤　肤色常偏深，有光泽，纹理不细，毛孔粗大，弹性良好，皮肤油腻不清爽，易生面游风和粉刺。多见于素体脾胃健运，身体健康者，或喜食肥甘，酿湿生热者。

（4）混合性皮肤　较多见，为干性与油性皮肤的混合。在面部，油性皮肤常呈"T"形分布，即前额、鼻部、嘴及下颏处皮肤呈油性，而眼部、面颊及下颌处皮肤为干性。

2. 皮肤损害

（1）斑　局限性皮肤颜色改变，抚之不碍手，不隆起，不凹陷，大者呈斑片状，小者呈斑点状。

①红斑　皮肤上出现红色改变，平摊于皮下，抚之不碍手，临床上多见以下证型。

血热风燥者，发病较急，多见于肘膝关节伸侧、头皮、躯干，初起见红色或鲜红斑点，可逐渐扩大成片，其上叠起银色鳞屑，层层剥离，剥之出血，多有瘙痒，伴心烦易怒，口舌干燥，大便干结，多因心绪烦乱，饮食失节，食腥发动风之品而致。

风邪外束者，多发于春秋季，见于胸背上肢及腹部，先有一个母斑，逐渐增多，中有细小白屑，历数日后，颈及膝部可猝见多数玫瑰红色斑点，大小不等，对称分布，瘙痒。

风热伤营者，多呈暗红或鲜红色，好发于春秋季，初起外感风热，继而面部或手足背见圆形红斑，边缘略微隆起，中心略凹下，有小水疱。

湿热郁滞者，常见于胫前，偶见于两股及上臂，色鲜红，伴梅核大小硬结，灼热疼痛，触之尤甚，腿足浮肿，行走不利，口中黏腻，大便不爽。可因久居湿地，雨后湿蕴，或饮食失节，伤及脾胃，湿郁化热，湿热下注而致。

脾不统血者，常见下肢出现针尖至榆钱大小淡红色斑点，病程长，反复发作。

阴虚火旺者，斑色鲜红如妆，多呈钱币形或蝴蝶形，对称分布于两颊、颧部、鼻部、耳、口唇、头皮、手背等处，兼见五心烦热，口咽干燥，目眩发落等。

②紫斑 指皮肤上出斑点状的紫色改变，平摊于皮肤之下，抚之不碍手，临床上多见以下证型。

湿热下注者，常见于青年女性，多发于两下腿或股部，呈紫色或紫红色，伴有梅核大小硬结，触之疼痛。周围可有轻度肿胀，硬结消退后多不留痕迹。

血热妄行者，以青年为多见，骤然发病，紫斑发无定处，以双下肢伸侧多见，时有轻度瘙痒，压之不褪色，分批出现，有时微突皮面。多因素有风邪，风热相搏，迫血妄行，或食入腥发动风之品所致。

瘀血阻滞者，也叫"青记"、"紫印"，呈紫色或紫褐色，自幼或青春期发病，无明显诱因，有家族史，进展缓慢，无全身症状。

寒凝血滞者，好发于面部、鼻部、耳郭、手足部，冬重夏轻，多见于青年女性。

脾不统血者，皮损紫暗平塌，病程长，反复发作，伴脾虚或慢性出血。

脾肾阳虚者，以下肢为多见。紫斑如榆钱或粟米粒大小，色淡而互不融合，伴形寒肢冷，大便溏薄，小便清长，面色㿠白等，每因寒冷或劳累则发作或加重。

③白斑 指皮肤出现点片状白色改变。临床常见以下证型。

气血失和者，多呈圆形，逐渐扩展，中心可有点状肤色加深，边缘不整，界限清晰，进展缓慢，好发于面颈、脐周、前阴等。可伴有心情抑郁或烦躁，失眠多梦，胁肋胀满，月经不调等。

暑湿郁肤者，多在夏令，发于颈、腋、胸、背、四肢伸侧，呈白色或灰白斑点或斑片，近圆形，西瓜子大小，表面微亮，微痒，搔抓后有细糠样白屑。

虫积白斑，好发于儿童面部。初起大小不等，呈圆形或椭圆形，白色或灰白色，边缘不清，表面略干燥，上覆细糠样白屑。多因虫积内生，气血暗耗所所致。

④褐斑　指皮肤出现点片状褐色斑，不高于表皮，常见于"黄褐斑"、"雀斑"、"黧黑斑"等色素沉着性病证。临床常见以下证型。

肝郁气滞者，点状或片状，边界清晰，边缘不整，以颜面、目周、鼻周多见。多伴七情失调，烦躁易怒，胸胁胀满，月经不调等。

湿热内蕴者，多发于前额、颜面、口唇、鼻部、边界不清。常伴皮肤油腻，脘闷，身重，苔腻等，多因过食油腻肥甘、辛辣刺激之品所致。

阴虚火旺者，多见于鼻、额、面颊部，色淡褐或深褐色，呈点状或片状，大小不定，边界清楚，边缘不整。伴五心烦热，头晕耳鸣，腰膝酸软等。

⑤黑斑　指皮肤上出现点状、网状、片状的黑斑，平齐于皮肤，抚之不碍手，其色较褐斑色重而浓，又称"面尘"。临床常见以下证型。

肝郁气滞严重者，斑形表现类似于褐斑，其色晦黄或淡黑。

脾虚不运者，黑斑多见于前额、面颊、前臂、腋窝，成片出现。伴有纳呆神疲，腹胀便溏，舌有齿痕等。

肾阴不足者，多见于面颊、前额、颈、手背、前臂、脐等处，如针尖、粟粒大小。伴有腰膝腿软，五心烦热，口干咽燥，舌红少苔等。

（2）疹　是较小的局限性、隆起性、实质性皮肤损害，心实饱满，大如豆瓣，小如粟粒，高出皮肤，摸之碍手，压之褪色。

①风疹　疹形细小稀疏，稍稍隆起，其色淡红，瘙痒不已，时发时止，身有微热或无热。本病是临床上常见的一种皮肤疾患，多由风热时邪所致。

②隐疹　皮肤出现大小不等的风团，剧痒，搔之则起连片大丘疹，或如云片，时隐时现，高起于皮肤，色淡红带白。多因内蕴湿热，复感风寒，郁于皮腠而发；或由于对某些物质过敏所致。

（3）脱屑　即皮肤表面脱落的皮屑，皮屑是皮肤新陈代谢的产物，少量的脱屑是生理现象。病理性的脱屑分干性和油性两种。

①干性脱屑　可见皮屑细小干燥而色白，层层脱落，此属血虚风燥，多因先天禀赋不足，后天脾胃失养，肌肤失润所致。若皮疹为淡红色斑块，表面皮屑不多，附着较紧，呈多层性，搔之表面易剥离，底层附着紧密，剥之有点状出血，基底潮红明显，此属血热风燥，多因素体阳盛，或五志化火，心肝蕴热，火热蒸灼血分所致。

②油性脱屑　皮屑油腻或结成灰色厚痂皮，痂下有轻度渗出，或表面湿润，有时起脓疱，融合成片状，常伴有臭味，多因恣食肥甘，湿热内蕴，浸淫肌肤所致。

脱屑病程长，常因瘀血和内燥所致。

（4）肌肤甲错　指皮肤粗糙、干燥、角化，外观皮肤呈褐色，如鳞甲状。是内有瘀血的一种外候。临床上兼有身体羸瘦，腹满不能饮食，两目黯黑等症状。

（5）皮肤皲裂　指皮肤表面出现大小不一，深浅不等的线状裂口，深者痛甚并可出血，浅者痛轻不出血，患部皮肤枯燥，增厚发硬，粗糙碍手。多因肌肤骤被寒冷风燥所逼，致血脉阻滞，肤失濡养而成；或年老体衰，气血不荣所致；也与经常摩擦、压力、浸渍等有关。

（6）瘢痕　指皮肤损伤愈合后，组织增生，皮肉高低不平，坚韧而有弹性，呈蟹足状。此病多见于禀赋异常。若瘢痕日久，或气血亏虚则可见瘢痕萎缩，局部皮肤凹陷，柔软松弛而发亮。

（7）皮肤疣　指皮肤表面的小赘生物，小如粟米，大如黄豆，表面光滑或粗糙，状如帽针头或花蕊，呈正常肤色、淡褐色或黄白色，数目多少不一，少则一个，多则数十个，好发于手足背、掌跖部或面部，挤压时则有疼痛，碰撞或摩擦时易出血。

（四）望爪甲及其意义

正常甲的形态呈弧形微屈的椭圆球面，红润含蓄，厚薄适中，坚韧不脆，光滑润泽，月痕清晰，甲皱整齐，甲体无嵴棱沟裂，无瘀点瘀斑，轻压指甲松后红润如故。正常爪甲反映脏腑调和，气血流畅，健康无病。

甲板扁平失去生理上凸弧度而反凹者，称为"反甲"或"匙形甲"，多见于气血亏虚，肝血不足；指端粗大如蒜头，指甲增宽增大，向指尖弯曲，呈球面状，称"蒜头甲"、"鼓槌指"，多因气血瘀滞，血行不畅而致；爪甲粗厚，指趾爪甲远端或边缘日渐增厚，甲体表面失去光泽，呈灰白色，表面高低不平，粗厚枯槁，甲板下生污黄色斑，多伴有足癣，也称"灰指甲"。嵴棱是由甲根向远端起纵行嵴棱，甲面凹凸不平，多因肾阴不足、肝阳上亢，或气血亏虚，或甲床损伤所致。

爪甲淡白痿软无华，乃气血不足之象；色苍白者为虚寒，色黄多见于黄疸；色青多属寒证、痛证；色紫青、青黑，或见瘀点瘀斑，多属血瘀证。

（五）望排出物及其意义

排出物指人体排出于体外的代谢废物，包括痰、涎、涕、唾、二便、泪、带下等，了解排出物的形、色、质、量变化，可判断脏腑的病变与病邪的性质。

一般来说，排出物色淡、质稀者，多为寒证；色黄、质稠浊者，多为热证。

1. 痰、涎、涕、唾

痰是由肺和气道排出的黏液。其色白而清稀者，多为寒证；色黄或白而黏稠者，多为热证。痰少而黏，难以咯出者，多属燥痰；痰白易咯而量多者，为湿痰。

涎是从口腔流出的清稀黏液。口流清涎者，由于脾寒；吐黏涎者，由于脾热；口中涎多，多见于脾胃虚寒，口中涎黏，多见于脾胃湿热。涎自口角流出而不自知，睡则更甚，多属脾气虚不能收摄。

涕是鼻腔分泌的黏液。鼻流清涕是外感风寒，鼻流浊涕是外感风热，久流浊涕不止者，是鼻渊。

唾是从口腔吐出的带泡沫的黏液。吐出多量唾沫，多为胃中有寒，或有积冷、湿滞、宿食。

2. 呕吐物

呕吐是胃气上逆所致。呕吐痰涎，其质清稀者，属于寒饮；呕吐物清稀而夹有食物，无酸臭味者，多为胃气虚寒；呕吐物色黄味苦，多属肝胆有热，胃失和降；呕吐物秽浊酸臭，多因胃热或食积所致；吐血鲜红或暗红，夹有食物残渣，多因肝火犯胃或瘀血内停；呕吐脓血味腥臭者，多为胃痈。

3. 大便

大便的通畅，可以排泄人体糟粕，有利于新陈代谢。若大便稀溏，多为虚寒证；大便燥结，多为实热证；大便干硬如羊粪者，多为肠道津亏；大便如糜状且黏滞恶臭者是肠胃湿热；小儿绿便有泡多消化不良；大便脓血赤白相杂是下痢；大便带血，色鲜红者为血热；黑如胶漆者为瘀滞；先便而后血，其色如沥青者，血从胃中来；先血后便，其色鲜红者，病多在大肠与肛门。

4. 小便

小便与膀胱和肾的气化、肺的肃降、脾的运化功能有密切关系。小便清长者为寒；小便短赤者为热；小便色黄者多为湿热；小儿尿如米泔，多为食滞，肠胃湿热；尿黄赤混浊或混有沙石者，为石淋；小便混浊如米泔且淋沥而痛者，为膏淋；若尿色红伴尿时热涩刺痛者，为血淋。

第二节 闻 诊

闻诊包括听声音和嗅气味两个方面。声音悦耳，语音清晰，会给人以美的感受，利于人际交往；反之声音粗哑，语言含糊不清则会令人不快，妨碍沟通。口气、体气是人体脏腑活动所散发于外的气味，气味难闻，则令人难以与之接近。听声音，主要是听患者语音、呼吸、咳嗽、呃逆、嗳气等声音的变化；嗅气味，主要是嗅患者的口气、汗气、分泌物与排泄物等气味的异常，以此为辨别疾病的虚实寒热提供依据。

一、听声音

（一）语声

一般语声低弱、少气懒言，多为虚证、寒证；语言洪亮，多言而躁动，多为实证、热证。声音嘶哑包括声嘶和失音。声嘶是指语声低沙，混浊不清；失音是指完全不能发音。二者病因病机基本相同，往往是先声嘶，继则不能发音。外感者，多表现为突然声音嘶哑，咽喉肿痛，或咽干喉痒；瘀血者，声音嘶哑长期不愈，咽干而痛，声带肥厚或有小结，或有息肉，或喉间有肿块；痰热者，声音嘶哑，咯痰黄稠，咽喉红肿疼痛，或如有物堵塞；肺肾阴虚者，声音嘶哑，发病缓，夜间较甚，口干咽痒微痛，伴五心烦热，干咳少痰，耳鸣耳聋。此外，妇女妊娠，也可见失音，多为胞胎阻碍，肾之精气不能上荣所致，产后即愈，属功能障碍。

（二）呼吸

呼吸有力，声高气粗，多是热邪内盛，气道不利，属于实热证；呼吸无力，声低气弱，多是肺肾之气不足，属于内伤虚损。

呼吸困难，短促急迫，甚者鼻翼煽动，或张口抬肩不能平卧称为喘。喘气时喉中有哮鸣声称为哮。喘有虚实之分，若喘声粗，声高息涌，惟以呼出为快的，属实喘，多为肺有实邪或痰饮内停所致；若喘声低微，息短不续，动则喘甚的，属虚喘，是肺肾虚损，气失摄纳所致。

呼吸微弱，气少不足以息的，称为"少气"，多因气虚所致。胸中郁闷不舒，引一声长吁或短叹声音的，称为"叹息"（古称太息），为肝气郁结之象。

（三）咳嗽

咳嗽多见于肺脏疾病，由肺失宣肃，其气上逆所致。

咳声紧闷，多属寒湿；咳声重浊，兼痰稀色白，鼻塞不通，多是外感风寒；咳声低，痰多易咯，是寒咳、湿咳或痰咳；咳声清脆者，多属燥热；干咳无痰，或咳出少许黏液，是燥咳或热咳。

（四）呃逆、嗳气

呃逆、嗳气为胃失和降、胃气上逆所致。

二、嗅气味

（一）口气

口气，是指病人张口时发出之气，与消化不良、胃肠湿热等疾病有关。口气酸臭，嗳气厌食，脘腹胀满，多属食积化热。口气臭秽，口渴喜饮，牙龈肿痛或口舌生疮，便秘尿赤，多属胃火上炎。口腔不洁、牙疳、龋齿导致食物腐败，或腐肉败血，张口时也发出秽浊之气。此外，过度节食减肥，体重减轻过快也可见口气；食蒜、葱、咸鱼、榴莲等特殊气味的果菜也可引起令人不快的口气。

（二）汗气

汗气，是指人体出汗后，汗液散发的气味。正常人出汗量不多不会产生汗气，若汗出量多，衣被不洁会散发出汗气。足臭为两足有恶臭的汗气，常伴有足癣、起泡、脱皮、瘙痒，甚则溃烂，此为湿盛，或湿热下注所致。

（三）二便、经、带之气

小便臊臭，色黄混浊，伴有尿频、尿急、尿痛，为膀胱湿热；尿有酮体气味（烂苹果样气味），为消渴病的危重证候。大便恶臭难闻，里急后重，多属大肠湿热；大便泄泻臭如败卵，完谷不化，矢气酸臭，多属伤食食滞。

月经或产后恶血不尽而有秽浊之气，多为热袭胞宫，血不归经。带下腥臭，色黄黏稠，为肝经湿热；带下恶臭，色黄绿如脓，或混浊如米泔或夹血，多属湿毒重证。

总之，一般认为，凡气味酸腐臭秽者，多属实热证；无臭或略有腥气者，多属虚寒证。

第三节　问　诊

问诊是医者通过对病人或陪诊者进行有目的、有步骤的询问，了解疾病的发生、发展、治疗经过、现在症状及与疾病有关的情况，从而为辨病与辨证提供诊断依据的一种诊法，是医者接触病人、认识疾病的开始，也是诊断疾病的首要方法。

问诊，能使医者收集病人的有关资料，如主诉、自觉症状、体征、既往的健康情况、家族史等，有利于对病证的病因、病位、病性等做出判断，是其他三诊及特殊检查所无法取代的。对某些病证的早期，病人仅有轻微的感觉异常，而缺乏客观的体征，此时望闻切诊及实验室特殊检查可能均无阳性所见，问诊则可提供早期诊断的线索。对疑难复杂的病例，难于确诊，只有通过反复、细致的问诊，才能全面地掌握病情，获得线索，作出诊断。有些特殊病例，或讳疾忌医，或有意隐瞒病情，或故意伪造病情者，问诊可去伪存真，找出其真正病因。通过问诊，还可密切医患关系，帮助病人树立战胜疾病的信心。

问诊时，医者首先要抓住病人的主要病痛，即围绕主诉进行问诊，要边听边问，边问边辨，问辨结合，努力做到目的明确、重点突出、全面准确。同时，医者态度要和蔼可亲，富有同情心和责任感，对于危重病人，宜以救命为先，作简单扼要地询问，及时进行抢救，然后对不详之处再作补问。

一、问一般情况

内容包括姓名、年龄、性别、婚姻、民族、职业、籍贯、现住址等。一般情况的询问有两方面的意义，一是对病人的诊治负责，便于随访；二是可以了解到某些与疾病有关的资料，作为诊断的参考。

二、问主诉

主诉是病人感受最痛苦的主要症状或体征及其持续时间。主诉通常是病人就诊的主要原因，也是疾病的主要矛盾。应用一两句话对主诉加以概括，并同时注明主诉自发生到就诊的时间，尤为重要的是时间应记录清楚。

三、问现病史

询问从起病到就诊时病情演变与诊察治疗的全部经过，包括起病的时间与环境、病之新久缓急、及病人自己认为发病的原因或诱因、最初的表现、病情演变规律、诊疗过程、当时曾经何种处理等。如病程较长，可按时间顺序，分阶段询问、每一阶段的主症、症状的性质及程度、其变化有无规律性、是否存在影响症状的原因或诱因，询问整个疾病过程中进行过哪些治疗、哪些检查及检查结果如何，治疗过程中有否出现过不良反应等。

四、问既往史、生活史、家族史

既往史包括既往健康状况，曾患过何种主要疾病。素体健壮者多为实证，素体不足者多为虚证。

生活史包括病人的出生地与居留地，生活习惯与饮食嗜好，劳逸起居，工作情况。生活艰难或安逸，工作操劳或轻松，饮食偏嗜，均对人体的容貌形体有较大的影响。

家族史主要是询问病人直系亲属的健康状况，对于诊断某些遗传病和传染病有一定帮助。

五、问现在症状

现在症状是指病人就诊时的全部自觉症状，以及对辨病、辨证有意义的全身情况。问现在症状是问诊中重要的一环。

（一）问寒热

寒，是病人有寒冷的感觉，虽覆被加衣，近火取暖仍不能解其寒；热，是病人体温升高或体温正常，但病人自觉全身或局部有发热的感觉。寒热的产生决定于病邪的性质及机体的阴阳盛衰。一般来讲，感受寒邪多恶寒，感受热邪多发热；机体阳盛则发热，阴盛则寒冷；阳虚生外寒，阴虚生内热。手足背热甚于手足心，恶寒添衣近火而不减，多为外感；手足心热甚于手足背，畏寒添衣可减，多为内伤。

临床上常见的寒热有以下几种情况。

1. 恶寒发热

疾病初起恶寒与发热同时并见的，多属外感表证。

2. 但热不寒

病人自觉发热而不恶寒，据发热的征象分为壮热、潮热、低热。

（1）壮热　高热不退，不恶寒，反恶热，多因里热炽盛。常兼多汗、烦渴等症状。

（2）潮热　发热如潮，按时而发或按时热甚者。日晡（下午 3~5 点）潮热者，多为阳明腑实证；午后潮热，入夜尤其，兼盗汗、颧红者，多属阴虚潮热；午后热甚，身热不扬，伴头重身困，多属湿温潮热。

（3）低热　又称微热。较正常体温稍高，或仅病人自觉发热而体温并不高者。可见气虚、气郁、阴虚发热等。

3. 但寒不热

病人只觉畏寒而不发热，常兼形寒肢冷，多属虚寒证。

（二）问汗

汗是体内阳气蒸化津液，出于体表而成。问汗应询问汗之有无、汗出的时间、部位、汗量多少及其兼症等。

1. 表证辨汗

表证是病位在肌表，表证有汗、无汗，可反映感受外邪的性质和正气的盛衰。表证无汗，多见外感寒邪；表证有汗，多属外感风邪、热邪。

2. 里证辨汗

（1）自汗　经常汗出不止，活动后更甚，多属气虚卫阳不固所致，常伴神疲、乏力、气短等症。

（2）盗汗　入睡汗出，醒则汗止，多属阴虚。阴虚不敛阳，津随阳泄而为汗，常伴五心烦热、失眠、颧红等症。

（3）头汗　汗出仅限于头部，多由上焦邪热或中焦湿热郁蒸所致。前者常见烦渴，苔黄；后者常见身重倦怠，小便不利等。

（4）手足心汗　手足心汗出较多者，多属脾胃之热。心胸部汗出较多，伴食少、神疲、多梦，多属劳伤心脾。

（三）问疼痛

疼痛，是临床上常见的自觉症状之一。可发生于患病机体的各个部位。其形成有因实而致痛的，如感受外邪，或气滞血瘀，或痰浊凝滞，或虫积食积等阻滞经络，使气血运行不畅，"不通则痛"；也有因虚致痛的，如气血不足，或阴精亏损，致脏腑经脉失养，"不荣则痛"。引起疼痛的病因、病机不同，故其性质特点也不同。询问疼痛的不同性质特点，有助于分辨疼痛的原因与病机。

1. 灼痛

痛有灼热感而喜凉者。常见于两胁或脘部。多由于火邪窜络，或阴虚阳热亢盛所致。

2. 冷痛

痛有冷感而喜热者。常见于头、腰、脘腹部；多因寒邪阻络或阳气不足，脏腑、经络不得温养而成。

3. 胀痛

胀满而痛。在很多部位都可出现，以胸脘、腹部为最多。多由气滞所致。头部胀痛，多见于肝阳上亢或肝火上炎的病证。

4. 刺痛

疼痛如针刺。以胸胁、少腹、小腹、胃脘部多见。是瘀血疼痛的特点之一。

5. 重痛

疼痛并有沉重的感觉。多见于头部、四肢及腰部，多因湿邪困遏所致。

6. 掣痛

抽掣或牵引作痛。多由筋脉失养或阻滞不通所致。

7. 绞痛

痛如绞割。多因有形实邪闭阻气机而成。如心血瘀阻引起的真心痛。

8. 隐痛

疼痛不剧，绵绵不休。多见于头、脘、腹、腰部。一般多是气血不足，阴寒内生，气血运行滞涩而成。

一般而言，新病疼痛，持续不解，或痛而拒按，多属实证；久病疼痛，时有缓止，或痛而喜按，多见于虚证。

（四）问饮食与口味

饮食口味是脾胃功能的重要反应。询问患者的食欲、食量、口渴饮水及口味等情况，有助于辨别脾胃功能及病情的虚实寒热。

1. 食欲与食量

食少纳呆者，或为脾胃气虚，或为湿邪困脾，或为内伤食滞；厌食脘胀，嗳腐吞酸，多为食停胃脘；厌食油腻，胁胀呕恶，可见于肝胆湿热，横逆犯胃；减肥心切，过度节食也可发展为厌食。喜热食，食后常感饱胀，多是脾胃虚寒；消谷善饥者，多为胃火炽盛，伴见多饮多尿者，可见于消渴病；饥而不欲食，常为胃阴不足所致。

2. 口渴与饮水

口渴多提示津液损伤，或因津液内停不能气化上承所致。口渴喜冷饮，为热盛伤津；渴喜热饮，为寒湿内停，气化受阻；口渴不多饮，可见湿热证；口干但不欲饮，可见阴虚证。

3. 口味

即口中的异常味觉与气味。口淡无味，多见于脾胃虚寒或水湿内停；口甜而腻，多见于脾胃湿热；口酸，多见于肝胃不和；口苦，多见于胃热胃火或肝胆实热；口咸，多见于肾虚水泛；口气酸腐，多为胃肠积滞；口腥，多见于肺胃血络损伤。

（五）问睡眠

睡眠是人体适应自然界昼夜节律性变化，维持机体阴阳平衡协调的生理活动。睡眠与美容关系密切，尤其神气、皮肤必须有充足的睡眠方可呈现生机。问睡眠时间长短，入睡难易，有梦无梦等，可判断机体阴阳气血的盛衰，心肾等脏腑功能的强弱。

1. 失眠

又称"不寐"，常见有以下四种类型：①不易入睡，兼见心烦多梦、潮热盗汗、腰膝痠软者，属心肾不交；②睡后易醒，兼见心悸、纳少乏力、舌淡脉虚者，属心脾两虚；③失眠而时惊醒，兼见眩晕胸闷、胆怯心烦、口苦恶心者，属胆郁痰扰；④失眠而夜卧不安，兼见脘闷嗳气、腹胀不舒、舌苔厚腻者，属饮食停滞，即胃不和、卧不安者。

2．嗜睡

指睡意很浓，经常不自主地入睡。多见于阳盛阴虚或痰湿困阻的病证。若困倦易睡，头目昏沉，肢体困重，属痰湿困脾，清阳不升，脑失所养而致；若病人极度疲惫，肢冷脉微，朦胧欲寐，似睡非睡，属心肾阳虚，心神失养引起。

（六）问二便

问二便是询问病人大小便的有关情况。小便的排泄，虽由膀胱所司，但与肾的气化、脾的转输、肺的肃降和三焦的通调有密切关系。大便的排泄，虽由肠道所主，但与脾胃的腐熟运化、肝的疏泄和命门的温煦关系密切。问二便，不仅可了解消化功能和水液代谢是否正常，而且还可判断疾病的寒热虚实。询问时应着重了解大小便的次数、量、质、色、气味、感觉及伴有症状。

1．问小便

健康成人在一般情况下日间排尿 3～5 次，夜间 0～1 次，每昼夜尿量在 1000～2000ml 之间。尿量、尿次均受饮水、出汗、气温和年龄的影响。

（1）尿量异常

①尿量增多　24 小时尿量经常超过 2500ml。若小便清长量多，或夜尿增多，畏寒喜暖，腰膝酸软，多因肾阳亏虚，肾气不固，膀胱失约所致；若多尿、口渴、多饮、消瘦，属消渴病，是肾阴亏虚，虚热内扰，膀胱多开少合所致。

②尿量减少　24 小时尿量少于 400ml，或每小时尿量持续少于 17ml。若小便短赤量少，多属实热证，或汗吐下太过伤津所致；若尿少浮肿，为水肿病，是肺脾肾三脏功能失常，气化不利，水湿内停所致。

（2）尿质异常

①尿浊　尿液混浊，甚则白如泔浆凝脂，排尿无疼痛者。伴腰膝酸软，潮热盗汗，为肾阴虚；伴形寒肢冷，腰膝酸软，为肾阳虚；伴小腹坠胀，神疲纳呆，为脾气虚；尿浊而黄赤，排尿时尿道有热涩感，则为下焦湿热。

②血尿　尿中带血，尿色变红，或夹有血块。伴有尿道灼痛，心烦，口舌生疮者，为心火下移小肠；小便呈洗肉水样，伴面色㿠白，神疲倦怠，纳呆腰酸者，属脾肾阳虚；伴潮热盗汗者，属肾阴虚。

（3）排尿异常

①小便频数　若小便短赤，频数急迫者，为淋证，是湿热蕴结下焦所致；若小便频数，量多色清，夜间尤其，为肾阳不足，下焦虚寒。

②小便涩痛　即排便不畅，且伴有急迫、疼痛、灼热感，见于淋证，是湿热蕴结膀胱所致。

③癃闭 小便不畅，点滴而出者为"癃"；小便不通，点滴不出者为"闭"，一般统称为"癃闭"。有虚实之分。因湿热蕴结，或瘀血、结石阻塞压迫尿道所致，多属实证；因老年气虚，肾阳不足，或中气虚所致，多属虚证。

④余沥不尽 即排尿后尿液点滴不尽，见于肾气虚。

⑤小便失禁 病人神志清楚时，小便不能控制而自行流出，多属肾气不固。

2. 问大便

健康人每日或隔日大便一次，排便通畅、成形，纯为糟粕。

（1）便次异常

①便秘 即大便燥结，排出困难，排便间隔时间延长，甚至数日不便。若高热便秘，腹满胀痛，为热秘；便秘伴形寒肢冷，腰脊酸冷，小便清长，为冷秘；大便干结，咽干口燥，为阴虚便秘；若大便虽不干，但排出困难且神疲气怯，为气虚便秘；若便干口燥，面色无华，为血虚便秘。

②泄泻 即大便稀软不成形，或呈水样，便次增多。伴纳呆腹胀，倦怠乏力，为脾气虚；伴畏寒肢冷，脘腹冷胀，为脾阳虚；每于黎明前腹痛作泄，泄后则安，腰膝酸软，为"五更泄"，属肾阳虚；若情志抑郁，腹痛作泄，泄后痛解，为"痛泄证"，属肝郁乘脾；泻下未消化食物，酸腐臭秽，属伤食泻；泻下不爽，肛门灼热，为湿热泻。

（2）便质异常 除便秘便燥、泄泻便溏外，常见的便质异常有完谷不化、溏结不调、下利脓血等。大便含有大量未消化的食物，称"完谷不化"，多见于脾虚泄泻和肾虚泄泻。大便时干时稀，为"溏结不调"，多见于肝郁乘脾，肝脾不和。大便中夹有脓血黏液，常见于痢疾。

（3）排便异常

①肛门灼热 即排便时肛门有灼热感，属大肠湿热。

②排便不爽 即腹痛而排便涩滞不畅，因湿热内蕴，或饮食积滞。

③里急后重 即腹痛窘迫，时时欲便，肛门重坠，便出不爽。多见于痢疾。

④肛门下坠 即肛门有下坠感，甚则脱肛，属脾虚中气下陷。

（七）问经带

妇女有月经、带下、妊娠产育等生理特点。发生疾病时，常能引起上述方面的病理改变，进而对人体的容貌产生影响。

1. 月经

（1）月经不调 指月经周期及量、色、质发生异常改变。主要有以下三种情况。

①月经先期 指月经经常提前一周以上者。先期而经色深红、质稠、量多者，属血热；先期而经色淡红、质稀、量多者，属气虚。

②月经后期　指月经经常错后一周以上者。后期而经色淡红、质稀、量少者属血虚；后期而经色紫暗、有块、量少，兼见乳房胀痛者，属气郁；后期而经色淡红、质稀、量少不定者，属脾肾虚损，冲任失调。

③月经先后不定期　指月经时而提前，时而延后达一周以上者。月经先后不定期，经量或多或少，经前或月经刚来时，乳房胀痛，或痛及两胁者，属肝郁肾虚；月经先后不定期，经量少而色淡，兼神疲乏力者，属心脾气虚。

（2）经行腹痛　凡经前小腹胀痛，行经后痛减者，属实证，多为气滞血瘀；凡经行小腹隐痛兼腰部酸痛者，属虚证，多为气虚不足或肾虚；凡行经小腹疼痛，得热痛减者，属寒证。

（3）闭经　女子发育成熟后，月经应来不来，或曾来而中断，闭止 3 个月以上，称为闭经。多由血瘀、肝气郁结、虚劳等引起。

（4）崩漏　月经忽然大下不止谓之"经崩"，长期淋漓不断称为"经漏"。凡崩漏经色深红有块者，多属热证；崩漏经色淡红无块者，多为冲任损伤或中气下陷。

2. 带下

在正常情况下，妇女可有少量白带分泌，若带下量多，淋漓不断，或色质改变，或有臭味，即为带下病。

若带下色黄、量多、质黏稠、臭秽者，称为黄带，属湿热证，是由湿郁化热，湿热下注所致。若带下色红黏稠或赤白相间，微有臭味者，称为赤带，多因情志不舒，肝郁化热，损伤胞络所致。

3. 妊娠

妇女妊娠期可有容貌的改变，如面部黄褐斑、面容虚浮，如无其他不适，不需用药治疗，待产后便可恢复。

4. 产后

妇女产后气血两虚，可引起损美性疾病或美容缺陷，故应予以调养。此外，产后合理科学的膳食，是避免损美性疾病发生的重要一环。

（八）中医美容临床问诊要点

各种损美性疾病的诊断虽然是望诊为先，但需四诊合参，问诊尤其不可少。问诊的目的在于充分收集其他三诊所无法取得的资料。

1. 发病时间

发病时间长短可提示病证的虚实。一般来说，发病时间较短，多属实证；发病时间较长，多属虚证。发病的季节可提示病邪的性质，如春季多风邪致病，夏季多因热邪、湿邪侵袭，秋季多燥邪外干，冬季多与寒邪有关。

2. 原因诱因

询问损美性疾病的发生原因或诱因，可探究疾病的根本，从本论治，体现出中医"治病求本"的治则。导致损美性疾病的原因有多种，如外感六淫、内伤七情，或饮食所伤，劳逸失常，或脏腑虚弱，气血失调，或药品物品使用不当等。

感受风热之邪，可生粉刺，疣疱；风湿热毒郁于肌肤，会致各种体癣；感受湿邪会导致湿疹、痱子等；感受燥邪，则皮肤干燥、脱屑、皲裂。

人之七情，是人体对客观事物的正常反应。如长期过分压抑自己的情志，会使内在气机失调，进而脏腑功能紊乱，影响面容及形体，致容貌早衰，形体枯槁，或易患斑秃、黄褐斑等疾病。

饮食饥饱失常、不洁或偏食，都会引起有碍美容的疾病。过食肥甘厚腻、辛辣之物，易化生内热，引起痈疽疔等皮肤病证；饮食过量，易致肥胖；摄食不足或偏食，可致气血亏虚，形瘦，面色无华；误食腐败食物或致敏有毒食物，可导致皮肤过敏，甚则死亡；另外进食不洁食物，可致寄生虫病，出现皮肤虫斑，皮色苍黄无华等。

劳逸失常，会影响机体的健康，致容貌早衰。劳累过度则体倦乏力，消瘦无华，面皱皮槁；安逸过度则体僵肢软，臃肿懈怠；房劳过度，肾精受耗，会加速人体衰老。

脏腑虚衰，会出现诸多损美性疾病，肾虚可导致皮皱肉松，发脱齿掉，耳聋目花，肤现乌斑（老年斑）等容颜衰老现象；脾胃气虚则气血生化不足，致面淡无华，形体消瘦，或脾虚湿停，致体困体胖；心气不足则面白或青，身疲乏力；肺气不足则皮肤粗糙、脱屑；肝病日久，则面色晦滞。

气血对人体健美具有十分重要的作用。气血亏虚则肌肤失养，致皮色苍黄，气血不畅，气滞血瘀，可致黧黑斑、雀斑、肌肤甲错等。

当人体内在脏腑、气血失调时，易感外邪，可诱发多种损美性疾病的发生。

3. 自觉症状

损美性疾病会出现一些自觉症状，如瘙痒、疼痛、灼痛、麻木等。应结合各自的表现及伴有的症状进行辨证。

4. 治疗经过

对于一些病程较长的损美性疾病，一般都经过治疗处理，应详细询问其治疗经过，从而了解疾病的整个发病过程，对以往所用之药的效果应分别作判断，也为以后诊断治疗提供重要参考。

5. 既往健康状况

既往健康状况可反映一个人的体质；如平日体弱多病，则提示体质虚弱，易患各种病证。损美性疾病的发生与体质有着很大的联系。如阴虚体质之人，易患褐斑，面部易皱；阳虚体质之人，易肥胖等。皮肤病多缠绵难愈，反复发作，通过询问可了解疾病的发展，为诊断治疗提供依据。

6. 环境因素

中医整体观念认为：人与自然界是一个有机整体，人体的发病受到环境因素的影响。

（1）生活环境 生活状况不良，过度劳累奔波，久之伤气耗血，或饮食摄入不足，致气血亏虚，过早衰老；反之，安逸过度，气血壅滞运行不畅，气郁则烦闷不舒，气郁生痰湿，则形体臃肿。

（2）工作环境 工作环境直接影响人体的心境。如工作环境舒适、轻松，则神清气爽，面色红润，精力充沛；反之工作环境压抑、沉重，则心情抑郁不舒，面色淡暗，精力不充，工作效率下降。

（3）自然环境 生活在清新、明净、绿色的大自然当中，人的心情会十分舒畅，如生活在污浊的空气中，烟雾灰尘密布，或受紫外线、电磁波、化学合成物、噪声等的污染，人就会变得心烦意乱，久而久之影响其内在气血脏腑，变生多种疾病。

（4）社会环境 一个人的心理状况和人格，可通过情绪的变化而在皮肤上表现出来。若情绪平稳，平淡知足，充满爱心，皮肤会表现得光滑润泽；反之，矛盾的心理，过激的情志，会引起皮肤的缺陷或疾病，也会使人感觉憔悴衰老。因此，正确把握情志活动的限度，修养性情，淡泊名利，豁达大度，则可免除或减轻外形外貌的损害，使美更加优雅，更加和谐，更加具有神韵。

第四节 切 诊

切诊，包括脉诊与按诊两部分，是医者运用指端的触觉，在病者的一定部位进行触、摸、按、压，以了解病情的方法。

一、脉诊

（一）脉象的形成原理与脉诊的临床意义

心主血脉，心脏搏动把血液排入血管而形成脉搏。血液循行脉管之中，流布全身，环周不休，运行不息，除心脏的主导作用外，还必须有各脏器的协调配合，肺朝百脉，使循行于全身的血脉，均汇聚于肺，且肺主气，通过肺气的敷布，血液才能布散全身；脾胃为气血生化之源，脾主统血，血液的循行，有赖脾气的统摄；肝藏血，主疏泄，以调节循环血量；肾藏精，精化气，是人体阳气的根本，是脏腑组织功能活动的原动力，且精可以化生血，是生成血液的物质基础之一。可见脉象的形成与各脏均有密切的关系，因而，根据脉象的变化，可以了解疾病的病因、病位、病性、邪正关系、病情轻重及其预后情况。

（二）脉诊的部位与方法

脉诊的常用部位，是手腕部的寸口脉，其位置在腕后桡动脉所在部位。并以掌后高骨（桡骨茎突）为标志，将寸口分为寸、关、尺三部。正对高骨处为关，关前（腕端）为寸，关后（肘端）为尺，两手各有寸关尺三部，共六部脉。其临床意义大致为左手寸候心、关候肝胆，右手寸候肺、关候脾胃，两手尺候肾。寸关尺三部每部都有浮中沉三候，共成九候。

脉诊的时间以环境安静，气血平和为佳。体位应正坐或仰卧，手臂应与心脏近于同一水平，前臂平伸，掌心向上，腕下垫脉枕。布指时，以中指按压正对高骨处的寸口定关位，接着将食指放在寸位，无名指放在尺位。一般三指并拢，呈弓形斜按在同一水平，以指腹按触脉体。三指布指疏密，应根据病人手臂长短而调整。诊脉时用轻指力切在皮肤上称为举，即浮取或轻取；用重指力切按筋骨间称为按，即沉取或重取；不轻不重，中等度用力按至肌肉为寻，即中取。脉诊时，医生呼吸要自然均匀，以医生正常的一呼一吸的时间去计算病人的脉搏至数。切诊的时间必须在候50动以上，所以每次候脉时间以3~5分钟为宜。

（三）正常脉象

正常脉象又称平脉，其基本形象是：三部有脉，沉取不绝；一息四五至（相当于70~80次/分）；不浮不沉，不大不小，从容和缓，柔和有力，节律一致。即有胃、有神、有根。有胃以从容、和缓、不浮不沉、不快不慢为主要特点，反映脾胃旺盛和气血充盈。有神以应指柔和有力、节律整齐为主要特点，反映心气健旺，血脉充盈。有根以尺脉有力、沉取不绝为特点，反映肾气足，生机不息。总之，平脉反映了机体气血旺盛，脏腑功能健旺，阴阳平衡，是健康的标志。

正常脉象可由于人体内外诸多因素的影响而发生相应的生理性变化。如四季气候的影响，平脉有春弦、夏洪、秋浮、冬沉的变化。地理环境也影响脉象，南方人脉多细软或略数；北方人脉多沉实。妇女脉象较男子濡弱而略快。年龄越小，脉搏越快，五六岁幼儿，每分钟脉搏90~110次，年龄渐长则脉象渐和缓。一时性的情志变化，也可使脉象发生变化，如喜则脉缓。脑力劳动之人，脉多弱于体力劳动者。饮食也可影响其脉象，如酒后脉多数而有力，饥饿时脉多稍缓而无力。脉象变化多样，但总以有胃、有神、有根为平脉范围。

（四）常见病脉与主病

疾病反映于脉象的变化，称为病脉。疾病的性质不同，表现出的脉象也不同，故可将脉象作为诊断疾病的重要依据之一。虽然脉象种类较多，但总离不开位、数、形、势四个方面的相兼和变化。现代研究认为，脉象是从脉位的深浅、脉率（至数）的快慢、脉力的强弱、脉律（节律）的整齐与否、脉形的粗细长短、脉势的大小以及气血的充盈度、脉动的流利度、血管的紧张度等方面来表现的。

1. 浮脉

【脉象】轻按即得，重按稍弱。

【主病】表证。浮而有力为表实，浮而无力为表虚。

【分析】外邪侵袭肌表，卫气与之相争，脉气鼓动于外，故脉浮而有力，若浮而无力，则表明卫气不足。但久病体虚，也可见浮脉，多浮大无力，不可误作外感论治。

2. 沉脉

【脉象】轻按不显，重按始得。

【主病】里证。有力为里实，无力为里虚。

【分析】邪郁于里，正气与之相搏，则脉沉而有力；气血不足，脉气鼓动乏力，则脉沉而无力。

3. 迟脉

【脉象】脉搏迟慢，一息不足四至，每分钟在60次以下。

【主病】寒证。有力为实寒证。无力为虚寒证。

【分析】寒凝气滞，气血运行缓慢，则脉迟有力；阳气虚弱，无力推动血液运行，则可见脉迟无力。邪热结聚，阻滞血脉流行，也可见迟脉，但迟而有力，按之必实。

4. 数脉

【脉象】脉搏频率快，一息五至以上，每分钟逾90次。

【主病】热证。有力为实热，无力为虚热。

【分析】邪热鼓动，血行加速，则脉数有力；阴虚内热，津血不足，则数而无力。

5. 虚脉

【脉象】三部脉轻取、重按均无力

【主病】虚证。多为气血两虚。

【分析】气不足以运血，则脉来无力，血不足以充脉，故按之空虚。

6．实脉

【脉象】三部脉轻取、重按均有力。

【主病】实证。

【分析】正盛邪实，邪正相搏，气血壅盛，脉道坚满，故脉应指有力。

7．洪脉

【脉象】应指浮大有力，如波涛汹涌，来盛去衰。

【主病】实热证。

【分析】内热充斥，脉道扩大，气盛血涌，故见洪大之脉。

8．细脉

【脉象】脉细如线，应指明显。

【主病】诸虚劳损，又主湿证。

【分析】阴血亏虚不能充盈于脉，故脉细；湿邪阻压脉道，也可见细脉。

9．滑脉

【脉象】往来流利，应指圆滑，如盘走珠。

【主病】痰饮，实热。

【分析】痰食内滞，或热邪充斥，邪气壅盛，气实血涌，往来流利，应指圆滑。平人脉滑而冲和，是营卫充实之象，故亦为平脉。妇女妊娠亦常见滑脉，是气血充盛而调和的表现。

10．涩脉

【脉象】往来艰涩不畅，如轻刀刮竹。

【主病】气滞血瘀，精亏血少。

【分析】气滞血瘀，脉道受阻，故血流艰涩不畅；精亏血少，脉道不充，经脉失濡，故脉涩。

11．弦脉

【脉象】弦是脉气紧张的表现。端直以长，如按琴弦。

【主病】肝胆病，痛证，痰饮。

【分析】肝主疏泄，以柔和为贵，肝胆病，则肝气不柔，脉气紧急有力，呈弦脉；痛证、痰饮，阻遏气机畅通，也可见弦脉。

12．紧脉

【脉象】脉来绷急，应指紧张有力，状如牵绳转索。

【主病】寒证，痛证。

【分析】寒主收引，寒盛则经脉拘急；痛则脉气紧张，脉来绷急，故可见紧脉。

13. 濡脉

【脉象】浮而细软，重按不足。

【主病】湿证，气虚。

【分析】湿邪内侵，压抑脉道，则脉细而软；气血亏虚，则脉浮而细软。

14. 促脉

【脉象】脉来急促，有不规则的间歇。

【主病】阳盛实热，阴血不足。

【分析】阳盛实热，阴不济阳，故脉来急数。热灼阴津，则津血衰少，心气受损，致急行之血不相接续，故脉有歇止。

15. 结脉

【脉象】脉来迟缓而有不规则的间歇。

【主病】阴寒气结，寒凝，血瘀。

【分析】阴盛而阳不达，故脉来缓而时有歇止；寒痰、瘀血、脉气受阻，故脉也见缓而时一止。

16. 代脉

【脉象】脉来缓而有规则的歇止。

【主病】脏气衰弱。

【分析】脏气虚衰，一时脉气不相衔接，故见代脉。

（五）相兼脉与主病

在疾病过程中，由于病变机体的正气有盛衰，致病因素可以相互兼夹，病变的部位和性质也不断变化，所以临床上见到的病脉往往不是单一的脉象，而是两种或两种以上的脉同时出现，即"相兼脉"。相兼脉的主病，一般地说等于组成该相兼脉的各单一脉主病的相合。如浮紧脉，浮脉主表证，紧脉主寒证，浮紧脉即主表寒证。余可类推。沉迟脉主里寒证；沉细数脉主里虚热证；滑数脉主痰热、痰火，或内热食积；沉涩脉主血瘀；弦数脉主肝郁化火，或肝胆湿热；沉缓脉主脾肾阳虚，水湿内停等。

二、按诊

按诊，是对病人的肌肤、手足脘腹及其他部位施行触、摸、压，以测知病情的寒热、虚实等情况的一种诊病方法。

（一）按肌肤

按肌肤主要诊察皮肤的温度、润燥、有无肿胀等。

一般来说，热邪盛的身多热，阳气衰的身多寒。凡身热，按其皮肤，初按热甚，久按热反转轻的，是热在表；若久按其热更甚，热自内向外蒸发的，是热在里；肌肤热泛而无蒸腾感的，属虚劳发热。皮肤润泽的，多属津液未伤；干燥或甲错的，多属津液已伤，或内有干血。按之凹陷不起，多为浮肿。

（二）按手足

按手足，主要是察寒热。诊手足温凉，可判断阳气的盛衰。手足俱冷，多是阳虚寒盛；手足俱热，多为阳盛热炽。手心热盛，多为内伤；手背热盛，多属外感。

（三）按脘腹

按脘腹，主要通过轻触表面，察皮肤的润泽，触压局部，了解有无痛感；审其软硬，以辨别脏腑虚实、病邪性质及其积聚的程度。

脘腹疼痛，按之则舒，局部柔软者，多属虚证；按之坚硬或疼痛加剧者，多属实证或瘀血。腹部包块固定不移，痛有定处，按之有形者，为癥为积；按之聚散无常，痛无定处者，为瘕为聚。脐腹包块，起伏聚散，往来不定，按之指下蠕动者，多为虫积。

第四章

中医美容临床辨证

辨证论治，是中医学的基本特点之一，也是中医学指导临床诊治疾病的基本原则。辨证是决定治疗的前提，只有在正确辨证的基础上，才会有正确的治疗方法和措施。所谓辨证，就是在中医基础理论的指导下，对病人的临床资料进行分析、综合，对照各种证的概念，从而对疾病当前病理本质进行判断的过程。

中医的辨证方法多种多样，常用的有八纲辨证、气血津液辨证、脏腑辨证、经络辨证等，由于损美性疾病与全身脏腑、经络、气血津液的关系非常密切，所以其辨证的方法与临床其他各科一样，也遵循辨证的基本原则。

一、八纲辨证

八纲，即阴、阳、表、里、寒、热、虚、实，是辨证论治的理论基础之一。它是通过四诊收集资料之后，根据病位的深浅、病邪的性质、正气的强弱等，加以综合分析，归纳为八类证候；称之为八纲辨证。一切疾病的辨证，都离不开八纲辨证，都可以用八纲加以归纳。如疾病的类别，可分为阴证与阳证；病位的浅深，可分为表证与里证；疾病的性质，可分为寒证与热证；邪正的盛衰，邪盛为实证，正虚为虚证。损美性疾病的辨证也不例外，也必须进行全身整体的辨证，才能判断出损美之病的病位深浅、寒热程度、虚实性质、阴阳变化，并根据损美性疾病的特殊性，从而制定出有效的治则治法，达到治愈疾病，恢复其美态的效果。

（一）表里辨证

表里系指病邪侵犯人体的部位深浅而言，是辨别疾病病位和病势趋向的两个纲领。

表证是指六淫邪气经皮毛、口鼻侵入而引起的证候，有起病急、病程短、病位浅的特点。可见恶风恶寒，发热，无汗或有汗，头痛身痛，苔薄白，脉浮等。

常见的损美性疾病有荨麻疹、痤疮、口眼㖞斜、针眼等。常见皮损为红斑或丘疹、风团、瘙痒、水疱，或眼部红肿疼痛、目涩、畏光、流泪，但病位常较轻浅，症状也较轻。

里证病在内（脏腑、气血、经络），可因表证不解，内传于里，或外邪直接侵犯脏腑，或因七情刺激、饮食所伤、劳逸过度、房室劳伤等，损伤于内，引起脏腑功能失调，气血阴阳逆乱而成，其证候表现多有发病缓、病程长、病位深的特点。常见的损美性疾病如痤疮、黄褐斑、肥胖、脱发等。若为里实、里热证，皮损表现为泛发性红斑或紫红斑，里寒、里虚证则皮疹迁延，渗出奇痒，疹色晦暗，皮肤发硬，怕冷等。损美性疾病虽然以皮毛、形体、官窍病变为主要表现，但多数是脏腑经络气血失调的外在表现，里证居多，这决定了损美性疾病必须重视内治内调的特点。

（二）寒热辨证

寒热是指病性的寒热，是辨别疾病性质的两个纲领。寒证与热证反映了机体阴阳的偏盛与偏衰。阴盛或阳虚，表现为寒证；阳盛或阴虚，表现为热证。

寒证是感受阴寒邪气或机体阳虚阴盛所表现的证候。多因外感阴寒邪气，或内伤久病，阳气耗伤，或过食生冷，阴寒内盛所致。寒证的基本表现是精神不振，畏寒怕冷，面色㿠白，肤色偏淡，口淡不渴，大便溏，小便清，舌淡，苔白，脉沉。常见的损美性疾病有冻疮、皲裂疮、肥胖等。皮损可表现为色淡白或青紫，温度偏低，或有疼痛、渗出、糜烂、剧痒的结节、疣状苔藓化改变，有疼痛不明显的反复发作的皮肤溃烂，得温则减，冬季发病或加重等特点。形体可表现为瘦弱或肥胖，并呈无力虚软。

热证是指感受阳热邪气或机体阴虚阳盛所表现的证候。多因外感火热邪气，或寒邪入里化热；或七情过激，郁而化热；或饮食不节，积蓄为热；或房室劳伤，劫夺阴精，阴虚内热等所致。热证的基本表现是烦躁不安，面色偏红，口干易渴，大便干，小便黄，舌红，苔黄，脉数。常见的损美性疾病如痤疮、粉花疮、日晒疮、酒齇鼻、热疮、唇风、体气、口气等。皮损可表现为色泽鲜红，泛发性红斑、丘疹、红肿灼热、水疱、脓疱等。脾胃积热可见皮肤油腻，阴虚火旺可见皮肤干燥。形体肥者多脾胃积热，并肌肉结实，形体健硕，瘦者多阴虚火旺。

（三）虚实辨证

虚实是辨别邪正盛衰的两个纲领，邪气盛为实，正气亏为虚。

虚证系机体正气亏虚，机能低下，气血津液化源不足，机体失于充养而表现的证候。多因素体禀赋不足，或情志内伤、饮食失调、劳逸过度、房室不节、久病失治损伤人体正气所致。虚证的表现是形体或瘦弱无力或肥胖虚软，神疲乏力，少气懒言，畏寒怕冷，四肢不温，面色㿠白，自汗，易于感冒，皮肤偏干，大便溏，小便清，舌淡，脉沉或无力。或表现为形体消瘦，心悸失眠，头晕眼花，颧红或面色萎黄，皮肤干燥，舌淡红或红绛少苔，脉细。虚证的特点是发病缓慢，病程较长，反应低下。常见的损美性疾病有肥胖、消瘦、头发黄赤、早生白发、乳房下垂、乳房偏小等。皮损可表现为皮疹欲出不出，迁延难愈，红肿不明显，颜色晦暗，皮肤干燥皲裂，毛发稀疏干黄等。

实证为邪气内盛，正气不虚，邪正交争激烈，机体反应较强烈而表现的证候。多因外感六淫或脏腑失调，气机阻滞，或水湿痰饮内停，瘀血内阻，或宿食停滞体内而成。多见于新病体壮之人。实证的表现多为素体强壮，胸闷腹胀，大便不通，小便不利，脉实有力。实证的特点是发病急骤突然，病程较短，症状显著。常见的损美性疾病如痤疮、粉花疮、日晒疮、酒齄鼻、热疮、唇风、体气、口气等。皮损表现为炎症反应明显，局部症状严重，发热，怕热，红肿，剧痒，脓疱，水疱，糜烂，渗出等。

（四）阴阳辨证

阴阳是辨别疾病类别的一对纲领，是八纲的总纲，表里、寒热、虚实都可概括在阴阳之中，即表、热、实证属阳证；里、寒、虚证属阴证。

不同的疾病，所表现的阴性证候不尽相同，一般可表现为面色㿠白或晦暗，少气懒言，身倦乏力，精神萎靡，身重，畏寒肢冷，倦卧，语言低怯，呼吸微而缓，口淡不渴，痰、涕、涎清稀，大便溏泄而腥臭，小便清长，舌淡胖嫩，苔白滑，脉沉迟、细、弱、微等。阳证常见的损美性疾病和皮损见表、热、实证。

不同的疾病，所表现的阳性证候也不尽相同，一般可表现为恶寒发热，或壮热，面红目赤，心烦，躁动不安，或神昏谵语，呼吸气粗而快，语言高亢，喘促痰鸣，口渴冷饮，痰、涕黄稠，大便秘结或热结旁流，小便短赤涩痛，舌红绛起芒刺，苔黄、灰黑而干，脉实、洪、数、浮、滑等。阴证常见的损美性疾病和皮损见里、寒、虚证。

二、气血津液辨证

气血津液辨证，是根据气血津液的生理功能及其病理特点，通过四诊获得临床资料，在八纲辨证的基础上，分析、辨识其所反映的不同证候。

气血津液是构成人体和维持人体生命活动的物质基础，其生成及作用的发挥必须依靠脏腑的正常功能活动，而脏腑生理功能的维持，又必须依赖气血津液的营养和推动等作用。因此，在病理上，脏腑发生病变，可以影响气血津液的变化；而气血津液的病变，又必然影响脏腑功能。故气血津液的病变与脏腑病变密切相关，气血津液辨证与脏腑辨证互为补充。

（一）气病辨证

1. 气虚证

气虚证是指元气不足，脏腑组织机能活动衰退所表现的证候。多因先天不足或后天失养，或肺脾功能失调而致气的生成不足；或年老体弱、劳倦过度所致。临床表现为身倦乏力，少气懒言，自汗，劳累时上述诸症加重，或头晕目眩，面色淡白，舌淡苔白，脉虚无力。若气虚不能行水，可见颜面郁浮，下肢肿胀，白带增多，舌体胖大或有齿痕，舌面水液较多，脉象迟缓无力。在损美性疾病中，气虚证一般多见于慢性病人，皮损分布稀疏散在，多平坦而红肿不显，或低于皮肤表面，或呈萎缩样变，不痒，或有酸、麻木感，或出现慢性湿疹、脱发、早生白发、睑黡、先天性皮肤病等。

2. 气滞证

气滞证是指人体某一部位或某一脏腑的气机阻滞，气行不畅所表现的证候。多因情志不舒，或感受外邪，或饮食失调，或用力闪挫，或痰饮、瘀血、食滞内停，或气虚推动无力，以致气机阻滞、气行不畅所致。临床表现为胸胁脘腹等处胀闷疼痛，胀重于痛，部位常不固定，范围非常广泛。情志不畅引起气滞可引发一系列损美性疾病，如颜面色斑、痤疮、疣、白驳风等，其皮损一般颜色正常或淡白色，且病情常随情志而变化。

3. 气陷证

气陷证是指气虚无力升举反而下陷所表现的证候。其临床表现为头晕目眩，少气倦怠，或便意频数，久泄久痢，或脱肛，子宫下垂，胃下垂，肝、肾下垂，腹部有坠胀感，舌淡苔白，脉弱。本证常由气虚证进一步发展而来，故有气虚的病因存在。具有气虚的一般症状表现，如头晕目眩，少气，神倦，舌淡苔白，脉弱。气虚升举无力而反下陷，故以久泄久痢、脏器下垂、腹部坠胀感等为主症。可引发一系列损美性疾病如眼睑下垂、消瘦等。

（二）血病辨证

1. 血虚证

血虚证是指血液亏虚，脏腑、经络、形体官窍失其濡养所表现的全身虚弱证候。其临床表现为面色白而无华或萎黄，唇、爪甲淡白，头晕目眩，心悸，失眠，手足麻木，妇女月经量少，或月经后期，或闭经，舌淡苔白，脉细无力。本证多因脾胃虚弱，生血乏源；或思虑过度，暗耗阴血；或久病不愈，耗伤营血；或失血过多，血量不足；或瘀血阻络，新血不生等所致。常见损美性疾病有皮肤瘙痒症、脱发等。皮损色淡而不鲜，时隐时现。

2. 血瘀证

血瘀证是瘀血阻滞于脏腑经络导致组织失养或功能失常所引起的证候。其临床表现为疼痛，痛如针刺刀割，痛处固定不移，拒按，常以夜间为甚。肿块，出血，面色黧黑或青紫，或唇色、爪甲青紫，或肌肤甲错，皮下紫斑，或皮肤出现丝状红缕，或腹部青筋暴露，下肢络脉曲张。妇女痛经、闭经或崩漏。舌质青紫或有瘀斑、瘀点，舌下络脉青紫、曲张，脉涩或结、代。多因外伤或气虚，以致血溢脉外瘀积不散；或气滞致血行受阻，或气虚运血迟滞；或寒客血脉致血行凝涩；或热邪侵入血分，血热搏结等所致。常见的损美性疾病有黄褐斑、睑黡、蟹足肿等。皮肤损害多为紫癜、瘀斑、结节、瘢痕、肿胀或粗糙多屑等。

3. 血热证

血热证是指血分有热，或火热之邪侵入血分所表现的证候。临床表现为各种出血，如吐血、咯血、衄血、尿血、便血，妇女月经提前量多，或崩漏；伴见身热，心烦，甚或躁狂，昏谵，舌红绛，脉数。多因外感火热邪气，或情志过极，郁而化火，火迫血妄行而成。常见的损美性疾病有痤疮、粉花疮、日晒疮、酒齄鼻、热疮等。皮损可见皮肤灼热、红肿、疼痛，有出血斑，病程多为急性。

4. 血寒证

血寒证是指局部脉络寒凝气滞，血行不畅所表现的证候。临床表现为手足局部冷痛，痛处肤色青紫，得温痛减，遇冷痛剧，畏寒肢冷，或妇女少腹冷痛，月经后期，经色紫暗，夹有瘀块，舌暗苔白滑，脉沉迟涩或紧。本证常由外感寒邪，或阳虚阴寒内盛等所致。常见的损美性疾病有冻疮等。皮损可见皮色暗紫，或有结块，逢寒则甚。

4. 血燥证

血燥证多因血虚或外邪侵入，郁久化热，灼伤津血所表现的证候。临床表现为口干唇裂，目涩甲枯，皮肤干燥、瘙痒，毛发干枯不荣或脱落，舌燥，脉细涩等。本证常由血虚日久或外邪侵袭日久发展而致。常见的损美性疾病有皲裂疮、白疕、鱼鳞病等。皮损可见皮肤粗糙、肥厚皲裂、脱屑增多等。

（三）气血同病辨证

既有气病，又见血病，即为气血同病。常见的证候有五。

1. 气血两虚证

气血两虚证是指气虚与血虚同时并见而全身虚弱所表现的证候。临床表现有面色淡白或萎黄，少气懒言，神倦乏力，头晕目眩，心悸，失眠，唇、爪甲淡白，舌淡嫩，脉细弱。多因久病不愈，气血两伤；或先有血虚，气随血耗；或先有气虚，无以化血所致。气血两虚证常见的损美性疾病和皮损见气虚证、血虚证。

2. 气不摄血证

气不摄血证是指气虚固摄血液的功能减弱，血不循经，溢于脉外所表现的出血证候。临床表现有便血、衄血、皮下出血，或妇女月经过多、崩漏，神倦乏力，少气懒言，自汗，头晕目眩，面色淡白或萎黄，舌淡白，脉弱。多因久病体弱、劳倦过度而耗伤正气，或慢性出血，气随血耗以致气虚摄血无权所致。常见的损美性疾病有紫癜等，皮损见皮下出血点或斑，色淡不鲜。

3. 气虚血瘀证

气虚血瘀证是指气虚运血无力，以致血行瘀阻所表现的证候。临床表现有神倦乏力，少气懒言，自汗，胸胁刺痛固定不移，拒按，或胁下痞块，舌淡紫或有紫斑，脉涩。多因各种原因导致气虚不能推动血液运行所致。常见的损美性疾病有黄褐斑等，皮损见斑色灰黑暗淡。

4. 气滞血瘀证

气滞血瘀证是指气机阻滞而致血行瘀阻所表现的证候。临床表现有性情急躁，胸胁胀满走窜疼痛，胁下痞块，刺痛拒按，或妇女痛经、经色紫暗夹瘀块，舌紫暗或有瘀斑，舌下络脉青紫曲张，脉弦涩。多因情志不遂，或闪挫外伤，或痰浊、寒邪内阻，以致气机阻滞，血行瘀阻所致。常见的损美性疾病有黄褐斑等，皮损见斑色深褐不泽。

（四）津液辨证

津液辨证就是分析、判断疾病中有无津液亏虚或水液停聚的证候存在。

1. 津液亏虚证

津液亏虚证，是指体内津液不足，脏腑组织官窍失却津液的滋润濡养和充盈所表现的证候。津液亏损程度较轻，主要是水分的丢失者，一般称为伤津、津亏；津液亏损程度较重，不仅水分丢失，且机体的某些精微营养物质亦受损者，一般称为液耗、液脱，但临床多通称而不严格区分。津液不足，脏腑组织失却滋润，则必从燥化，故津液亏虚可属燥（内燥）的范畴。津液是整个体内阴液的主要组成部分，津液不足可演变成阴虚，故又可将其归属于阴虚之内。津液亏虚多由高热、大汗、大吐、大泻、多尿、烧伤等，使津液耗损过多，以及阳气偏亢，暗耗津液所致，亦可因饮水过少，脏气虚衰，津液生化不足而形成。

津液亏虚证的临床表现均可看成是损美性的表现，主要有口燥咽干，唇焦或裂，渴欲饮水，眼球深陷，皮肤干燥甚或枯瘪，缺乏弹性及光泽，瘙痒脱屑，皱纹较多，小便短少而黄，大便干结难解，舌红少津，脉细而数等症。

2. 水液停聚证

水液停聚是指因外感六淫，内伤七情，影响肺、脾、肾输布排泄水液的功能，而成为水液停聚的证候。以水肿和痰饮最为常见。水肿的临床表现为头面浮肿，伴恶风、恶寒，发热，肢体疲重，咽喉肿痛，舌红而脉浮数；或水肿腰以下为甚，按之凹陷不起，小便短少，脘闷腹胀，纳呆便溏，神倦肢困，腰膝酸冷，四肢不温，面色㿠白或灰滞，舌淡胖苔白滑，脉沉迟无力。痰饮的临床表现为咳嗽咯痰，痰质黏稠，胸脘痞闷，恶心纳呆，呕吐痰涎，头晕目眩，形体多肥胖，或神昏而喉中痰鸣，或神志错乱而为癫、狂、痴、痫，或某些部位出现圆滑柔韧的瘰疬、瘿瘤、乳癖、核块，舌苔腻，脉滑。

以上临床表现中头面眼睑水肿，面色㿠白或灰滞，肢体困倦沉重，小便短少，肌肤痰核等均为损美性表现。常见的损美性疾病有面瘫、乳癖、肥胖等。

三、脏腑辨证

脏腑辨证，是根据脏腑的生理功能、病理表现，对疾病证候进行分析归纳，借以推究病机，判断病变的部位、性质、正邪盛衰情况的一种辨证方法，是临床各科的诊断基础，是辨证体系中的重要组成部分。

脏腑辨证，包括脏病辨证、腑病辨证、脏腑兼病辨证三个部分。其中脏病辨证是脏腑辨证的主要内容。由于脏腑之间具有表里的关系，在病理上容易相互影响，故历来将腑的部分病变归纳在脏病中间，这是较少单独论述腑病的原因。

脏腑辨证特别是五脏辨证，是中医美容辨证方法中的一个重要方法。脏腑是内脏的总称，它们通过各所属的经络相互取得联系并与形体、肌表、官窍发生关系。外邪可由体表通过经络传入内脏而致病；反之，内脏病变也会循着经络通路反映到体表，所谓"有诸内必形诸外"。

（一）心与小肠辨证

心的病证有虚有实。虚证多由久病伤正，禀赋不足、思虑伤心等因素，导致心气心阳受损，心阴心血亏耗；实证多由痰阻、火扰、寒凝、瘀血、气郁等引起。

心病的常见症状有心悸怔忡，心烦，心痛，失眠多梦，健忘，谵语等。

1. 心气虚证、心阳虚证

是指心脏阳气虚衰，功能减退所表现的证候，多由久病体虚，暴病伤正，禀赋不足或年老脏气亏虚等因素引起。临床表现为心悸怔忡，胸闷气短，活动后加重，面色淡白或㿠白，或有自汗，舌淡苔白，脉虚，为心气虚。若兼见畏寒肢冷，心痛，舌淡胖，苔白滑，脉微细，为心阳虚。常见的损美性表现为面色淡白或㿠白，气短自汗，舌淡或淡胖等。皮损可表现为色白或指端青紫，或有肿块及条索状硬块、结节等。

2. 心血虚、心阴虚证

心血虚与心阴虚，是指心血不足与心阴亏虚，不能濡养心脏而表现的证候。常由久病耗损阴血，或失血过多，或阴血生成不足，或情志不遂，气火内郁，暗耗阴血等因素引起。临床表现为心悸怔忡，失眠多梦，为心血虚与心阴虚的共有症。若兼见眩晕，健忘，面色苍白无华，或萎黄，口唇色淡，舌色淡白，脉象细弱等症，为心血虚。若见五心烦热，潮热，盗汗，两颧发红，舌红少津，脉细数，为心阴虚。常见的损美性表现为面色苍白无华或萎黄，口唇色淡，舌淡白，或两颧发红，口舌糜烂溃疡，舌红少津等。皮损可表现为丘疹；瘙痒夜甚，鳞屑性皮疹等。

3. 心火亢盛证

心火亢盛证是心火内炽所表现的证候。常因七情郁结，气郁化火，或火热之邪内侵，或嗜肥腻厚味以及烟酒等物，久而化热生火所致。临床表现心胸烦热，夜不成眠，面赤口渴，溲黄便干，舌尖红绛，或生舌疮，腐烂疼痛，脉数有力。或见狂躁谵语，或见吐血、衄血，或见肌肤疮疡，红肿热痛。常见的损美性表现为面红目赤，躁扰不安，口舌糜烂肿胀，舌红。皮损可表现为斑丘疹或风团，色鲜红，面积广泛，局部灼热肿胀或见脓疱及皮下出血。

4. 心脉痹阻证

心脉痹阻证是指心脏脉络在各种致病因素作用下导致痹阻不通所反映的证候。常由年老体弱或久病正虚以致瘀阻、痰凝、寒滞、气郁而发作。临床表现心悸怔忡，心胸憋闷疼痛，痛引肩背内臂，时发时止。若痛如针刺，舌见紫暗、紫斑、紫点，脉细涩或结代，为瘀阻心脉；若体胖痰多，身重困倦，闷痛特甚，舌苔白腻，脉沉滑为痰阻心脉；若剧痛暴作，得温痛缓，畏寒肢冷，舌淡苔白，脉沉迟或沉紧，为寒凝之象；若疼痛而胀，其发作往往与情志因素有关。舌淡红或黯红苔薄白，脉弦，为心脉气滞之征。常见的损美性表现为面色瘀暗，心胸憋闷，口唇暗紫，舌见紫暗、紫斑、紫点。皮损可表现为暗紫色或指端瘀暗，或有青紫肿块。

5. 小肠实热证

小肠实热证，是小肠里热炽盛所表现的证候。多由于心热下移小肠所致。临床表现心烦口渴，口舌生疮，小便赤涩，尿道灼热，尿血，舌红苔黄，脉数。常见的损美性表现为面色红赤，口舌生疮，心胸烦热，舌红苔黄。皮损可表现为丘疹或红斑，色鲜红，局部灼热肿胀或见脓疱及皮下出血等。

（二）肺与大肠辨证

肺的病证有虚实之分，虚证多见气虚和阴虚，实证多见风寒燥热等邪气侵袭或痰湿阻肺所致。大肠病证有湿热内侵，津液不足以及阳气亏虚等。

肺病的常见症状有咳嗽、气喘、胸痛、咯血等。大肠传导功能失常，主要表现为便秘与泄泻。

1. 肺气虚证

肺气虚证，是指肺功能活动减弱所表现的证候。多由久病咳喘，或气的生化不足所致。临床表现咳喘无力，气少不足以息，动则益甚，痰液清稀，声音低怯，面色淡白或㿠白，神疲体倦。或有自汗，畏风，易于感冒，舌淡苔白，脉虚。常见的损美性表现为面色淡白或㿠白，气短乏力，畏风自汗，易于感冒，面目浮肿，舌淡等。皮损可表现为浅色或正常肤色，常因受冷受风后诱发。

2. 肺阴虚证

肺阴虚证，是肺阴不足，虚热内生所反映的证候。多由久咳伤阴，痨虫袭肺，或热病后期阴津损伤所致。临床表现咳嗽无痰、或痰少而黏，口咽干燥，形体消瘦，午后潮热，五心烦热，盗汗，颧红，甚则痰中带血，声音嘶哑，舌红少津，脉细数。常见的损美性表现为颧红烦热，汗少，身体消瘦，皮肤干燥，毛发枯槁，声音嘶哑，舌红等。皮损可表现为丘疹、结节、斑块，干燥、粗糙、脱屑，疹色暗红等。

3. 风热犯肺证

风热犯肺证，是由风热侵犯肺系，卫气受病所表现的证候。临床表现咳嗽痰稠色黄，鼻塞流黄浊涕，身热，微恶风寒，口干咽痛，舌尖红苔薄黄，脉浮数。常见的损美性表现为面色微赤，鼻塞不通，鼻头红赤，口干咽痛，舌尖红苔薄黄而干等。皮损可表现为红斑、丘疹、脓疱、风团或鳞屑性皮疹等。常见的损美性疾病有痤疮、酒齄鼻等。

4. 大肠湿热证

大肠湿热证，是指湿热侵袭大肠所表现的证候。多因感受湿热外邪，或饮食不节等因素引起。临床表现腹痛，下利赤白黏冻，里急后重；或暴注下泄，色黄而臭。伴见肛门灼热，小便短赤，口渴，或有恶寒发热，但热不寒等症。舌红苔黄腻，脉濡数或滑数。常见的损美性表现为腹部胀满，矢气臭秽，肛门灼热，口臭，舌红苔黄腻等。皮损可表现为红斑，水疱或脓疱，糜烂等。常见的损美性疾病有痤疮、酒齄鼻、体气、口气等。

（三）脾与胃辨证

脾胃病证，皆有寒热虚实之不同。脾病以阳气虚衰，运化失调，水湿痰饮内生，不能统血为常见。胃病以受纳腐熟功能障碍，胃气上逆为主要病变。

脾病的常见症状为腹胀腹痛，泄泻便溏，浮肿、出血等。胃病多见脘痛，呕吐，嗳气，呃逆等症。

1. 脾气虚证、脾阳虚证

脾气虚证，是脾气不足，运化失健所表现的证候。多因饮食失调，劳累过度，以及其他急慢性疾患耗伤脾气所致。临床表现纳少，腹胀，饭后尤甚，大便溏薄，肢体倦怠，少气懒言，面色萎黄或㿠白，或浮肿，或消瘦，舌淡苔白，脉缓弱。脾阳虚证，是指脾阳虚衰，阴寒内盛所表现的证候。多由脾气虚发展而来，或过食生冷，或肾阳虚，火不生土所致。临床表现腹胀纳少，腹痛喜温喜按，大便溏薄清稀，四肢不温，或肢体困重，或周身浮肿，小便不利，或白带量多质稀。舌淡胖，苔白滑，脉沉迟无力。

常见的损美性表现有面色萎黄或㿠白，形体肥胖臃肿，面部虚浮郁胀，或形体消瘦，肢体困重，四肢不温，少气懒言，白带量多，舌淡胖有齿印，苔白滑等。皮损可表现为水疱，糜烂，渗液，肿胀，皮肤肌肉萎缩等。常见的损美性疾病有肥胖、消瘦、酒齄鼻、湿疮、体气、口气等。

2. 中气下陷证

中气下陷证，是指脾气亏虚，升举无力而反下陷所表现的证候。多由脾气虚进一步发展，或久泄久痢，或劳累过度所致。临床表现脘腹重坠作胀，食入益甚，或便意频数，肛门坠重；或久痢不止，甚或脱肛；或子宫下垂；或小便混浊如米泔。伴见气少乏力，肢体倦怠，声低懒言，头晕目眩。舌淡苔白，脉弱。常见的损美性表现有面色㿠白，头目眩晕，气短乏力，声低懒言，形体消瘦，肌肉松弛，眼睑下垂，舌淡。常见的损美性疾病有眼睑下垂、消瘦等。

3. 脾不统血证

脾不统血证，是指脾气亏虚不能统摄血液所表现的证候。多由久病脾虚，或劳倦伤脾等引起。临床表现便血，尿血，肌衄，齿衄，或妇女月经过多，崩漏等。常伴见食少便溏，神疲乏力，少气懒言，面色无华，舌淡苔白，脉细弱等症。常见的损美性表现有面色无华，头目眩晕，倦怠无力，心悸气短，肌衄、齿衄，舌淡无华等。常见的损美性疾病有过敏性紫癜等。

4. 寒湿困脾证

寒湿困脾证，是寒湿内盛，中阳受困而表现的证候。多由饮食不节，过食生冷，淋雨涉水，居处潮湿，以及内湿素盛等因素引起。临床表现脘腹痞闷胀痛，食少便溏，泛恶欲吐，口淡不渴，头身困重，面色晦黄，或肌肤面目发黄，黄色晦暗如烟熏，或肢体浮肿，小便短少。舌淡胖苔白腻，脉濡缓。常见的损美性表现有面色晦暗，或肌肤面目发黄，黄色晦暗如烟熏，或肢体浮肿，舌淡胖有齿痕，苔白腻。皮损可表现为水疱，皮肤松弛，摩擦触碰即起疱，水疱常有渗出、糜烂、剧痒。常见的损美性疾病有湿疮、荨麻疹、某些慢性迁延性皮肤病等。

5. 湿热蕴脾证

湿热蕴脾证，是湿热内蕴中焦所表现的证候。常因感受湿热外邪，或过食肥甘酒酪酿湿生热所致。临床表现腹部痞闷，纳呆呕恶，便溏尿黄，肢体困重，或面目肌肤发黄，色泽鲜明如橘子，皮肤发痒，或身热起伏，汗出热不解。舌红苔黄腻，脉濡数。常见的损美性表现有口苦纳少，肢体困重，或面目肌肤发黄，色泽鲜明如橘子，皮肤发痒，或身热起伏，汗出热不解。舌红苔黄腻等。皮损可表现为红斑，丘疹，水疱，脓疱，糜烂，渗出，疼痛，或剧烈瘙痒，头皮、面颈有黄红斑及油腻性鳞屑，头发稀疏脱落，口周水疱，胡须处脓疱，口唇肿胀，有裂纹及痂皮，反复剥脱等。常见的损美性疾病有唇风、湿疮、痤疮、油风毒、体气、口气、漆疮等。

6. 胃阴虚证

胃阴虚证，是胃阴亏虚所表现的证候。多由胃病久延不愈，或热病后期阴液未复，或平素嗜食辛辣，或情志不遂，气郁化火导致胃阴耗伤。临床表现胃脘隐痛，饥不欲食，口燥咽干，大便干结，或脘痞不舒，或干呕呃逆，舌红少津，脉细数。常见的损美性表现有面红，五心烦热，口干舌燥，齿垢，唇干，咽痛耳聋，舌红绛而干萎等。皮损可表现为红斑，水疱，糜烂，渗液，结痂，瘙痒等。常见的损美性疾病有急性热性皮肤病的恢复期、药疹等。

7. 食滞胃脘证

食滞胃脘证，是饮食物停滞胃脘不能腐熟所表现的证候。多由饮食不节，暴饮暴食，或脾胃素弱，运化失健等因素引起。临床表现胃脘胀闷，甚则疼痛，嗳气吞酸或呕吐酸腐食物，吐后胀痛得减，或矢气便溏，泻下物酸腐臭秽，舌苔厚腻，脉滑。常见的损美性表现有胃脘胀满，嗳气吞酸或呕吐酸腐食物，矢气频频，泻下臭秽，舌苔厚腻，脉滑。皮损可表现为红斑，丘疹，疼痛，瘙痒，头发稀疏脱落等。常见的损美性疾病有口气、荨麻疹、瘙痒性皮疹等。

8. 胃寒证

胃寒证，是阴寒凝滞胃腑所表现的证候。多由腹部受凉，过食生冷，或劳倦伤中，复感寒邪所致。临床表现胃脘疼痛，轻则绵绵不已，重则拘急剧痛，遇冷加剧，得温则减，口淡不渴；或伴见神疲乏力，肢凉喜暖，食后痛减；或伴见胃脘水声波滚，口泛清水。舌淡苔白滑，脉迟或弦。常见的损美性表现有神疲乏力，肢凉喜暖，口淡不渴，胃脘水声波滚，口泛清水。舌淡苔白滑，脉迟或弦。皮损可表现为以水疱、肿块为主，水疱疱液清亮，周围无红晕，肿块质地坚硬，表面光滑等。常见的损美性疾病有消瘦、冻疮等。

9. 胃热证

胃热证，是胃中火热炽盛所表现的证候。多因平素嗜食辛辣肥腻，化热生火，或情志不遂，气郁化火，或热邪内犯等所致。临床表现胃脘灼痛，吞酸嘈杂，或食入即吐，或渴喜冷饮，消谷善饥，或牙龈肿痛溃烂，齿衄，口臭。大便秘结，小便短赤，舌红苔黄，脉滑数。常见的损美性表现有面部油腻，体气，牙龈肿痛溃烂，齿衄，舌红等。皮损多位于口、鼻部，可表现为丘疹性皮疹，风团，水疱，瘙痒等。常见的损美性疾病有唇风、酒齄鼻、痤疮、口疮、湿疮等。

（四）肝与胆辨证

肝的病证，有虚实之别。虚证多见血亏及阴伤，实证多见气郁火盛以及寒邪、湿热等。

肝病的常见症状有胸胁少腹胀痛窜痛，烦躁易怒，头晕胀痛，肢体震颤，手足抽搐，以及目疾，月经不调，睾丸胀痛等。胆病常见口苦发黄、惊悸失眠等症。

1. 肝气郁结证

肝气郁结证，是肝失疏泄，气机郁滞所表现的证候。多因情志抑郁，或突然的精神刺激以及其他病邪的侵扰而发病。临床表现胸胁或少腹胀闷窜痛，胸闷喜太息，情志抑郁易怒，或咽部梅核气，或颈部瘿瘤，或癥块。妇女可见乳房作胀疼痛，痛经，月经不调，甚则闭经。常见的损美性表现有情志抑郁易怒，胸闷不舒，喜太息，咽中梅核气，颈部瘿瘤，或癥块，乳房胀痛，月经不调甚则闭经等。皮损可表现为褐色斑块，轮廓清楚，肌肤甲错，叠起皮屑，或见风团、丘疹、红斑，或呈结节或肿块，自觉疼痛或胀痛感，皮损的变化常与精神因素密切相关等。常见的损美性疾病有黄褐斑、痤疮、酒齄鼻等。

2. 肝火上炎证

肝火上炎证，是肝经气火上逆所表现的证候。多因情志不遂，肝郁化火，或热邪内犯等引起。临床表现头晕胀痛，面红目赤，口苦口干，急躁易怒，不眠或噩梦纷纭，胁肋灼痛，便秘尿黄，耳鸣如潮，或耳内肿痛流脓，或吐血衄血，舌红苔黄，脉弦数。常见的损美性表现有头胀痛，面红赤，目肿痛，耳鸣如潮，耳内肿痛流脓，手足拘挛，舌红苔黄等。皮损可表现为头面部疱疹，疼痛，色鲜红等。常见的损美性疾病有麦粒肿、痤疮等。

3. 肝血虚损证

肝血虚损证，是肝脏血液亏虚所表现的证候。多因脾肾亏虚，生化之源不足，或慢性病耗伤肝血，或失血过多所致。临床表现眩晕耳鸣，面白无华，爪甲不荣，夜寐多梦，视力减退或成雀盲。或见肢体麻木，关节拘急不利，手足震颤，肌肉瞤动，妇女常见月经量少、色淡，甚则经闭。舌淡苔白弦细。常见的损美性表现有头晕目眩，眼干目涩，视物模糊，面色淡白无华，爪甲不荣，肢体麻木，关节屈伸不利，手足震颤，肌肉瞤动，舌淡无华等。皮损可表现为干燥脱屑或粗糙肥厚，抓痕结痂，爪甲易脆而裂，毛发干枯脱落等。常见的损美性疾病有皮肤瘙痒症、斑秃、油风毒、爪甲病变等。

4. 肝胆湿热证

肝胆湿热证，是湿热蕴结肝胆所表现的证候。多由感受湿热之邪，或偏嗜肥甘厚腻，酿湿生热，或脾胃失健，湿邪内生，郁而化热所致。临床表现胁肋部胀痛灼热，或有痞块，厌食，腹胀，口苦泛恶，大便不调，小便短赤，舌红苔黄腻，脉弦数。或寒热往来，或身目发黄，或阴囊湿疹，瘙痒难忍，或睾丸肿胀热痛，或带下黄臭、外阴瘙痒等。常见的损美性表现有厌食，口苦而腻不欲饮，身目发黄，小便短赤或黄而混浊，带下色黄腥臭，或阴囊湿疹，瘙痒难忍，或睾丸肿胀热痛，或外阴瘙痒，舌红苔黄腻等。皮损可表现为红斑，灼热，肿胀，其上可有水疱、糜烂、渗液等。常见的损美性疾病有湿疮、睑黄疣等。

（五）肾与膀胱辨证

肾的病证，肾藏元阴元阳，为人体生长发育之根，脏腑机能活动之本，一有耗伤，则诸脏皆病，故肾多虚证。肾病常见肾阳虚，肾阴虚，肾精不足，肾气不固，肾不纳气等证。膀胱多见湿热证。

肾病的常见症状有腰膝痠软而痛，耳鸣耳聋，发白早脱，齿牙动摇，阳痿遗精，精少不育，女子经少经闭，以及水肿，二便异常等。膀胱病常见尿频、尿急、尿痛、尿闭以及遗尿、小便失禁等症。

1. 肾阳虚证

肾阳虚证，是肾脏阳气虚衰所表现的证候。多由素体阳虚，或年高肾亏，或久病伤肾，以及房劳过度等因素引起。临床表现腰膝痠软而痛，畏寒肢冷，尤以下肢为甚，头目眩晕，精神萎靡，面色㿠白或黧黑，舌淡胖苔白，脉沉弱。或阳痿，妇女宫寒不孕；或大便久泄不止，完谷不化，五更泄泻；或浮肿，腰以下为甚，按之凹陷不起，甚则腹部胀满，全身肿胀，心悸咳喘。常见的损美性表现有面色㿠白或黧黑，精神萎靡，形寒肢冷，耳鸣耳聋，腰膝痠软，早泄阳痿，带下清稀，肌肤肿胀，舌淡等。皮损可表现为皮肤色泽呈灰黑色或棕褐色斑块，局部温度降低，皮损界限不清等。常见的损美性疾病有慢性瘙痒性皮疹、系统性硬皮病、肥胖、黄褐斑等。

2. 肾阴虚证

肾阴虚证，是肾脏阴液不足表现的证候。多由久病伤肾，或禀赋不足，房事过度，或过服温燥劫阴之品所致。临床表现腰膝酸痛，眩晕耳鸣，失眠多梦，男子阳强易举，遗精，妇女经少经闭，或见崩漏，形体消瘦，潮热盗汗，五心烦热，咽干颧红，溲黄便干，舌红少津，脉细。常见的损美性表现有面色黧黑，头目眩晕，咽干唇燥，面烘耳鸣，五心烦热，失眠梦扰，盗汗，消瘦，尿黄便干，舌红少津等。皮损可表现为颜面深褐色或淡黑斑块，或颧部红斑，指端出血等。常见的损美性疾病有黄褐斑、口疮等。

3. 肾不纳气证

肾不纳气证，是肾气虚衰，气不归元所表现的证候。多由久病咳喘，肺虚及肾，或劳伤肾气所致。临床表现久病咳喘，呼多吸少，气不得续，动则喘息益甚，自汗神疲。声音低怯，腰膝痠软，舌淡苔白，脉沉弱。或喘息加剧，冷汗淋漓，肢冷面青，脉浮大无根；或气短息促，面赤心烦，咽干口燥，舌红，脉细数。常见的损美性表现有呼多吸少，气不得续，动则喘息益甚，自汗神疲。声音低怯，腰膝痠软，舌淡苔白，脉沉弱。或冷汗淋漓，肢冷面青；或气短息促，面赤心烦，咽干口燥等。皮损可表现为皮肤色泽呈灰黑色或棕褐色斑块，局部温度降低，皮损界限不清，或颧部红斑，指端出血等。常见的损美性疾病有黄褐斑、肥胖等。

4. 膀胱湿热证

膀胱湿热证，是湿热蕴结膀胱所表现的证候，多由感受湿热，或饮食不节，湿热内生，下注膀胱所致。临床表现尿频尿急，尿道灼痛，尿频黄赤短少，小腹胀闷，或伴有发热腰痛，或尿血、尿有沙石，舌红苔黄腻，脉数。常见的损美性表现有小腹胀闷，发热腰痛，舌红苔黄腻等。皮损可表现为红斑，灼热，肿胀等。常见的损美性疾病有瘙痒性皮肤病等。

四、经络辨证

经络辨证，是以经络学说为理论依据，对病人所反映的症状、体征进行分析综合，以判断病属何经、何脏、何腑，并进而确定发病原因、病变性质及其病机的一种辨证方法（图4-1）。

经络分布周身，运行全身气血，联络脏腑肢节，沟通上下内外，使人体各部相互协调，共同完成各种生理功能。当人体患病时，经络又是病邪传递的途径。外邪从皮毛、口鼻侵入人体，首先导致经络之气失调，进而内传脏腑。反之，如果脏腑发生病变时，同样也会循经络反映于体表，在体表经络循行的部位，特别是经气聚集的腧穴之处，出现各种异常反应，如麻木、酸胀、疼痛，对冷热等刺

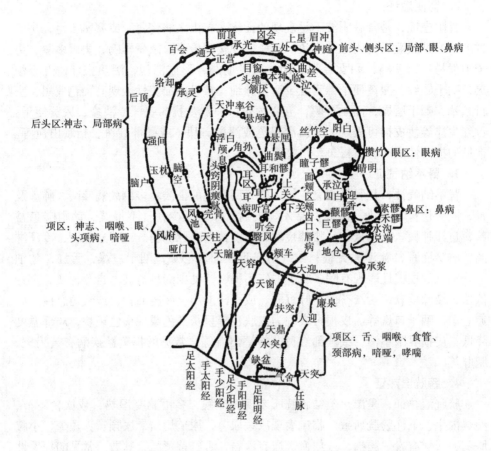

图4-1 头面颈项部经穴分部主治规律示意图

激的敏感度异常，或皮肤色泽改变等。这样便可辨别病变所在的经络、脏腑。经络辨证是对脏腑辨证的补充和辅助，中医美容常用的针灸、按摩推拿等治疗方法中，常常运用经络辨证，所以经络辨证也是中医美容常用的辨证方法。

（一）十二经脉辨证

人体的十二经脉相为流贯，循环无端，息息相通，并内联五脏六腑，外络肌肤腠理，由外及内，由内达外，故通过十二经脉可察脏腑以辨内在之病，审经络以明外显之疾。以下是十二经络损美性病候，包括本经循行部位以及所属脏腑的病证。

1. 手太阴肺经

（1）循行特点　手太阴肺经体表主要循行部位：胸外上方、上肢内侧前、大指。联系脏腑器官：肺、大肠、胃、气管、喉咙。

（2）常见的损美性表现及损美性疾病　痤疮，过敏性鼻炎，皮肤过敏，皮肤干燥，皮毛憔悴，汗出异常，前臂厥冷、麻木、疼痛，掌心发热。

2. 手阳明大肠经

（1）循行特点　手阳明大肠经体表主要循行部位：次指、上肢伸侧前、肩前、颈、挟口、鼻旁；联系脏腑器官：大肠、肺、下齿、口、鼻。

（2）常见的损美性表现及损美性疾病　牙痛，面颊肿胀，耳聋，目睛昏黄，口干口噤，喉痹，便秘，颈强，本经所过部位红肿疼痛，面瘫。

3. 足阳明胃经

（1）循行特点　足阳明胃经体表主要循行部位：鼻根、目下、面周、颈前、胸腹、下肢前外侧、次趾。联系脏腑器官：胃、脾、心、上齿、喉咙、鼻、口、乳。

（2）常见的损美性表现及损美性疾病　痤疮，颜面黯黑，口歪口噤，颈肿，咽喉肿痛，唇生疮疹，惊惕发狂，腹胀纳少，消谷善饥，泄泻，便秘。

4. 足太阴脾经

（1）循行特点　足太阴脾经体表主要循行部位：足大趾内侧、下肢内侧前（中）、胸腹。联系脏腑器官：脾、胃、心、咽、舌。

（2）常见的损美性表现及损美性疾病　倦怠乏力，身体困重，四肢不用，舌本强痛，食则呕，善噫，食不下，脘腹胀痛，便后或矢气则减轻，大便溏泄。

5. 手少阴心经

（1）循行特点　手少阴心经体表主要循行部位：腋下、上肢内侧后、小指。联系脏腑器官：心、小肠、心系、肺、咽、目系。

（2）常见的损美性表现及损美性疾病　咽干口渴，目睛黄，臂内痛，掌中热痛。

6. 手太阳小肠经

（1）循行特点　手太阳小肠经体表主要循行部位：小指、上肢外侧后、肩胛、颈、面颊、目眦下缘。联系脏腑器官：小肠、心、胃、耳、目。

（2）常见的损美性表现及损美性疾病　耳鸣耳聋，目黄目痛，目不明，目赤痛眦烂，口疮，咽喉痛，面颊肿，下颌及颈部肿痛以致头部不能转动。

7. 足太阳膀胱经

（1）循行特点　足太阳膀胱经体表主要循行部位：内眦、头顶、项后、背腰、下肢外侧后、小趾。联系脏腑器官：膀胱、肾、脑、肛门、目。

（2）常见的损美性表现及损美性疾病　头囟项痛，目黄，泪出，目不明，目赤胀痛，鼻衄，腰脊、窝、足跟皆痛，小趾不用，半身不遂。

8. 足少阴肾经

（1）循行特点　足少阴肾经体表主要循行部位：小趾下、足心、足跟、下肢内侧后缘、腹胸。联系脏腑器官：肾、膀胱、肝、肺、心、喉咙、舌。

（2）常见的损美性表现及损美性疾病　面色发黑，形体消瘦，心惊善恐，口舌干燥，咽喉肿痛，齿干而垢，发无光泽，视物不清，下肢无力。

9. 手厥阴心包经

（1）循行特点　手厥阴心包经体表主要循行部位：乳旁、上肢内侧中、中指。联系脏腑器官：心包、三焦。

（2）常见的损美性表现及损美性疾病　面赤目黄，上肢痉挛，腋下肿，手心热，心悸心烦，嬉笑不休。

10. 手少阳三焦经

（1）循行特点　手少阳三焦经体表主要循行部位：无名指、上肢外侧中、肩后、颈、耳后、面颊、眉梢。联系脏腑器官：三焦、心包、耳、目。

（2）常见的损美性表现及损美性疾病　耳聋，咽喉肿痛，面颊肿，自汗出，目外眦痛，小指、次指不用。

11. 足少阳胆经

（1）循行特点　足少阳胆经体表主要循行部位：外眦、头颞、耳周、项侧、胸侧、腹侧、下肢外侧中线、第四趾。联系脏腑器官：胆、肝、胸胁、耳、目、阴部。

（2）常见的损美性表现及损美性疾病　面色晦暗，如蒙尘土，体无润泽，耳聋，目外眦痛，面赤，目黄，心悸心烦，口苦，善太息，嬉笑不休，上肢痉挛。

12. 足厥阴肝经

（1）循行特点　足厥阴肝经体表主要循行部位：大趾外、下肢内侧中（前）、阴部、少腹、胁部。联系脏腑器官：肝、胆、胃、肺、外生殖器、目、喉、鼻。

（2）常见的损美性表现及损美性疾病　黄褐斑，面色晦暗，如蒙尘垢，目赤肿痛，视物昏花，颊肿，面青，纳差腹胀，郁闷不乐，月经不调。

（二）经络所过部位辨证

依据经络循行于体表的一定部位进行辨证，可将体表某处出现的皮损改变，联系经络循行部位，结合十二经脉进行辨证，可推究经络归属的脏腑，从而指导临床治疗用药或针灸选穴。

1. 四肢部

上肢背侧属手三阳经，上肢掌侧属手三阴经；下肢外侧属足三阳经，下肢内侧属足三阴经；手心属心包经，足心属肾经。

2. 头面部

头部正中属督脉，两旁属膀胱经；面颊部属胃经；眼睑部属脾经；鼻部属肺经；耳部前后属肝胆二经；口腔与舌部属心脾二经；唇部属脾胃二经。

3. 颈项部

颈部正中属任脉；项部正中属督脉。

4. 躯干部

胸胁部属肝胆经；乳房属胃经，乳头属肝经；腋部属脾经；腹部中部属任脉；背部正中属督脉，两旁属膀胱经；阴部属肝经。

五、卫气营血辨证

卫气营血辨证是中医学常用的辨证方法之一，也是中医美容常用的辨证方法之一。当温热邪气侵入人体，由于卫气敷布于人体的肌表，有卫外的作用，病邪侵入，必先犯及卫分；邪在卫分郁而不解，势必向里传变而入气分；气分病邪不解，若其人正气虚弱，津液亏乏，病邪乘虚内陷，则入营分，营分有热，进而其势又必累及血分。就其病变部位来说，卫分证主表，病在肺与皮毛；气分证主里，病在胸膈、肺、胃、肠、胆等脏腑；营分证是邪入心营，病在心与心包络；血分证则热已深入肝肾，重在动血、耗血。

1. 卫分证

是温热病邪侵犯肌表，卫气功能失常所表现的证候。临床表现为发热，微恶风寒，头痛，口干微渴，咳嗽，咽喉肿痛，舌边尖红，脉浮数。皮损可表现为色泽较红，发病较急，病程较短，并有不同程度的瘙痒。常见的损美性疾病有痤疮、荨麻疹、玫瑰糠疹等。

2. 气分证

是温热邪气内入脏腑，正盛邪实，正邪剧争，阳热亢盛的里热证。临床表现为高热，不恶寒，心烦不安，汗出，大渴喜饮，便干尿赤，舌红苔黄、脉数。皮损可表现为皮肤潮红，丘疹，风团，肿胀，水疱，渗出，自觉灼热、瘙痒，热则痒重，或汗出则痒重。常见的损美性疾病有痤疮、荨麻疹等。

3. 营分证

是温热邪气内陷，营阴受损，心神被扰的深重证候。临床表现为发热夜甚，口渴不甚，心烦不寐，躁扰不安，甚则神昏谵语，斑疹隐现，舌质红绛，脉象细数。皮损可表现为全身大片红斑或红色风团性皮疹，皮疹瘙痒，热则痒重，或皮肤潮红，起大疱，或脓疱。常见的损美性疾病有药疹、荨麻疹、过敏性紫癜、剥脱性皮炎等。

4. 血分证

是卫气营血病变的最后阶段。临床表现为烦热躁扰，昏狂、谵妄，斑疹透露，色紫或黑，吐衄，便血、尿血，舌质深绛或紫，脉细数或滑数或兼抽搐、颈项强直，角弓反张，牙关紧闭，脉弦数等。皮损可表现为皮肤瘀斑，血疱，有出血倾向。常见的损美性疾病有药疹、荨麻疹、过敏性紫癜。

5. 气血两蟠证

是温热邪气同时影响气分和血分的证候。临床表现为高热，发斑，出血，口渴喜饮，汗出热不解，瘙痒，遇热则痒重，舌红绛，苔黄或白燥，脉洪滑或弦滑。皮损表现为全身泛发性红斑皮炎，潮红，紫斑，渗出，水疱或血疱等。常见的损美性疾病有痤疮、荨麻疹、过敏性紫癜等。

六、病因辨证

导致疾病发生的原因，是多种多样的，概括起来可分为六淫、七情、饮食劳逸、痰饮、瘀血、外伤等几方面。临床上没有无原因的证候，任何证候都是在致病因素作用下，患者机体所产生的某种病态反应。病因辨证，就是通过分析患者的这些病态反应（症状、体征），根据各种病因的致病特点，来推求病者之病因所在，从而给治疗各种损美性疾病提供依据。

（一）六淫辨证

六淫是外感疾病的病因。六淫包括风、寒、暑、湿、燥、火六种致病因素。六淫引起的一系列损美性改变，主要表现在头面部及躯体部位，而人的头面部终年暴露于外，历尽寒暑，饱经风霜，六淫袭人，头面首当其冲。六淫一方面使皮肤老化，如严寒、酷暑、干燥、潮湿、日光曝晒对皮肤非常不利。六淫的不可避免性与皮肤衰老的必然性密切相关。人体的皮肤衰老尤其是面部皮肤衰老，是最明显的损美性改变。六淫另一方面可引起或加重头面部多种皮肤疾患，严重地影响美容。此外，脏腑机能失调会引起类似风、寒、湿、燥、火证候的邪气，即"内生五邪"，其性质和表现与六淫颇多相似，也可引发损美性疾病，故在此一并讨论。

1. 风证

风为春季主气。风性善动不居，具有升发、向上、向外的特性。位于人体上部的头面及肢体最易受风邪的侵袭，致使营卫失调，气血不和，津液不行。皮损表现为风团，红斑，丘疹，瘙痒，干燥，粗糙，起屑，色素脱失等。常见的损美性疾病有风癣、桃花癣等。风性善行而数变，故其病位常发无定处，游窜不止，变幻无常，常见的损美性疾病有荨麻疹等。风为百病之长，其他外邪也多依附于风邪侵袭人体，常见的损美性疾病有荨麻疹、玫瑰糠疹、湿疹等。内生之风多由阴虚、血虚化燥而生风，常见的损美性表现为剧烈的瘙痒，脱屑，皮肤干燥肥厚，肤色晦暗，毛发干枯，爪甲薄脆。

2. 寒证

寒为冬季主气，属阴邪，易伤阳气，性主凝滞、收引。头面为诸阳之会，为寒邪易伤之处。冬天毛窍收缩，卫阳闭束，皮肤津液相对减少，血液凝结阻滞。皮损表现为皮肤干燥紧绷，粗糙脱屑，皲裂，麻木，疼痛等。常见的损美性疾病有冻疮、寒冷性红斑、肢端紫绀症等。内寒多由脾肾阳虚而来，机体失于温煦所致，常见的损美表现为面色㿠白，神疲肢冷，浮肿，毛发易脱，须眉不茂等损美性表现。

3. 暑证

暑为夏季主气，其性炎热，腠理开泄，耗气伤津，且多夹湿。暑邪伤人可致汗多伤津，而皮肤干燥，倦怠无力，口渴，且暑多夹湿，可致胸闷恶心，食欲不振，四肢困倦，手足浸渍，皮肤皱褶湿烂等损美性表现。常见的损美性疾病有汗疹、痱子、毛囊炎、疖肿，体表癣、手足癣等。

4. 湿证

湿为长夏主气，湿邪蕴而化热，湿热蕴蒸，胶结不解，而见面部皮肤油腻不爽，面垢眵多，皮肤浸渍。湿郁化热，湿热上蒸可见皮肤垢腻，褐斑丛生，痤疮遍布，面色无华，口臭，牙齿不洁；内湿因于脾失健运，可见肤色暗淡，体态臃肿，郁浮肿胀，倦怠嗜睡，鼾声雷动等损美性表现。常见的损美性疾病有肥胖、体气、口气、黄褐斑、痤疮等。

5. 燥证

燥为深秋主气。燥气通于肺，燥邪伤肺可见口鼻咽喉干燥，皮肤干燥皲裂，毛发不泽易于脱落，久则皮肤早衰。燥从内生多由肺胃阴虚或肝肾阴虚所致，表现为肌肉消瘦，口干咽燥，皮肤干涩晦暗，毛发稀少干枯，心烦失眠，视物昏花，眼目干涩，爪甲薄脆，大便干结，小便黄少等损美性表现。常见的损美性疾病有早衰、手足皲裂、血燥型银屑病等。

6. 热证

火热乃阳盛所致，既可自外而来，如各种温热之邪；又可自内而生，如脏腑气血失调，七情过激，过食辛辣，素体阳盛。故火邪致病，季节性不明显。火性炎上，热气上腾，故其致病常见于上部、中部，尤以头面部为甚。临床表现实火多见面红目赤，心烦发热，口渴饮冷，大便秘结，小便短赤，舌红苔黄，脉数实有力等；虚火多见两颧潮红，五心烦热或骨蒸潮热，心烦失眠，口燥咽干，手足心热，舌光红少津，脉细数无力等。常见的损美性表现及损美性疾病有风热上犯，可致面红目赤，颜面丹毒，口唇疱疹；肺胃蕴热上蒸，可致痤疮，酒糟鼻；脾胃积热，可见形体肥胖，口臭，口腔反复溃疡，皮肤粗糙油腻，易生痤疮，便秘溺赤；肝肾阴虚，火燥结聚皮肤致黄褐斑、雀斑；肝郁化火，风火燥结于皮肤可致扁平疣等。

（二）七情辨证

七情是指喜、怒、忧、思、悲、恐、惊七种人们正常的情绪反应。一般来说，七情是人体对外界客观事物的反应，属正常的精神活动范畴。适度的七情是脏腑机能正常之象，与健康的形体容貌相配，符合形神合一的美容要求。若七情过度或持续不解，超出人体生理活动所能调节范围时，就会引起体内阴阳、气血失调和脏腑经络功能紊乱，而通过形体容貌反映在外，出现一系列形神失调的损美性改变。

不良情绪如悲痛、抑郁、愤怒、惊慌、紧张、忧虑等过度会伤及心神，从而累及到五脏，五脏受伤则各种损美性改变随之而来，如思虑过度，伤及心脾可致面色萎黄、口唇爪甲色淡、双目无神、心悸失眠、脱发消瘦；情志抑郁，肝气郁结，可见神情抑郁，面肌紧张，善悲欲哭，面失润泽，月经不调，易生黄褐斑、痤疮、带状疱疹；悲忧不解，肺脾气虚可致神情惨淡，面色㿠白，口唇色淡，形体瘦削，体弱多病，皮疹色淡，迁延难愈等损美性表现及损美性疾病。常见的损美性疾病有斑秃、神经性皮炎、瘾疹、湿疹、酒齄鼻、黄褐斑、痤疮、白癜风、肥胖等。

（三）饮食辨证

饮食是人体摄取食物，转化成水谷精微及气血，维持生命活动的最基本条件。饮食失宜，包括饥饱失常、饮食偏嗜和饮食不洁三个方面，均可导致损美性疾病的发生或加重，所以中医在预防和治疗损美性疾病时强调饮食宜忌。

1. 饮食饥饱

暴饮暴食，饮食过量则气机阻滞，脾胃损伤，内生痰热，损美性表现可见形体肥胖，动作笨拙，口干口臭，口腔溃疡，皮肤油腻粗糙，易生痤疮，大便秘结等。饮食过少，摄入不足，气血化源亏虚，形神失养，可见神情疲惫，头晕眼花，面色萎黄，口唇色淡，皮肤干燥变薄，缺乏弹性，肌肉松弛，形体消瘦，毛发干枯等。

2. 五味偏嗜

饮食的酸、苦、甘、辛、咸五味应均衡摄取，如果长期偏嗜某味，就会造成脏气失调，对人的形体容貌产生较大影响。如过食酸味，可出现皮肉变厚变皱，口唇干裂掀起，易生龋齿，损坏牙齿；过食咸味，可出现胸闷气短，肤色沉暗，皮肤粗糙；过食苦味，可出现伤阳败胃，面色㿠白，口唇色淡，皮肤干燥，毫毛脱落；过食辛辣，可出现爪甲干枯不荣，筋脉拘急不利；过食甘味及肥甘厚味，易生痰湿，可出现面色黧黑，胸闷气喘，腰膝痠痛，脱发，形体肥胖，皮肤油腻，易生痤疮；过食油炸煎炒，燥热内生，则皮肤油腻，易生痤疮，于油性皮肤最为不利；河鲜、海鲜虽然营养丰富，但有时会引起荨麻疹等。

3. 寒热偏嗜

饮食的寒、热、温、凉四气与体质、季节变化相适应就利于美容健体。饮食过寒，则致脾胃虚寒，可见面色㿠白，神疲肢冷，肌肤松弛，缺乏弹性等。饮食过热，会致脾胃积热，可见口渴、口臭，腹满胀痛，大便秘结，皮肤油腻，易生痤疮及疮疡肿毒等；亦可加重阴虚火旺的各种表现，比如面部色斑，皮肤干燥，形体消瘦，咽干声嘶，心烦失眠等损美性表现。

4. 偏嗜饮酒

饮适量的酒可宣通血脉，舒筋活络，养颜美容，若饮酒过量则损伤脾胃，湿热内生，可出现脘腹胀满，胃纳减退，口苦口腻，口臭，面色红赤，皮肤油腻，易生痤疮、黄褐斑等损美性表现。

（四）劳倦辨证

动可养形，静可养神，劳逸适度，动静结合，则神清形健。但动不可过劳，静不可过逸，过劳则气血耗伤，过逸则气血壅滞。

过劳包括体力、精神、房事三方面。体力过劳则伤气，神疲力乏，形容早衰，形体消瘦；思虑过度则心脾血虚，可表现为心悸健忘，失眠多梦，双目无神，面色萎黄，口唇爪甲色淡，脱发消瘦，易生湿疹，皮疹反复发作；房劳过度则肝肾亏虚，可表现为腰膝酸软乏力，精神疲惫，早衰，耳鸣，黑眼圈，皮肤干燥晦暗，毛发稀疏脱落等损美性表现。

过逸则气机壅滞，血脉不畅，全身虚弱，损美性表现为精神怠惰，头脑昏蒙不清，面色㿠白，食少乏力，肢体软弱，肌肉松弛，甚则形体肥胖臃肿，动则心悸、气喘、汗出等。

七、辨自觉症状

自觉症状即患者主观的感觉，因为损美性疾病多表现在皮肤表面，故此处主要介绍皮肤表面的自觉症状，如瘙痒、疼痛、麻木、灼热等。

（一）辨瘙痒

瘙痒是一种想以手去抓搔的自觉症状，为多数皮肤损害所常见的主观症状之一。引起瘙痒的原因很多，发生瘙痒的程度也因人而异。瘙痒的致病因素主要为风邪，由于风邪具有升散主动，善行而数变的特性，故瘙痒常流窜不定，遍及全身，迅发速消，且多为干性。

除风邪外，引起瘙痒的致病因素还有湿热，湿热所致的瘙痒多见于人体下部，呈局限性，常伴糜烂、水疱，溃疡、渗出，脂水淋漓，肥厚等，如湿疹；若热盛作痒则皮损潮红焮肿，灼热刺痒，或痒痛相兼，入睡或得热尤甚；血虚所致的瘙痒则泛发全身，时痒时休，夜间痒重，皮损多为色淡、干燥、粗糙、脱屑、抓痕、血痂、鳞屑，久者皮损肥厚，如老年性皮肤瘙痒症；虫淫作痒则有一定区域性，瘙痒剧烈，犹如虫行皮内肉里，遇热或晚间易作，如疥疮。

（二）辨疼痛

疼痛的病机多为邪客经络，阻塞不通，气血壅滞而成，即所谓"痛则不通，通则不痛"。分析其致病原因则又有寒热、虚实、气滞、血瘀、痰饮等不同，就损美性皮肤病而言，则以寒热、气滞、血瘀者居多。

寒邪所致的疼痛为皮色苍白，或紫暗，得热则缓，遇冷加剧；热邪的疼痛则皮色焮红，灼热，得冷则轻，热甚则重；目赤疼痛，眵多粘连，胞睑赤痛肿硬；气滞的疼痛则窜痛难忍，且常随情志而改变，忧郁时剧烈，舒畅时缓解，目珠深部疼痛，多为肝郁气滞；血瘀的疼痛则疼痛固定不移，皮损多呈结节或肿块，初起隐痛、胀热、色红，继则皮色转青紫而胀痛；目珠刺痛如突，多为气火上逆，气血郁闭而致。

（三）辨麻木

麻为血不运，木为气不通，故气虚则木，血虚则麻。若毒邪炽盛，气血壅塞，其麻木且肿胀；血虚风燥，为知觉减退而非麻木不知痛痒，如皲裂疮、白疕等。

（四）辨灼热

皮损有灼热感，表示病属急性，并有热毒或火邪存在。

八、辨皮肤损害

损美性疾病，大多表现为皮肤的损害，一般称为皮疹或皮损。由皮肤病理变化直接产生的称为原发性皮疹，如斑疹、丘疹、水疱、脓疱、风团、结节等。由原发性皮疹转化而来或由于治疗或机械性损伤引起的称继发性皮疹，如鳞屑、溃疡、抓痕、苔藓样变、疤痕、萎缩等。皮损的形态、大小、颜色、发生的快慢与皮损的性质等，有助于认识病损的寒热虚实、病变的原因。通过观察皮损的部位，又可判断病变发生在何经络、脏腑等，从而有利于对损美性疾病的辨证论治，现将常见皮损的辨证分述如下。

（一）辨斑疹

斑疹为局限性色素改变，不隆起亦不凹陷，可视见而不可触知。如红斑、紫斑、白斑及黑斑等。

红斑大都为热邪所引起，热邪病位的深浅可以从红斑的颜色、分布以及有无全身症状等测知。若颜色鲜红，分布散在稀疏，无身热者则热在气分；若色红赤，分布密集并伴口渴、身热、舌红、脉数则为热邪入里，波及营血；红斑色呈鲜红或紫红，并焮肿隆起、脓溢溃烂为热毒之邪浸淫肌肤，如化脓性皮肤病、药疹等。

紫斑色呈紫红或紫黑。紫斑可因寒邪外束，以至气滞血瘀而引起，如冻疮；亦可因脾经久郁湿热，湿热阻于经络，气血郁滞而成，如下肢结节性疾病。

白斑为成片白斑，或大或小，界线清楚，平滑无屑，边缘肤色加深，中心可有褐色斑点，日晒后灼热发红，斑内毛发亦可变白，此为风邪外搏，气血失和，或气滞而作，如白驳风，系风邪外袭，气血失和所致。若点、片白褐相间，点缀相连，与正常皮肤相间呈花斑，白斑表面微亮，上有细薄糠状鳞屑，多见于夏季，则由体热汗出，风湿之气搏于肌肤所致。若在面部见钱币大小圆形白斑，颜色粉白或灰白，边缘明显，表面干燥，有灰白色细糠状鳞屑，多为饮食不洁，虫积体内所致。

黑斑可因肝气郁结，血液瘀滞，而颜面出现鼌黑斑块；或因脾阳不足，气血不能润泽皮肤而生；或因肾阴不足，水亏火盛，火郁孙络，面如蒙尘，例如黄褐斑等。

（二）辨丘疹

丘疹，中医称作"发疹"，一般为局限性高出皮面的坚实隆起，高出部分可分为尖、圆、扁平、中心凹陷等不同形态。如湿疮为尖顶，痒疹为圆顶，扁瘊为扁平顶或中心凹陷（多为病毒性损害）。急性者其色红，灼热瘙痒，多属风热或血热；有渗水者属湿；慢性者呈正常肤色或深暗色，为气滞或血瘀。

丘疹色紫红，扁平或多角形，表面有蜡样光泽，逐渐融合成片，呈苔藓状，剧烈瘙痒，多因风湿外侵，失于疏散，阻于肌肤，气滞血瘀引起。若四肢屈侧多见，丘疹成皮色或浅红，往往与水疱、红斑同时存在，瘙痒明显，多由禀性不耐，湿热内蕴，再外受湿热浸淫，或嗜食鱼腥发物，使内外湿热搏结，壅阻肌肤而成。若发病突然，疹色鲜红，针头至粟粒大，常与红斑、水疱同时出现，皮色灼热微痒，潮红，多由禀性不耐，阳热偏盛，内服或外用过敏药物，致营血蕴热，郁于肌肤所致。如青年男女在颜面部，部分严重者可累及胸背部，见粟粒至绿豆大小的丘疹，正常皮色或微红，中心常有黑头，可挤出乳白色粉刺，可夹杂结节、脓疱或囊肿，皮肤油腻等，系素体阳热偏盛，肺胃郁热，上蒸于面所致。

（三）辨疱疹

疱疹包括水疱、大疱及脓疱。水疱为限局性、空腔性、含液体的隆起性损害。直径小于1cm者为小水疱，直径大于1cm者为大水疱。内容混浊，有白细胞则称脓疱。

水疱属水湿为患，若水疱周围有红晕或呈大疱，疱液白色透明，则为湿热相搏；深在性水疱，疱液发黏，多系脾虚湿蕴或寒湿所致。

脓疱为热毒炽盛，分虚实两类，实证为急性发作，疱壁饱满，周围红肿，疼痛，黄色脓液；虚证为慢性过程，疱壁松弛，红斑疼痛不明显。

（四）辨风团

风团为暂时性水肿性局限性隆起，扁平，高出皮面，突然发生，又迅速消退，时起时消，此起彼伏，游走不定，一般为充血性，压之褪色。风团多由风邪引起，风热所致常为红色，风寒或血虚所致则色淡；血热则色深红或其上有血疱；血瘀者多为紫暗色。此外，风团还与卫表不固，脾胃湿热，冲任失调等多种因素有关。

（五）辨结节

结节为位于真皮或皮下可触及的圆性实质性损害。或高出皮面，或隐没于皮下，直径小于0.5cm者叫小结节。结节色紫红，按之疼痛者属气血凝滞；若皮色不变，质地柔软者为气滞、寒湿或痰核结聚。

（六）辨鳞屑

鳞屑为已角化脱落的上皮细胞。急性热病后产生者多为余热未清，如猩红热。慢性皮肤病中见之，则多由血虚生风生燥或肝肾不足或皮肤失养所致，如鱼鳞病。

（七）辨糜烂

糜烂为表皮损伤后露出的潮湿面，一般在表皮下层，最深到真皮乳头层，愈后不留疤痕。多由疱疹如水疱、脓疱等破裂后演变而来，多为水湿或湿热所致。疮面色淡或微红潮湿，滋水淋漓，渗液较稀，浸淫成片，干燥后结成淡黄色浆痂，多因脾胃虚弱，湿从内生，蕴蒸肌肤所致。疮面鲜红，湿润，渗出淡黄色脓液，流至他处，可发生新脓疱，干后形成黄色脓痂，多因外受湿热与毒邪浸淫肌肤所致。若疮面色淡或暗红，渗水少而不易干燥，同时在他处可见水疱、痂皮与渗液反复交替，多因湿热久恋伤阴所致。若在水中作业日久，则见手足浸淫湿烂等。

（八）辨溃疡

溃疡是指皮损深达真皮，或皮下组织，愈后留有疤痕的损害。溃疡边缘色红，疮面深陷，分泌物黄色黏稠或脓汁稠臭者为热毒所致；溃疡边缘苍白，疮面浅平，分泌物清稀或脓汁稀薄者为寒湿所致。溃疡经久不敛，肉色灰暗则属气血两虚。

（九）辨痂皮

痂皮为创面上浆液或脓液和脱落的表皮层混合，干燥后凝结而形成。血痂色红黑，为血热所致；脓痂色黄灰浑浊，为热毒结聚而成；浆痂或脂痂色淡黄有光泽，为湿热而成。

（十）辨皲裂

皲裂系由于皮肤弹性降低或消失而出现的线状裂隙。因风寒外侵或血虚风燥所致，如手足皲裂、慢性皲裂性湿疹。损伤可达到真皮。多发生在常进行手足劳作的体力劳动者，皮损多位于手掌、手背、指端肥厚坚硬干燥的皮肤等处，伴有出血和疼痛，病程缓慢，寒冷季节加重，气候转暖时减轻，多因经常摩擦、破伤、浸渍、外受风寒所致。

（十一）辨抓痕

抓痕为搔抓所引起的点状或线条状皮肤损害，常表面覆以痂皮，多发生于原有皮损处，也可见于正常皮肤上。多因风盛、内热引起瘙痒，经搔抓而形成；也可因气血瘀滞，或血虚风燥，肌肤失养而致。抓痕愈后浅者不留疤痕，深者可留疤痕。

（十二）辨苔藓化

苔藓化又称"革化"，是指由于皮肤肥厚、浸润而导致皮肤纹理加深，形态像皮革者，表现为边界清楚的皮肤增厚、变硬、粗糙，或多数扁平丘疹相连成片，皮肤纹理增宽加深，呈席纹状，多由血虚风燥所致，如神经性皮炎；亦可因气血瘀滞或痰湿阻于肌肤，肌肤失养而成。

皮肤肥厚、粗糙，瘙痒明显，暗红色或褐色，多发于手掌或手背，或有脱屑，偶有轻度渗出，多因素禀不足，脾失健运，蕴湿化燥所致。若发生在颈项两侧，或眼睑，呈斑块样粗糙肥厚，淡褐色，阵发性瘙痒，多因血虚生风化燥所致。若发生于四肢，表面粗糙肥厚，暗褐色斑块状或融合成片，有阵发性剧痒，夜间尤甚，多因风湿之邪郁于肌肤所致。若发生于易压部位，皮肤增厚，皮嵴、皮沟明显，瘙痒，抓后可有轻度渗血，呈暗红或紫红色，多因肝气不舒，气滞血瘀，凝滞于肌肤所致。

（十三）辨瘢痕、萎缩

瘢痕是深在的皮肤缺损（如溃疡等）愈合后所形成的新生的结缔组织，其特点为缺少正常皮肤所具有的纹理，表面光滑发亮。萎缩性瘢痕表现为皮损低凹于皮肤表面，表面光薄柔软，呈白色者，多由气滞血瘀，肝肾亏虚所致；增生性瘢痕表现为皮损高出于皮肤表面，表面较硬色红者，多由体质特异，气血凝滞所致。

萎缩为皮肤退行性变引起的皮肤萎缩。皮肤萎缩多系气血不运而成，或气血不足，或寒凝血瘀，肌肤得不到营养所致。表皮萎缩，表现为皮肤蜡纸样变、纹理消失，皮肤变薄、柔软，捏之易皱，毛细血管清晰可见。真皮萎缩，表现为皮肤凹陷，但纹理与皮色正常。真皮和表皮同时萎缩表现为暗红色，兼有上述两者的特点。

（十四）辨色素沉着

色素沉着系指局部皮肤呈褐色或黑褐色，有原发性和继发性两种。原发性色素沉着多属肾阴不足，肾阳亏虚，或脾肾阳虚，或肝郁气滞，气血失和，血瘀阻络所致。继发性色素沉着，多由气血不和所致，常见于慢性皮肤病后期。

（十五）辨皮脂过多

皮脂过多系过食油脂，溢出毛孔，或脾胃湿热过盛所致。

（十六）辨汗出增多

汗出增多系指全身或身体某一部位汗出过多。清醒时容易自行出汗为自汗，系阳气不足，卫外不固所致；夜寐汗出湿衣为盗汗，属阴虚内热之证；但头汗出，多属湿热熏蒸之候；手足多汗或腋下汗多为脾胃湿热所蕴蒸；汗出偏于一侧为气血运行失调。

（十七）辨爪甲失荣

爪为筋之余，肝主筋，故肝肾不足，精血亏虚，则爪甲薄而软；血燥可致甲面干燥而脆裂变形；气血瘀滞或虫蚀可引起爪甲变色。

（十八）辨毛发干枯、脱落

因发为血之余，肾其华在发，所以血虚肾亏，均可使毛发失荣，以致毛发变白或枯槁脱落，如斑秃、白发等。久治不愈的脱发亦可因气滞血瘀，营养受阻而成。

第五章

中医美容的常用疗法

第一节　中药疗法

中药疗法是通过中药的内服、外用来养护机体、防病健身、延衰驻颜及治疗损美性疾病的一种美容疗法。此种美容疗法历史悠久，内容丰富，在各种美容疗法中占有重要地位。根据中药的给药途径不同，可分为内治法和外治法。

一、内治法

中药的内治法是中医美容的主要方法，它从整体观念出发，在辨证论治的基础上，根据药物的性能作用，用药处方，以扶正祛邪，调整人体的阴阳、气血、脏腑，使之处于平衡状态，从而消除各种损美性疾病和损美性生理缺陷发生的根本原因，体现了中医治病求本的思想。

中药美容常见的内治法有祛风法、清热法、祛湿法、化痰法、理气法、化瘀法、补益法等。现分述如下。

（一）祛风法

祛风法是用清宣辛散疏风或清热潜镇，滋阴养血熄风的方法以疏散外风或平熄内风的治法。

外风常自皮毛肌腠入侵，因其善动不居，又具有升发向上向外的特性，易伤及人的上部、阳经和体表，而头面部又长年暴露于外，故极易遭受风邪的侵袭，导致各种损美性疾病。内风是由于体内阳盛或阴虚不能制阳所致，主要有肝阳化风、热极生风、阴虚风动、血虚生风等。治疗上外风宜散，包括疏风清热、疏风散寒、疏风祛湿等法，常用药物有防风、白芷、桂枝、荆芥、蔓荆子、藁本、细辛、前胡、薄荷、桑叶、菊花、蝉衣、葛根、升麻、金银花、浮萍、刺蒺藜、木贼、独活、羌活、白僵蚕等，可用于外感风寒、风热、风湿引起的粉刺、面游风、针眼、上胞下垂、目偏视、口眼㖞斜、唇风、鹅掌风等；内风宜熄，包括平肝熄风、凉血熄风、养血熄风等法，常用药物有天麻、钩藤、蜈蚣、全蝎、生地、丹参、鸡血藤、丹皮、赤芍、白茅根、当归、首乌藤等，可用于肝阳化风所致的目偏视、血虚血燥生风所致的瘙痒性皮肤病及热极生风所致的油风、发蛀脱发等。

（二）清热法

清热法是用寒凉的药物以清热泻火解毒的治法。

火热为病有内外之分，外感者，多是直接感受温热邪气所致；内生者，多由于阳盛有余，或阴虚阳亢，或气血郁滞，或病邪郁结而致。火热为病有虚实之分，实火包括外感六淫化火、阳气过盛化火、情志内伤五志过极化火以及痰湿、食积、瘀血等邪郁化火；虚火多为精亏血少，阴分大伤，阴虚不能制阳而生。不论外火、内火、实火或虚火，都可导致损美性疾病。火热毒邪是损美性疾病的重要致病因素，故清热法应用较为广泛。

临床应用要分清火之虚实。清实火一般分为三种，火毒炽盛当清热解毒，常用药物有蒲公英、地丁、金银花、野菊花、穿心莲、白花蛇舌草、虎杖等，可用于局部红肿热痛痒之疮疡或伴有发热、舌苔白或黄、脉数之日晒疮、漆疮、酒齄鼻、针眼、羊胡疮等病证；热在气分当清热泻火，常用药物有黄连、黄芩、栀子、石膏、知母、淡竹叶、龙胆草等，用于伴有热盛、口渴、舌苔黄或黄腻、脉洪数之粉刺、面游风、粉花疮、酒齄鼻、热疮、牙宣等病证；热在血分当清热凉血，常用药物有生地、丹皮、赤芍、紫草、水牛角、大青叶、银柴胡等，用于热入营血，口渴不多饮、舌质红绛、脉数之日晒疮、油风、白发、发蛀脱发等病证；临证时需结合辨证，常相互配用以达祛邪目的。清虚火用养阴清热之法，常用药物有生地、知母、玄参、黄柏、天冬、龟甲等，用于虚火上炎，五心烦热、潮热盗汗、口渴、舌红少苔、脉细数之黧黑斑、雀斑、睑黡、油风等病证及面多皱纹、面色晦暗、消瘦等损美性缺陷。

（三）祛湿法

祛湿法是用芳香化湿或淡渗利湿的药物祛除湿邪的治法。

湿邪分外湿和内湿。外湿多由六淫之湿邪侵袭人体或气候潮湿或涉水淋雨、居住潮湿等外在湿邪侵袭人体所致；内湿多由脾失健运所致。外湿、内湿虽有不同，但又互相影响。伤于外湿，湿邪困脾，运化失职，则湿浊内生；而脾阳不振，水湿不化，亦易招致外邪侵袭。

治疗湿邪引起的损美性疾病要辨别邪有无兼夹、上下内外的部位和寒热虚实的差异。导致损美性疾病之湿多夹风、夹热，因此风湿蕴肤应祛风胜湿，常用药物有白鲜皮、地肤子、豨莶草、姜黄、威灵仙等；湿热并重应利湿清热，常用药物有龙胆草、黄柏、茵陈、苦参等；湿热上蒸应清热燥湿，常用药物有苍术、厚朴、半夏、陈皮等；湿热下注应淡渗利湿，常用药物有车前子、泽泻、滑石、薏苡仁、萆薢等；脾虚湿胜应健脾行水，常用药物有白术、茯苓、扁豆等。用于脾虚湿困型面游风；脾虚湿热型发蛀脱发、针眼；风湿蕴肤型摄领疮、鹅掌风等病证及面色萎黄等损美性缺陷。

（四）化痰法

化痰法是用祛痰软坚的药物以化痰浊、疏气机的治法。

损美性疾病多见脾失健运，聚湿成痰，阻于经络，发于肌肤；或复感外邪，风痰阻络；或肝阳上亢夹痰上扰。治疗应健脾燥湿化痰，或祛风化痰。常用药物有牛蒡子、陈皮、柴胡、川楝子、半夏、夏枯草、海藻、昆布、贝母、白芥子、茯苓等。适用于脾失健运，聚湿成痰，复感外邪，风痰阻络所致的目偏视、口眼歪斜；痰饮阻络所致的睑黡、痰湿凝结型粉刺等。

（五）理气法

理气法是用理气药物调畅气机，流通气血，以消肿散结，解郁止痛的治法。

情志内伤，肝气郁结和痰湿阻滞等均可造成气机不畅，导致损美性疾病。临床常用疏肝解郁法使肝气条达，气机通畅。该法常与其他治法并用，如理气祛痰、理气化湿、理气活血等。常用药物有柴胡、香附、郁金、枳壳、陈皮、青皮、木香、川楝子、延胡等。用于肝气郁滞所致的黧黑斑、摄领疮等。其他各种损美性病证伴有胁胀、胸闷太息、烦躁易怒等症状的可配合用此法。

（六）化瘀法

化瘀法是用活血祛瘀的药物疏通瘀阻，使血液得以流畅的治法。

瘀血可由气滞、气虚、寒凝、血热等原因造成，故临床上化瘀法常配合理气法、益气法、温经法、凉血法同用。常用药物有桃仁、红花、当归、赤芍、丹参、虎杖、川芎、益母草、三棱、莪术等。用于瘀血阻络所致的黧黑斑、酒齄鼻、睑黡、蟹足肿、油风、白驳风等损美性疾病；皮肤粗糙、面色晦暗等损美性缺陷；皮损局部暗红、坚硬疼痛较剧的各种皮肤疮肿证。

（七）补益法

补益法是用补虚扶正的药物弥补人体先天或后天不足，得以消除各种虚弱，恢复正气和延缓衰老的一种治法。

凡各种原因引起的气虚、血虚、阴虚、阳虚均可进补。补益法是治疗损美性疾病和保健美容常用的方法，通常分为益气、养血、滋阴、助阳四法。临床可分别单独使用，也可互相配合使用，如气血两虚者当气血双补，阴阳俱伤者当阴阳双补，气阴两伤者当益气滋阴，血虚阳衰者当养血助阳。又因孤阳不生，独阴不长，阴阳互根，故在用助阳法时佐一二味滋阴之品或在用滋阴法时佐一二味助阳之品，皆能增强疗效。

补益当以不足者补之为原则。若正气未衰而补之，不但无益，反而有害。《备急千金要方》指出："凡人四十以下，有病可服泻药，不甚须服补药，必若有所损不在此限。"可见进补亦当慎重。临床中还须注意火毒未清而见虚象时，当以清解为主，佐以补益之品，切忌大补，以防毒邪留恋或余毒复炽。另外胃纳不振者，应先以健脾醒胃为主，而后才能进补。

益气法常用药物有人参、党参、黄芪、白术、山药等；养血法常用药物有当归、熟地、鸡血藤、白芍、枸杞子等；滋阴法常用药物有生地、玄参、沙参、麦冬、女贞子、墨旱莲等；助阳法常用药物有附子、肉桂、仙茅、仙灵脾、巴戟天、肉苁蓉、杜仲、胡桃仁、鹿角等。用于虚损型的粉花疮、睑廧、油风、白发、上胞下垂、胞虚如球、白驳风等。40岁以上的中老年人亦可根据体质情况选用各种补益法，以抗衰驻颜。证见疲倦乏力、语言低微、自汗、纳呆、舌淡苔少、脉虚无力者宜以补气为主；证见面色苍白或萎黄、唇色淡白、耳郭色白、头晕眼花、心悸失眠、手足发麻、脉细无力者宜以补血为主；如前述血虚证伴皮肤干燥、肥厚、脱屑、粗糙皲裂、苔藓样变、毛发干枯脱落者须养血润燥；证见口干舌燥、耳鸣目暗、手足心热、午后低热、舌红少苔、脉细数者宜用滋阴之法；证见大便溏、小便清长、肢冷自汗、少气懒言、面浮肢肿、苔白滑、舌淡胖、脉沉细者当以温补助阳之法。

二、外治法

中药外治法是通过从体表给药以治疗损美性疾病和损美性生理缺陷的方法。中医美容重视内调，但亦强调外治。中药外用是中医美容学极重要的一部分内容。将中药制成不同的剂型施用于皮肤、黏膜、毛发局部，有两方面的效应：第一，体表治疗及保健作用。药物的有效成分直接在皮肤或黏膜产生作用，对于局部症状较突出的损美性皮肤疾病或皮肤缺陷，从皮肤直接给药，药效更捷。第二，体内治疗及保健作用。药物经过配伍可很好地被透皮吸收到体内，发挥全身治疗或保健作用。

尽管外治法有全身调理的作用，但毕竟是以治标为主。在美容治疗中，它主要充当辅助内治的角色。但在保健美容中，外治法却发挥着不可缺少的作用。

由于给药途径和治标、治本的不同，外治法在治则和给药方法以及药物剂型上，较之内治法都有所不同。

（一）常用治疗方法

1. 止痒法

止痒法是用具有祛风、燥湿、杀虫、养血作用的药物以止皮肤瘙痒的治法。痒是多种损美性皮肤病的一个重要自觉症状，是由于风、湿、热、虫等邪客于肌肤，引起皮肤气血不和所致，也有因血虚风燥，肌肤失养而成。治疗上宜疏风止痒、燥湿止痒、杀虫止痒、养血止痒等。常用药物有防风、荆芥、苍耳子、蝉蜕、薄荷、樟脑、冰片、威灵仙、地肤子、白鲜皮、苦参、蛇床子、羊蹄根、川椒、艾叶、当归、何首乌等。用于漆疮、痱子、湿疮、顽癣、摄领疮等有局部瘙痒的病证。

2. 清热解毒法

清热解毒法是用寒凉的药物施于体表患处或局部，以清解体内和局部蕴结热毒的治法。常用药物有黄芩、黄连、黄柏、大黄、马齿苋、大青叶、青黛、野菊花、芙蓉花叶、生地榆、紫花地丁、寒水石、牛黄、儿茶等。临床常用于局部红肿热痛的疮疡，伴有热毒症状的羊胡疮、日晒疮、漆疮、面游风、粉刺等病证。

3. 养血润燥法

养血润燥法是用养血滋润的药物制成软膏、油剂、面膜等外用剂型，涂于体表局部以达到滋阴补血、濡养皮肤目的的治法。常用药物有当归、地黄、核桃、蜂蜜、蜂蜡、松脂、杏仁、猪脂、羊脂、麻油、蓖麻油等。临床常用于治疗各种慢性瘙痒性皮肤病、皮肤干燥等。

4. 收湿法

收湿法是用具有化湿、淡渗、收敛作用的药物制成粉剂、洗剂，施于体表患处，以达到祛除湿邪目的的治法。常用药物有熟石膏、炉甘石、滑石、赤石脂、煅龙骨、煅牡蛎、蛤粉、五倍子、儿茶、海螵蛸、苍术等。用于湿疮、日晒疮、漆疮、脚湿气等局部有水疱、脓疱的病证。

5. 褪黑祛斑法

褪黑祛斑法是用具有增白祛斑作用的药物制成软膏、面膜等剂型，用于皮肤局部以消除色素沉着或增白皮肤的治法。常用药物有当归、川芎、桃仁、红花、白芍、珍珠、防风、柴胡、白茯苓、白附子、白芷、白僵蚕、冬瓜仁、柿叶、生姜、大黄、菟丝子等。用于黧黑斑、雀斑等色素沉着性疾病或皮肤粗黑不润等损美性缺陷。

6. 腐肌蚀肤法

腐肌蚀肤法是用具有腐蚀作用的药物制成软膏剂或糊剂，涂敷于体表患处，以腐蚀疣痣或剥蚀表皮以祛斑的治法。常用药物有鸦胆子、乌梅、石灰、木鳖子等。常用于疣目、黑痣、蟹足肿、雀斑、黧黑斑等病证。临床注意过敏者禁用，涂敷使用要准确得法，免伤周围健康皮肤。

（二）常用给药方法

1. 熏洗

包括熏蒸和洗浴两个过程。将中药煎煮沸后，周围用干毛巾围住，乘热熏蒸患处。熏蒸法可加速局部血管的扩张，利于药物的吸收，但此法不适宜于热证及皮肤敏感者。待药液温度略降后，再频频用手掌捧起药液洗浴或用毛巾蘸药液擦洗。此法一般用于不宜浸入水中的头面部，此外，局部皮损范围较小时，亦可用洗浴法。一般每天2次，每次30分钟。

2. 喷雾机熏蒸

利用电热装置将水加热产生蒸汽，蒸汽通过中草药，将其中的挥发性成分带出，与蒸汽一起喷射到皮肤。目前在美容临床广泛运用，是中医传统药物熏蒸疗法在现代美容中的体现。操作前先将皮肤清洗干净，开机后等蒸汽喷出稳定且呈均匀的细雾时，开始为就医者进行皮肤熏蒸。喷雾口须距就医者皮肤40cm左右。熏蒸时间不超过10分钟。

3. 湿敷

湿敷分为冷湿敷和热湿敷。每种湿敷又可分为开放性湿敷和闭锁性湿敷。一般开放性湿敷多用于冷湿敷，以10℃左右为宜，多针对热证、阳证；闭锁性湿敷多用于热湿敷，可达40℃~50℃，多针对寒证、阴证。操作方法：用6~8层大小与病损相同的纱布或同等厚度的布，在药液中浸透，然后取出稍加拧挤至不滴水为度，覆盖于患处。开放性湿敷每隔数分钟更换1次，持续0.5~1小时，闭锁性湿敷将药垫敷于局部，可用油纸或塑料薄膜（塑料过敏者禁用）上面扎上小孔，盖在敷料上进行包扎，每隔2~3小时更换1次。

4. 浸浴

用中药药粉或煎剂加一定比例的水倾入浴盆，将头以下全身或身体的某一部分浸入药浴液中。每次浸泡10~30分钟。浸浴结束后，用清水稍加冲洗（也可不冲洗，保留药物在皮肤继续发挥作用），再用毛巾稍稍擦干。全身浸浴适于全身皮肤的保健或泛发性皮肤病，或试图加强外病的内治效果时。局部浸浴适于局部皮肤或毛发的保健。近年，木桶全身浸浴作为中医美容的一种有效方法受到美容界的关注。

5. 足药浴

足药浴是仅浸浴足部的一种中药药浴法，近年得以广泛开展。该法对改善足部和全身的血液循环均有益处。由于足底腧穴和足反射区的存在，故足药浴往往不是针对足部疾患的治疗，而是一种全身保健方法。足药浴须备足浴盆，这种盆较深，盛浴液后能浸泡至两踝关节高度，盆底部也较宽，能安放双足。有的足浴药盆底层为双层，层间放置磁片，还能对足底反射区产生磁场刺激作用。有的浴盆还有振动作用，能对足底产生按摩作用。足药浴不能用冷水，水温应在35℃~43℃之间，水温低时应随时添加热水或加热药液。

6. 涂擦

将药物擦拭或涂于身体某部，通过按摩和药物对局部皮肤的渗透而起治疗作用的一种方法。用于涂擦的有粉剂、洗剂、酊剂、油剂、软膏剂等。

7. 扑撒

将药物均匀扑撒在患处，多为粉剂。

8. 贴敷

将软膏、硬膏或药粉，摊在消毒纱布上贴敷患处，每日换1~2次。或将软膏、糊剂、涂膜剂直接涂贴于患处，适时取掉。

9. 超声药物导入

简称声透法，是使用超声波机将中草药有效成分经皮肤透入，近年广泛用于医疗美容。该法具有超声波和药物的双重作用。由于超声能提高细胞膜的通透性，使生物膜的弥散过程增强，且可使药物大分子化学键断裂，从而分解为小分子，故在超声的作用下，药物更容易进入皮肤甚至体内组织发生药效作用。使用该法时，事先要清洁皮肤，之后将含药物的耦合剂涂布于受治局部（可将中草药制成浸液或煎剂作为耦合剂），然后将声头置于受治部位，均匀移动，速度约每秒1~2cm，选用连续波，0.5~1W/cm² 小剂量。每次治疗时间5~10分钟，不超过15分钟；眼周不要超过1W/cm²，每眼时间不超过5分钟，声波方向不要直对眼球。每日或隔日治疗1次，或每周2次。

10. 直流电药物离子导入

简称电－药物离子导入法，是使用直流电离子导入机将药物离子经皮肤导入。该法在美容临床应用亦较广。在直流电场力的作用下，带电荷的药物离子产生定向移动进入皮肤，在皮内形成离子堆，可缓慢地通过血液、淋巴循环分布全身。药物离子在皮内可停留数小时至十余天，故药效维持的时间较长。用该法导入的药物，在局部表浅组织中的浓度高，故对表浅病灶的治疗特别适用。操作时将脱脂棉浸透药液，裹于电极棒上。带正电荷的药棉裹于阳极棒上，带负电荷的药棉裹于阴极棒上，然后置于面部皮肤缓慢移动。非作用极握于受治者手中。剂量以电流密度为指标（单位：mA/cm^2），一般选用 $0.1 \sim 0.2mA/cm^2$ 密度。每次治疗时间为 $15 \sim 25$ 分钟，每日或隔日治疗 1 次。

第二节　针灸疗法

针灸疗法是以中医理论为指导，运用针刺、灸疗等方法刺激经穴，以疏通经络、调节气血、协调阴阳，从而达到防治损美性疾病和损美性生理缺陷、美化人体的目的的一种美容疗法。针灸疗法是中医美容的重要手段之一。由于其疗效确切，经济方便，在损美性疾病的治疗和保健美容中都得到了广泛的应用。

针灸美容的方法多种多样，可概括为针法、灸法、拔罐法、穴位磁疗法等，这些方法可单独使用，也可合用，其作用机制都是通过局部和循经治疗两方面的作用来疏通经络、调节气血、协调阴阳，调节脏腑组织的功能，调动机体的内在因素，消除引起损美性疾病的病因，使机体恢复到正常的生理状态，同时强身健体，促进皮肤新陈代谢，从而达到延衰驻颜、润肤悦色、美化容颜及治疗损美性疾病的目的。

一、针法

针法，即采用不同的针具，刺激人体的一定部位，运用各种方法激发经气，疏通经络，协调气血，以达到治疗和保健的目的。《灵枢·官针》说："九针之宜，各有所用，长短大小，各有所施也。"即不同形状的针具，各有不同的用法和用途。美容中常用的针具有毫针、三棱针、梅花针等。除此之外，近代针法与各种疗法相结合又创造了许多新的针法，如电针、水针、穴位照射疗法，还有针刺与外科手术相结合的挑治疗法、割治疗法、穴位穿线埋线结扎疗法等。

（一）毫针法

毫针法是用毫针刺激腧穴的治疗方法。

毫针是针刺中应用最为广泛的一种针具，因其针体细小，适合针刺全身的腧穴。可用于损美性疾病的治疗和保健美容，辨证配穴针刺相应的腧穴。

1. 针具
一般临床常用的毫针粗细为 $28 \sim 32$ 号，长度为 $25 \sim 75mm$（即 $1 \sim 3$ 寸）。

面部美容用针一般选用 32~36 号，长度为 15~40mm（即 0.5~1.5 寸），若要透穴则可选75mm（3 寸）左右的毫针。

目前临床所用毫针多为不锈钢所制，使用前一定要煮沸消毒或高压蒸汽消毒，也可用75%乙醇或一般器械消毒液浸泡消毒。提倡使用一次性针具。医者的手及就医者的皮肤也应进行严格的消毒。

2. 手法

（1）进针手法　躯干四肢部位的穴位，可根据部位选用适当的进针方法。面部腧穴的进针，因其皮肉浅薄，血管和神经末梢丰富，多采用单手进针法（图5-1）、双手进针法中的爪切进针法（图5-2）及提捏进针法（图5-3），以最大限度地减轻疼痛，使进针顺利。透穴时则可采用夹持进针法（图5-4）。

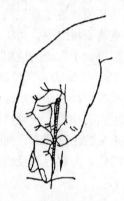

图5-1　单手进针法

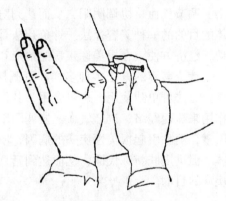

图5-2　指切进针法

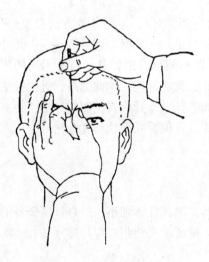

图5-3　提捏进针法

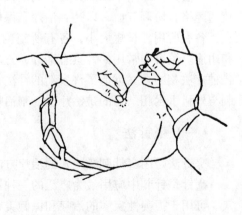

图5-4　夹持进针法

（2）**针刺角度、方向和深度**　面部损美性疾病的治疗及保健美容一般多采用斜刺或横刺法，针尖方向对向病灶，针刺不要过深，一般刺入 10～15mm（0.3～0.5寸）即可。

（3）**行针手法**　有提插和捻转两种基本的针刺手法。在针刺得气时，即在针尖进入一定深度后，施行上下、进退的行针手法，反复地将针从浅层插进深层，再由深层提到浅层。这种纵向的行针手法，称为提插法（图5-5）。进针得气后，将针反复地前后、左右来回旋转捻动的进针手法，称为捻转法（图5-6）。

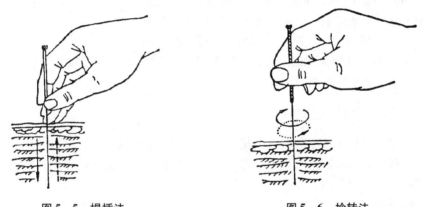

图5-5　提插法　　　　　　　　　　图5-6　捻转法

（4）**辅助手法**　在针灸美容中常用的辅助手法是刮法和弹法。刮法是在针刺得气后，用食指或中指的指甲轻刮针柄以加强针感助气运行的方法（图5-7）。弹法是在针刺得气后，用手指轻弹腧穴或针柄，以加强针感、助气运行的一种催气手法（图5-8）。两种方法均可加强针感和促使针感扩散，从而加强治疗作用。

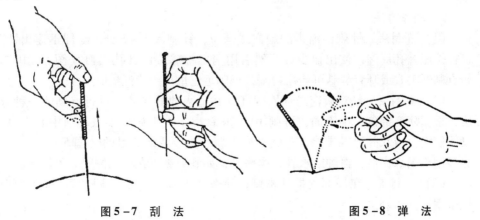

图5-7　刮　法　　　　　　　　　　图5-8　弹　法

3. 留针

针刺得气后，将针置留于腧穴中一定时间称为留针，一般留针20～30分钟。

4. 注意事项

（1）针刺后嘱患者不要随便变动体位，以防弯针或滞针。

（2）对晕针者应迅速出针，使患者头低脚高位躺卧，休息片刻。个别严重者，指按水沟穴或灸关元、气海穴即能苏醒，卧位一般不会晕针。

（3）一些损美性疾病和美容缺陷，针刺有独到的疗效，但是疗程较长，需嘱患者配合，持之以恒。

（4）孕妇禁刺小腹部、腹部、腰骶部腧穴及三阴交、合谷、昆仑、至阴、太冲等通经活血的腧穴。经期也不宜针刺这些腧穴。

（5）皮肤有感染、溃疡、瘢痕或肿瘤的部位不宜针刺。

（6）眼部及脊椎部的腧穴，要注意掌握一定的角度和深度，不宜大幅度地提插、捻转和长时间留针。

（二）三棱针刺血法

三棱针刺血法又称刺络法，是用三棱针刺破腧穴或浅表血络，放出少量血液以治疗疾病的方法。此法具有开窍、泻热、活血、解毒消肿的作用，在损美性疾病的治疗中较为常用。

1. 针具

美容使用的三棱针与一般治疗使用的相同，针长约6cm，针柄较粗，呈圆柱形，针身呈三棱形，针尖锋利（图5-9）。

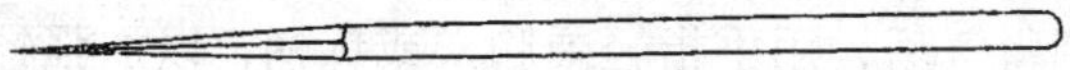

图5-9 三棱针

2. 操作方法

（1）点刺法 针刺已消毒的腧穴或部位，针刺入1～2分，随即迅速出针，轻轻挤压针孔周围，使出血少许，然后用消毒棉球按压针孔出血（图5-10）。如点刺耳尖穴或耳背静脉可治疗粉刺，点刺足三里可治疗湿疮。

（2）散刺法 是对病变局部周围（或在适当的耳穴区）进行点刺的一种方法，根据病变部位大小不同，可刺10～20针以上，由病变外缘环向中心点刺，以促使瘀血或水肿得以排除，达到去瘀生新、通经活络的目的（图5-11）。此法多用于局部瘀血、血肿或水肿、顽癣等，如酒齄鼻可在鼻两侧变赤处散刺。

（3）密刺法 在局部皮损处密刺，使微微出血，适用于皮肤病。如治疗白疕可用局部密刺法。

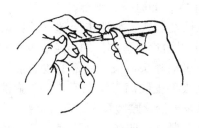
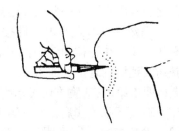

图 5 – 10　点刺法　　　　　　　　　图 5 – 11　散刺法

3. 注意事项

（1）注意无菌操作，以防感染。

（2）点刺、散刺时，手法易轻、浅、快，泻血法一般出血不宜过多，以免刺伤深部大动脉。

（3）虚证、妇女产后及有自发性出血倾向或有凝血功能障碍的患者禁用。

（三）皮肤针法

皮肤针法是以多支短针浅刺人体一定部位或腧穴使局部皮肤发红或微量出血的一种针刺方法。皮肤针法可以疏通经络、调和气血，在损美性皮肤病的治疗中可起到宣泄肌表邪气、通经活络的作用。

1. 针具

皮肤针由于针数、式样不同而有不同的名称，将五根针捆成一束，像梅花形状称为梅花针；将七根针捆成一束，称为七星针；将十八根针捆成一束，则称为罗汉针，在针灸美容中均可选用。

2. 操作方法

针尖对准叩刺部位，使用手腕力量，将针尖垂直叩打在皮肤上，频率要快，速度要均匀（图 5 – 12）。按叩刺的部位不同，可分为局部叩刺、循经辨证取穴叩刺和整体叩刺 3 种。

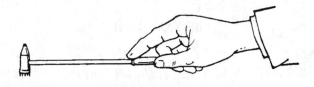

图 5 – 12　叩　刺

（1）局部叩刺　即在病变局部按经脉循经而刺，或在其局部由外围向中心叩刺，此法常用于治疗一些损美性皮肤病的治疗，如斑秃、顽癣。

（2）循经辨证取穴叩刺　即按经脉辨证循经取穴，如叩击腿部三阴经络可防治面部皱纹；在脊柱两侧的特定节段叩刺可以治疗这些部位的神经节段支配区的皮肤病及延缓衰老。如叩击第1～7颈椎段可治疗头面及上肢部的皮肤病及颜面衰老，叩击第1～7胸椎段可治疗上胸及上腹部皮肤病，叩击第7～12胸椎段可治疗下胸及下肢皮肤病，叩击第1～5腰椎段可治疗腰腹及下肢部皮肤病。

（3）整体叩刺　即先叩脊柱两旁，由背至骶，再叩颈部及病变局部。某些病变在脊柱附近及其他有关部位所出现的一些特殊所见（如敏感点、条索状物、结节等）均为重点叩刺部位，此法主要起强壮作用，用于由全身的慢性疾病所引起的皮肤老化现象。

3．注意事项

（1）局部皮肤有创伤及溃疡者，不宜本法。

（2）面部慎用此法。

（3）针具及针刺局部皮肤均应严格消毒，尤其是使用较重手法使皮肤微微出血后，局部皮肤用酒精棉球消毒并注意保持针刺局部清洁，以防感染。

（四）皮内针法

皮内针法又称埋针法，是以特制的小型针具固定于腧穴的皮内或皮下，进行较长时间埋藏的一种方法。在中医美容中耳穴埋针较常用。

1．针具

皮内针有颗粒型（麦粒性）和掀针型（图钉型）两种，均由不锈钢制成。颗粒型的针长约1cm，针柄似麦粒或呈环形，针身与针柄成一直线；掀针型的针身长约0.2～0.3cm，针柄呈环形，针身与针柄呈垂直状（图5－13）。

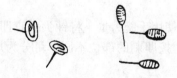

图5－13　皮内针

2．操作方法

（1）麦粒型皮内针　用镊子夹住针柄，对准腧穴，与经脉呈十字交叉状，沿皮下横向刺入，针体可埋入3～5分钟左右，针柄留于皮外，然后用胶布顺着针体进入的方向粘贴固定，多用于头面部和背部。

（2）掀针型皮内针　用镊子夹住针圈，对准腧穴，直接刺入，然后用胶布固定，多用于耳穴。

留针的时间视病情、季节而定，热天一般留置 1~2 天，冷天可留置 3~7 天，留置期间每隔 4 小时左右可以用手按压埋针处 1~2 分钟，以加强刺激，增加疗效。

3. 注意事项

（1）每次取 1~2 穴，一般多选单侧，或取两侧对称同名穴。

（2）埋针要选易于固定和不妨碍肢体活动的穴位。

（3）埋针后，患者感觉刺痛或妨碍肢体活动时，应将针取出重埋或改用其他穴位。

（4）注意消毒，暑热天埋针时间不宜超过 2 天，以防感染。

（五）火针法

火针疗法又称焠刺或燔刺。是将特制的粗针用火烧红后迅速刺入皮肤，以治疗疾病的方法。火针疗法具有温经散寒，通经活络的作用，可用于扁平疣、雀斑、黑痣、粉刺、疣目等损美性疾病的治疗，还可用于痤疮愈后色素印或凹陷的修复，具有治愈率高，无炎症反应，术后不留瘢痕等优点。

1. 针具

一般选用较粗的不锈钢针，如圆利针或 24 号 6cm 长的不锈钢针，也可用特制的针具，如弹簧式火针、三头火针、钨合金所制火针及电火针等。弹簧式火针进针迅速，易于掌握进针深度；电火针易于控制温度；三头火针多用于雀斑、色素斑、疣目的治疗。

2. 操作方法

火针法分深刺和浅刺两种，浅刺是将针尖烧红，在治疗部位叩刺，刺破皮肤即可，深刺是将烧红的针尖对准腧穴，迅速刺入皮肤，稍停，随即退出，并用消毒棉球按揉针孔，烧针的长短要与刺入的长短相一致。

3. 注意事项

（1）头面部用火针时要特别注意，避免刺得过深，以免留下瘢痕。

（2）血管和主要神经分布部位不宜施用火针。

（3）针刺后红晕或红肿未完全消失时避免洗浴，以防感染。

（4）针后若局部发痒尽量不要搔抓，以防留下瘢痕。

（六）电针法

电针法是用电针仪输出的脉冲电流通过毫针或直接作用于人体经络腧穴的一

种针刺方法。它具有针和电刺激的双重效应，能客观地控制针的刺激量，代替手法运针，节省人力，是临床较常用的一种疗法。将此法用于较顽固的损美性皮肤病、斑秃、皱纹、摄领疮、肥胖症等，均有较好疗效。

1. 电针仪的选择

临床上使用的电针仪种类很多，规格也不同。选择电针仪时可以从以下几方面考虑。

（1）波形　不同波形有不同的功效。常见的直流脉冲波形有尖波、方波和正弦波。尖波易通过皮肤扩散到组织器官中去，对运动神经和肌肉起兴奋作用，改善血液循环和组织营养，能提高新陈代谢，对神经系统损害、皱纹、肌肉萎缩、肥胖症等较适宜。方波具有消炎止痛，镇静催眠、解痉、恢复肢体功能、促进组织吸收以及止痒等作用，对于各种炎症及隐疹、风热瘙痒等皮肤病较适宜。正弦波具有调节神经肌肉张力的作用，可用于神经肌肉疼痛及瘫痪的治疗。所以应选择有多种波形的电针仪。

（2）频率　高频脉冲对组织损伤小，镇痛效果明显，具有抑制神经与肌肉兴奋的作用。低频脉冲具有兴奋神经与肌肉的作用。因此，应选择频率可调的电针仪。

（3）电流强度　由于治疗的病种不同以及受施者的个体差异，需对电流强度进行调节。因此，应选择电流强度在一定范围内可调的电针仪。

2. 操作方法

使用前，先将电流强度调节至"0"位。将电针仪输出线的正负极分别接在两根毫针的针柄上。应该注意，一般将一对电极连接在身体的同侧，尤其胸背部电针时，不允许将两个电极跨接在身体两侧。开启电源后，应从小到大增加电流强度，通电一段时间后，须再适当增加输出电流强度，否则达不到预定的刺激量。刺激强度以病人能够耐受为度，使电针局部出现酸、胀、热等感觉或局部肌肉出现节律性抽动。单穴电针时，可将一个电极与针柄连接，另一电极与生理盐水浸湿的纱布连接，作为无关电极，固定在同侧皮肤上。相邻的一对腧穴进行电针时，毫针间要用干棉球相隔，以免发生短路，损坏仪器。治疗结束时，先将电流强度调回至"0"位，然后关闭电源，撤去电极，再轻轻将毫针起出。

3. 注意事项

（1）不宜在心前区、延髓附近的腧穴施用电针，以免发生心脏停搏或呼吸困难等危险。

（2）电流强度的调节，必须由小至大逐渐加强，不可突然加强，以免出现晕针、弯针及断针等现象。

（3）使用电针仪时，如遇到输出电流时断时续，往往是电针仪的输出部分发生故障或导线接触不良，应排除故障后再使用。

（4）温针灸用过的毫针，或针柄由铝丝绕制并经氧化处理呈金黄色的毫针，导电性能均不好。这类毫针最好不用，如使用时须将输出电极夹在针体上。

（5）使用前先将输出电钮等全部调至"0"位，使用后也应调至"0"位，然后关闭电源，撤去导线。

（七）水针法

水针疗法，又称"穴位注射"，是在人体的一定部位或腧穴中注入中西药物以治疗疾病的一种治疗方法。通过针刺和药液对穴位的刺激和药理作用调整机体的功能，从而达到治疗疾病的目的。该法对黧黑斑、粉刺、扁瘊、油风、体气、白疕、面肌痉挛、眼袋、皱纹等均有一定的疗效。

1. 针具

常用注射器有 2ml、5ml、10ml 等 3 种。耳穴注射应选用 1ml 接种注射器。常用针头为 4~6 号普通注射针头。

2. 常用药物和剂量

凡肌肉注射用的药物均可使用。常用于皮肤病和美容的药物有中草药制剂、维生素制剂，以及葡萄糖、生理盐水、盐酸普鲁卡因等制剂。药物的一般用量均小于常用剂量，通常用原注射剂量的 1/5~1/2。具体用量还要视注射部位及药物性质和浓度而定。头部腧穴可注射 0.2~0.5ml，耳穴可注射 0.1ml，四肢部腧穴可注射 1~2ml，胸背部腧穴可注射 0.3~1ml。刺激性小的药物用量可较大些，刺激性大的药物，一般用量较小。临床上可根据病情选择使用。如活血化瘀，止痛，可用复方当归注射液或丹参注射液，每次穴位注射 2~4ml；清热解毒可选用板蓝根注射液、鱼腥草注射液、银黄注射液，每次穴位注射 2~4ml；营养神经，悦泽颜色，可选用维生素 B_6 注射液、维生素 B_{12} 注射液，维生素 B_6 注射液每次穴位注射 25~50mg，维生素 B_{12} 注射液每次穴位注射 0.1mg。例如，维生素 B_{12} 注射液局部皮下注射可治疗斑秃，三磷腺苷注射液局部皮下注射可治疗油风脱发，在双曲池穴注射胎盘组织液可治疗隐疹等。

3. 选穴及操作方法

水针疗法的选穴与一般针刺治疗的选穴相同，进行辨证选穴，但以"阳性反应点"、俞、募、郄、原穴为常用。通常选 1~2 个穴，最多不超过 5 个穴。局部皮肤常规消毒后，快速进针，透皮后，缓缓进针，得气后将针回抽一下，检查有无回血，如无回血，则可将药液缓缓推入腧穴。一般用中等速度推入药液，慢性疾病、体弱者用轻刺激，缓缓推入；急性病、体质强者用强刺激，快速将药液推入。如需注射较多药液，应由深到浅逐层注入或改换方向注射药液。注射退针后，如果针孔溢液或溢血，用消毒棉球按压。

4. 注意事项

（1）注射后局部可能有酸胀不适、发热或暂时局部症状加重等现象，数小时至 1 天内可逐渐消失。如因消毒不严格而致局部红肿、发热等应及时处理。

（2）严格遵守无菌操作，以防感染。

（3）药液不可注入关节腔、脊髓腔和血管内，防止不良反应。

（4）注意药物有效期，检查药液有无滤泡沉淀等变质情况。凡是有可能引起过敏反应的药物，都应先作皮试。常用的中草药有时也会出现过敏反应，注射时要加以注意。

（5）注意避开神经干通过的部位。注射中，患者如有触电感，要退针或改变方向，以避免损伤神经。

（6）孕妇的下腹部、腰骶部和三阴交、合谷等穴不可用穴位注射法，以免引起流产。

（八）腧穴埋线法

腧穴埋线法是将羊肠线埋入腧穴，利用羊肠线对腧穴的持续刺激作用治疗疾病的方法。常用于治疗口眼㖞斜、白驳风、摄领疮、斑秃等。

1. 器具

埋线针，是坚韧的特制的金属钩针，长约 12～15cm，针尖呈三角形，底部有一缺口。也可用经改制的 12 号腰椎穿刺针（将针芯前端磨平），如用切开法则需备尖头手术刀片、手术刀柄、三角缝针。除此以外，还应具备皮肤消毒用品、洞巾、注射器、镊子、持针器、0～1 号铬制羊肠线、0.5%～1% 普鲁卡因、剪刀、消毒纱布及敷料等。

2. 操作方法

（1）**选穴**　腧穴多选肌肉较丰满的部位，以背、胸、腰、腹部最常用。取穴原则与针刺疗法相同，但取穴要精简，每次埋线 1～3 穴，可间隔 2～4 周治疗一次。治疗皮肤病时，可采用病灶局部取穴结合辨证取穴埋线。

（2）**穿刺针埋线法**　常规消毒局部皮肤，用镊子取 1～2cm 长已消毒的羊肠线，放置在腰穿针针管的前端，后接针芯。左手拇、食指绷紧或捏起进针部位皮肤，右手持针，刺入到所需深度，出现针感后，边推针芯，边退针管，将羊肠线埋植在腧穴的皮下组织或肌层内，针孔处敷盖消毒纱布。

（3）**埋线针埋线法**　局部皮肤消毒后，以 0.5%～1% 盐酸普鲁卡因浸润麻醉，以 1cm 羊肠线套在埋线针针尖缺口上，两端用血管钳夹住。右手持针，左手持钳，针尖缺口向下以 15°～40° 方向刺入。当针头缺口进入皮下后，左手将血管钳松开，右手继续进针，直至肠线完全进入皮下，再进针 0.2 ~ 0.5cm，随后把针退出，用消毒棉球或纱布按住针孔，再敷纱布保护创口。

3. 注意事项

（1）严格遵守无菌操作，防止感染。

（2）埋线最好埋在皮下组织及肌肉之间，肌肉丰满处可埋入肌层。羊肠线头不可暴露在皮肤外面。注意避免伤及内脏、大血管及神经干。

（3）一个腧穴作多次埋线时，应尽量偏离前次的治疗部位。

（4）皮肤局部有感染或溃疡者不宜埋线。肺结核活动期、骨结核、严重的心脏病患者或妇女在妊娠期不宜用本法。

（九）耳针法

耳针法是用针或其他刺激物刺激耳郭上的耳穴以治疗疾病的方法。它具有操作简便、适应证广、疗效迅速等优点。耳郭上凡是具有诊断和治疗作用的点或部位统称为耳穴（图5-14、图5-15）。临床实践证明，当机体的组织或器官发生异常变化时，往往在耳郭的特定部位会出现阳性反应点，比如阳性反应物、压痛点、良导点、敏感点等等。近年来，耳针在治疗美容及保健美容方面，均取得了较好疗效，如黧黑斑、湿疮、白驳风、粉刺、摄领疮等的治疗及减肥、驻颜、祛皱、生发等保健美容的应用。耳针疗法为美容开辟了一条很好的途径。

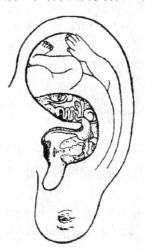

图5-14 耳穴分布规律图

1. 针具

耳针选用较细、较短的毫针，一般可选用 28 号 15mm 长的毫针。如果用埋针法，可选用特制的耳内皮内针。如用压豆法，可用王不留行籽、小米、绿豆、

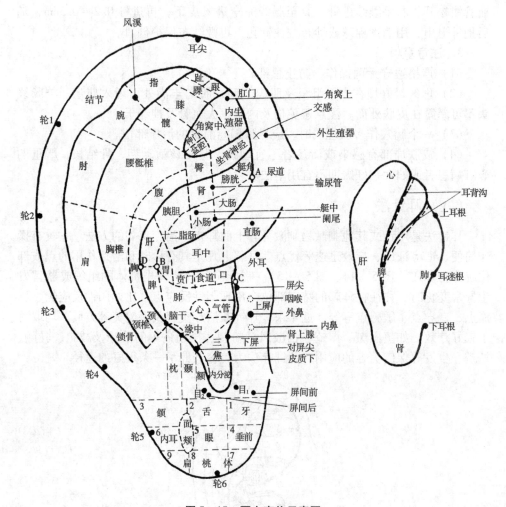

图 5-15 耳穴定位示意图

莱菔子、油菜籽等，临床以王不留行籽最为常用。

2. 操作方法

（1）针刺法 左手拇、食指固定耳郭，中指托住耳穴部的耳背，右手持针在耳穴进针，一般刺入 2~3 分即可。如果局部无针感，可调整针尖方向。留针时间一般为 20~30 分钟。

（2）埋针法 左手绷紧耳穴处皮肤，右手用镊子夹住消毒的皮内针柄，轻刺入耳穴，一般刺入针体的 2/3，再用胶布固定。两耳可轮换针刺。埋针后，每日患者可自行按压 3~4 次，留针 3~5 天。

（3）压豆法 先将王不留行籽或绿豆置于约 0.5cm² 的小方块胶布中，然后贴敷于耳穴上，每日自行按压3~4次，每次1~3分钟，3~5天更换1次，两耳轮换。如遇对胶布过敏者，可改用针刺法。

（4）**刺血法** 用三棱针在耳穴处点刺出血。此法具有祛瘀生新、清热解毒、活血止痛的作用，在中医美容中应用较多。针刺前，先按揉耳郭使其充血，刺后挤血5~10滴，两耳轮换，3~5日1次，病情重者可2日1次。

3. 注意事项

（1）严格消毒，防止感染，耳郭有炎症的部位禁针。不可刺入耳软骨。

（2）妇女怀孕期间应慎用耳针，禁用内生殖器、盆腔、内分泌、肾等耳穴。

（3）有习惯性流产史的孕妇，不宜用耳针。

（4）一次取穴不宜太多，以3~7穴为宜。

（5）耳针亦可能发生晕针，处理方法与毫针法相同。

（十）激光针法

激光针法是用激光束照射腧穴以治疗疾病的方法，简称光针。它具有无痛、无菌、快速等特点，患者无痛苦，对于年老体弱及恐惧针刺的患者尤为适宜。此法常用于治疗油风、湿疮、白癜风、白疕、摄领疮、酒齄鼻、粉刺、口眼㖞斜、面颈部皱纹、眼袋等。

1. 仪器

激光针法可用的医用激光机有氦氖激光机、二氧化碳激光机、氩离子激光机等。较常用的是氦氖激光机。氦氖激光可穿透皮肤组织，促进血液循环，改善组织代谢，增加血液中的吞噬细胞功能。

2. 操作方法

（1）使用前，应详细检查有无漏电、混线现象，检查地线是否接好，以防触电或烧毁机器的事故发生。

（2）照射时，用电流调节钮逐渐增大电流（一般将电流调至6mA）调整"定时调节旋钮"按病情需要确定时间。

（3）将激光束对准腧穴，照射距离一般为20~30mm，特殊为100mm。

（4）激光器可以间断使用，但最长不宜超过4小时。

（5）一般可以每日照射1次，每次取2~4穴，每次照射2~5分钟，10次为1疗程。同一部位照射不宜超过15次。病情较顽固者，可照射3个疗程，或3个疗程以上，每个疗程间隔为7~10天。

3. 注意事项

（1）激光治疗过程中，美容医师要戴激光防护镜，切不可对视激光束，以免损伤眼睛。

（2）激光束一定要对准病灶或腧穴。

（3）激光的剂量必须掌握好，剂量过小起不到治疗作用，过大则易导致头晕、恶心、乏力、嗜睡或烦躁、失眠、心悸，以及轻度的腹胀、腹泻、月经周期紊乱等不良反应。一旦出现不良反应，则应调节照射距离、缩短照射时间、减少次数或终止治疗。

（十一）挑刺法

挑刺法是在一定的穴位或部位，用特制的针具挑断皮下白色纤维组织以治疗某些疾病的一种治疗方法。在中医美容临床常用于治疗粉刺、湿疮、白疕等。

1. 针具

三棱针、圆利针、大号注射针头均可，也可用眼科"角膜钩"改制成"钩状挑治针"，还可用牙科器械改制成锋利的三棱针样长约 10cm 的挑治针。

2. 操作方法

以背俞或夹脊穴为主，定点挑刺，或找反应点挑刺。反应点的特征是形似丘疹、针帽大小、灰白或暗红，棕褐或浅红，压之不褪色。挑刺部位确定后，用碘酒、酒精常规消毒，左手固定治点，右手持针，针与皮肤呈 20°～30°，快速刺入穴点的皮肤，纵行挑破 0.2～0.3cm 的皮肤，然后将针深入皮下，挑断皮下白色纤维样物数根，待听到钩割吱吱声，即按进针方向倒退出针。术后用碘酒消毒，敷无菌纱布，用胶布固定。

3. 注意事项

（1）术中注意无菌操作，嘱患者注意保持局部清洁，3～5 日内不用水洗，以防感染。

（2）针尖应在原口出入，不要在疮口上下乱刺。

（3）挑刺后注意休息，不吃刺激性食物。

（4）孕妇、严重心脏病、有出血倾向的患者慎用或不用。

二、灸法

灸法是以经络、脏腑等理论为指导，利用艾绒或其他药物，在腧穴上或患处烧灼和熏熨，借其温热效能及药物的作用，通过经络传导，以温通经络，扶正祛邪，达到治病和保健目的的一种外治方法。施灸材料主要是艾叶制成的艾绒，施灸方法主要有艾炷灸、艾条灸、温针灸。灸法无痛、无损伤，操作简便，疗效显著。在中医美容中采用不同的灸治方法，可应用于斑秃、隐疹、湿疹、白驳风、摄领疮等多种损美性疾病的治疗，同时又有保健作用。

（一）操作方法

1. 艾炷灸

艾炷是指用艾绒制成的圆锥形小体，分大、中、小三种，大者高 1cm，锥底直径 0.8cm，重约 0.1g，可燃烧 3～5 分钟；中者为大者之半，如枣核大；小者如麦粒。燃烧一炷称为灸一壮。

临床上施灸时应用炷的大小、壮之多少，随病证及施灸部位不同而有区别，少者 1～3 壮，多者可达数十壮。一般阴寒虚弱之证宜多灸，体壮者宜少灸，肌肉丰满处宜大炷，浅薄处宜小炷。艾炷灸法又分为直接着肤灸和间接隔物灸两类。

（1）直接灸 将艾炷直接放在施灸部位的皮肤上，根据对皮肤刺激强度的不同，又分为瘢痕灸、无瘢痕灸和发泡灸。

①瘢痕灸 用小艾炷，施灸部位被烧破，用一般药膏贴于创面，1 周左右化脓，化脓期应不断换药，待创口结痂脱落后留下瘢痕，临床一般用于治疗黑痣、疣目及局部难治的皮肤病。注意此法不要用于面颈部。

②无瘢痕灸 用中、小艾炷，施灸后病人稍觉烫就去掉另换一炷，以患处或腧穴处皮肤红晕，无烧伤，病人自觉舒适为度。临床适用于癣、湿疮、痣、疣目等疾患。

③发泡灸 用小艾炷，在艾炷点燃后病人感到发烫时继续灸 3～5 秒，施灸部位可出现一艾炷大小的红晕，1～2 小时后局部发泡，无需挑破，外敷以消毒纱布，3～4 天后可自然吸收。此法适用于白驳风、皮炎、癣等。

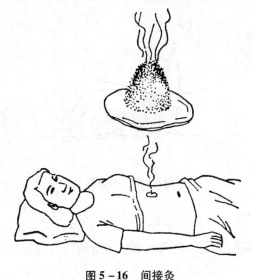

图 5-16 间接灸

（2）间接灸　是用药物将艾炷与施灸腧穴部位的皮肤隔开而施灸的一种方法，具有灸法及药物的双重作用，较直接常用（图 5－16）。

根据所用的药物不同，有隔姜灸、隔蒜灸、隔葱灸、隔盐灸、隔附子灸、隔胡椒灸、隔巴豆灸等等。直接将药物切成片或捣烂制成薄饼或将药研碎用面粉调制成薄饼，药饼上须扎少量细孔，置于施灸部位，再上置艾炷灸之。另有一种封脐法，将不同的中药配方研末，置于脐窝内，上贴胶布以封脐，再置艾炷于上灸之。

以上方法可治疗多种损美性疾病，如各种疣、癣、黧黑斑等。并可用于保健美容，如抗衰驻颜、轻身减肥等。选择何种药物行间接灸，须临床辨证论治，如脾肾阳虚型黧黑斑，可选用附子隔神阙穴灸之。

2. 艾条灸

艾条灸是指艾绒卷成条状，在施灸部位上熏灸，使用时将艾条的一端点燃，距腧穴皮肤 1～2cm 左右熏灸，或像鸟雀啄食一样，一上一下移动施灸，或左右移动或反复旋转施灸。一般每穴施灸 3～5 分钟，以皮肤红晕为度。

此法应用较广，适用于口眼㖞斜、白驳风、白疕、油风等疾病及眼袋、皱纹等美容缺陷，并可用于保健美容，防衰驻颜。

3. 温针灸

温针灸是针刺与艾灸相结合使用的一种方法。具体操作方法是在针刺得气的基础上，将艾绒捏在针柄上如中艾炷大小，点燃后直到熄灭为止，其热力可通过针身传入体内，达到治疗目的（图 5－17）。此法适用于既需要留针又需施灸的病证，常用于口眼㖞斜、面肌萎缩、眼袋、皱纹等。

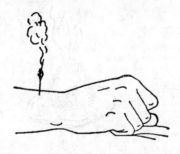

图 5－17　温针灸

（二）注意事项

1. 颜面五官、阴部和有大血管的部位不宜使用直接灸。

2. 施灸的顺序，一般是先上部后下部，先背部后腹部，先头部后四肢，先阳经后阴经。

3. 腰、背、腹部施灸壮数可多，胸、头项、四肢壮数要少；青壮年可多灸，老人、妇女、小儿宜少灸。此外，施灸壮数的多少须结合病情而定。

4. 睛明、丝竹空、瞳子髎、水沟、尺泽、委中等穴禁灸；妇女妊娠期，腰骶部和小腹部不宜施灸。

5. 施灸后，如皮肤起泡，小者可不作任何处理，数日后可自行吸收，大者可用消毒针头刺破，放出液体，外敷消毒纱布即可。

三、拔罐法

拔罐法是以杯罐作工具，借助热力或其他方法，排除罐中空气，造成负压，使其吸着于身体某一部位或腧穴，造成局部充血，使毛细血管扩张，对腧穴、经络产生刺激，以通畅气血、宣散邪阻，调节体内的代谢，从而达到治疗疾病作用的一种方法。拔罐疗法具有行气、活血、温经通络、消肿止痛、散风、祛寒等作用。在中医美容临床上可用于粉刺、白驳风、摄领疮、斑秃、隐疹、各种癣等损美性疾病的治疗。

（一）操作方法

1. 火罐法

利用燃烧时火的热力，排出空气，形成负压，将罐吸附于皮肤腧穴上。操作时，用镊子夹住蘸有95%乙醇的棉球，点燃后在罐内迅速环绕一下抽出，再迅速将罐口置于腧穴部位皮肤即可吸住，或将乙醇棉球点燃后投入罐内，火未熄灭时速将罐口罩在皮肤上。

2. 抽气罐法

使用特制的罐，一般用竹筒或塑料制成。使用时，先将罐口置于皮肤上，然后通过特殊的装置将罐内空气抽出，形成负压而吸附于皮肤，此法较火罐法安全，无灼伤皮肤之忧（图5-18）。

3. 刺络拔罐法

先在皮肤穴位上用三棱针、梅花针点刺出血，然后将罐吸附于点刺出血部位，出血量一般掌握在1~3ml左右。起罐后，于被刺部位外敷消毒纱布，胶布固定，4~6小时再除去。以上各种方法的留罐时间为10~15分钟，刺络拔罐以10分钟为宜。

（二）注意事项

1. 体位须适当，局部皮肉如有皱纹、松弛、瘢痕、凹凸不平及体位移动时，

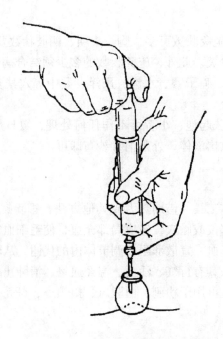

图 5 - 18　抽气罐法

火罐易脱落。

2. 根据不同的部位，选择大小适宜的罐。

3. 应用火罐法时，棉球不要沾酒精太多，以防酒精滴下，烧伤皮肤。

4. 五官部位、肛门及心尖搏动处、大血管分布部位、孕妇的腹部、腰骶部均禁止拔罐。

5. 刺络拔罐时，要避免刺伤动脉血管。

6. 留罐时间不宜太久，以免皮肤起泡。

7. 拔罐后，一般局部呈红晕或发红为正常现象，2～3 天会自行消退。如果局部瘀血严重者，不宜在原部位再拔罐。

8. 如果遇晕罐现象，应立即起罐，令其卧床休息片刻即可消除。

四、穴位磁疗法

穴位磁疗法是运用磁场作用于人体的经络穴位来治疗疾病的一种方法，具有镇静、止痛、消炎、降压等作用。该法简便，易于操作，适用性广，无痛苦，无创伤，在中医美容中可用于摄领疮、蟹足肿、黧黑斑、蛇串疮、湿疮等损美性病证及眼袋、皱纹等美容缺陷。临床常用的方法为静磁法，即将磁片、磁珠等贴敷在穴位表面，产生恒定磁场的方法。

（一）操作方法

1. 直接贴敷法

用胶布或伤湿止痛膏将直径 5~20mm、厚 3~4mm 的磁铁片直接贴于穴位或皮损部位上。磁铁表面的磁场强度为数百至 2 千高斯，或用磁珠贴于耳穴。

根据部位不同，可采用单置法、对置法或并置法。

（1）单置法　使用一块磁片，将其极面正对治疗部位或穴位，此法局限于治疗浅表病变。

（2）对置法　将两块异名极位的磁片，以相对的方向贴于治疗穴位上，如内关穴和外关穴、三阴交和绝骨等，使磁力线充分穿过治疗部位，此法常用于四肢部前后对应的两穴。

（3）并置法　如病变较深，可选用同名极并置。由于同名磁极的磁力相斥，可使磁力线到达深部组织。如果病变较浅且范围较大时，可在病变范围两端并置异名电极，可使更多的磁力线穿过病变部位。

2. 间接贴敷法

对某些不适宜直接贴敷的部位或疾病，如患者皮肤对胶布过敏，或某些部位不宜固定，或慢性病需长期治疗时，均可用间接贴敷法，即将磁片缝制在内衣、鞋帽、衬裤的特定部位，穿在身上，即可达到穴位磁疗的作用。

3. 磁针法

将毫针或皮内针刺入穴位或痛点上，在外露的针尾部位上放置一磁片，用胶布固定好，磁场通过针尖集中射入深层组织，达到针刺与磁疗的双重作用，此法常用于五官科疾病的治疗。

（二）注意事项

1. 作贴磁疗法时必须两天内复查，因为不良反应大部分在两天内出现，不良反应可有心慌、心悸、恶心、呕吐、一过性呼吸困难、嗜睡、乏力、头晕、低热等。如不良反应轻微、且能坚持者，可继续治疗，严重不能坚持者，可取下磁片，中断治疗。

2. 患者平时白细胞计数较低的，在磁疗中应定期复查血象，当白细胞计数减少时，应立即停止治疗。

3. 当磁片贴敷时间较长时，由于汗液的浸渍，可使磁片生锈，因此在磁片和皮肤之间可放一层隔垫物，以免刺激皮肤。

4. 以下情况不宜磁疗：白细胞总数在 $4.0 \times 10^9/L$ 以下者；患者有急性心梗、急腹症、出血、脱水等急性严重疾患者；体质极度衰弱及高热者；皮肤破溃出血部位；磁疗后不良反应明显者。

第三节　推拿疗法

推拿疗法，又称按摩疗法，是运用各种手法刺激体表经络腧穴或某一部位，一方面通过经络系统调和体内脏腑气血阴阳，一方面通过体表局部的物理效应来达到祛病、健美、养护肢体和皮肤的一种治疗和保健方法。

我国古籍中对推拿美容有较多记载，如《灵枢·九针论》中说："筋脉不通，病生于不仁，治之以按摩"，《灵枢·刺节真邪》中说："因其堰卧，居其头前，以两手四指挟按颈动脉，久持之，卷而切之……"这些都说明推拿疗法很早就开始应用于损美性疾病的治疗和保健美容中。随着近年我国医疗美容事业的发展，推拿疗法在美容中得到了广泛的应用，很多损美性病证和美容缺陷能通过推拿法得到治疗或矫正，如黧黑斑、口眼歪斜、油风、皱纹、肥胖症等。

推拿的技法很多。目前，用于美容的主要有经穴推拿、刮痧推拿、捏脊三种。

一、经穴推拿法

经穴推拿按摩是以多种手法推拿经络循行部位或点按腧穴，以达到治疗和保健目的的一种治法。

按摩是人类最古老的一种物理疗法，在国外也有较长的发展史，至今已在手法上渐成体系，广泛用于治疗美容和保健美容。然而，经穴推拿却是我国所独有的。

（一）美容常用手法

1. 抹法

用单手或双手拇指螺纹面紧贴皮肤，做上下或左右往返移动，称为抹法。操作时用力要轻而不浮，重而不滞。此手法具有通经活络、温煦皮部、扩张血管、增进血运、清醒头目、散瘀消肿的作用。适用于头面、颈项部和手掌部。

2. 揉法

以指或掌吸定施治部位，进行左右、前后的内旋或外旋揉动的方法，称为揉法（图5-19）。此法可分为指揉和掌揉两种。指揉法是用手指螺

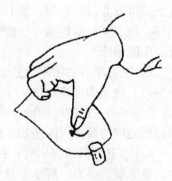

图5-19　拇指揉法

纹面吸定于作用部位；掌揉法是用手掌大鱼际或掌根吸定于作用部位。两种方法都要求腕部放松，以肘部为支点，前臂作主动摆动，带动腕部及掌指作轻柔缓和的摆动。此手法具有活血散瘀、理气松肌、温经通络、清脑明目、消肿止痛、宽胸理气、健脾和胃、消积导滞的作用。适用于头面、颈项、躯干及四肢。

3. 推法

用指、掌或肘部着力于一定的部位，进行单方向的直线运动，称为推法（图5-20）。此法可分为指推法、掌推法及肘推法。操作时指、掌或肘要紧贴体表，用力要稳，速度要缓慢而均匀。此手法具有疏经活络、促进血液循环、祛瘀消积、健脾和胃、舒筋理肌、解痉镇痛的作用，适用于头面、颈项、躯干、四肢。

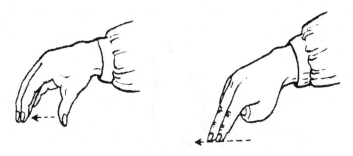

图5-20　指推法

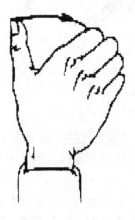

图5-21　运　法

4. 运法

以掌或指的螺纹面于施治部位作直线或环形的反复运摩、揉动，称为运法（图5-21）。用力较轻柔，作用力仅达皮表，不可带动深层组织。此手法具有活血通脉、通经活络的作用，适用于头面、胸腹部。

5. 点法

以指端或屈指骨突部或肘尖，着力于施治部位，按而压之，称为点法（图5－22）。此法分为指点法、屈指点法、肘尖点法。指点法将力贯注于指端，着力于施治部位，一般用于较明显的腧穴。屈指点法是以食指或中指或拇指屈曲，以屈曲的骨突部位着力于施治部位，多用于穴位较深，面积稍大的部位，为强力点法。肘尖点法是以屈肘后的肘尖着力于施治部位，压而点之或点而循之，主要用于肌肉丰厚的穴位或体形肥胖者。3种方法在操作时均要求用力要稳，用力要由轻到重，切忌用暴力猛然下压。此手法具有开通闭塞、活血止痛、调整脏腑的作用，适用于头项、腰背、胸腹、四肢。

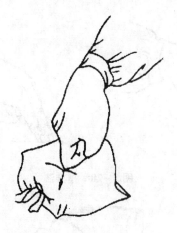

图5－22　食指点法

6. 掐法

用指端（多用拇指端）甲缘重按施治部位而不刺破皮肤，称为掐法（图5－23）。用力要稳，切忌滑动，力量不宜过大。此手法具有开窍醒神、祛风散寒、温通经络、兴奋神经的作用，适用于面部及四肢末梢。

7. 捏法

以拇指与其余四指的对合力，着力于施治部位，反复交替捏拿，称为捏法。动作刚中有柔，柔中有刚，灵活自如，循其经络、穴位捏而拿之，不可呆滞。此手法具有行气活血、舒筋通络、促进萎缩肌肉的恢复、消除肌肉酸胀的作用，适用于头颈、肩部和四肢。

8. 叩击法

用拳背、掌根、掌侧小鱼际或指尖叩击体表，称为叩击法，重者为击，轻者

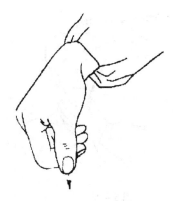

图 5 - 23　掐　法

为叩（图 5 - 24）。掌或指尖一起一落有节奏地叩击。可用单手，也可用双手。动作要轻巧，灵活自如，着力均匀。指尖叩击时，指端垂直，将力集于指端，以腕关节的自然摆动带动指端运动，叩击于施治部位。此手法具有通经活络、调和气血、祛风散寒、健润皮肤的作用，适用于头面、肩背、四肢部。

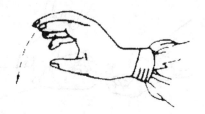

图 5 - 24　击　法

9. 振法

以掌或指于施治部位做上下快速振颤动作，称为振法。掌指着力于体表，前臂和手部的肌肉强力地静止性用力，产生振颤动作。用手指着力称为指振法，用手掌着力称掌振法。操作时力量要集中于指端或手掌上，振动的频率较高，着力稍重。此手法具有活血止痛、温经散寒、和中理气、消食导滞、调节胃肠的作用，适用于全身各部位。

10. 拿法

用大拇指和食、中两指，或用大拇指和其余四指相对用力，在一定的部位和穴位上进行节律性的提捏，称为拿法（图 5 - 25）。用力要由轻而重，不可突然用力；要缓和而有连贯性。此手法具有祛风散寒、开窍止痛、舒筋通络、分离粘连、消除疲劳的作用，适用于颈项、肩部、四肢。

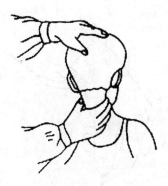

图 5 – 25 拿 法

11. 捻法

用拇、食指螺纹面捏住施力部位，两指做相对搓揉动作，称为捻法（图 5 – 26）。动作要灵活，用力不可呆滞。此手法具有舒筋通络、滑利关节的作用，适用于四肢小关节。

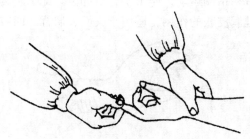

图 5 – 26 捻 法

12. 搓法

用双手掌面夹住一定的部位，相对用力做快速搓揉，同时做上下往返移动，

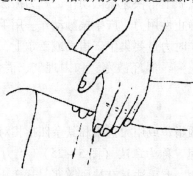

图 5 – 27 搓 法

称为搓法（图5-27）。双手用力要对称，搓动要快，移动要慢。此手法具有调和气血、舒筋通络、活血止痛、祛风散寒的作用，适用于腰背、胁肋及四肢，以上肢部最常用此法，一般作为推拿完毕的结束手法。

13. 抖法

用双手握住患者的上肢或下肢远端，用力做连续的小幅度的上下颤动，称为抖法（图5-28）。颤动幅度要小，频率要快。此手法具有活血止痛、放松肌筋、解除粘连、通利关节、顺理筋经、消除疲劳的作用，适用于四肢部，以上肢最为常用，常与搓法配合，作为治疗完毕的结束手法。

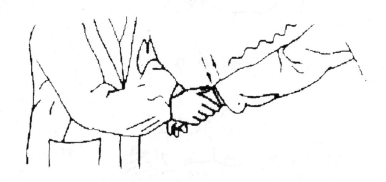

图5-28　抖　法

14. 摇法

使关节作被动的环转活动，称为摇法（图5-29）。根据部位的不同，可分为颈部摇法、腰部摇法、肩部摇法、肘部摇法、腕部摇法、髋部摇法、膝部摇法及踝部摇法。操作要和缓，切忌粗暴。摇动的幅度要在关节生理功能许可的范围内。摇动幅度要由小到大，速度由慢到快。此手法具有滑利关节、松解粘连、增强关节活动功能的作用，适用于全身各关节部位。

15. 扼法

以单手或双手掌螺纹面拢住施治部位扼压片刻，称为扼法。施手法时，先在局部疏揉以放松，再扼、提，须随呼吸而操作。吸气时扼之为补，呼气时松扼为泻。反之则作用相反。此手法具有遏止过盛气血、濡养经筋、调和气血、平衡阴阳的作用，适用于颈、腹、腋、股、四肢部。

16. 拍法

用虚掌拍打体表，称为拍法（图5-30）。手指自然并拢，掌指关节微屈，平稳而有节奏地拍打施术部位。此手法具有舒筋通络、行气活血的作用，适用于肩背、腰臀部及下肢部。

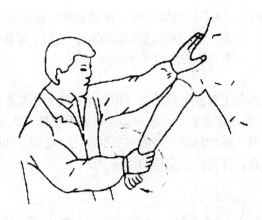

图 5 - 29 摇 法

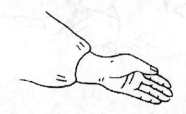

图 5 - 30 掌拍法

（二）临床应用

1. 手法选用参考

（1）头面部　选用抹法、揉法、运法、点法、掐法、捏法、叩击法和振法。

（2）颈项部　选用揉法、点法、捏法、拿法、扳法。

（3）腰背部　选用揉法、推法、点法、叩击法、振法和拍法。

（4）胸腹部　选用揉法、推法、点法、振法和运法。

（5）上肢部　选用抹法、揉法、推法、点法、捏法、叩击法、拿法、捻法、搓法、抖法、摇法和扳法。

（6）下肢部　选用揉法、推法、点法、捏法、叩击法、振法、拿法、摇法、扳法和拍法。

2. 适应证

油风、发蛀脱发、发白、远视、近视、胞虚如球、胞轮振跳、上胞下垂、口眼㖞斜、目偏视、针眼、粉刺、鼾黑斑、雀斑、酒齄鼻、热疮、白驳风、牙宣、蟹足肿、扁瘊、口臭。此外，可用于防皱去皱、润面泽面、丰乳隆胸、增重、轻身减肥、明目、固发美发等。

(三) 注意事项

1. 严重心、脑、肺疾病患者或极度衰弱者，不能承受推拿手法的刺激，不适宜进行全身性推拿按摩。

2. 有出血倾向和血液病患者，由于手法刺激可能导致局部组织充血，不宜施术。

3. 局部有严重皮肤损伤及皮肤病的患者，如湿疹、癣、脓肿、冻伤、烫伤等，不宜施术。

4. 妊娠3个月以上的孕妇，其腹部、腰部及肩井、合谷、三阴交等穴不能施以手法，以防引起流产。

5. 饥、饱、疲劳时及激烈运动之后，不宜施术。

6. 施术者的双手要保持清洁和温暖，勿戴戒指，要经常修剪指甲。

7. 按摩过程中，被施术者如出现头晕、心慌、休克等异常时，可让其平卧。头晕者按风池、百会穴；心慌者按内关，休克者取头低脚高位，掐人中穴，牙关紧闭者按合谷穴。

二、刮痧推拿法

刮痧推拿法是用光滑的硬物器具或用手指，在人体表面特定部位或腧穴反复进行刮、挤、揪、捏等物理刺激，使皮肤发红、充血的一种治疗方法。此法起源较早，早在唐朝，人们就用苎麻来刮治疹病，以后历代有所发展。近几年有人较系统地进行了整理，并已将此法用于损美性疾病的治疗和保健美容。

(一) 刮痧器具与介质

1. 器具

(1) 特制刮痧板 用具有清热解毒作用且不导电、不传热的水牛角，制成具有不同弯度、不同角度、不同长短边缘及不同厚薄的几何形状。

(2) 汤匙 边缘光滑且无破损的瓷、金属或塑料汤匙。

(3) 纽扣 边缘光滑的、较大的有机玻璃纽扣。

(4) 瓷碗、瓷酒杯 选取边缘较厚且光滑无破损的瓷碗或瓷杯。

目前美容临床一般都用特制刮痧板，其他3种可以在应急时做临时替代品。

2. 介质

为减少刮痧时的阻力，避免皮肤擦伤和增强疗效，施术时要选用适当的介质。

（1）水、酒剂　通常用冷开水、温开水或白酒。

（2）油剂　常用芝麻油、菜籽油、豆油等植物油。

（3）刮痧活血剂　采用中药提炼浓缩调配而成，具有活血化瘀作用。

（二）常用操作方法

1. 刮痧

用器具沾上介质，刨刮一定部位，使皮肤局部充血发红，甚至出现暗紫色瘀血点。可分横刮、顺刮两种。

2. 抓痧

术者用五指抓撮一定体表部位，抓要快、紧、稳，撮要狠、有力，使抓撮部位迅速发红露筋。

3. 扯痧

施术者将食、中指作弯曲状，沾冷水或白酒，用手指扯提一定部位，反复多次，使皮肤充血，以出现暗紫色痧点为度。在提扯时，一般应迅速用力。

4. 揪痧

施术者用手指提拿旋揪或用指关节弯曲旋揪一定部位。当揪住时，左右扭旋提拿，使皮肤呈暗紫红斑。也可沾冷水或白酒旋揪。

5. 挤痧

施术者用两手指相对挤压或单指挤压一定部位，在反复挤压后可出现紫红痧斑。

6. 拍痧

施术者用手指沾白酒或冷水拍打一定部位，连续拍打，使皮肤呈现紫红斑点或充血为度。

7. 放痧

施术者用某种方法使皮肤充血呈紫红斑点时，在斑点上用针挑痧点出血。

（三）临床运用

1. 刮痧部位及手法

临床需根据辨证结果选择相关经络或腧穴施行刮痧术。辨证配穴一般与针灸、按摩术同。根据经络或腧穴所在部位的不同，可以采用不同的手法。

（1）头颈部　两颈侧夹或刮；颈前窝侧揪；颈后窝刮或拍；面部刮。

（2）躯干部　胸腹刮；背脊两侧刮、拍、抓并放痧；胸部挤、刮、夹；肚角（脐下2寸旁开2寸）揪。

（3）四肢部　肘窝扯、刮、拍、夹；腘窝扯、刮、拍、夹并放痧。

2. 适应证

黧黑斑、粉刺、摄领疮、湿疮、口眼歪斜、针眼、近视、肥胖、皱纹等。

（四）注意事项

1. 按顺序刮拭，用力均匀。若病人感到疼痛难忍，手法宜放轻，增加刮拭次数，直到痧斑形成为止。刮面部时刮至面部微微发红发热即可，不可刮出紫疹。

2. 若有晕刮者，应停止刮痧，让其平卧，休息片刻。若不缓解可指按百会、内关、涌泉等腧穴。

3. 刮痧后，患者应休息片刻，适量饮用温开水或姜汤。

三、捏脊法

捏脊法是指在脊柱部由下而上连续地夹起肌肤，边捏边向前推进，起于尾骶，终于项枕部的一种推拿疗法。此法主要用于儿科疾病，但目前也被用于成人，如治疗肥胖症、失眠、胃肠功能紊乱及妇科病等。此法在预防保健，增强人体抵抗力方面有广阔前景。

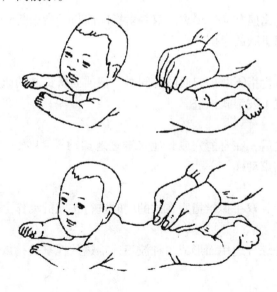

图 5 - 31　捏脊法

（一）操作手法

用双手的拇指和食指将背脊正中线的肌肤捏拿提起和放下，由尾部向上推捏和提放，一直到大椎穴，也可上至枕后哑门、风府穴处。在捏拿向前推进时，每捏捏3下，向上重提1下。由下至上为1遍，每次3~5遍（图5-31）。具体手法有如下8种。

1. 捏

双手拇、食指将肌肤捏起，由下向上不断地捏起、推捻、提放，使肌肤连续不断地卷起，如水浪一样向前波动。捏拿时双手与患者背部一般呈45°角。

2. 拿

与捏相似，双手拇、食指将肌肤拿起后做向前推捻的动作。

3. 推

用双手食指第2、3节部位，紧贴背脊正中线肌肤，保持一定速度向前推进。捏脊一遍一般为15~20秒，

4. 捻

双手拇、食指将捏拿起的肌肤作揉捻动作，并左右手交替向前推捻前进。捻时，双手拇、食指（拇指腹与食指中节桡侧上面）连续向后搓捻，边搓捻，边向前推，似鸟啄食一般。

5. 提

提法一般来说比捏拿动作稍重。双手食指向前与拇指一起轻轻提起肌肤。有时在提放时可听到肌肤的摩擦声。

6. 放

此法是当拇、食指不断提起肌肤的同时，把前面所提起的肌肤又松开放下的动作，这样就形成了波浪式推进。

7. 揉

在捏拿推捻之后，在肾俞穴或其他穴轻轻地揉动3~4次，常与按法同时操作，属于捏脊的结束动作。

8. 按

捏拿推捻之后，双手拇指指腹在揉的同时进行按穴的动作。根据不同病证按不同的腧穴。

上述8种手法综合运用而形成一种波浪式推进的捏拿提捻放的动作，通称为捏脊法。

（二）临床应用

1. 适应证

肥胖、消瘦以及其他损美性疾病和美容缺陷伴有厌食、腹泻、便秘、失眠、烦躁等症状者，可选用捏脊手法。

2. 作用部位及揉按穴位参考

（1）厌食 捏脊时重提大肠俞、胃俞、脾俞。捏脊之后按揉上述穴位及中脘、天枢、足三里。

（2）腹泻 捏脊时重提大肠俞、脾俞、胃俞、三焦俞。捏脊之后揉按上述穴位及中脘、上脘、天枢、气海、足三里。

（3）便秘 捏脊时重提大肠俞、胃俞、肝俞。捏脊之后揉按上述穴位及气海、关元、足三里。

（4）烦躁 捏脊时重提肝俞、厥阴俞、心俞。捏脊之后揉按上述穴位及膻中、内关。

（5）失眠 捏脊时重提肾俞、脾俞、肝俞。捏脊之后揉按上述穴位及神门、三阴交。

（6）月经不调 捏脊时重提关元俞、脾俞、肝俞。捏脊之后揉按上述穴位及关元、血海。

（7）呼吸系统疾患 捏脊时重提肾俞、肺俞、风门。捏脊之后揉按中府、膻中。

（三）注意事项

1. 脊柱部皮肤破损或有皮肤病者忌用本法。
2. 餐后不宜立刻使用本疗法，需 2 小时后再进行。
3. 伴高热、心脏病或有出血倾向者慎用。
4. 年老体弱者，提捏不能太重，可采用捏三提一法或单捏不提法。

第四节 气功美容

一、气功美容的概念

气功是中国传统文化宝藏的精华内容之一。它是以中国古典哲学思想为指导，以调心、调息、调身融为一体的操作为内容，以开发人体潜能为目的的身心锻炼技能。在医学领域，气功疗法是传统中医学的重要组成部分。气功美容是气功疗法的一个分支，是运用各种气功功法以防治损美性疾病或延衰驻颜、轻身健体、增添气韵、美化形体的一种美容方法。

从中医理论看，通过气功锻炼，可以培育、增强元气，充实脏腑之气，活跃经络之气，并提高其调节功能，从而改善身体素质，发挥人体功能潜力。从气功的现代研究成果来看，练功可通过对膈肌活动的调整使呼吸深长慢匀，气体交换充分；对心率、心律、心排血量、心脏代偿功能及心脏形态具有一定的影响；对脑及周围血管有扩张、提高血供的作用，还可改善微循环，并降低血液黏稠度，起到活血化瘀的作用；此外，还有升高皮温，降低血脂，增强机体免疫功能，调节内分泌，提高超氧歧化酶（SOD）活性，进行心理调节等作用。故气功有防病治病，保健康复，益智延年等功效。

二、气功美容的原理

气功美容强调内练"精、气、神"，外练"筋、骨、皮"，通过调身、调息、调心的手段来达到锻炼目的的。三调中的任一调，对人体的美都有直接或间接的作用。

（一）调身

调身是指姿势或动作的锻炼。练功时的姿势和动作，实际是任何一种功法的组成部分，做得规范，不仅能使全套功法更有效，而且本身就有治疗或保健作用。

姿势，是练功的第一步，要练好气功，首先要摆好姿势。练功的姿势很多，各具形态，但对它们有一个总的要求，就是要利于身体内部的气血运行，五脏安和。如《遵生八笺》提出："厚铺坐褥，宽解衣带，端身直脊，唇齿相着，舌柱上腭，微开其目，常视鼻端。"之所以要如此，是因为"厚铺坐褥者，使形体不倦也；宽解衣带者，使气不住也；端身直脊者，使理通达，气不窒塞也；唇齿相着，舌柱上腭者，使重楼无浩浩而去之患也；微开其目者，使不坐在黑土之下也，又以去昏病也"。又如宋代张紫阳的《金丹四百字序》提出摆练功姿势时，要"含眼光（即垂帘内视），凝耳韵（即忘声返听），调鼻息（即调柔入细），缄舌气（即息舌宁心），是谓和合四象"，此外，再加上轻合齿。由于五官与五脏之气相连（肺气通于鼻，心气通于舌，肝气通于目，脾气通于口，肾气通于耳），五脏又与五神相连（心藏神，肺藏魄，肝藏魂，脾藏意，肾藏志），所以，上述姿势摆好，即可以做到"魂在肝而不从眼漏，魄在肺而不从鼻漏，神在心而不从口漏，精在肾而不从耳漏，意在脾而不从四肢孔窍漏，就可使神、魂、魄、意、志各安其位。"总之，练功姿势摆得规范、正确，利于人体气血运行，五脏安和，情绪安宁。此外，不同的姿势，对不同的病证有改善症状的作用。如高血压、神经衰弱等，属于上实下虚，肝阳上亢等头部症状明显的，可以站式为主，这样可通过下肢的紧张，来引导头面的气血下行。

动作，是指练动功时的动作。动功中的"熊经鸱顾，引挽腰体，动诸关节"

可使人"谷气得消，血脉流通，病不得生，譬犹户枢终不朽也"（《后汉书·方术列传》）。动功因与体操相似，所以除具有疏通经脉，运行气血的作用，还能锻炼形体，"通其百节之灵，尽其四肢之敏"，使人身轻矫健，形体健美。

（二）调息

调息是指在气功锻炼中有意识地注意和调控自己的呼吸运动，使之匀长而细静，达到静心安神养气、调和脏腑阴阳的目的。调息是呼吸与内气的锻炼，古称吐纳，是练功的主要环节，亦是气功美容重要的一环。人的呼吸活动是自主的，但通过锻炼，能人为地进行控制，更好地发挥它的作用，使天地之精气以纳，脏腑之浊气以吐。人之呼吸由肺所主，肺又主气，"朝百脉"，所以，吸入之天气不但充实了真气，还进一步推动气血在全身的运行，使全身气血流畅，五脏六腑、四肢百骸都得到充养，这是健美的基础。气血充盛，人才不易患病，气血充盈，人才能容颜光悦，毛发润泽，如《内经》所说："血气和则美色"、"血气盛则髯美长"（《灵枢·阴阳二十五人》）。气在人的容貌美中的作用更是举足轻重。《望诊遵经》在论面部望诊时指出："夫光明润泽者，气也"，强调了面的光泽和气的盛衰密切相关，不论何种面色，只要气盛，则会光泽有神，这样即使是偏黑、偏黄的肤色，也能给人美感。而气功的调息，正是调气、充气，所以气功锻炼能使"五色修明"，达到美容之效。

此外，肺主皮毛。调息中较高层次的胎息，实为体呼吸，系由皮肤的毛孔进行呼吸，从而能直接增强皮肤的营养，起到健肤的作用，体呼吸还能升高皮肤温度，促进皮肤的血液循环，也有利于皮肤的健美。

（三）调心

调心即意念锻炼。通过自觉地调控心理活动，平伏妄心杂念，集中注意力，顺利达到入静守神的目的。

人的意念活动，即是心神作用，所以调心又叫存神、凝神、养神。通过调心可存神以养气聚精，精充神旺则脏腑安和、气血调顺、元气充沛，使人精神振奋、形体矫健、肌肤悦泽、容光焕发。因此，调心是决定气功美容效果的关键，其基本要求就是以一念代万念，让思想处于一种安静的"入静"状态，不为物欲名利所驱，不让烦恼琐事所牵，做到心中坦然，真正进入"恬淡虚无"的境界。但这是个循序渐进的过程，初练者做到清心寡欲平息杂念即可，以后逐渐过渡到"意念归一"的境界。

很多损美性皮肤病如鼾黑斑、粉刺、白发、油风等，均和情志有关。气功的调心，能使人情志安定，精神放松，从而能防病治病，正如《素问·上古天真论》所说：“精神内守，病安从来”。

此外，气功的调心带给人健康的心态，流露于外则是一种气质之美，亦即气韵之美。这是人的更深一层次的美，是外表的涂脂抹粉和内部脏腑气血的调和都无法达到的美，唯有通过心灵的锻炼才能获取。

三、美容气功简介

适于美容的气功功种较多。下面介绍 3 种基本的、常用的功种，它们适合于每一个人，是美容的基础功，可择其一二常习之。

（一）放松功

放松功属静功，是学习气功的入门基础功法，适应范围广，可增强身体素质，防病治病。

1. 功法

姿势采取靠坐或仰卧式。头部自然正直，轻闭双目，或两目微露一线之光，轻轻合上嘴，最好微带笑意。靠坐式时两手轻放大腿上，两足自然分开，不要耸肩挺胸。仰卧式则四肢自然伸直，两手分放身旁。摆好姿势后，做叩齿，搅海咽津，摩腹三节保健功后，将身体分成两侧、前面、后面三条线，自上而下依次放松。

第一条线：头部两侧→颈部两侧→两肩→两上臂→两肘关节→两前臂→两腕关节→两手→十个手指。

第二条线：面部→颈部→胸部→腹部→两大腿前面→膝关节→两小腿前面→两足背→十个脚趾。

第三条线：后脑部→后颈部→背部→腰部→两大腿后面→两腘窝→两小腿后面→两脚跟→两脚底。

以上每一条线上，都有九个放松部位，做时先注意一个部位，然后默念“松”，再注意一个部位，再默念“松”。从第一条线开始，待放完第一条线后，放第二条线，再放第三条线。每放完一条线，即在止息点轻轻意守一下，即把念头轻轻放在该处，约 1~2 分钟。第一条线的止息点是中指尖，第二条线的止息点是大脚趾，第三条线的止息点是前脚心。

当放完三条线的一个循环后，再把注意力集中在脐部（或其他指定的部位），轻轻意守该处，保持安静状态，约 3~4 分钟。一般每次练功约做 2~3 个循环，安静一下，然后收功。在默念“松”的时候，如遇到某一部位或几个部位无松的感觉，或松的感觉不太明显时，不必急躁，可任其自然，按着次序，继续逐个部位地放松下去。默念“松”字不出声，快慢轻重要适当，要自己多加体会。

2. 注意事项

要做好功前准备，做几节保健功。练放松功时要避免反而出现紧张现象。如出现，可采取下列方法解除：①进行整体放松；②轻睁双目，张口缓缓呼气；③轻轻做动功中的拍头、摩额，或按摩头部一些部位，如头顶、太阳、两耳、耳后、面颊等处；④运转双目；⑤意守大脚趾。

（二）强壮功

强壮功是以吐纳和守窍为主的静功，对神经系统疾病、心血管病、甲亢、功能性子宫出血、闭经等都有治疗效果。

1. 功法

姿势分自然盘坐、单盘坐、双盘坐、站式及自由式。自由式即为不要求采取某种固定姿势，完全根据自己所处境地进行练功。人们在工作疲劳或精神高度集中之后，都可就地不拘任何姿势，进行调整呼吸和意守丹田，即所谓"行、住、坐、卧不离丹田"，以达全身放松，消除疲劳，提高工作效率的目的，对身体健康也有裨益。

强壮功的呼吸分：①静呼吸法（自然呼吸法）：不要求练功者改变原来的呼吸形式，亦不用意识注意呼吸，任其自然。这种呼吸法对初学气功者、年老体弱者，以及肺结核患者等较适宜。②深呼吸法（深长的混合呼吸法）：吸气时胸腹均隆起，呼气时腹部凹陷。练习呼吸时，使之逐渐达到深长、静细、均匀的程度。这种呼吸法对神经衰弱、便秘，精神不易集中的人较合适。③逆呼吸法：吸气时胸部扩张，同时腹部往里回缩，呼气时胸部回缩，腹部往外凸。逆呼吸要由浅入深，逐步锻炼，不能勉强和急于求成。

以上3种呼吸法均要求用鼻呼吸，舌尖轻抵上腭，鼻通气不良者也可张开一点口辅助呼吸。深呼吸和逆呼吸法在饭后不宜进行。静呼吸法在饭前饭后均可。

强壮功意守部位有三：下丹田气海，中丹田膻中，上丹田印堂。但以意守气海为多。

2. 注意事项

强壮功的姿势以自然盘膝、单盘膝和双盘膝为主。古人多习惯此式，今人因生活习俗的改变，已不习惯盘坐，如勉强坚持，易致两腿麻木甚至疼痛难忍，故开始练功不宜时间过长，并可更换两腿的上下位置。有的人如果不能坚持盘坐时，也不要勉强，可采用坐式，身体虚弱者可采用仰卧式。初期练功，年老体弱及有心肺疾患者宜采用自然呼吸法，并可在此基础上逐渐加深呼吸，不要开始即练深呼吸或逆呼吸法。强壮功的丹田位置在脐内1寸3分处，意守时一定要做到精神放松，似守非守。

（三）保健功

保健功也称自我按摩法或床上八段锦，在我国已有悠久历史。临床上多用于练习静功后，按自身病情需要选做数节，作为辅助静功治疗的手段，以提高疗效。也可单独使用，达到治病保健目的。

保健功对头、颈、躯干、四肢均有适度的自我按摩和全身各部的伸屈旋转，动作缓和柔韧，男女老少皆宜，如能持之以恒，定能收到祛病延年之效。操作中要掌握用力由轻至重、活动幅度由小到大的原则，以练后觉得舒适轻快为适度。具体练法和功效、适应范围分别如下。

1. 静坐

盘腿坐于床上。两眼轻闭，舌抵上腭，头微前倾。颈肌放松，含胸直腰，松肩垂肘，两手四指轻握大拇指，置于两侧大腿上，心情平静，意守丹田。用鼻呼吸50次，初练者可采取自然呼吸，以后逐渐加深。有练功基础者，也可练深呼吸、腹呼吸或逆呼吸。通过静坐可以安定情绪，排除杂念，全身放松，平静呼吸，为以下各节作准备。

2. 耳功

先用两手按摩耳轮各18次，然后用拇指尖压迫耳屏（听宫穴），堵塞耳道，用第2指压中指并滑下轻弹耳后乳突各24次，可听到咚咚声响（旧称鸣天鼓）。按摩耳轮可以刺激听神经，使听力增强，可防治耳鸣、耳聋；还可以刺激耳穴，达到对体内脏腑组织的调节作用。"鸣天鼓"可给大脑以柔和的刺激，有调整中枢神经的作用，可防治头晕头痛，对老年性健忘、痴呆也有一定作用。

3. 叩齿

思想集中，上下牙相叩36次，其力由小至大，以轻轻作响为度。叩齿可以刺激牙齿，改善牙周的血液循环，保持牙齿坚固，防止松动和其他牙病的发生，并反射性地刺激唾液分泌，加强消化功能。

4. 舌功

旧称"赤龙搅海"，用舌在口腔内上下牙齿外运转，左右各18次，生了唾液暂不咽下，接着漱津。

5. 漱津

闭着嘴，将舌功所生津液鼓漱36次，然后分3小口咽下，咽时意念诱导着津液慢慢达到丹田。舌功和漱津可以激发消化腺的分泌，增进食欲，改善消化功能，促进营养吸收。

6. 擦鼻

用两手大拇指指背轻擦鼻翼两侧（以迎香穴为中心）18次。此功能改善呼吸道的血液循环，增强上呼吸道抵抗力，有预防感冒和治疗慢性鼻病的作用。

7. 目功

轻闭两眼，拇指微曲，用两侧指关节处轻擦两眼皮各 18 次，再轻擦眼眉各 18 次，接着轻闭两眼，眼珠左右旋转各 18 次。此功能促进眼球和眼肌的活动，加速血液循环，防治目疾，增进视力。

8. 擦面

将两手掌互相摩擦发热，用两手掌由前额经鼻两侧往下擦，直至下颌，再由下颌反向上至前额，如此反复进行，一上一下共 36 次。此功可促进面部血液循环，增强颜面神经活动，如能长年坚持，可使面色红润，少生皱纹。

9. 项功

两手十指互相交叉抱后颈部，两手与颈争力 3～9 次。能锻炼项部肌肉，改善头颈部血液循环，去肩痛、目昏、头脑不清，对颈椎病有一定效果。

10. 揉肩

以左手掌揉右肩 18 次，再以右手掌揉左肩 18 次。揉时以肩关节为中心作旋转运动。此功可促进肩关节血液循环，预防和治疗肩关节疾病。

11. 夹脊

两手轻握拳，两上肢弯曲，肘关节呈 90°，然后前后交替摆动各 18 次。此功可促进肩关节及胸大肌的活动。改善血液循环，并有增强内脏功能活动的作用。

12. 搓腰

旧称"搓内肾"。坐式，解开腰带，先将两手互相搓热，再以两手搓腰部各 18 次。能促进腰部血液循环，消除腰肌疲劳，防治腰痛、痛经、闭经等生殖泌尿系统疾病。

13. 搓尾间

用两手的食指和中指搓尾骨部两侧各 36 次。可以刺激肛门周围神经，改善其活动功能，促进局部血液循环，防治脱肛、痔疮及妇科盆腔疾患。

14. 擦丹田

将两手搓热，先用左手掌沿大肠蠕动方向绕脐作圆圈运动，即由右下腹至右上腹、左上腹、左下腹而返右下腹，如此周而复始 100 次，再将两手搓热用上法以右手搓丹田 100 次。此功能增强内脏功能，调整内脏活动，促进消化吸收，有防治便秘、腹胀、腹痛的作用。

15. 揉膝

用手掌揉膝关节，两手同时进行各 100 次。可防治膝关节炎，强壮腿力，抗衰老。

16. 擦涌泉

用左手中、食指擦右足心 100 次，再用右手中、食指擦左足心 100 次。此功能交通心肾，引气血下行，有治疗头目眩晕，降低血压等作用。

17. 织布式

坐位，两腿伸直并拢，足尖向上，手掌向外，两手向足部推，同时躯干前俯，并配以呼气，推尽即返回，此时手掌向里，配以吸气，如此往返 36 次。该功能使全身得到活动，促进新陈代谢，尤其使腰部活动范围增大，有治疗腰痛腰酸的作用。

18. 和带脉

自然盘坐，两手互握置于小腹前之大腿上，上身旋转。自左而右转 18 次，再自右而左转 18 次，扩胸时吸气，缩胸时呼气。该功强腰固肾，调和带脉，可防治腰背痛及内脏疾患。

第五节 音乐疗法

一、音乐疗法的概念

音乐疗法是指在中医基础理论和传统音乐理论的指导下，以音乐作为调养治疗手段，根据个体的不同情况，选用不同音调、节奏、旋律、强度的乐曲，激发情感，陶冶情操，调节脏腑功能，以达到治疗美容或保健美容的目的的一种美容方法。

音乐美容是运用医学理论研究音乐对于人体心理、生理的作用及其实际运用规律的一种美容方法。它针对不同个体，利用不同风格的音乐所具有的物理特性及情感色彩，一方面作用于人体，通过影响人体生理节奏，消除精神障碍，治疗某些损美性疾病，如黧黑斑、斑秃等；另一方面使人气血调和，精神平稳和谐，保持美好的面容姿态，从而提高人体自身的抗病能力，以达到防病益寿驻颜的目的。

二、音乐美容的作用

（一）养生延年，益寿驻颜

中医养生理论认为，调畅精神情志，使五脏安宁、阴阳气血平和，是养生抗衰的根本。根据人们的情感与自然物的声音相应和而组成的音乐，具有律吕度数规则，体现出阴阳五行与人的情感相和谐，能使人轻松愉快，有益身心健康。从审美生理来看，音乐对个人来说，可以激荡血脉，调和五脏，焕发精神。现代通过大量的研究与观察，证实音乐不仅能调节情绪，使人精神平和，而且能够增强智力和记忆力。老年人听到年轻时所熟悉和喜欢的乐曲时，无疑能唤起他们对往事的回忆，对延缓衰老起到重要作用。

（二）陶冶情操，美化心灵

健康的音乐能够激发人的情感，改善人的品德情操，美化人的心灵。《礼记·乐记》指出："乐也者，圣人之乐也，而可以善民心。其感人深，其移风易俗，故先王着其教焉。"若听到宫音，使人温和舒展而心胸广大；听到商音，使人正直而有义；听到角音，使人产生恻隐之心而爱人；听到徵音，使人乐于做善事而施舍穷人；听到羽音，使人规矩而有礼节。对于音乐的这种道德伦理作用，古代思想家、教育家孔子最为重视，他把"兴于诗，立于礼，成于乐"（《论语·泰伯》）作为培养道德完美、有特定教养的人所必需的三个教育阶段。

（三）防病治病，美化身形

人的形容姿态美不仅与人体内在脏腑气血功能及外表皮肤有关，也可以通过心理和人格引起情绪变化，在皮肤体态上表现出来。音乐具有独特的艺术感染力和物理特性，一方面刺激人体的生理功能，加速新陈代谢，使人气血调和，精力充沛，洋溢出健康的活力；另一方面能调节人的情绪，使精神情志调和，起到养生防病的作用。反之，异常的音乐刺激，影响人的心理状态和情绪变化，可引发损美性疾病或缺陷，如黧黑斑、痤疮、酒齄鼻、神经性皮炎、脂溢性皮炎、斑秃等。

三、音乐美容实施原则

音乐美容是将不同调式、节拍、强度的乐曲作用于人体，以激发情感，陶冶情操，提高素养，美化气质。同时，音乐可以使人体产生生理上的共鸣，影响脏腑功能，补偏救弊，平调阴阳，辅助损美性疾病的治疗，防衰驻颜。

（一）阴阳相胜

音乐本身具有或活泼阳动、或缠绵阴静的特点，可以调节人体阴阳，使之处于协调平衡状态，即阴阳调和，使人保持一种健康的美。如用平和婉转、清悠深沉的阴类乐曲来调治情绪紧张焦虑、激动亢奋的阳类患者，乐曲如《梅花三弄》《春江花月夜》《平湖秋月》《乡愁》《蓝色多瑙河》等。用欢快流畅，悠扬高亢的阳类乐曲来调治情志郁结、消沉厌世的阴类患者，乐曲如《喜洋洋》《鸟投林》《百鸟朝凤》等。

（二）五行生克

根据五行归类和五行规律中的生克乘侮关系，将五音、五声、五志与内脏气血精神系统联系起来，通过音乐的五行属性，调节神志活动，促进脏腑机能，达到健美身形的目的。对于情志抑郁的病人，可以用兴奋、热烈的徵类音乐，以火胜金；对于因惊恐伤肾而致怵惕善惊，坐卧不安者，可给予敦厚稳定的宫类音乐，以土胜水，使其具有端庄娴静的风韵；对于郁怒伤肝，面色黧黑的人，可给予清澈悠扬的商类乐曲，疏达气机，以金胜木；对于过喜伤心以致心悸失眠，神魂不安的人，可给予哀婉悲凉的羽类音乐，镇静抑制，以水胜火。

（二）补益虚损

正常的情志活动是人对客观外界事物刺激的反应，不仅能够使人适应千变万化的社会，还可使人气血调和，有益于身心健康和疾病康复。但是，不良的情志刺激就会伤及脏腑，造成气血阴阳失调而发病。选择适宜的音乐来调节情志，扶助正气，增强体质，以提高机体的抗邪能力。如因思虑过度伤及脾土，以致运化失常，气血生化乏源而表现为倦怠健忘，皮毛憔悴，面色枯槁萎黄者，可给予冲和松弛沉静的宫类音乐来助脾健运，使其再现典雅的气质和光泽红润的面容。对于过度悲哀伤及肺金，以致肺气闭塞，血行不畅而表现为面色晦暗，肌肉枯萎色黑者，予以清澈悠扬的商类音乐来疏解气机，使其容光焕发。对于怒伤肝木，以致肝阳上亢，肝之阴血亏虚，化火灼炼，气血郁滞而表现为面生褐斑者，可以给予和缓调畅的角类音乐来消除怒气，和畅气血，从而抑制色斑的形成。

（四）因势利导

因势利导是指顺应病理的自然趋势，及时疏通引导，以驱邪外出。疾病过程中自然形成的势，是正气祛邪的反映，亦是人体自我调控能力和抗病能力的体现，治疗时应重视并利用这一趋势，抓住有利时机，促使疾病向好转或痊愈方向转化。音乐治疗亦可顺势利导，应用与情志活动属性相近似的音乐使其情志得以疏泄，然后再用针对性的音乐加以调整。如对于情绪抑郁哀伤，悲观厌世之人，不必急于克制，可先用深沉悲凉的乐曲，令其忧伤之情尽放；再用节奏明快，旋律悠扬，充满希望的乐曲，使之感到轻松愉快。而对于情志过于亢奋，难以控制的人，可先用节奏欢快的乐曲因势利导，使其充分宣泄；然后再用情调低沉，节律缓慢，旋律深沉的音乐，使其体内阴阳气机平降。

（五）三因制宜

在治疗疾病时，要根据四时气候、地域环境及病人的年龄、性别、体质等不同特点，制定适宜的治疗法则，充分体现中医学整体观念和辨证论治的特点。在音乐美容时，也要根据个人的基本情况、病证类型及音乐的特点来选择。由于每个人的性别、年龄、经历、性格、生活习惯、音乐修养以及病情种类等有很大差别，音乐也有传统和现代、东方和西方、流行音乐和严肃音乐等不同。临床施乐时应根据不同音乐对人体产生的不同作用，以及不同的人对音乐的不同需求，辨证综合地选择曲目。对青年人来说，他们精力旺盛，心理状态不稳定，宜采用节拍强烈、旋律起伏大的摇滚乐，可使其烦躁的情绪得以抒发。而对于中老年人来说，热烈的摇滚乐反而会使其产生烦躁的感觉，甚至感到厌恶，这时选用韵律缓慢的古典音乐或传统戏曲则更适合老年人安闲平静的心理状态。

四、音乐美容方法

音乐治疗在临床已取得令人瞩目的成绩，常用于抑郁症、焦虑症、躁狂症、失眠、疼痛、食欲不振、消化不良等，并用于增智、益寿。上述病证都与美容有密切联系。如精神因素可以导致很多损美性疾病，尤其是损美性皮肤疾病，最常见的黧黑斑、粉刺、脱发的发生就与精神因素有关。其他如失眠、消化不良等都与美容关系密切。增智益寿更是中医美容驻颜的追求。

（一）被动式疗法

亦称感觉式疗法，是通过聆听音乐达到调治目的的方法。其特点以静为主，治疗时播放适宜患者治疗的乐曲，通过音乐对人生理和心理的调节而起到治疗作用。

被动疗法需要安静的环境和高质量的音响设备。音乐的播放可通过扬声器或耳机，但使用耳机可能影响身体皮肤对音乐物理振动的接收。治疗环境如果能结合五色进行安排，或结合四季的自然景色进行布置，可能会收到更为满意的疗效。

1. 喜乐疗法

选用轻松欢快的乐曲来消除悲哀忧思等不良情绪来调节心身。如唢呐独奏曲《百鸟朝凤》、蒙古民歌《满野歌声满野笑》等。

2. 悲哀疗法

采用旋律低沉悲凉的乐曲来抑制过于兴奋的情绪。如二胡独奏曲《江河水》、音乐舞蹈史诗《东方红》之"苦难岁月"。

3. 开郁疗法

采用洒脱豪放的乐曲来开畅郁结。如古筝曲《渔舟唱晚》、琴歌《阳关三叠》等，是以淳朴而富于激情的乐句来宣泄郁闷的心情，达到开畅情怀的目的。

4. 镇静疗法

采用旋律缓慢、曲调轻柔的乐曲来宁心安神，消除紧张情绪。如二胡独奏曲《空山鸟语》、梁代古曲《幽兰》。

5. 激励疗法

采用高亢激昂或悲壮的乐曲，激发人的斗志，以发泄郁闷，排遣忧思。如古曲《满江红》《念奴娇·赤壁怀古》等。

被动疗法需要医师根据病人的不同症状，辨证配曲。

（二）主动式疗法

又称为参与式疗法，是通过音乐教育、学习、排练、表演等方式，最终达到调治目的的一种音乐美容方法。它要求患者直接参与演唱、演奏和即兴编曲以及其他音乐活动，在进行的过程中，医生可以随时观察患者的心理变化和生理状况，对音乐及时进行调整，提高患者的兴趣，强化治疗作用。

（三）音乐电疗法

音乐电疗法是将音乐电信号转换成电流，令电流随着音乐的变化而变化，使音乐与电流通过电极同步作用于人体，这一过程是通过音乐电疗机来完成的，它是音乐疗法与电疗法相结合的形式。音乐电疗法能够在电疗和欣赏音乐两方面同时产生作用。一方面通过音乐调整人的心理状态，陶冶情操，美化气质；另一方面通过音乐控制的电刺激直接作用于局部或经络腧穴，疏通经脉，调畅气血，美化容颜。

第六节 食膳疗法

一、食膳疗法的概念

食膳疗法是指在中医药基本理论指导下，运用食物或在食物中加入药食两用的某些中药，通过日常饮膳或外用的方法而达到治疗美容或保健美容的目的的一种美容方法。

食膳疗法和药物疗法一样，以中医基础理论为核心，强调整体观念、辨证论治。和药物疗法相比，它具有良药不苦口，食之味美，观之形美，效在饱腹之后，益在享乐之中的特点。食膳疗法在美容治疗中一般作为辅助疗法，治疗美容应以药物为主，但在保健美容中，食膳补养却大有作为。

二、食膳疗法的原理

食膳美容以具有润肤泽面、悦容驻颜、抗老除皱、祛斑除疣、疗痤灭痕，降脂减肥等作用的食物或以食物为主配制成药膳用以美容驻颜，延寿强身。它是一种以膳驻颜、以膳强身的中医学所特有的美容方法。

食物与药物治病同出一理，因为"药食同源"。食物治疗或美容的基本作用，不外乎是祛除病邪，消除病因，协调脏腑的功能，纠正阴阳偏盛偏衰的病理现象，使之在最大程度上恢复至正常状态，乃至旺盛的生理功能。食物治病或美容与药物同理，因为食物均具有各自的若干性能，概括讲就是性味归经、升降浮沉等。根据"五味入五脏"的原理，具有不同性味、归经的食物，就能对人体相应的脏腑经络有一定的治疗、保健作用。

食物的"四气"、"五味"即食物性味。不同个体选用食物及日常生活中食物的搭配如能遵循一定原则，则对于强身健体、维护和增强容姿均有裨益。

食物的"四气"，即食物的寒、热、温、凉四种属性，是与所治疾病的寒热性质相对应而言的。寒凉性的美容食物，一般具有清热泻火，凉血解毒之效，多用于头面部粉刺等热病证候；温热性的美容食物，一般具有祛风除湿，活血化瘀之功，多用于皮肤隐疹、黧黑斑、痣等风寒湿或瘀血类证候。

食物的"五味"，是指食物的辛、甘、酸、苦、咸五种味道，另外还有淡味和涩味。具辛味的食物，大多具有发散、行气、行血作用，主要适用于头面、五官、肌肤等上焦或体表病证；具甘味的食物，善于补益气血，滋阴润燥，可使皮肤光滑、鲜嫩、洁白细腻，以达到抗衰老、美容的目的，常用于血虚脱发、皮肤干裂、皱纹、老年斑等；具苦味的食物，具有清热泻火、燥湿解毒、活血化瘀等作用，多用于头疮、疥癣、面瘫等外表疾病；具淡味的食物，具有渗湿利湿之功，常用来治疗肥胖等疾患；具酸、涩味的食物，具有收湿敛疮之效，常用于皮肤湿疮、烧烫伤等；具咸味的食物，能软坚、散结、润下，常用来治疗结节性疾患，如结节性痤疮等。

现代医学认为健康的体液应呈弱碱性，而现代营养学的研究结果表明：水果、蔬菜属碱性食品，并含有丰富的维生素和微量元素，多食之有益健康。反之，如摄取过量的酸性食品，如米、面、肉类等则体液会趋向酸性，体细胞新陈代谢功能低下，皮肤就会粗糙，产生皱纹、色素沉着等。因此，应根据体质和肤质选择合理膳食。大体来讲，油性皮肤者可多食用具有酸涩、收敛之性，能减少油脂分泌的食物，如柠檬、柚子、苹果、葡萄、芹菜等；干性皮肤者可多食用滋润及多汁食物以补充皮肤水分，如梨、橄榄、卷心菜、哈密瓜、柿子、香蕉等；中性皮肤者可多食用西瓜、木耳、黄瓜、无花果、洋葱等食品以维持皮肤正常酸碱平衡，保持皮肤正常代谢。此外，也不能一味强调只食水果、蔬菜而忽略蛋白质食品的摄入，因为蛋白质是构成内脏、肌肉、表皮、毛发的主要成分，如缺乏则会使皮肤变薄，失去弹性，出现皱纹，加速皮肤的衰老。

三、食膳疗法的基本原则

食膳疗法的治则和药物疗法一样，在中医美容的范围内主要是七大法。

（一）祛风法

常用于粉刺、唇风、油风、发蛀脱发等。

1. 食谱举例

疏散外风如菊花甘草茶；平熄肝风如天麻钩藤白蜜饮；养血熄风如松子桑椹粥；凉血熄风如莴苣炒藕片。

2. 常用食物及配膳中药

疏散外风类如菊花、金银花、薄荷；平肝熄风类如天麻、钩藤、鸽肉、向日葵花盘；养血熄风类如猪肘、鸡肉、海参、鸽肉、木耳、胡桃肉、桑椹等；凉血熄风类如莴苣、藕、荸荠、丝瓜、马齿苋、苦瓜、猕猴桃、牡蛎肉、油菜、黄花菜、蕹菜等。

（二）清热法

常用于酒齄鼻、粉刺、油风、白发、发蛀脱发、黧黑斑、雀斑等。

1. 食谱举例

清热解毒如凉拌蒲公英；清热泻火如丝瓜汤；清热凉血如软炸牡蛎；滋阴清热如人参枸杞酒。

2. 常用食物及配膳中药

清热解毒泻火类如蒲公英、黄豆芽、绿豆、豆腐、苋菜、蕹菜、菠菜、椿叶、莴苣、冬瓜、丝瓜、黄瓜、苦瓜、香蕉、绿茶、西瓜；清热凉血类如蕹菜、丝瓜、马齿苋、卷心菜、苦瓜、油菜、藕；滋阴清热类如金针菜、枸杞子、蟹。

（三）祛湿法

常用于面游风、发蛀脱发、面色萎黄等。

1. 食谱举例

清热利湿如凉拌三苋；健脾渗湿如三色糯米饭。

2. 常用食物及配膳中药

祛风胜湿如樱桃、木瓜、五加皮、鹌鹑、黄鳝、鸡血；清热利湿如马齿苋、香椿、荞麦、冬瓜、黄瓜、茄子、荸荠、紫菜、海带；健脾渗湿如茯苓、薏苡仁、蚕豆、香椿、大头菜、豌豆、扁豆、茄子、龙眼肉。

（四）化痰法

常用于鼾黑斑、酒齇鼻、睑黡、油风、皮肤粗糙、面色晦暗等。

1. 食谱举例

健脾燥湿化痰如黄芪茯苓粥。

2. 常用食物及配膳中药

洋葱、杏、芥子、生姜、佛手、香橼、桂花、橘皮。

（五）化瘀法

常用于鼾黑斑、酒齇鼻、睑黡、油风、白驳风、皮肤粗糙、面色晦暗等。

1. 食谱举例

牛肝粥。

2. 常用食物及配膳中药

桃仁、油菜、慈姑、茄子、山楂、酒、醋、桃子、蟹、红糖、玫瑰花、桂花。

（六）补益法

常用于粉花疮、睑黡、油风、白发、白驳风、早衰、皮肤干燥、脱屑、粗糙、毛发干枯等。

1. 食谱举例

益气类如淮山药芝麻糊；养血类如仙人粥；滋阴类如首乌鸡蛋；补阳类如麻辣羊肉炒葱头。

2. 常用食物及配膳中药

补气类如粳米、糯米、小米、大麦、甘薯、山药、籼米、大枣、胡萝卜、葡萄、龙眼肉、香菇、豆腐、鸡肉、鹌鹑、牛肉、羊肉、兔肉、狗肉、青鱼、鲢鱼；补血类如桑椹、荔枝、松子、黑木耳、菠菜、胡萝卜、猪肉、猪蹄、羊肉、猪肝、牛肝、羊肝、平鱼、海参、乌贼、带鱼、龟肉、牡蛎肉、鸡蛋黄、黑芝麻；滋阴类如银耳、黑木耳、大白菜、梨、葡萄、桑椹、牛奶、鸭蛋、猪皮、鹌鹑、鸽肉、海蜇、蟹、甲鱼、龟肉、干贝、牡蛎肉；助阳类如枸杞菜、枸杞子、核桃仁、韭菜、刀豆、羊乳、羊肉、狗肉、鸽蛋、鳝鱼、虾、淡菜。

（七）理气法

常用于黧黑斑、肥胖症等。

1. 食谱举例

健美茶 II 号。

2. 常用食物及配膳中药

香橼、橙子、橘子、柑子、柑皮、荞麦、高粱米、刀豆、菠菜、白萝卜、韭菜、茴香、大蒜、夏枯草、香附、茉莉花、玫瑰花。

四、食膳疗法的具体方法

（一）内服法

是根据应用者不同年龄、不同体质的需要，食用不同的食物或药膳，从而达到美容的目的。此种方法是根据食物的性能及食膳疗法的基本原则选择合适的食物及适宜的烹调方法，从内部调整阴阳气血的平衡，从而获得整体美效果。根据制作方法及烹调方法不同，可分为汁、汤、酒、蜜膏、粥、羹、蜜饯、米面食品及菜肴等品种。

1. 鲜汁、饮、露

鲜汁多由汁液丰富的植物果实、茎、叶或根捣烂、压榨取得，一般单独饮用，也可调加适量的水和酒。饮，原为我国古代药剂之一，是以质地轻薄，或具有芳香挥发性成分的药材为原料，经沸水冲泡，温浸而成的一种专供饮用的液体。其特点是不宜煎煮。露，泛指自然界的露水。元代以前多指植物的叶或花上的露水，元代后出现了蒸馏制酒法，出现露剂，即用植物花、果或其他材料经蒸馏而得到的一种液体，多作为饮料。

2. 汤

汤在烹调上多称之为汤菜，在中医学上则称之为汤液，是用少量食物或加中药，再加入较多量的水或另外精制好的汤汁，烹制成以汤为主，汤多菜少，食用以喝汤为主的一种菜式。

3. 酒、醴、醪

传统药酒从成分来分，有酒、醴、醪的区别。酒，主要含普通药材成分；醴，除含普通药材成分外，尚有糖的成分；醪，除含糖外，尚有酿酒所产生的酒渣成分（即醪糟）。

4. 蜜膏

蜜膏是由鲜果汁、鲜药汁或药物的水煎液经过煎熬浓缩，再调加蜂蜜而成的稠膏。因其具有滋补功效，亦俗称"膏滋"。

5. 粥

粥是用较多量的水加入其他食物或中药，煮成汤汁稠浓，水米交融的一类半流质食品。其中以米为基础制成的粥又称稀饭，以面为基础制成的粥又称"糊"。

6. 羹

羹是以肉、蛋、奶等产品为主料，也有以植物性原料为主料，加水烹制成汤汁稠厚的一类菜式，如肉羹、蛋羹、菜羹、豆腐羹等。羹比汤浓稠，动物性汤羹在冷却凝结为胶体后，又称之为"冻"，如肉冻、鱼冻等。

7. 糖果、蜜饯、糖渍食品

糖果，是以白砂糖、冰糖、红糖和饴糖等为主要原料，经过加水熬炼而成的固态或半固态，供含化或嚼食的食品。蜜饯和糖渍小食品，是以新鲜果料经过蜜渍或糖渍处理而成。

8. 米面食品

米面食品又称面点、点心、糕点等，是以米、面为原料制成的一类食品。既可作主食，又可供作小吃和点心，包括包子、面条、饼、馄饨、水饺、糕、汤圆、馒头等。

9. 菜肴

菜肴是指用肉类、蔬菜类、水产品、果品等原料，经过切配和烹调加工制作成的一类食品。一般可分为热菜和冷菜两大类。

（二）外用法

是将食物根据需要配置成不同的制剂，直接作用于体表皮肤及外部器官，以达到保健美容与治疗的目的。如将鸡蛋与蜂蜜调匀涂敷面部，可润肤白面、除皱；将鲜黄瓜汁涂面部，可治疗面部黑斑。

第六章

面部美容

第一节 概 述

一、面部肌肤的生理与病理

（一）头面与经络的关系

《灵枢·邪气脏腑病形》指出："诸阳之会，皆在于面。"盖言面为阳聚之处，因手足三阳经皆上走于头面。然而上于头面的经脉非只六阳经，阴经亦多上走于头面。十四经脉中有"十二经脉，三百六十五络，其血气皆上于面"。

另有两条经脉手太阴肺经与手厥阴心包经虽然未直接上于头面，但因为十二经脉逐经相传，构成一个终而复始，如环无端的传注系统，故此两条经脉亦与头面部有间接的联系。

（二）头面与脏腑气血津液的关系

五脏六腑通过经络，与头面有着密不可分的联系；而气血津液则通过经络上注于头面，如《灵枢·邪气脏腑病形》所说："其气之津液皆上熏于面"。故头面部的健美，与脏腑、气血津液的正常与否关系极为密切。

（三）面色与体质的关系

人之面色，与体质有关。不同的遗传因素可导致肤色的差异。如《灵枢·阴阳二十五人》，按人体质的不同、区分出五种不同的肤色。"木形之人……苍色"，"火形之人……赤色"，"土形之人……黄色"，"金形之人……白色"，"水形之人……黑色"。既然是生而有之的，则五种肤色，须是红如"以缟裹朱"，青如"以缟裹绀"，黄如"以缟裹栝蒌实"，白如"以缟裹红"，黑如"以缟裹紫"，即都如在原色上裹了一层白罗，各色隐隐相见，并浮现光彩，才是正常的。如《四诊秘录》所说："青、黄、赤、白、黑显彰于皮肤之外者，五色也；隐然含于皮肤之中者，五气也。闪光灼灼若动，从纹路中映出外泽如玉、不浮光油亮者，则为气色并至，相生无病之容状也。"

面部皮肤起着重要的屏障保护作用，对机械性损伤、物理刺激、化学性刺激、微生物、体内营养物质的渗出以及体外各类物质的透入都有防护作用；还有调节体温、感觉、排泄与吸收、代谢、免疫调节等生理作用。

二、影响面部皮肤的内外因素

（一）经络病变的影响

由于经络有运行气血，濡养周身，抗御外邪，保卫机体的作用。又大都上行于头面，所以当经络功能异常时，头面部的气血供应受阻，营养缺乏，则易发生损美性缺陷。经络功能异常，卫气的传输受阻，则面部肌肤的抗邪能力降低，易发生各种损美性疾病。

由于各条经脉在面部的循行路线不同，故不同经脉的病变，在面部的反映区亦不同。治疗时应根据病变的部位，调理相关的经脉。

（二）脏腑、气血津液病变的影响

脏腑通过经络，与面部紧密联系。脏腑各有所主各有所司，故任一脏腑发生病变，都会通过不同的表现形式反映到头面部。此外，各脏腑在功能上又是相互协调、相互为用、相互制约的，而且通过经络相互传递各种信息，所以任一脏腑发生病变，如不加以终止，其病理信息就将一个接一个地传向他脏，导致全身多系统疾病，促使人的早衰，影响人的容貌美。气血津液是人容貌美的物质基础，其过盛或不足，都会影响到人的容貌。

（三）气温的影响

气温对面部肌肤的观感和功能都有一定的影响。当外界温度偏高时，易出汗，而汗液可补充角质层的水分散失，以保持角质层的正常含水量，使皮肤柔软、光滑、湿润，观感好；汗液又可作为水相，与皮表脂质形成乳状膜，覆于皮肤表面，对皮肤有保护作用，亦可增加皮肤的润泽。但若汗大泄，腠理开则易致外邪侵入。当外界温度偏低时，汗不出，则皮肤绷紧、坚硬、涩滞不光滑，但因腠理闭，皮肤致密，却不易感受外邪。如《灵枢·邪气脏腑病形》说："汗出，腠理开而中于邪。中于面则下阳明，中于项则下太阳，中于颊则下少阳"。指出汗出易受邪，邪气不但中于面，导致面部的损美性疾患，还可能通过经络的传注，留于脏，留于腑，导致疾病的深化，而脏腑的病变，又将反过来"象"于外，进一步影响容貌美。

（四）情志的影响

过极的情志，对人的内心和外貌的伤害都是不可忽视的。七情能影响五脏的气化，使其功能失常而导致外貌的损害。

此外，饮食、天体运行、气候、地理环境的变化以及六淫外袭等，都可导致面部肌肤的病理变化，给外貌带来不同的影响。

三、面部养护的原则和方法

（一）面部养护的原则

养护好面部，达到容貌美的目的，是一个牵涉到生理、心理、自然、社会的系统工程。面部养护的总原则是维护好内外环境的平衡。维护内环境的平衡，即协调体内阴阳，使五脏安定，六腑平和，经络通畅，气血调和，以一个健康的整体，来保证容貌局部的美。维护外环境的平衡，即采取一切办法，给面部肌肤创造一个良好的局部环境，以利肌肤的生长和保养，如夏季防晒、春冬防风、防冻等。

了解面部皮肤的类型是做好面部皮肤养护的前提。

（1）干性皮肤　皮肤白里透红，又细又嫩，毛孔不显，也不出油。这类皮肤看起来干净美观，但风吹日晒就会引起发红，甚至于还有灼痛感或起糠秕样的皮屑，而且比较容易起皱。

（2）油性皮肤　脸部皮肤较粗，毛孔也显而易见，外观似橘子皮上小点并呈现油腻光亮。这类皮肤不易起皱，但容易长粉刺或痤疮。

（3）中性皮肤　属于油性与干性参半的皮肤。

（二）面部养护的方法

人的皮肤性质也会因季节和环境、年龄的关系而有所改变，通过以下方面可以作出相应的判断：皮肤的纹理细还是粗，皮肤的毛孔是否显露，是否易长粉刺，是否有鳞屑脱落，皮肤是否感到粗糙，皮肤的毛孔有无变黑和堵塞。应针对不同的皮肤类型采取相应的养护方法。

1. 面部清洁

（1）干性皮肤　①选用合适的碱性小的香皂；②用温水洗脸后把皂沫冲干净；③要涂点冷霜保护皮肤；④免受光和风的刺激；⑤多吃些含维生素 A 及脂肪的食物。

（2）油性皮肤　①用热水及普通香皂洗脸；②洗净后不要擦油类护肤剂；③注意皮肤清洁，应经常清洗；④多吃些含维生素 B 的食物，少吃脂肪性食品，特别是动物脂肪；⑤发生皮肤病如痤疮、毛囊炎等可到医院皮肤科诊疗。

2. 面部润肤

一般的霜剂均有润肤作用，然而作用强度不一，润肤作用的判断主要依据所含润肤剂的类型，而不是考虑其有否特殊配方。现已证实，抗氧化剂和自由基清除剂，如维生素 C 和维生素 E，可减轻因活性氧及自由基所致的皮肤损伤程度。因此，应在面部皮肤日常保健中使用润肤剂及含有维生素 E 具有润肤作用的抗氧化剂。

3. 面部遮光

遮光也是面部皮肤养护的重要环节。根据日光强度选用相应防晒指数的遮光剂，可减小日光对皮肤的刺激。

四、面部皮肤疾病的治疗原则和方法

（一）面部皮肤疾病的治疗原则

1. 调和阴阳

阴阳失调是一种病理，它是对脏腑经络气血、营卫等相互关系失调，以及表里出入、上下升降等气机运动失常的概括。阴阳失衡，如阴虚则出现五心烦热、盗汗、失眠多梦，皮肤可出现痤疮、黄褐斑、皱纹等症状，再如阳虚，可出现浮肿、黄褐斑。《素问·阴阳应象大论》说："阴阳者，天地之道也，万物之纲纪，变化之父母，生杀之本始，神明之府也，治病必求其本。"医家采取调和阴阳的方法，使机体达到"阴平阳秘，精神乃治"。阴阳调和，人体生理功能正常，就会出现斑退、痘消、皱平、皮肤健美。正如《素问·生气通天论》说："凡阴阳之要，阳密乃固。两者不和，若春无秋，若冬无夏，因而和之，是谓圣度。故阳强不能密，阴气乃绝，阴平阳秘，精神乃治，阴阳离绝，精气乃绝"。也就是说调和阴阳，达到阴平阳秘才能使皮肤健美，是治病的大法。

2. 扶正祛邪

中医认为人的机体活动，包括脏腑、经络气血等功能和抗病、康复能力，简称为"正"或"正气"。一切致病因素均称为"邪"或"邪气"。疾病过程，可以说是正邪矛盾斗争的过程。"正气存内，邪不可干"，说明人的体质良好，抗病能力强。"邪之所凑，其气必虚"，是讲人体正气相对虚弱，抗病力低下，故而发生疾病。如既有脾虚的黄褐斑，又有血虚性的风疹。中医治则以扶正祛邪为原则，通过健脾养血使其黄褐斑消退，通过活血祛风使其风疹消退。中医讲"治风先治血，血行风自灭"，也就是通过扶助正气，提高机体抗邪能力。邪气盛，如肝郁化热导致的痤疮和肝气郁结导致的黄褐斑，中医以清热解毒，疏肝理气，活血化瘀为治则，通过泻实而达到祛邪的目的。从而使痘消、斑退、悦色美容。这就是祛邪，即祛除病邪，使邪去正安。《素问·通评虚实论》说："邪气盛则实，精气夺则虚。"其治疗方法是"实则泻之，虚则补之"。而临床上则常常是扶正祛邪兼用，或先扶正后祛邪，或先祛邪后扶正。其目的一方面是消除病因病源，另一面是注意提高人体的抗病能力，充分体现了中医的辨证论治和整体观念。中医把疾病在外部表现的各种症状统称为"标"，把机体素质、抗病能力统称为"本"。在中医美容，只有把消除症状和提高机体抗病能力结合起来，即"标本兼顾"，才能达到健肤美容的目的。

3. 调整脏腑功能

人体是一个有机的整体，五脏六腑之间在生理上相互协调、相互促进，而在病理上则相互影响。中医认为，面部的疾患和脏腑功能的失调有密切关系，比如黄褐斑的形成多与肝、脾、肾三脏功能失调有关。肝郁气滞，气滞则血瘀，脸上可出黄褐斑；脾虚痰湿，气血运化失职，统摄无力面部也可生黄褐斑；肾阴虚则精亏血少，血液黏稠而面部也可长黄褐斑。要消除黄褐斑，则应疏肝理气，活血化瘀，或健脾养胃，活血补血，或养阴补肾，活血化瘀而达到调整脏腑功能，色荣斑退之功效。根据各脏腑生理上相互联系，病理上相互影响的理论，注意调整各脏腑之间的关系，使其功能协调，就能收到较好的治疗效果。

4. 调和气血

气血是各脏腑功能活动的主要物质基础，气血各有其功能，并相互作用。气血失调则会在面部产生黄褐斑。在生理上气能生血、气能行血、气能摄血，故称"气为血之帅"。而血能为气的活动提供物质基础，血能载气，故称"血为气之母"。气能生血，气旺则血生，气虚则血不足。血虚或气血两虚，出现面色萎黄，口唇淡，皮肤皱，面无光泽，治则补气补血，可使黄肤变白，唇红如朱，皮肤丰莹润泽。气能行血，气虚或气滞，可致血行减慢而瘀滞不畅，面色晦暗，口唇暗淡，出现黄褐斑。治则可健脾养血，可使黄褐斑消退，皮肤靓丽光泽，口唇红润。气滞亦可致血痹，出现面色青晦，口唇暗淡，面部长斑。治则疏肝理气，活血化瘀。可使黄褐斑消退，皮肤由青变白，口唇红润。气能摄血，气虚不能摄血，可导致血离经脉，出现面色红，毛细血管扩张，治则收敛止血，可使皮肤由红转白。

5. 三因制宜

三因制宜是指治疗疾病要根据季节、地区及人体的体质、性别、年龄等不同而制定适宜的治疗方法。因时制宜，是根据时令气候的特点进行治疗。比如夏季，由于紫外线辐射强，面部的黄褐斑会加重，多见阴虚，故治疗多以养阴为主；而冬季，多见阳虚，故治疗以壮阳为主。因地制宜，是根据不同地区的地理和人们生活习惯的差异进行治疗。如南方湿热，北方寒冷，故治疗不同。对痤疮患者，南方的海河鲜、北方的牛羊肉，过多食用均可使痤疮加重，故在治疗过程中还需注意饮食习惯的改变。对湿热型的痤疮，治疗中还须注意清热利湿，如增加清热燥湿的黄连、黄芩、黄柏。因人制宜，是根据人体的体质、年龄、性别和病情的不同来制定适宜的治疗方法。如年轻人，多气盛血旺，加之内分泌不稳定，故面部常见痤疮。久病体虚，营卫不固者，邪气易侵入，而生扁平疣或风疹。黄褐斑多出现于女性，与其性别特征有关。男女生理上的差异，是女性容易长斑的一个重要因素。故在治则上要因人而异，制定适宜的方法。年轻人的痤疮，多以清热泻火为主，而久病体虚则应以扶正祛邪为主，增强机体的抵抗力。

（二）常见的中医美容方法

"人老先从皮肤老"，体现人体衰老最明显的部位在皮肤，尤其是面部的皮肤最能反映衰老的程度，老化的皮肤干燥无光泽，缺乏弹性，起皱纹。随着年龄增大，皮肤衰老现象逐年明显。为防止皮肤过早衰老、面部皱纹过早出现．除了保持起居有序、劳逸结合、营养合理、睡眠充足、运动适度、纠正有碍美容的不良习惯、使用得当的美容化妆品进行皮肤养护外，还要结合个体具体情况防治某些有碍美容的疾病，选用中药、药膳、食物、针灸、按摩、气功等美容方法。

1. 中药美容

按其方法和作用机制不同，分为内服美容方药和外用药物美容制品两大类。据有关资料证明，迄今已总结出来的美容所用中药近 300 种，美容药方 2000多首。

（1）内服药物 是通过内服中药，达到调理脏腑、气血、经络的功能，从而作用于额面达到美容效果。如黄芪、仙灵脾可帮助皮肤清除自由基作用，延缓皮肤老化过程。依其作用分为两大类，一类是保健美容方剂，主要是通过滋养脏腑、补益气血、疏通经络等方法，来达到润肤增白，除皱驻颜的目的，如"珍珠散"等。另一类是治病美容方剂，主要是通过活血祛瘀、祛风散寒、清热解毒、消肿散结等治法，治疗面部影响美容的疾病，如《医宗金鉴》所载之凉血四物汤、枇杷清肺汤等。

（2）外用药物　外用中药美容制剂直接作用于面部皮肤，通过皮肤局部吸收，达到疏通经络、行气活血、软坚散结、逐邪清瘀、除皱增白、滋润皮肤的目的。现代药理研究证实，大多数美容中草药中含有生物碱、甙类、氨基酸、维生素、植物激素等。作用于面部皮肤组织后，通过新陈代谢，使皮肤组织直接获得营养物质而达滋润、养颜、除皱增白等美容作用。根据剂型不同，外用中药美容制品分为美容粉、美容液、美容膏、美容面膜等许多类型。

①美容粉　根据个体皮肤所需，选用芳香、增白、清洁作用的药物加工制成干燥粉剂。洗脸后扑于面部，并加轻按摩数分钟即可奏效。亦可作化妆粉底。美容粉对干性皮肤不适宜使用。

②美容液　将植物鲜药捣汁或提取液体，具有取材方便、制作简单、药物与面部皮肤接触面宽、吸收较快、奏效迅速的特点。是常用的一类外用美容药剂。美容液除酒、醋制剂外，一般现用现配，以防腐败。使用美容液时，应小量起，慢慢涂搽，并防止药液进入眼、口、鼻内。如《援生四书》所载"滋润面液"等即是。

③美容膏　美容软膏是指将具有润肤、悦色、增白、除皱及治疗雀斑、痤疮等的中药加入适宜的基质中，制成软膏。具有不易干燥、易于黏附体表、渗入作用强、可以润泽皮肤、使角质柔软富有弹性等特点。如《普济方》所载的"丹砂方"，就是用朱砂研末，以白蜜调成糊状、贮存备用。朱砂通血脉、悦泽面部，白蜜润肤解毒，配合成一种既能滋润营养面部皮肤，又可红颜白面的保健化妆美容品。美容软膏因油腻性较大，不易洗除，故油性皮肤的人不宜使用。

④美容面膜　中医美容所用的面膜，是在鸡蛋清或猪蹄汤或动物的皮、筋膜熬成黏液剂中加一些具有美容作用的中药粉末，调制成一种涂在面部、凝固成薄膜的膏状营养护肤品。这种面膜涂在面部，能够膨胀润泽皮肤角质层，使毛孔扩张，促进血液循环，以增强皮肤对营养物质的吸收。面膜干燥后形成薄膜，可使面部皮肤绷紧，消除皱纹。面膜宜在洗脸之前，最好在晚间睡前涂敷，待其自然干燥后20分钟或次晨用水洗掉。现代研究证实：鸡蛋清含蛋白质高达10%，还含有多种维生素，有润肤美容功效。猪蹄、动物的皮含有丰富的胶原蛋白，猪蹄还含有钙、镁、磷及多种维生素，对皮肤有良好的滋养作用，能促进皮肤细胞生长，增加皮肤的储水功能，起到滋润皮肤的作用。现代研究证实用新鲜柠檬汁加面粉调匀涂敷面部，是一种很好的面膜剂，可润肤白面，除皱美容，尤其对油性皮肤者更为适用。

2. 药膳美容

中国早在周代就有专职"食医"，从事药膳工作。药膳美容是根据个人美容要求，选用某些相适应的药物和食物配制成食品应用，以调理气血，滋养脏腑，而达到美容的目的，实际上是内服美容方剂的一种。中医对药膳很有研究，在历代医籍文献中载有相当丰富的药膳方，还有许多药膳专著，如唐代昝殷撰写的《食物本草》、金元时代《李东垣食物本草》，明代至清代又有多种药膳专著问世。在药膳方剂中，除疗疾药膳外，美容药膳占有相当比重，为药膳美容学积累了丰富的经验。如汉代张仲景《伤寒杂病论》所载"当归生姜羊肉汤"，《太平圣惠方》所载"药肉粥"，《遵生八笺》载述的"仙人粥"等都是很有疗效的美容药膳。

3. 食物美容

人们日常饮食中的蔬菜、水果、饮料、调味品等都是很好的天然化妆品，具有神奇的美容效果。红色果蔬如西红柿、红萝卜、西瓜、红桃等含有多种维生素、糖类及微量元素，多入心经，给人以醒目、兴奋感，有增进食欲、光洁皮肤、增强表皮细胞更新、防止皮肤衰老等作用；白色果蔬如莲藕、菱角、竹笋、椰子、白木耳等多入肺经，给人以质洁、纯净、清凉的感觉，有益气补中、增白皮肤的作用；绿色果蔬如菠菜、丝瓜、青椒、莴笋、青蒜、青豆、猕猴桃等多入肝经，给人以鲜活、明媚、自然美的感觉，有消炎抗菌、增进食欲、白嫩皮肤的作用；黄色果蔬如黄豆、花生、核桃、香蕉、菠萝、黄桃、生姜等多入脾经，具有益气健脾、健脑益智、保护心血管、延缓皮肤衰老作用；黑色食品如海带、黑木耳、黑芝麻、黑豆等多入肾经，有补肾乌发、降血脂、白嫩肌肤、延缓衰老作用。卷心菜、茄子、胡萝卜、葵花子油、鸡肝等含有维生素 E，具有抗神经细胞老化，破坏自由基化学活性，调节激素正常分泌，使皮肤滋润白嫩。动物肝脏、鱼肝、鱼卵、奶、蛋类含有维生素 A 可防治皮肤干燥、脱屑等。鱼、虾、动物肝脏、蘑菇、木耳、花粉中含有核酸，可减少面部的皱纹。麻油、蜂蜜等也是美容佳品。

4. 针灸美容

针灸美容法是通过针刺、灸疗等方法刺激经络穴位，以调动机体内在因素，调理各脏腑组织的功能，促进气血运行，疏通经络，抵御外邪入侵而达到延缓衰老，美化容颜目的的一种方法。它外能美化容颜，内则调节脏腑功能，促进皮肤新陈代谢，可保健强身，增强体质，防衰益颜，从根本上解决了皮肤老化的问题，是中医美容的一大特色。美国、英国、法国、意大利、日本和中国的一些大城市，目前已建立起一些针灸美容所（杜杰慧，《养颜与减肥自然疗法》）。

中医学认为，经络能"行气血而营阴阳"，是气血运行的通路，而气血是人体生命活动的物质基础，必须依靠经络的传注才能输布全身，以温养、濡润全身各脏腑组织器官。因此，气血借助经气的推动上行到面部，面部得以濡养才能红润而有光泽。如果经气不畅，气血运行失调，面部的营养供应受阻，则导致颜面苍白无华。刺激经络，就是调整阴阳气血，促使经气旺盛，使气血运行流畅，脏腑功能正常，从而达到保健强身、防衰益颜的目的。

现代医学研究证实：针灸经络穴位，可调节人体的神经、体液及内分泌器官的功能，使之处于良好的水平，提高机体的免疫功能，促进新陈代谢，达到防病治病的目的。通过对面部经络穴位的刺激，更能调节面部肌肉的收缩和舒张，使皮肤组织产生组胺和乙酰胆碱刺激血管扩张，改善机体的微循环，增加面部皮肤的营养，达到养颜美容的效果。

针刺有双向调节作用，既能抑制皮脂分泌，减少皮肤油腻，又能促进皮脂分泌，防止皮肤干燥。针刺还能增强肌肉弹性，消除眼角的鱼尾纹和额头上的皱纹，又可消除色素斑和粉刺。针灸之所以对美容有效，全在疏通经络，调节脏腑气血，达到持久的、稳定的阴阳平衡。所以针灸美容法是整体美容和局部美容的有机结合，也是一种有前途的美容方法。

（1）针刺美容 针刺美容具有操作简便，疗效确切等优点，因而受到越来越多的美容爱好者的欢迎。针刺美容，需要有针灸医师或美容专业工作人员实施。针刺美容并非一朝一夕之成，要持之以恒，不能急于求成。须按疗程进行。根据受术者的年龄、体质、具体美容要求而定。如清除面部皱纹，可任选丝竹空、太阳、攒竹、巨髎、迎香、翳风、颊车等一系列穴位中的三个为主穴，用于改善局部血液循环，增强肌肉弹性，使皱纹消除。再选用中脘、合谷、曲池、足三里、胃俞、脾俞、关元等为配穴。辨证取穴旨在从全身出发、使气血充分荣养于面部，并抵御外邪的侵袭。要做到有方有法，灵活多变，主次分明。并留神针刺注意事项。

（2）灸法美容 是利用某种易燃材料（多为艾卷）或某种药物，在穴位上轻灼、熏烤，借其温热性刺激，通过经络腧穴的作用，达到治疗和保健美容的目的。中医认为血得热则行，得寒则凝，气行则血行。灸法正是给腧穴以温热的刺激，促进机体的气血运行，这对于美容是很有益处的。灸法一般不在面部取穴，以防灼伤面容。凡保健强身的穴位，对益颜美容都有一定的效果，常用的艾灸美容穴位有足太阴脾经的三阴交；足阳明胃经的足三里；足太阳膀胱经的肾俞、脾俞、胃俞；任脉的神门、关元、气海、中脘；督脉的命门、大椎、身柱等。应注意，实证热证和阴虚阳亢之人不宜用灸法。

（3）耳针美容 根据耳为倒立人体缩影的理论、结合美容所要选取的相应部位，尤其是耳穴和面部的相对应部位。常用的穴位有肺、神门、下脚端、内分泌、脑、胃、大肠、肾上腺、面颊、额、脾、压痛点等。

5. 推拿美容

美容按摩的重点在头面部，中医认为头面部为诸阳之会，手三阳经止于头面部，足三阳经是从头面部开始。所以头面部是手三阳、足三阳经的交接地点。实践证明，对头面皮肤或某些穴位进行有规律地、长期地按摩，可以治头发早白及病理性脱发，能够调和气血，焕发精神，延缓衰老，防皱，增强皮肤的弹性与润泽度，起到健美的作用。

现代医学研究资料表明：长期按摩头部，可改善头部的血液循环，增加头皮的厚度，恢复发根的生长机能，促进头发的再生。经常按摩面部，可以促使面部皮肤的毛细血管扩张、改善血液循环，去除衰老萎缩的上皮细胞，增强汗腺、皮脂腺功能，加快新陈代谢，从而改善皮肤的营养作用和各种生理功能。增加皮肤的光泽，维持皮肤的弹性，减少面部皱纹，促使面部红润，容貌增辉。按摩不仅对面部及全身的皮肤有护肤悦泽除皱的作用，用较强一些的手法进行美容按摩，还能加快肌肉的血液循环，增加肌肉营养物质的吸收，消除肌肉的疲劳，提高肌肉的柔韧，或解除肌肉的痉挛，促使萎缩的肌肉逐渐康复。所以美容按摩对于面肌痉挛、抽动，面肌瘫痪，四肢肌肉萎缩，以及其他原因造成的脸型异常而影响美容的肌肉病变也有较好的疗效（图6-1）。

推拿美容手法多种多样，要根据个人具体情况选择使用。如按摩头皮，可双手握抱头皮两侧，将头皮向头顶推送按摩。也可用手指从前额发际、项后发际、耳边发际至头顶进行梳理或推揉按摩。平时用木梳，或手指并拢，拍打头顶等部可起到清除头风、消散瘀滞、养发护发的作用。面部皮肤按摩的原则是从上到下，从内往外，手法轻柔，力量适当，沿着皮肤与肌肉的纹理走向进行。面部美容按摩应在年轻时开始，若等到老年之后，面部皮肤已经枯萎、衰老时再开始按摩，效果就不明显了。另外，美容按摩短期内不能见效，需持之以恒。

6. 气功美容

气功美容是通过调形、调意、调息，达到使人消除紧张状态，心静气平，情绪放松，心情乐观，避免了持久的情绪刺激对人体脏腑气血乃至面部容貌的不良影响。从这个角度来讲，几乎所有的功法皆有驻颜美容作用，其特点是容易掌握，选用方便，适应范围广。但精神分裂症、忧郁症、癫病、大出血等患者不宜选练。

第二节　面部皮肤的养护

一、驻颜

驻，使……保持；颜，指面部的容颜。驻颜是指延缓颜面肌肤的衰老，使之

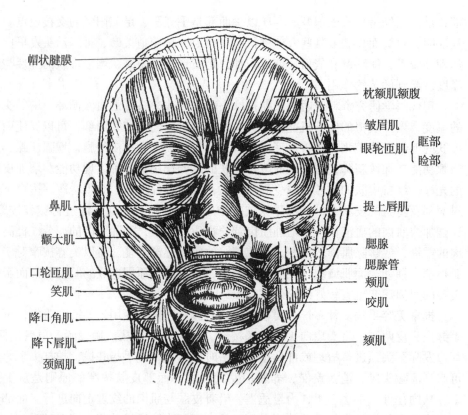

帽状腱膜

枕额肌额腹

皱眉肌

眼轮匝肌 { 眶部
睑部

鼻肌

提上唇肌

颧大肌

腮腺

口轮匝肌

腮腺管

笑肌

颊肌

降口角肌

咬肌

降下唇肌

颏肌

颈阔肌

图6-1 头 肌

保持红润、细腻、光滑、富有弹性，体现自然健美。驻颜一般是针对中老年人而言的，是抗衰老的目的和结果之一。

（一）美学标准

1. 面部肌肤健美的标志

富有弹性，柔软坚韧，肌肤丰满；纹理细腻，湿润柔嫩，平整光滑；肤色白皙或红黄隐隐，洁净光泽。

2. 面部肌肤衰老的表现

弹性降低，肌肉松弛，皱纹出现，上睑松垂，下睑如袋，肌肉塌陷；纹理粗大，干燥坚硬，粗糙不平；肤色晦暗，红白隐退，斑痣褐黑。

（二）影响因素

1. 肾精虚衰

肾为一身阴阳之根本，寓真阴真阳，可调节全身各脏腑组织器官的平衡，肾中所藏之精气盛衰决定着人体的生、长、壮、老、已。肾精亏虚可造成多脏器功能损害和气血阴阳失和，导致荣华颓落等衰老表现。如《素问·上古天真论》曰："女子七岁，肾气盛，齿更发长；二七而天癸至，任脉通，太冲脉盛，月事以时下……五七，阳明脉衰，面始焦，发始堕；六七，三阳脉衰于上，面皆焦，发始白……"指出了肾之精气与容颜衰老的密切联系。

肾精虚衰的原因有二：①先天禀赋不足，张景岳指出："以人之禀赋言，则先天强厚者多寿，后天薄弱者多夭"。②后天损耗，一为正常损耗，即随着人的生长发育，先天之肾精渐耗；二为不正常损耗，如纵欲房劳、起居无节、妄于劳作等，过度耗竭其肾精所致。

2. 脾胃虚损

脾胃为后天之本，气血生化之源。脾胃虚损则生化之源不足，既不能滋养先天肾精，又不能濡养脏腑，致人体不能正常生长发育，因而易衰老。另外，皮肤、肌肉、五官失于濡养，亦可加速面焦、肌肤松弛等颜衰状态。

脾胃虚损的主要原因有：①饮食不节。过饥则气血生化之源不足，久之损伤脾胃；过饱，脾胃运化不能，亦可损伤脾胃；饮食偏嗜，过食生冷可损伤脾阳，过食辛温燥热则可伤及胃阴。②劳逸失当。劳神、劳力过度，久之气少血亏，伤及脾胃；过度安逸，则使人气血不畅，脾胃功能减弱。③情志不畅。思则伤脾，思虑太过，脾气郁结，运化减退。

3. 瘀血阻络

气血是维持人体生命活动的基本物质，人体的五脏六腑、形体官窍均有赖于气血的濡养。若瘀血内停，阻碍气血运行，则可加速衰老，出现皮肤粗糙、面色黧黑、老年斑。

导致瘀血形成的机理主要有气虚致瘀、气滞致瘀、血寒致瘀、血热致瘀，另外外感六淫、内伤七情、饮食劳逸失当均与之有密切关系。

4. 痰浊内停

痰浊是水液代谢异常所产生的病理产物。随着年龄增长，肺、脾、肾等脏腑功能日渐衰弱，肺之通调水道、脾之运化水湿、肾之气化功能失常，导致水湿不化，聚而形成痰浊，使气血运行受阻，机体失养。痰浊是诱发衰老的重要因素，会导致颜面早衰。

（三）美容科养护方法

1. 内服药物

（1）肾精虚衰

黄芪圆（《太平圣惠方》）

【组成】黄芪、熟地各 60g，牛膝、石斛、泽泻、附子、鹿茸、山茱萸、五味子、覆盆子、桂心、人参、沉香、肉苁蓉各 30g。

【用法】炼蜜为丸如梧桐子大，每服 30 丸，早、晚各 1 次。本方阴阳俱补，气血兼调，延年驻颜。

（2）脾胃虚损

黄精膏（《太平惠民和剂局方》）加味

【组成】黄精、茯苓、黄芪、当归各 150g，黄酒 450g，蜂蜜适量。

【用法】上药加水浸泡发透，然后加水与药平，再倒入黄酒，加热煎煮，每隔 1 小时滤取煎液 1 次，共取煎液 3 次，然后合并煎液，文火熬至稠厚，加入 1 倍量的蜂蜜，熬至滴水成珠为度，冷却装瓶。每次 1~2 汤匙开水冲化服用，每日 2 次。本方开胃补脾，红颜悦容。

（3）瘀血阻络

八味丹坤汤 ［《中华老年医学杂志》，1997，16（3）］

【组成】熟地 24g，山萸肉、山药各 12g，丹皮、茯苓、泽泻各 9g，附子、肉桂各 5g，丹参、益母草各 10g。

【用法】日 1 剂，水煎服，早晚各 1 次。本方补肾化瘀，抗衰驻颜。

（4）痰浊内停

二陈汤（《和剂局方》）

【组成】半夏、陈皮各 15g，茯苓 10g，炙甘草 5g，乌梅 10g，生姜 3 片。

【用法】热痰可加黄芩、胆南星；寒痰可加干姜、细辛；偏脾虚者可加党参、白术；痰瘀互结可加川芎、当归尾。日 1 剂，水煎服，早晚各 1 次。本方化痰降浊，抗衰养颜。

2. 外用药物

（1）鹿角膏（《太平圣惠方》）

【组成】鹿角霜 60g，牛乳 500ml，白蔹 30g，川芎 30g，细辛 30g，天冬 45g，酥油 90g，白芷 30g，白附子 30g，白术 30g，杏仁 30g（研膏）。

【用法】上药研为末，用牛乳及酥油于锅内慢火熬成膏。每夜涂面，第 2 天早晨用温开水洗净。原书称能令百岁老人面如少女。本方有滋养皮肤之效。

（2）艳容膏（《种福堂公选良方》）

【组成】白芷 90g，甘菊花 90g，白果 20 个，红枣 15g，珍珠粉 15g，猪胰 1 个。

【用法】将珍珠研细，其余药捣烂拌匀，加入蜂蜜及酒酿，蒸过之后，每晚涂面，第 2 天早晨用温开水洗去。本品能滋养皮肤，且能防皱祛斑，增添面部光彩。

（3）面脂（《太平圣惠方》）

【组成】杏仁（汤浸去皮尖）60g，白附子 90g，密陀僧、胡粉各 60g，白羊髓 75g，珍珠末 3g，白鲜皮末 30g，鸡子白 35g，酒 240ml。

【用法】上药先以杏仁入少量酒，研如膏，又下鸡子白研 100 遍，又下羊髓研 200 遍，后以诸药末纳之，后渐渐入酒，令尽，都研令匀，于瓷盆中盛。每夜以浆水涂面，拭干涂之。本方令人面色悦泽如桃花。

（4）净面驻颜方（《千金要方》）

【组成】白蔹、白术、白附子、白芷各 100g，藁本 150g，猪胰 3 具。

【用法】先将猪胰水渍去赤汁煮烂，余药为末，酒水各 250ml 和煎数沸，研如泥，合诸药于酒中，以瓷器封 3 日，每夜取敷面，次日早晨以浆水洗去。此方常用可使颜面光泽、红润。

（5）护肤抗皱散（验方）

【组成】当归、丹参、北芪、生地、麦冬、白芷、白附子各 50g，人参 15g，田七 25g。

【用法】上诸药研为细末，过 180 目筛，经干燥处理，以新鲜鸡蛋少许，加水或蜂蜜调匀后涂敷面部，每周 1 次。本方能营养皮肤，增白去皱。

3. 针灸疗法

（1）毫针刺法

【主穴】合谷、足三里、三阴交、太溪。

【配穴】阳白、丝竹空、迎香、四白、颧髎、攒竹、地仓、颊车。

【操作方法】隔日针刺 1 次。面部穴位可配合电针疗法。

（2）灸法

①灸足三里

【主穴】足三里。

【操作方法】每月月初 8 天，用艾炷直接灸 2～3 壮或艾条悬灸 3～5 分钟。

②灸神阙

【主穴】神阙。

【操作方法】隔物灸。药物为彭祖固阳固蒂长生延寿丹（《医学入门》），药料为：麝香 4.5g，丁香 9g，青盐 12g，夜明沙 15g，乳香、木香各 6g，小茴香 12g，没药、虎骨、蛇骨、龙骨、朱砂各 15g，雄黄 3g，白附子 15g，人参、附子、胡椒各 21g，五灵脂 15g。诸药为末。另用白面作条，圈于脐上，先填麝香末 1.5g，入脐眼内，又将其余药 1/3 入面圈内，按药令紧，中插数孔，外用槐皮 1 片盖于药上，艾火灸之。若妇人，麝香改为樟脑 3g。每季各灸 1 次。

（3）拔火罐

【主穴】第一组：合谷、滑肉门；第二组：膀胱经；第三组：肺俞、肝俞、滑肉门。

【操作方法】

第一组：留罐20分钟，每周3次，可使肌肤细腻。

第二组：用少量按摩油，均匀涂于背部，拔罐在背部，双手拉提玻璃罐沿膀胱经从下到上、从上到下均匀拉走，出现两条红色印痕即可（沿膀胱经），能预防肌肤老化。

第三组：可美容皮肤，先仰卧拔罐20分钟后，再俯卧拔背俞穴，留罐20分钟。

（4）耳穴疗法

【穴位】皮质下、内分泌、肾、心、脑、面。

【操作方法】毫针刺，刺入得气，留针30分钟，每日1次，两耳交替用，30次为1个疗程。也可行王不留行籽贴压穴位或埋针。

4. 推拿疗法

（1）面部美容经穴推拿常规手法（见附注）

（2）耳穴按摩

第1步：全耳按摩。双手掌心摩热后，摩耳背面约5~6次，然后劳宫穴对准耳郭腹部，正反转各揉18~27次。

第2步：摩耳轮数10次。

第3步：揉捏、拽拉耳垂10余下。

第4步：双手食、拇指相对按摩耳屏和对耳屏各10~20次。

第5步：用双手食指尖按揉三角窝、耳甲艇和耳甲腔各数次。

5. 刮痧疗法

【刮痧部位】主穴取印堂、阳白、丝竹空、迎香、承浆、四白、下关、太阳。配穴取膻中、滑肉门、足三里、神门、合谷。

【操作方法】使用水牛角刮痧板，蘸取刮痧油在以上穴位上直推刮动。每个穴位5~10次，3~6日刮拭1次，3~5次为1疗程。

6. 气功

（1）回春功

第1步：预备。两脚分开与肩同宽，双手自然下垂，头正背直，膝微屈，五趾抓地，舌抵上腭，两目视而不见，调匀呼吸，意守丹田3~5分钟。

第2步：提肛运气。逆腹式呼吸法，吸气时舌抵上腭，缩颈、耸肩、收胸、收腹、提肛，同时慢提脚跟，足尖踮地，运气沿督脉上行至顶。呼气时松肛，全身放松，足跟落地，运气沿督脉下至丹田，共8次。运气上行时，意念不可太重，若无气感，意至即可，不可再随意增加次数。高血压患者，意守丹田或涌泉，不运气上行。

第3步：八字运肩。全身放松，自然呼吸，以腰为轴，肩部呈八字运转，男先左转，女先右转，左右各81次，或9的倍数。量自身实际情况而增加。

第4步：圆档振桩。两脚之间比上势略宽，两腿微用力内收，两膝微微内叩，呈圆档势，呼吸自然，微闭双目，咬肌放松，少腹为忍大便状，以膝之微屈微伸，引动躯体上下振动，牙齿微微叩击，略略作响，阴部任其振荡开合，每次5~30分钟，或据自身身体情况增加时间。此功每日早晚各练1次。

（2）驻颜润肤功

第1步：全身放松，两脚并拢，手臂自然下垂，呼吸缓慢均匀，两眼平视前方，神态自然，心情舒畅，双手掌心向下，两臂徐徐升起，举至头顶后掌心向上，两手指尖上举的同时，展胸收腹，做深呼吸；吸气时要自然，均匀，身长，吸气后两臂慢慢落下，回归原处。同时，将体内的浊气缓缓呼出。反复做6次。

第2步：两手下落，至双膝内侧合掌。俯身曲膝下蹲，膝盖夹紧双掌，然后两脚跟开始一抬一落，同时，双掌来回摩擦做12次。

第3步：直立，两腿并拢，两手合掌抬起，分别捂住两眼；稍停，再以掌根轻轻揉按双眼12次，然后手掌仍捂住眼睛，眼珠左右各旋转8次，再睁、闭8次；接着，用两手食指、中指、无名指按摩额部12次，方法是从双眉间的印堂穴向上按摩，再左右分开。

第4步：两脚分开，自然站立，两掌心在胸前擦热，然后捂在面部两颊处，上下按摩18次。然后食指、拇指捏鼻子10次，再点按两侧迎香穴6次，共做3遍。接着，两手捂住嘴，拇指托住腮，食指点按迎香穴。最后嘴大张吐舌16次，叩齿12次。

第5步：双手搓热，用两手指肚击打面部1~2分钟，然后两手搓热后摩身16次。在用两手指肚击打面部21次。以上功法每日练习不间断，不仅有美容效果，还有一定的医疗保健作用。

7. 食膳疗法

（1）红颜酒（《万病回春》）

【组成】胡桃仁125g，小红枣125g，白蜜125g，酥油60g，杏仁60g（煮沸后晒干）。

【用法】先将蜜、油熔开入酒中，再将三药入酒中浸3周，每日晨服酒2~3盅。本酒补肾益肺，驻颜悦色。

（2）阳春酒（《外科正宗》）

【组成】人参、白术、熟地各15g，当归身、天冬、枸杞各9g，柏子仁、远志各7g，白酒2500g。

【用法】上药放纱布内，浸酒中。每早中晚各 1 杯。此酒补益气血，能却病延寿，美悦颜色，滋润皮肤。

（3）淮药芝麻糊（《民间食谱》）

【组成】淮山药 15g，黑芝麻 120g，粳米 60g，鲜牛奶 200g，玫瑰糖 6g，冰糖 120g。

【用法】粳米洗净泡 1 小时，沥干，山药切小粒，黑芝麻炒香，以上三物加水和牛奶拌匀，磨碎后滤取汁。锅中入清水和冰糖，溶化后滤取汁，将冰糖水入锅中继续烧沸后，将芝麻水慢慢倒入锅中，加入玫瑰糖，搅动成糊，煮熟，食之。本品补脾益肾，滋阴养肤。

（4）枸杞鲫鱼（《新编抗衰老中药学》）

【组成】活鲫鱼 750g，枸杞子 15g，胡荽 6g，姜 15g，葱 10g，料酒 25g，醋 10g，香油 10g，胡椒粉 2g，精盐 3g，味精 1g，肉汤 230g，猪油 50g，奶汤 250g，清汤 750g。

【用法】将鲫鱼去鳍、鳃、鳞、内脏，洗净后开水略烫，再用凉水洗净，在鱼身两边切十字花刀，胡荽洗净消毒，切成 2cm 长段，枸杞用温水洗净，生姜洗净切片，葱洗净切长段，待用。锅置火上入猪油，武火烧热，下姜片、葱段、胡椒粉，煸出香味后放入肉汤、料酒、精盐、味精、醋，再放入鲫鱼，烧沸后倾入枸杞子，改用文火烧 20 分钟，加入葱、胡荽段，淋入香油，起锅即可。本品补虚益胃，健脾利湿，防衰驻颜。

（四）预防调摄

衰老是一个渐进的过程，"五八肾气衰"，"年四十而阴气自半"，故延缓衰老应从中年甚或更早一些开始。

1. 饮食有节

注意饮食的营养均衡，40 岁以上适当进补。

2. 生活科学

起居有常，夜早眠，晨早起，不过劳，勤动手，多用脑。注意劳逸结合，保证睡眠。保护肾精，忌酒色过度。不吸烟。适应环境，顺乎四时。

3. 调畅情志

怡情养性，清心寡欲，豁达大度，开朗乐观。

4. 皮肤养护

外出要防晒，注意日常面部护理，每月到美容院做 3~4 次全套护理。

【附注】　面部美容经穴推拿常规手法

（一）前额按摩

1. 用两手中指无名指在前额分三道线向上向外画圈（图6-2）。

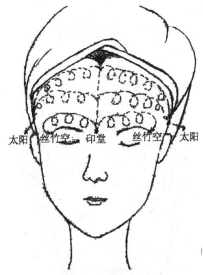

图6-2　前额按摩1

第一道线：从印堂开始临眉画至左右丝竹空。

第二道线：从印堂上5分沿额中画至左右太阳。

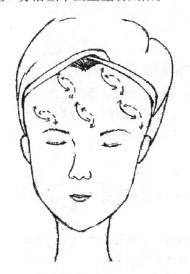

图6-3　前额按摩2

第三道线：临发际画至左右太阳。

2. 两手的中指无名指在前额拧麻花（图6-3）。

两手的中指无名指摆放在前额正中线上，两手相互环绕，紧贴皮肤表面，向左右两侧来回滑动。

3. 拉抹前额（图6-4）。

两手的中指无名指交替由前额正中拉抹至发际，按此手法逐渐拉抹至两侧太阳。

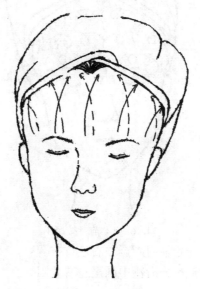

图6-4　拉抹前额

4. 右手叉中画圈（图6-5）。

用左手的食指中指从右侧太阳开始绷开前额皮肤，右手的美容指在左手叉中由右向左紧贴皮肤画圈，两手同时由右向左移动。

（二）眼部按摩

1. 画眼眶（图6-6）。

美容手指从眉头沿眉毛画至外眼角，再从外眼角沿内眼眶画至内眼角。

2. 叩击眼眶（图6-7）。

用美容手指指尖沿上述路线叩击眼眶。

3. 点按眼周穴位（图6-8）。

用中指指尖点按攒竹、鱼腰、丝竹空、瞳子髎、承泣、睛明。

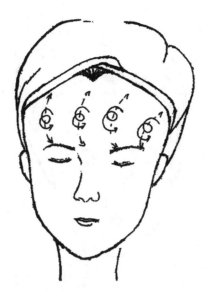

图 6-5 右手叉中画圈

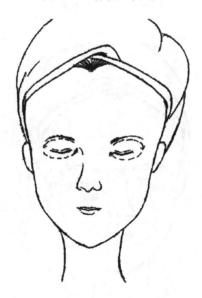

图 6-6 画眼眶

4. 提拉外眼角（图 6-9）。

左手美容手指将左侧外眼角向上拉抹，右手美容手指同时向右侧外眼角向上拉抹。

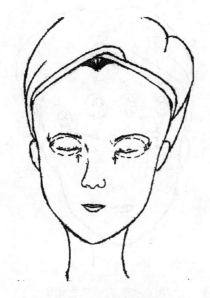

图6-7　叩击眼眶

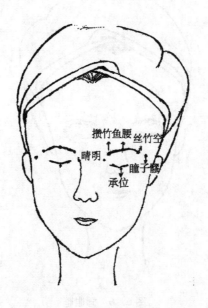

图6-8　点按眼周穴位

5. 拇指搓眼袋（图6-10）。

两手半握拳，用拇指外侧从外眼角沿下眼眶推向内眼角，并按压承泣穴。

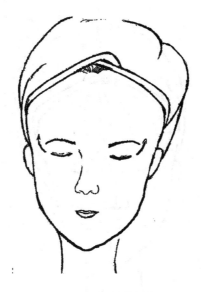

图 6 - 9　提拉外眼角

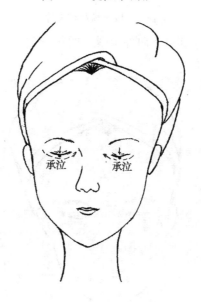

图 6 - 10　拇指搓眼袋

（三）口鼻部按摩

1. 美容手指由鼻根沿鼻梁正中轻抹至鼻尖（图 6 - 11）。

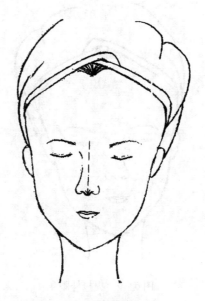

图6-11　口鼻部按摩1

2. 中指指腹在鼻翼部向下向外画圈（图6-12）。

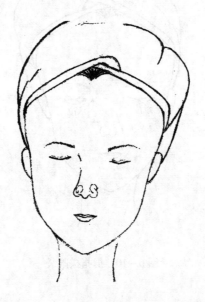

图6-12　口鼻部按摩2

3．两手中指沿鼻唇沟上下来回推抹（图6－13）。

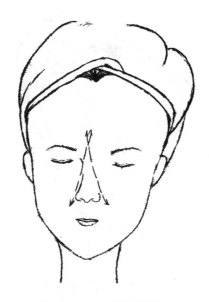

图6－13 口鼻部按摩3

4．美容手指从人中抹至地仓，再由承浆抹至地仓，分别点按人中、承浆及两侧地仓，分抹口周（图6－14）。

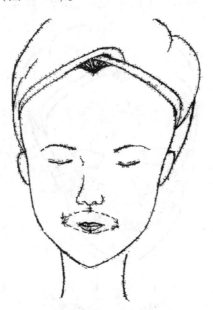

图6－14 口鼻部按摩4

5. 左手压住左嘴角，右手中指沿上下唇从左嘴角按压至右嘴角（图6－15）。

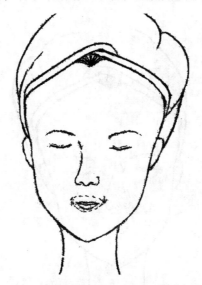

图6－15 口鼻部按摩5

（四）面颊按摩

1. 面颊画圈。

美容手指在面颊分三道线向上向外画圈（图6－16）。

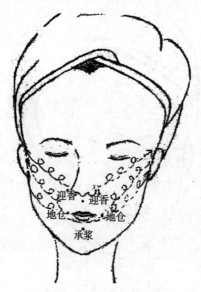

图6－16 面颊画圈

第一道线：由承浆至听会。

第二道线：由地仓至听宫。

第三道线：由迎香至耳门。

2. 轮指弹扣脸颊（图6-17）。

用轮指的手法从下颌骨弹扣至两侧颧骨。

3. 挑肌肉（图6-18）。

两手拇指食指相捏，用指甲从面颊中部轻挑肌肉至脸颊两侧。

4. 安抚颧肌（图6-19）。

左手掌根从鼻梁左侧抹至左耳前，右手指尖从鼻梁左侧推至左耳前，右手掌根从鼻梁右侧抹至右耳前，左手指尖从鼻梁右侧推至右耳前。

5. 压拉面肌（图6-20）。

双手握拳，用指间关节面从面部正中向两侧压拉肌肉。

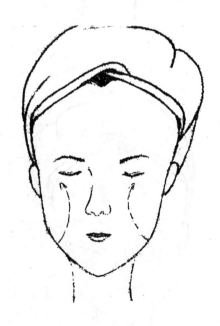

图6-17 轮指弹扣脸颊

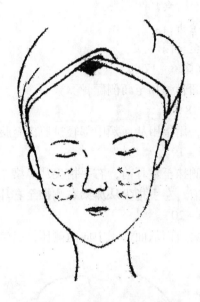

图 6-18　挑肌肉

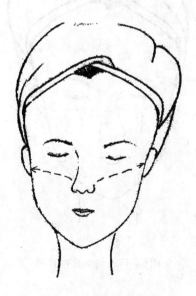

图 6-19　安抚颧肌

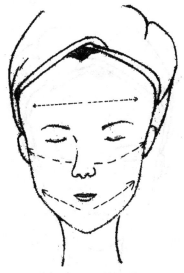

图 6 - 20　压拉面肌

（五）耳部按摩

1．推抹耳前，拇指外侧沿耳前来回推抹，分别点按耳门、听宫、听会（图 6 - 21）。

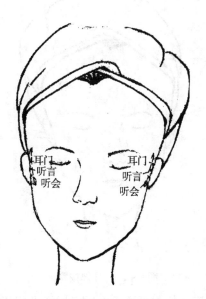

图 6 - 21　耳部按摩 1

2. 拇指揉耳垂，拇指食指相对，捏按耳郭轮廓（图6-22）。

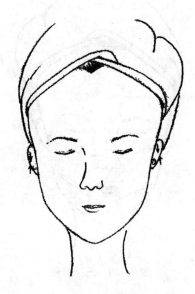

图6-22　耳部按摩2

3. 拇指压耳道（图6-23）。

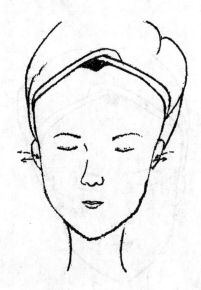

图6-23　耳部按摩3

将拇指向下插入耳道、抬起耳道，然后将拇指迅速从耳道中拔出。

4. 两手中指食指轮流轻点翳风穴（图6-24）。

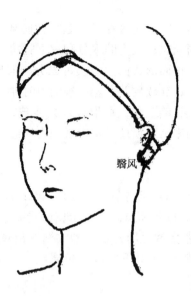

翳风

图6-24 耳部按摩4

5. 用美容手指从大椎沿颈椎拉抹至风府，抬大椎穴（图6-25）。

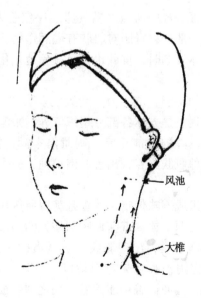

风池

大椎

图6-25 耳部按摩5

二、防皱祛皱

防，指预防；祛，指消除。防皱祛皱，是指预防或消除面部及颈部的皱纹。皱纹是由于弹力纤维逐渐老化；或皮肤水分和皮下脂肪减少，使皮肤失去张力和弹性，受到皮下肌肉的牵拉而形成的。皱纹可以分为假性皱纹和真性皱纹两种。由于皮肤缺乏水分或油脂，导致皮肤干燥出现的暂时性皱纹，称为假性皱纹；人到中年期之后，由于皮肤日趋老化，可形成永久性皱纹，称为真性皱纹。另外，在年轻人中，由于不良的表情习惯还常常出现动力性皱纹。

（一）美学标准

1. 皮肤健康美丽的标志是肌肉坚韧，富有弹性；皮肤光滑平整。

2. 皱纹是皮肤老化的重要标志，是由于皮肤受到皮下肌肉牵拉而出现的皱褶。25岁以后，皮肤的老化过程即开始，皱纹渐渐出现。皱纹出现部位的顺序一般是额部（额纹）→眼部（上下睑纹、鱼尾纹）→耳前部→口周（放射状纹）→面颊→颌部→颈部。

（二）影响因素

1. 肾精不足

肾藏精，主生长发育。肾中所藏之精气盛衰决定着人体的生、长、壮、老、已。皮肤是机体组织的一部分，肾阴对肌肤有滋润作用，肾阳对肌肤有温煦生化作用。当肾精不足，机体衰老时，皮肤也不可避免地老化，从而出现皱纹。

2. 脾胃虚弱

脾胃具有运化水谷的功能，被称为"后天之本"，"气血生化之源"。脾胃运化的水谷精气所化生的气血是人体各部分组织营养的来源，面部皮肤同样需要它的滋润。脾在体主肌肉，脾的功能正常，则肌肉丰满，富有弹性。当脾胃虚弱时，气血生化乏源，面部肌肤失养，出现肌肉松弛，失去弹性，导致皱纹产生。

3. 饮食失宜

饮食失宜主要指过饥或五味偏嗜。饮食是脾胃所运化水谷的来源，过饥则摄食不足，以致气血生化乏源；饮食五味偏嗜则使人的阴阳失衡，同样可致气血匮乏，而使面部肌肤失养而早衰，出现皱纹。如《素问·五脏生成》曰："多食苦，则皮槁"，因苦燥伤阴，肌肤失养而枯槁。另外，五味与五脏各有其亲和性，长期偏嗜某种食物，会使该脏功能偏盛，久之则受损，发生病变，影响气血的生化而致面部肌肤失养，诱发皱纹。

4. 劳逸损伤

劳逸损伤指过劳或过逸所致的损害。心主血，藏神，脾在志为思。劳神过度，则耗伤心血，损伤脾气，使肌肤失于气血濡养而过早出现皱纹。劳力过度，将积劳成疾，神疲消瘦，也将使皱纹过早出现。房劳过度，耗伤肾精，而致机体衰老，产生皱纹。过逸，可导致气血运行不畅，影响脾胃功能，使气血生化之源匮乏，导致皱纹出现。

5. 情志不畅

情志不畅，肝失疏泄，致气机郁滞，血行不畅，脉络瘀阻于上，使面部肌肤失去血之濡养而生皱纹。

综上所述，导致皱纹产生的原因主要是由于饮食失宜、劳逸损伤、情志不畅或先天禀赋不足而致肾精不足、气血亏虚、瘀血阻络，进而使面部肌肤失却气血滋养而导致早衰，出现皱纹。从中医理论来看，与多脏腑功能失调有关，其中最为密切的当属脾肾两脏，病性以虚为主，而兼有邪实。

（三）美容科养护方法

1. 内服药物

（1）*脾肾气虚*

却老养容丸（《太平圣惠方》）

【组成】黄精（生者）6000g，生地黄2500g，蜂蜜3320ml。

【用法】黄精、生地黄取汁，三味于铜器中搅匀，慢火煎令稠，至可成丸时即制丸，每丸9g。服时以温酒研1丸服，日2～3次。本方补益脾肾，祛皱养容。

（2）*气血两虚*

黄精膏（《太平惠民和剂局方》）

【组成】黄精300g，当归300g，黄酒450g，蜂蜜适量。

【用法】二药加水浸泡透发，然后加水与药相平，再倒入黄酒，加热煎煮，每隔1小时滤取煎液1次，共取煎液3次，然后合并煎液，文火熬至稠厚，加入1倍量的蜂蜜，熬至滴水成珠为度。冷却装瓶。每次1～2汤匙开水冲化服用，每日2次。全方补益气血，行血防皱，尤适用于气血两虚且有瘀血症状者。

（3）*肾阳亏虚*

金匮肾气丸（《金匮要略》）

【组成】生地240g，山药、山茱萸各120g，泽泻、茯苓、牡丹皮各90g，桂枝、附子各30g。

【用法】研末，炼蜜为丸，每丸15g，每服1丸，日2次。本方温补肾阳，抗衰驻颜。

（4）瘀血阻络

通窍活血汤（《医林改错》）

【组成】赤芍、川芎、红花各 10g，桃仁 6g，老葱 3 根，生姜 3 片，大枣（去核）5 枚，麝香 0.3g，黄酒 250ml。

【用法】先将前七味水煎好，去渣，再纳入麝香、黄酒再煎二沸，后服。日1 剂，分 2 次服。本方行血活血，通络祛皱。

2. 外用药物

（1）却老去皱面膏（《备急千金要方》）

【组成】青木香、白附子、川芎、白蜡、零陵香、香附子、白芷各 70g，茯苓、甘松各 35g，羊髓 500g（炼）。

【用法】上药切碎，以水、酒各 300ml 浸药一宿，再煎至水、酒尽，膏成，去滓。每晚洗脸后涂敷面上。此膏能却老去皱，但油性皮肤者不宜。

（2）杏仁膏（《备急千金要方》）

【组成】杏仁、鸡子白适量。

【用法】杏仁研如膏，与鸡子白相和，于夜晚洗净脸后涂面，第 2 天早上用温开水或米泔水洗净。此膏能绷急面皮，润肤去皱。

（3）文仲面脂（《外台秘要》）

【组成】细辛、玉竹、黄芪、白附子、山药、辛夷、川芎、白芷各 7.5g，瓜蒌、木兰皮各 15g，猪脂 4000g（炼）。

【用法】上十味药用纱布包好，用少量酒浸一宿，入猪脂煎至 2000g，待白芷色黄即成。去渣，搅拌冷凝即可用以敷面。本方能抗皱除黑。

（4）定年方（《太平圣惠方》）

【组成】白及 75g，白术 150g，细辛 60g，白附子（生用）60g，防风 60g，白矾 45g，当归 30g，藁本 45g，川芎 45g，白茯苓 60g，白石脂 60g，土瓜根 60g，蕤仁 60g，玉竹 60g，白玉屑 15g（研细），琥珀末 15g，珍珠粉 15g，钟乳粉 15g。

【用法】上药，捣箩细研为末。取鸡子白，并白蜜等分和，做梃子。入布袋装，阴干。60 日后如铁，即堪用。再捣研为末，每夜用浆水洗面，以面脂调药涂之。本方消黑嫩肤，驻颜悦色。

（5）护肤抗皱散（《实用美容中药》）

【组成】当归、丹参、黄芪、生地、麦冬、白芷、白附子各 50g，人参 15g，田七 25g。

【用法】上诸药研为细末，过 180 目筛，经干燥处理，以新鲜鸡蛋少许，加水或蜂蜜调匀后涂敷面部，每周 1 次。本方能营养皮肤，增白去皱。

3. 针灸疗法

（1）毫针刺法

【主穴】额纹：取头维、本神、神庭、阳白、鱼腰、头临泣、印堂、足三里、天枢、阿是穴。

鱼尾纹：取太阳、瞳子髎、攒竹、丝竹空、角孙、三阴交、血海、阿是穴。

鼻唇纹：取地仓、迎香、颧髎、四白、下关、颊车、合谷、曲池、阿是穴。

颈纹：取大迎、人迎、承浆、大椎、风池、翳风、天牖、扶突、阿是穴。

【配穴】中脘、足三里、曲池、合谷。血瘀加血海、三阴交，用泻法；气血亏虚加脾俞、胃俞。

【操作方法】主穴用泻法，配穴用补法，阿是穴即皱纹局部，顺皱纹方向进针，用平刺法，针体在皮下脂肪与肌层之间。选用 32 号针或美容针，轻刺激，留针 30 ~ 60 分钟，可加灸，隔日 1 次，20 次为 1 疗程。

（2）电针法

【穴位】攒竹、阳白、丝竹空、瞳子髎、太阳、四白、迎香、颧髎、地仓、颊车。

【操作方法】用低频电针仪，将两个接触电极板置于两个穴位上或接于穴位的针柄上（同侧面部穴位），开启电源后，使刺激部位出现轻微的抽动为度，不可强刺激，最好选低频，每次选 2 ~ 4 穴，每次刺激时间 8 ~ 15 分钟，两侧穴位轮换。10 次为 1 疗程。

（3）灸法

【主穴】神阙。

【操作方法】隔姜灸。取 0.2 ~ 0.4cm 厚的姜片，中间穿数个针孔，上置艾柱，置神阙穴上，点燃施灸，每次 3 ~ 5 壮，灸至局部皮肤潮红为度，隔日 1 次，30 次为 1 疗程。

（4）拔罐

【主穴】取穴皱纹局部。

【操作方法】在皱纹局部用小号罐闪罐治疗，即罐子吸住后，立即起下，再拔住，再起下，每个部位反复 20 次左右，每日 1 次，10 次为 1 个疗程。

（5）耳穴疗法

①耳穴毫针疗法

【穴位】心、神门、内分泌、皮质下、肾上腺、肝、脾，配以皱纹出现部位，如：颊、额、眼、颈、颔等。

【操作方法】以短毫针轻刺激，每次选穴 6 ~ 7 个，每隔 10 分钟行针 1 次，留针 30 分钟，隔日 1 次，30 次为 1 个疗程。

②耳穴压丸疗法

【穴位】内分泌、缘中、心、肺、肝、脾、肾、面颊、肾上腺、内生殖器、神门、面颊相应部位。

【操作方法】每次选取上述穴位 4～5 穴，耳穴压豆，每日按压 3～4 次，每次每穴 1 分钟，隔日 1 次，30 次为 1 个疗程。

4. 推拿疗法

面部美容经穴推拿常规手法（参见驻颜附注内容）。皱纹周围的穴位重点按摩。同时另用拇、中指点按天容、天牖穴，食、中、无名指同时点按或点揉人迎、扶突、天窗穴。同时配合以下体部推拿：由上而下拿足阳明胃经 3～5 次，叩击 3～5 次；由下至上擦足三阴经 3～5 次，叩击 3～5 次；点按足三里、三阴交各 30 秒。

5. 刮痧疗法

【主穴】取百会、大椎、命门、腰阳关。

【配穴】消除（预防）额纹取上星、印堂、阳白、头维、足三里、血海；消除（预防）鱼尾纹取瞳子髎、丝竹空、太阳、足三里、血海；消除（预防）口周纹取地仓、迎香、承浆、足三里、血海。

【操作方法】使用水牛角刮痧板，蘸取刮痧油在以上穴位上直推刮动。每个穴位 5～10 次，3～6 日刮拭 1 次，3～5 次为 1 疗程。

6. 气功疗法

浴面美容功（《气功美容法》）

第 1 步：预备姿势。静坐、静立、静卧均可。以盘坐和静立效果最好。

第 2 步：放松形体。全身身心都如置于一飘浮的白云中，5～15 分钟。

第 3 步：意念渐集中到面部。想像一股风扫过面部，当感到面部确有一些凉丝丝的感觉后，再想像面部的汗毛孔全部张开，于是慢慢吸气，沉至丹田，想像吸进的气是天地之精华，然后呼气，想像面部毛孔的污垢都随呼气而出。一呼一吸约 15 次。此时面部有发紧或发麻的感觉或汗湿的感觉。静静地体会面部的感受，保持此种状态，0.5～1 分钟。

第 4 步：搓面。将双手搓热，盖在双颊及眼球上，反复 9 次。然后紧闭嘴唇，舌头舔上下牙床，待津液满口后，吐在手上，涂于面部，然后进行按摩。次序是：以脸部正中线为界，在上额、眼眶、脸颊左右抹擦，亦可按一般美容按摩顺序在面、颈部按摩。按摩时加"去掉皱纹"的意念。

第 5 步：收功。双手从两侧抬起，伸到最高处，然后自然地从胸前垂落，置于小腹上。男左手在里，女右手在里。于垂落时，想像为淋浴般，水从头顶穿过身体落到地面。

7. 药膳疗法

（1）药肉粥（《太平圣惠方》）

【组成】羊肉 1000g，当归、白芍、熟地、黄芪各 20g，生姜 3g，粳米 300g。

【用法】取羊肉 125g 切细。剩下的肉用水 5000ml 并药煎取汁 3000ml，去肉及药渣，下米煮粥，将熟时将先切之羊肉丝加入，熟后调味，空腹食用。本品补益气血，补虚损赢瘦，适于体弱消瘦，面容早衰起皱者。

（2）阳春酒（《外科正宗》）

【组成】人参、白术、熟地各 15g，当归、天冬、枸杞子各 9g，柏子仁、远志各 7g，白酒 2500g。

【用法】上药放纱布袋内，浸酒内，2 周后可饮用。每早中晚各饮 1 杯。此酒兼补五脏、气血津液，可却病延寿，美悦颜色，滋润皮肤，适于自然衰老所致皱纹者。

（3）鲢鱼肉丸汤（《药膳研究》）

【组成】鲢鱼肉 200g，水发香菇 1 枚，料酒、盐、味精、葱、姜末、猪油、鸡油适量。

【用法】将鲢鱼肉剁成肉泥，加入葱、姜末、味精、料酒、熟猪油及水适量，搅匀挤成丸子，放入锅中烧沸，将香菇、盐、味精、鸡油放入锅中，轻轻搅匀即成，为菜肴佐膳。此汤具有温中健脾、补气养血、悦颜色、润肌肤功效，适用于脾胃虚寒之皮肤衰老、干皱、枯槁无华者。

（4）鸡肉药粥

【组成】熟地 15g，枸杞子 20g，菊花、香菇各 10g，鸡肉 100g，粳米 50g，海盐、生姜末、味精、葱花各适量。

【用法】鸡肉洗净剁成泥，香菇洗净切碎，备用。熟地、枸杞子、菊花水煎去渣取汁，入洗净之粳米及鸡肉、香菇，文火熬粥，粥成时加入作料。每日 1 剂，晨起 1 次吃完。1 周 2 次，可长期服食。此粥补益肝肾，养血润肤，适于肝肾阴虚之衰老性皱纹者。

（四）预防调摄

皱纹重在预防。由于皱纹的发生是多种因素相结合的结果，所以预防须综合治理。

1. 饮食宜忌

要注意饮食平衡，营养丰富。每天喝 6~8 杯水，保证摄入充足的水分则皮肤不易起皱。不抽烟，不酗酒。

2. 经常运动

运动可加快血液循环，升高皮温，使皮肤获取更多的养料及排出更多的废物。研究表明，体育锻炼不仅能增强体力，改善生理功能，而且能提高免疫功能，减少体内的自由基。

3. 生活规律

睡眠要充足。睡觉采用仰卧法，最好用低枕头，这样可使面部肌肤充分放松。

4. 皮肤防护

注意防晒，适当使用防晒品。

5. 皮肤养护

注意日常面部保养，使用保湿性能强的护肤品。每月到美容院做 3 ~ 4 次全套美容护理。

6. 治疗疾病

有全身性慢性消耗性疾病者，要及时到医院就诊。

三、润面泽面

润，使……滋润；泽，使……有光泽。润面泽面是指改善面部肌肤的肤质与光泽。面部肌肤的肤质与光泽是反映皮肤健康与否及美与否的主要指标。

（一）美学标准

1. 肌肤的正常色质

（1）正常质地　面部肌肤的正常质地是纹理细腻、表面润滑，透明度好。

（2）正常色泽　面部肌肤的正常色泽是色泽鲜艳，白里透红。

2. 肌肤常见的异常色质

（1）面部常见异常肤质

①皮肤干燥　即皮肤缺乏水分，枯萎、干硬、不润、不丰满。

②皮肤粗糙　即皮肤表面不平整、不光滑，甚至厚硬。

③皮肤油腻　即皮肤表面油脂太多，过度光亮，由于易沾染脏物，又显不洁。

④皮肤水肿　即皮肤内尤其是皮下水分潴留过多。

（2）面部常见异常肤色

①萎黄　即皮肤色黄而无光泽。

②苍白　即皮肤色白而无血色。

③深红　即皮肤呈现过度的红色，或深红，或紫红。

④晦暗　即皮肤颜色深（或发黑），明亮度不够，缺乏光泽。

由于养护不当、机体衰老、某些疾病等因素，可使面部肌肤色质发生异常变化，严重影响容貌美。

本篇主要讨论肤质的干燥、粗糙、晦暗不泽的改善。

（二）影响因素

1. 气血津亏

面部肌肤的润泽有赖于气血津液的濡养，"血华其色"，故血之充盛与颜面的红润与否关系密切，气之盛衰决定着肌肤的光泽与否，津液的盛衰与输布决定着肌肤的润泽与否。若血虚津亏，面部失去濡养，则肌肤必将枯涩粗糙晦暗。脾胃虚弱，运化无权，或饮食失调而致气血津液生化乏源；或由感受热邪，邪热耗伤津液；或由亡血，汗、吐、下太过，气血津液严重耗损；或思虑劳神太过，暗伤阴血所致。如《望诊遵经》所言："盖润泽者，血气之荣。"《灵枢·决气》曰："腠理发泄，汗出溱溱，是谓津……皮肤润泽，是谓液。"指出皮肤的润泽，是气血津液滋养的结果。如果气血津亏，则皮肤干燥粗糙晦暗不泽。

2. 脾肾阳虚

如《望诊遵经》所说："光明者，润泽之著……夫光明润泽者，气也。"指出阳气使皮肤明亮润泽。若由于先天禀赋不足，素体阳虚；或年老体衰，肾阳不充；或过食生冷，损伤脾阳；或感受寒湿之邪，伤及阳气，终致肾阳虚衰不能温养脾阳，或脾阳虚衰不能充养肾阳，而脾肾阳气俱虚，则颜面失却阳气温养，易出现虚浮晦暗不泽。

3. 肺脾气虚

肺脾二脏在气的生成和津液的输布代谢方面发挥着重要作用。气的生成不足会影响肌肤的光泽。肺具有主气的功能，可以吸入自然界的清气，脾具有运化水谷的功能，可以将饮食水谷运化为水谷精气，清气和水谷精气是组成气的主要物质基础，故肺脾功能是否健旺与气的盛衰密切相关；津液的生成和输布代谢异常会影响肌肤的润泽，肺具有宣发肃降、通调水道的功能，可以散精于皮毛，润泽皮肤；脾具有运化水液的功能，可以化生和输布津液。故肺脾气虚时，气及津液的生成及输布均受影响，则肌肤易失养而枯槁不泽。如《望诊遵经》所说："皮肤润泽者，太阴气盛，皮毛枯槁者，太阴气衰。"

4. 痰瘀阻络

外感六淫、七情内伤、饮食劳逸失当、久病等多种因素引起五脏功能失调，气机紊乱，可致瘀血或痰饮内蓄，均可影响气血津液的正常输布，使面部色质异常。日久痰瘀互结，则可加重病情。如《难经·二十四难》说："脉不通则血不流，血不流则色泽去。"

（三）美容科养护方法

1. 内服药物

（1）气血津亏

薯芋丸（《圣济总录》）

【组成】山药、石龙芮、覆盆子、五味子、萆薢、蛇床子、肉苁蓉、远志、石斛、肉桂、山茱萸、人参、防风、天雄、狗脊、黄芪、秦艽、白术、石南、巴戟天各40g，杜仲、麦门冬各60g，熟地、菟丝子各75g，五加皮15g。

【用法】以上25味药，捣罗为末，以蜜和丸如梧桐子大。每次服30丸，日1~2次，空腹酒送下。本方补虚益气，调和营卫，润泽肌肤。

（2）脾肾阳虚

纯阳红妆丸（《普济方》）

【组成】补骨脂、胡桃肉、胡芦巴各120g，莲肉30g。

【用法】上药研为细末，酒糊为丸，如梧桐子大。每天服30丸。空腹服，以酒送下。此方温补脾肾，悦泽红颜。

（3）肺脾气虚

神仙延年除风散（《圣济总录》）

【组成】白术、菊花、白茯苓、天冬各60g，天雄30g。

【用法】捣罗为细散，每次温酒调服6g，日2次，早晚餐前空腹服。全方补肺益脾，祛风防疾，延年悦色。

（4）痰瘀阻络

八味丹坤汤［《中华老年医学杂志》，1997，16（3）］

【组成】熟地24g，山萸肉、山药各12g，丹皮、茯苓、泽泻各9g，附子、肉桂各5g，丹参、益母草各10g。

【用法】日1剂，水煎服，早晚各1次。本方补肾化瘀，抗衰养颜。

2. 外用药物

（1）蜡脂膏（《普济方》）

【组成】白蜡、桃花、菟丝子、白附子、木兰皮、细辛、白茯苓、土瓜根、天花粉、白芷各30g，羊髓、牛髓各1000g，蔓荆子油1000ml。

【用法】先将诸药切碎，用醋泡一宿，然后加入羊髓、牛髓、蔓荆子油煎，煎时用练系一片白芷，待白芷色黄，醋气消尽，滤去药渣，加入白蜡融化，待凝膏即成。用以涂面，能令皮肤润泽细腻。

（2）令手面润泽方（《太平圣惠方》）

【组成】猪胰1具（细切），白芷、桃仁（浸泡去皮）、细辛各30g，辛夷、冬瓜仁、瓜蒌仁各 60g，上好黄酒 1000ml。

【用法】以上药锉碎，以酒煎之，待白芷色黄，滤去药滓，更煎成膏，放入瓷瓶中贮存。涂手面用。令皮肤滋润悦泽。

（3）治手面干燥少润腻澡豆方（《备急千金要方》）

【组成】大豆面 1000g，赤小豆（去皮）、零陵香、苜蓿香各 90g，冬瓜仁、茅香各 30g，丁香 25g，麝香 15g，猪胰（细切）5 具。

【用法】以上药物，研为细末，过罗，与猪胰相混合，晒干，再捣筛成细末。每晚以少许洗手面，令手面润泽，防治皲裂。

（4）常用蜡脂方（《太平圣惠方》）

【组成】蔓荆子油 1500ml，甘松香、零陵香、辛夷、白术、细辛、竹茹、竹叶、白茯苓、藘芜花各 30g，羊髓 1500g，麝香 15g，白蜡 30g。

【用法】先将诸药切碎，用酒泡一宿，然后加入羊髓、蔓荆子油煎，并以一练系一片白芷，待白芷色黄，滤去药渣，加入麝香搅拌均匀，而后加入白蜡，待凝膏即成，用瓷瓶贮存备用。用以涂面，能令人面部皮肤润泽细腻。

3. 针灸疗法

（1）毫针刺法

【主穴】行间、太冲。

【配穴】关冲、下廉、足三里、三阴交、气海、血海。

【操作方法】每次除选主穴外，配以配穴 2~3 个。体质强者用泻法，虚弱者用补法。

（2）耳穴疗法

【主穴】内分泌、面颊、三焦、肾。

【操作方法】毫针刺或耳针埋针或王不留行籽耳穴贴压，左右耳轮换。毫针刺每日 1 次，埋针、埋籽 3 日 1 次，10 次为 1 个疗程。

（3）灸法

【主穴】气海、足三里。

【操作方法】用清艾条温和灸，每穴每次 10 分钟，以局部红润为度。经常使用可补益脾肾，补气悦颜。

4. 推拿疗法

（1）面部美容经穴推拿常规手法（参见驻颜附注内容），加揉双耳肺、脾、肾区；同时配合以下体部推拿：摩揉腹部，从脐中心开始，由小到大顺时针划 20 圈，再逆时针划 20 圈；自上而下拿下肢足阳明胃经 3~5 次；由下而上擦下肢足三阴经 3~5 次，叩击 3~5 次；点揉足三里 1 分钟。背部点揉脾、心、肝、肾、三焦俞，每穴 0.5~1 分钟。自长强穴至大椎穴捏脊 5~7 遍。推擦背部足太阳膀胱经 3~5 遍。

（2）润皮细肤法：沿膀胱经和督脉，自大椎至尾骶骨之间中线或旁开 1.5 寸用手掌或毛刷作 5 次以上的沿经推擦，并用食、中指在肺俞、心俞、三焦俞、肾俞、命门穴上点按，每穴各 15 次。在头面部穴位做轻快按摩。本法滋润肌肤，用于皮肤粗糙者。

（3）足底按摩：按摩甲状腺、胃、十二指肠、直肠、肾等反射区。此法治皮肤粗糙。

5. 气功疗法

（1）涂津美容法（《中华气功大全》）　晚上临睡前或早上起床前，盘腿打坐或端坐凳上。意守丹田，静坐 5~10 分钟。待丹田及全身发热后，轻轻有节奏地叩齿 81 下，舌在口腔内上下左右搅动数次，鼓漱 9 次，缓缓将津液分 3 口咽下。随后再搅、再鼓，使津液满口，勿咽，蓄于口中。接着行涂津之法，先将双手摩热，按贴于面部，再将双手中指尖紧贴鼻翼两侧，徐徐上推至印堂（眉中），直至天庭（发际），同时伴以吸气，接着呼气，轻轻地从面颊两侧抚下。一推一抚，一吸一呼，呼吸深长，动作柔和，推抚 9 次。再将口中津液唾于手心，迅速涂于脸上，轻轻抹匀，待觉脸部黏糊糊时即停，千万勿摩干。之后，再端坐意守丹田，双手按放于膝，全身放松，于呼气时意想一片甘露慢慢从头而下，洒满面部。此时似觉面部如针扎般麻、疼、痒、热。意念满面红光，耀然生辉，青春华茂。如此几分钟后，再浴面时，已感面部光滑，细腻非常，再摩手浴面，涂津抹面，意守。如此只需 3 口即停，勿贪多。待 3 口涂完之后，再意守丹田 5~10 分钟。之后，再行浴面、浴鼻、浴眼、浴眉、浴发、鸣天鼓。收功时，以双手环绕带脉环摩 9 圈，双掌相贴，按揉腹部（丹田），逆、顺时针各 36 圈。轻轻放松腿部及全身，即可睡觉或起床。此法对面部各种皮肤病亦有一定疗效。

（2）润肌瑜伽功（《养颜与减肥自然疗法》）

①跪坐于床上，然后身体前倾以额和双掌呈三角形撑在床上。随着呼气，左腿慢慢伸向后上方，尽量伸直和提高左脚，连足尖也绷直，保持此姿势约 10 秒，自然呼吸。然后随着吸气，慢慢放下左脚，回复三角撑的姿势，自然呼吸约 10 秒。再换右脚练习。左右脚分别作 3 次。做此功时意念放在下腹部，腰腹部用力保持平衡，腰不要折弯。此势有润肌美肤作用。

②仰卧于床上，两膝弯曲，双掌上提，摩擦热后置于脐下小腹处。然后腰背用力向上挺起，同时吸气，使身体呈反弓的姿势。用头顶和脚来支撑身体。最后腰部放松，使身体自然落下，同时呼气。反复做 7 次。意念放在小腹部。做完后仰卧于床上休息几分钟再起来。此势可促进皮肤血液循环，红润肌肤。

6. 食膳疗法

（1）核桃汤（《中华食物疗法大全》）

【组成】大豆300g，白及10g，核桃10个，大米适量。

【用法】大豆、白及炒熟磨成粉，核桃剥仁用开水浸泡5分钟，与浸泡过一夜的大米一起用擀面杖擀碎，放入瓷盆中，加水5～6杯，经充分浸泡后，用纱布过滤，将滤汁倒入锅中，加入3杯水，再将大豆、白及粉放入锅内，加白糖煮成糊状，每日不拘时食用。可补脾益肾，悦泽肌肤。

（2）珠玉二宝粥（《医学衷中参西录》）

【组成】山药、薏苡仁各60g，柿霜饼24g。

【用法】先将山药、薏苡仁捣成粗滓，煮至烂熟，再将柿霜饼调入融化。早晚各食1次。可清补脾肺，甘润肌肤。

（3）骨髓养颜膏（《补养篇》）

【组成】骨髓500g（牛、羊、猪均可），炒米粉适量。

【用法】骨髓洗净，焙干，磨粉，加入炒米粉拌匀。每次用鲜热牛奶冲调1汤匙食服，每日1次。此饮可滋阴补髓，悦容祛皱。

（4）银耳琼玉膏［《药膳食疗研究》，1997，（3）：11］

【组成】银耳500g，人参450g，茯苓560g，生地5000g，蜂蜜2500g。

【用法】将银耳择净，参、苓研末。先将生地捣烂取汁，加银耳、蜂蜜煮沸，下参苓末，熬为膏状备用，每日睡前服食1汤匙，白开水送下。可益气养阴，适用于中老年人脾胃虚弱，纳差食少，形体消瘦，肌肤不荣。

（5）悦泽面容方（《肘后方》）

【组成】冬瓜子150g，桃花120g，白杨皮60g。

【用法】共研细末，混匀即成，瓷瓶装，备用。饭后开水冲服10g，每日3次。可滋润皮肤，悦泽红颜。

（四）预防调摄

1. 饮食宜忌

注意饮食营养，多食能使皮肤润泽光滑的食品，如蛋白质、水果、蔬菜等；多食使皮肤滋润的食品，如芝麻、核桃仁、葵花子、红枣、黄豆、花生、桂圆肉等。有食物过敏史者忌食易致敏的食物，如鱼、虾、蟹等。

2. 皮肤防护

春季防敏，夏日防晒，秋季防燥，冬日防寒。对日光敏感者更须注意，以免发生日光性皮炎。

3. 皮肤养护

（1）日常养护　每天用温和的洗面奶彻底清洁皮肤。

（2）专业养护　每周 1 次深层清洁皮肤，脱去老化的角质层，及时给皮肤补充水分和油分的营养，纠正皮肤的干燥粗糙。

4. 治疗原发病

皮肤粗糙晦暗如为疾病所致，须先治病，病愈则皮肤状况可获改善。

四、美白

白，使……白皙。美白是指改善面部肌肤的肤色，使皮肤白皙明亮。肤色洁白是皮肤健康与美的重要标志。由于人的肤色天生有差异，故单从颜色难以判断皮肤是否健康，必须结合皮肤的其他情况，综合参考。东方人一般喜欢白皙的肤色。

（一）美学标准

1. 面部肌肤的理想颜色

色白如玉，白里透红；或红黄隐隐，白皙明润，透明度好。

2. 面部肌肤常见的异常肤色

（1）皮肤苍白　即面部皮肤白而无血色。

（2）皮肤萎黄　即肤色黄而无光泽。

（3）皮肤晦暗　即皮肤颜色色深（或发黑），明亮度不够，缺乏光泽。

（4）皮肤深红　即面部皮肤呈现过度的红色，或深红，或紫红。

本篇主要讨论肤色的苍白、萎黄、晦暗的改善。

（二）影响因素

1. 气血不足

心主血脉，其华在面，面部肌肤的色泽有赖于气血的濡养。若气虚血少，则气血无以上荣于面，面色淡白无华；气虚则血行迟滞，气不至，则血不至，故面部脉络血少而面色苍白。多由禀赋薄弱，体质不强；或饮食偏嗜，营养不良；或思虑太过，暗耗气血；或病后体虚，失于调理所致。

2. 脾胃气虚

脾胃为仓廪之官，主受纳和运化水谷。脾胃虚弱，水谷精微生成不足，机体失养，面色淡白无华而呈萎黄；脾失健运，水湿内停，泛溢肌肤可致面黄虚浮。多由饥饱失常，或劳倦过度，或久病伤及脾胃，导致脾胃气虚，出现面色异常。

3. 肾气不足

肾为先天之本，藏精生髓。肾阳虚衰，水寒不化，血失温煦，则面黑暗淡；肾精久耗，阴虚火旺，虚火灼阴，机体失养，则面黑焦干。多由先天不足，肾精不充，或年老肾亏，或久病伤肾，或房劳过度，肾精亏耗，终致肾虚无以温煦濡养面部肌肤所致。

此外，寒邪侵袭、瘀血内停，亦可导致气血运行不畅，肌肤失养，出现面色异常。

总之，外感六淫、内伤七情，以及饮食不节、劳倦过度多为面色异常的诱发因素，其根本在于心、脾、肾三脏功能失调，病性以虚为主，可兼有邪实。

（三）美容科养护方法

1. 内服药物

（1）气血不足

十全大补汤（《太平惠民和剂局方》）

【组成】党参、炙黄芪各 15g，炒白术、茯苓、炒白芍各 10g，熟地 15g，川芎、炒当归各 10g，肉桂、炙甘草各 3g。本方补益气血，增白润泽。

【用法】阳虚寒盛者，可加干姜，增加肉桂剂量。日 1 剂，水煎服，早晚各 1 次。

（2）脾胃气虚

四君子汤（《太平惠民和剂局方》）加味

【组成】党参、黄芪各 15g，炒白术、茯苓各 10g，陈皮 6g，炙甘草 3g，大枣 5 枚，生姜 3 片。

【用法】脾虚湿停者，去党参，加薏苡仁、苍术。日 1 剂，水煎服，早晚各 1 次。本方健脾益气，美肤驻颜。

（3）肾气不足

金匮肾气丸（《金匮要略》）

【组成】生地 24g，山药、山茱萸各 12g，泽泻、茯苓、牡丹皮各 9g，桂枝、附子各 3g。

【用法】阴虚火旺者，去桂枝、附子，加知母、黄柏；血瘀者，加丹参、川芎、益母草。日 1 剂，水煎服，早晚各 1 次。上药研末，炼蜜为丸，每丸 15g，每服 1 丸，日 2 次。本方补益肾气，嫩肤白面。

2. 外用药物

（1）令人面白净悦泽方（《备急千金要方》）

【组成】白蔹、白附子、白术、白芷各 75g，藁本 110g，芜菁子 250g，水、酒各 300ml，猪胰 3 具。

【用法】将猪胰用水渍去赤汁，沥干研末。并将前五味药研成细末备用。将芜菁子与水和酒，相合煎煮数沸后，研如泥，和渚药来置酒中调匀。装入瓷器中密封 3 日即可用。每夜敷面，第 2 天清晨以温开水洗掉。令人面色白皙光洁。

（2）令面白如玉色方（《外台秘要》）

【组成】羊脂、狗脂各 50g，白芷、甘草、半夏各 15g，草乌头 30g，桃仁 14 枚，麝香少许。

【用法】先用清水漂净羊脂与狗脂，沥干，熬取油，再加入其他药物同煎，待白芷变成老黄色，滤去药滓，放入瓷瓶中贮存，涂面用。令人面色洁白，光滑细腻。

（3）白雪膜（《备急千金要方》）

【组成】新鲜鸡蛋 3 个，黄酒 250ml。

【用法】将新鲜鸡蛋浸于酒中，密封 20～30 日后，取蛋清卧前敷面，次晨用清水洗去。1 周 1 次。功能白面，润肤，减皱。

（4）全国宫女八白散（《必用钱书》）

【组成】白丁香、白僵蚕、白牵牛、白蒺藜、白及各 110g，白芷 75g，白附子、白茯苓各 18g，皂角 50g，绿豆少许。

【用法】皂角去皮弦，与其他药物共研成细面，贮存于瓷瓶中，洗脸前以此轻擦面部，再用清水冲洗净。可去垢腻，常用使面色明润如玉。

（5）七白膏（《普济方》）

【组成】白芷、白蔹、白术、桃仁各 30g，辛夷、白及、冬瓜仁、白附子、细辛各 9g，鸡子白 1 枚。

【用法】以上药物除鸡子白外，研为细末，以鸡子白调成如脂状或弹丸状，阴干。每晚于瓷瓶内用温水磨汁涂面。令人面色白润，减皱驻颜。

3. 针灸疗法

（1）毫针刺法（《针灸集成》）

【主穴】脾俞、胃俞、肾俞、足三里。

【配穴】肝俞、尺泽、合谷、中脘、关元。

【操作方法】每次选穴 4～5 个。每日 1 次，留针 20 分钟，10 次 1 个疗程。症状好转后，改为隔日 1 次。第一个疗程结束后，间隔 2～3 日，开始第 2 疗程。一般治疗 2～3 个疗程。以补法为主，偏阳虚者，可配合温针灸。

（2）耳穴疗法

【主穴】脾、胃、肝、肾、内分泌、面颊、皮质下。

【操作方法】每次选取 4～5 穴，毫针刺，中等刺激，不留针，每日 1 次，左右耳轮换，10 次为 1 个疗程。或以耳针埋针、王不留行籽耳穴贴压，埋针、埋籽 3 日 1 次，左右耳轮换，10 次为 1 个疗程。

（3）灸法

【主穴】灸关元、左命关（中脘穴至左乳头连线为底边，向外侧作一等边三角形，其顶角为是穴）

【操作方法】将艾炷放于皮肤上直接施灸，左命关 50 壮，关元 30 壮。经常施用，至面色改变后，将施灸间隙延长。此法可健脾壮肾，用于悦泽面部颜色，凡面色无华或萎黄或晦暗者均可使用。

4. 推拿疗法

红颜按摩法（《中医美容大全》）

第一步：摩腹。以缓摩、顺摩的补法，10 ~ 15 分钟。

第二步：点穴。以脾俞、肝俞、肾俞为重点，以平稳着实的按揉法，每次 1 分钟左右。

第三步：捏脊。自长强穴至大椎穴行 5 ~ 7 遍，在脾俞、肝俞、肾俞上按揉 50 次。

5. 食膳疗法

（1）面黑令白方（《圣济总录》）

【组成】生萝卜适量。

【用法】以生萝卜榨汁频饮，功能润白肤色。

（2）莲子龙眼汤

【组成】莲子、芡实各 30g，薏苡仁 50g，龙眼肉 8g，蜂蜜适量。

【用法】以水 500ml，微火煮 1 小时即成，加入少量蜂蜜，1 次服完。此方益气补血，白面润肤。

（3）花生红枣饮（《中华食物疗法大全》）

【组成】花生米 50g，红枣 10 枚。

【用法】每日煎饮 1 次。此方补益心脾，养血红颜。

（四）预防调摄

1. 饮食宜忌

注意饮食营养，多食使皮肤白皙明润、富含维生素 A 的食品，如鸡蛋、黄瓜、西红柿、大蒜、苹果、花生；多食富含维生素 C 的食品，如芝麻、核桃仁、葵花子、红枣等。忌食易致光敏感的食物，如小白菜、苋菜、荠菜、萝卜叶、油菜、芥菜、菠菜、马齿苋、莴苣、荞麦、槐花及无花果等。

2. 皮肤防护

注重全年的皮肤防晒，根据季节的变化选择适宜的防晒护肤品，炎热夏季可借助遮阳伞等遮光，避免日晒。

3. 皮肤养护

（1）日常养护　每天使用含有美白功效的洗面奶彻底清洁皮肤。

（2）专业养护　每周1次深层清洁皮肤，蜕去老化的角质层，使用含有美白功效的面膜护肤；调节皮肤色素的功能代谢，改善皮肤的黄暗现象。

4. 治疗原发病

皮肤颜色的异常变化，应当重视疾病的治疗，同时进行皮肤美白的养护。

五、美目

美目是指通过明目、益睑，使目珠清澈明亮，目光炯然，视觉正常，增强眼睑肌力，达到美化眼目的效果。

眼是人体明视万物，辨别五色的重要器官，又是人体五脏精气的外候。《灵枢·大惑论》曰："五脏六腑之精气，皆上注于目而为之精，精之窠为眼。"五脏精气充沛，则人神清气爽，目光炯然；而五脏虚衰，精气不能上荣于目，则神光暗淡，视觉异常。防治目昏胞肿，是中医眼部美容的重要内容。

（一）美学标准

眼睛是"心灵的窗户"，一双明亮的眸子足以传神，眼睛通过动静的变化十分巧妙地表达并传递情感，它是生命美的重要形式之一，在面部美容中占有举足轻重的位置。美目的标准不仅体现在眼外形上，而且还体现在眼"神"上，即睛白瞳黑，晶莹明亮，视力正常。

若血虚气弱，外邪侵袭，或年老体衰，则可引起视物昏花，目睛混浊，睑肌无力，下垂肿胀，严重影响面部整体美。中医美容中的美目术则是通过调"神"和矫正视力，改善眼睑的松弛、肿胀达到美目的效果。

（二）影响因素

1. 肝失调和

肝开窍于目，目为肝之外候；肝气通于目，肝和则目能辨五色；肝主藏血，肝受血而能视；肝主泪液，润泽目珠。《内经》言："视其外应，以知其内脏，则知所病矣。"可见视觉与肝的关系最为密切。肝经病变有虚有实或虚实夹杂，如肝阴不足，营血亏损，可致眼病，视物昏花或肝虚雀目；肝郁气滞，日久化火，或肝阳上亢，可致绿风内障、眼部出血、黑睛生翳、瞳神紧小等证。肝的余气聚于胆，胆的精汁涵养瞳神，如肝胆湿热上攻，可致聚星障、凝脂翳、瞳神紧小或视远却近（老视），视物昏朦等。

2. 脾失健运

脾胃为后天之本，气血生化之源，脾输精气，上贯于目；若脾失健运，《内经》言："其不及，则令人九窍不通"。脾胃学说倡导者李东垣指出："夫五脏六腑之精气皆禀受于脾，上贯于目……故脾虚则五脏之精气皆失所司，不能归明于目矣。"这就突出了脾之精气对视觉功能的重要性。胞睑属脾。脾虚气弱，可致上睑下垂，目珠干涩，不耐久视；脾不统血，可致目中血不循经而溢络外之眼部出血，血灌瞳神，视物昏朦；脾胃湿热，多由外感湿热或饮食不节、脾失健运所致，可见胞睑肿硬，或发疮疡、针眼，睑弦赤烂；若湿浊上犯，可致神膏混浊，视衣水肿，渗出等。

3. 心血不足

心主血，血养目珠，《审视瑶函》指出："血养水，水养膏，膏护瞳神"；心合神明，诸脉属目；心舍神明，目为心使，《审视瑶函》指出："神光者，谓目中自然能视之精华也……发于心，皆火之用事"，表明神光是受心神主导的视觉活动。望目察神是中医诊断学中望诊的主要内容。两眦属心，若失血过多或心神暗耗致心阴亏损，虚火上炎，或心火内盛，可见两眦红赤，胬肉雍肿，或睑眦生疮及眼内出血。

4. 肺失宣降

肺主气，主宣降，气和目明，白睛属肺。肺气不宣，外邪犯肺，肺热壅盛，热结肠腑，可致白睛红赤肿胀，火疳，热入血络致白睛溢血；肺气虚，可致视物昏花，甚至视衣脱落；肺阴虚，可致白睛干涩，赤丝难退，白睛溢血，金疳等。

5. 肾精不足

肾藏精，精充目明。《内经》言："肾者主水，受五脏六腑之精而藏之"。《审视瑶函》指出："真精者，乃先后二天元气所化之精汁，先起于肾……而后及乎瞳神也。"肾精的盛衰直接影响眼的视觉功能。肾主脑髓，目系属脑；《内经》言："肾生骨髓"，"髓海不足，则脑转耳鸣……目无所见"。肾主津液，润泽目珠；《内经》指出："五脏六腑之津液，尽上渗于目"。肾寓阴阳，涵养瞳神。水轮位于瞳神，而神光藏于瞳神。阴阳交合，水火互济才能产生视觉。若水火阴阳失去平衡，则可产生眼病。如《审视瑶函》所说："水衰则有火盛燥暴之患，水竭则有目轮大小之疾，耗涩则有昏渺之危。"肾精充足，视物精明。肾精不足，多由劳伤竭视，久病伤肾，年老精亏或先天禀赋不足所致。可致视物昏朦、圆翳内障、高风内障，甚则目无所见。热结膀胱，气化失常，可致视衣水肿等目病。

（三）美容科养护方法

1．内服药物

（1）肝失调和

丹栀逍遥散（《和剂局方》）

【组成】柴胡6g，丹皮、栀子、白术、当归各10g，白芍药、茯苓各15g，炙甘草、薄荷各5g，生姜3片。

【用法】眼痛甚加郁金、香附、白蜜疏肝行气止痛；大便不畅加大黄；呕恶甚加竹茹、法夏；目珠胀硬，黑睛雾状混浊加猪苓、泽泻、通草以利水泻热。若肝经风热，用银翘散（《温病条辨》）加减；可加柴胡、草决明以清肝经之热；加大青叶、千里光增强解毒之力。若肝胆湿热用龙胆泻肝汤（《古今医方集成》）加减，去木通，加银花、石决明、千里光等解毒之品。大便秘结者，加大黄、芒硝。水煎服，每日1剂，每日2次。

（2）脾失健运

补中益气汤（《东垣十书》）

【组成】炙黄芪20g，党参15g，白术、当归10g，陈皮、升麻、柴胡、炙甘草各6g。

【用法】上胞下垂，中气不足，加当归、丹参以增强活络养血之功；血瘀气滞可用血府逐瘀汤（《医林改错》）加减；上胞下垂，眼珠偏斜者，可酌情加防风、葛根、白芷、白附子、僵蚕以祛风散邪，缓急通络；瞳神散大者，宜去柴胡、川芎，加香附、五味子以顺气敛瞳；视衣水肿者，加茯苓、泽泻、薏仁、茺蔚子以祛瘀利水；混浊物鲜红者，去桃仁、红花，酌情加生三七、生蒲黄以止血化瘀。久瘀伤正，应选加黄芪、党参等扶正祛瘀；脾胃湿热用三仁汤（《温病条辨》）加减。水煎服，每日1剂，每日2次。

（3）心血不足

归脾汤（《济生方》）

【组成】炙黄芪20g，龙眼、党参各15g，白术、茯神、酸枣仁、当归、远志各10g，木香6g，甘草3g。

【用法】纳差腹胀，去大枣、龙眼肉，加神曲、陈皮、砂仁以理气和中；视网膜出血色较淡者，可加阿胶以补血止血；心火上炎，可用泻心汤加减；目眦痛，胬肉色暗红者，加玄参、川芎、茺蔚子以清热凉血通络；小便赤热者，加车前子、泽泻、滑石清热利尿。水煎服，每日1剂，每日2次。

（4）肺失宣降

养阴清肺汤（《重楼玉钥》）

【组成】生地15g，白芍、玄参、麦冬各10g，贝母、丹皮各6g，薄荷、生甘草各3g。

【用法】金疳加夏枯草、连翘以增清热散邪之功；加太子参、五味子益气养阴；黑睛有星翳，加蝉蜕、菊花、密蒙花以明目退翳。若阴虚火旺者，加知母、地肤子以增强滋阴降火之力。若白睛结节日久，难以消退者，以赤芍易方中白芍，酌加丹参、郁金、瓦楞子等清热消瘀散结。肺经郁火，可用泻白散加减。水煎服，每日1剂，每日2次。

（5）肾精不足

明目地黄丸（《审视瑶函》）

【组成】熟地黄、生地黄各15g，山药、山茱萸、茯神、当归身各10g，泽泻、牡丹皮、柴胡、五味子各6g。

【用法】若玻璃体混浊较重者，酌加牛膝、丹参以助补肝肾；虚火伤络者，可加知母、黄柏、旱莲草以养阴清热凉血。眼干涩加沙参、麦冬以益气养阴。偏肾阳虚者，可用肾气丸加减。肝肾阴虚者，可用杞菊地黄丸。水煎服，每日1剂，每日2次。

2. 外用药物

（1）清目养阴洗眼方（《慈禧光绪医方选议》）

【组成】甘菊花9g，霜桑叶9g，薄荷3g，羚羊角尖1.5g，生地9g，夏枯草9g。

【用法】水煎，先熏后洗。此方疏风清肝，养阴明目，对眼部保健有益。

（2）眼胞消肿方（《美容护肤中医八法》）

【组成】芙蓉叶30g，细茶15g。

【用法】煎细茶调上药为膏，涂于纸上，贴敷眼睑，每日1次。用于热邪郁滞之睡起目胞浮肿。

3. 针灸疗法

（1）毫针刺法

【主穴】睛明、鱼腰、丝竹空、瞳子髎、阳白、四白、承泣。

【配穴】肝俞、肾俞、睛明、光明、养老。

【操作方法】每选3~5穴，治疗针眼、天行赤眼、黑睛生翳等，针用泻法，每日1次，10天为1疗程。

（2）灸法

【主穴】养老、光明、足三里等穴。

【操作方法】用艾悬灸，每穴2~3分钟，每周1~2次。此法养目明肝。

（3）耳穴疗法

【主穴】耳尖、目1、目2、眼穴等。

【操作方法】毫针刺，刺入得气，留针30分钟，每日1次，两耳交替用，30次为1疗程。也可用王不留行籽贴压穴位，或埋针。

4．推拿疗法

（1）眼部美容按摩法（《美容护肤中医八法》）

第一步：端坐凝视，运转眼球。先顺时针转10次，向前凝视片刻，再逆时针转10次，向前凝视片刻，双目轻闭，两手食指、中指轻轻抚摩同侧眼皮1～2分钟。

第二步：按揉眼穴。两手拇指、食指先揉睛明穴30次，依次揉攒竹穴、太阳穴、四白穴，有酸胀感后再揉30次。

第三步：分刮眼眶。拇指按在太阳穴上，两手食指微弯曲，用食指近侧指间关节的桡侧紧压眼眶。做自内向外的刮动，分刮上下眼眶各50次，以酸胀感为宜。

第四步：分抹眼睑。微闭眼，两手指并拢，用中指和无名指指腹贴附在睛明穴，向外分抹至瞳子髎穴30～50次。

此法可提神清脑，明目增视，消除皱纹，健美双眼。

（2）旋眼法（《中华长寿大典》）

第一步：身体端正坐直，闭上双眼。然后将双手掌心对掌心摩擦，由快而慢，待产生热量后轻轻地按在双眼上不要动，这时将眼球先上后下移动3次，先左后右移动3次；然后单向左连续移动3次，单向右连续移动3次。

第二步：左右手四指交叉，拇指轻按眼睛，然后从眼角开始，轻轻用力向太阳穴做摩擦运动，连续摩擦3次即可。

每天做3次，此法可明目提神，坚持日久可保健眼睛，消除疲劳。

5．食膳疗法

（1）肝杞蒸蛋（《家庭保健食疗菜谱》）

【组成】猪肝200g，枸杞子30g，鸡蛋2个，姜汁2g，葱段4g，熟火腿20g，绍酒10g，清汤400g，胡椒粉、盐、味精均适量。

【用法】将猪肝洗净，去白筋，用刀背砸成细泥状，盛入碗内，熟火腿切成末，枸杞子用温水洗净，鸡蛋打碗内搅散。将姜汁、葱段、绍酒、味精、盐、胡椒粉与肝拌匀，15分钟后取出葱段。加清汤一勺，再倒入蛋汁调和均匀，撒上枸杞子，入笼蒸至熟，取出。加少许清汤、味精、盐调好味，注入碗内，撒上火腿肉末即成。每服适量。此蒸蛋补肝、养血、明目，用于肝血不足之眼花、夜盲、头晕。

（2）双决明粥（《养生食疗菜谱》）

【组成】石决明 25g，决明子 10g，白菊花 15g，粳米 100g，冰糖 6g。

【用法】将决明子入锅中炒至出香味时起锅。白菊花入砂锅煎汁，取汁去渣，粳米淘洗干净，与药汁煮成粥，加冰糖食用，每日早晚食之。此方清肝潜阳，养肝明目。用于防治两眼干涩，视物不清，目眩头晕。

6. 其他疗法

（1）明目枕（《外治寿世方》）

【组成】荞麦皮、绿豆皮、黑豆皮、决明子、菊花等适量。

【用法】上药为细末，装入布袋内制成枕头。具有疏风、清热、明目的作用。长期使用，目睛清澈、明亮有神。

（2）美容法

①超声波美容仪　改善局部血液和淋巴循环，消除眼袋与黑眼圈。导入营养精华素，可改善局部血液和淋巴循环，有助于消除眼袋和黑眼圈。强度 0.5～1.25W/cm²，连续波，5～15 分钟，隔日 1 次，10 次为 1 疗程。

②眼袋冲击按摩仪　采用高频磁振和恒温技术，通过舒适的振动和适宜的恒温效应，促进眼部血液循环，活跃皮下组织，使眼部下周堆积的脂肪分解，改善眼袋的下垂感，促进局部血液和淋巴循环，帮助消除眼袋的瘀血及黑眼圈，增强皮肤弹性。使用方法：将仪器的两个眼袋接触片用清水浸湿，分别置于两侧眼袋部位，振动强度以受护理者能接受为度，应由弱渐强，每次约 10 分钟，隔日 1 次，10 次为 1 疗程。

（四）预防调摄

1. 饮食有节，起居有常

不适当的用眼，可使身心视觉受损。如久视可伤血，久卧可伤气，久坐可伤肉，久立可伤骨，久行可伤筋。如生活规律失常，房室不节，可耗血伤精，甚至造成内障。

2. 避免时邪，调和七情

时邪七情危害，是眼病常见原因。需顺应四时，适其寒温，锻炼身体，增强体质。勿喜怒过度，悲哀太甚。愉快乐观，百脉通畅，脏腑安和，则少生眼病。

3. 讲究卫生，保护视力

个人要养成良好的卫生习惯。医护的检查器械、药品、敷料等均需严格消毒，防止交叉感染。避免在光线过强或过暗的场合用眼。看电视、电脑、书报时间不宜过长（1 小时左右休息片刻），每日配合按摩眼周穴位（睛明、攒竹、鱼腰、四白、太阳穴及轮刮眼眶）。

4. 积极预防眼病的发生

一旦患眼病，应及时去医院就诊。

六、润唇艳唇

润，使……滋润；艳，使……红润明亮。润唇艳唇是指对嘴唇的滋润和色彩的美化。保护嘴唇使之不干裂或改善已干裂的状况，通过美唇养护，改善唇部干燥，增添唇部色彩，以增加嘴唇的美感。

（一）美学标准

嘴唇是面容美的重要组成部分，在容貌美学上的地位仅次于眼睛。嘴唇的美，包括其形状美、质地美、色泽美。与中医美容关系较密切的是嘴唇的质地美和色泽美。"（唇）以神为本。神也者，明润精爽而有血色者也"（《望诊遵经》）。

1. 嘴唇的正常色质

（1）正常质地　唇质丰满、柔润、细腻。

（2）正常色泽　唇色红润光泽。

2. 嘴唇常见的异常色质

（1）异常质地　嘴唇表面干燥、起屑，甚则开裂。

（2）异常色泽　唇色出现深浅不同的变化，常见的有苍白、淡红、深红、绛红、黯红、萎黄，甚至青紫、青黑。

（二）影响因素

1. 气血津亏

嘴唇依靠气血津液的濡养，当气血津液亏虚，嘴唇失去濡养，则唇干枯不润或色浅、色白、色黄。脾胃虚弱，运化无权，或饮食失调而致气血生化乏源，口唇失养；或由感受热邪，邪热耗伤津液；或由亡血，汗、吐、下太过，气血津液严重耗损所致。如《望诊遵经》所说："（唇）色浅者，正气虚"；"唇白者，血不足"。脾，其色为黄，《灵枢·五阅五使》曰："脾病者，唇黄"，故当脾气虚时，唇色可呈萎黄。

2. 脾胃蕴热

脾开窍于口，其华在唇。当感受热邪或过食肥甘酒酪后，脾胃蕴热，循经上熏，热伤津液，口唇失养，可致嘴唇干燥、焦枯、皲裂。如《望诊遵经》所说："唇枯槁者，病在脾"；"唇焦枯无泽者，脾热也"。

3. 血络瘀阻

因久病体虚、疲劳过度、年老体弱而气虚推动无力，脉络瘀阻；或因病邪内阻、七情郁结；或因阳气虚弱，温运不足，而致气机阻滞，血行不畅，脉络受阻，可出现口唇紫红、紫黯。

4. 感受风寒

素体正虚，复感风寒之邪；或于冬日热水洗面后或烤火后，再触风寒，均会导致腠理开泄，寒凝经脉，寒性收引，气血运行不畅，口唇失养，则口唇皲皱。如《诸病源候论》所说："唇口面皲者，寒时触冒风冷，冷折腠理，伤其皮肤，故令皲劈……其脉有环唇挟于口者，若血气实者，虽劲风严寒，不能伤之。虚则腠理开而受邪，故得风冷而皲劈也。又冬时以暖汤洗面及向火，外假热气，动于腠理而触风冷，亦令病皲。"

（三）美容科养护方法

1. 内服药物

（1）气血津亏

归脾汤（《济生方》）加减

【组成】黄芪、茯苓、玄参、生地各15g，党参、白术、龙眼肉、当归、麦冬各10g，炙甘草6g。

【用法】日1剂，水煎，分2次服。此方健脾益气，补血艳唇。

（2）脾胃蕴热

清凉饮（《证治准绳》）

【组成】黄连6g，黄芩、玄参、当归、白芍各10g，薄荷、甘草各6g，白蜜5ml。

【用法】上药用水煎后兑入白蜜，每日1剂，分2次服。此方清热燥湿，养阴润唇。

（3）血络瘀阻

桃红四物汤（《医宗金鉴》）加减

【组成】桃仁、红花、川芎、当归、赤芍、麦冬、玉竹各10g，生地、玄参各15g，升麻3g。

【用法】日1剂，水煎，分2次服。此方养血活血，滋阴润唇。

（4）感受风寒

荆防败毒散（《摄生众妙方》）加减

【组成】荆芥穗6g，防风6g，羌活10g，柴胡6g，茯苓10g，川芎10g，桔梗5g，葛根10g，升麻3g。

【用法】日1剂，水煎，分2次服。此方散寒通络，温养美唇。

2. 外用药物

（1）润脾膏（《备急千金要方》）

【组成】生地黄汁600ml，生麦门冬、生天门冬、玉竹各150g，细辛、甘草、川芎、白术各75g，黄芪、升麻各110g，猪膏1800ml。

【用法】中药切碎，以醋浸一宿，用纱布包好，加水与生地黄汁、猪膏同煎，待水气尽，猪脂沸，去渣即得。用时细细含膏于唇，可下咽。此方治脾热所致之唇焦枯干燥。

（2）治冬月唇干坼血出方（《备急千金要方》）

【组成】桃仁适量，猪脂适量。

【用法】桃仁捣烂以猪脂调和，敷嘴唇上。此方适于风寒之邪所致口唇干裂。

（3）备急唇脂方（《外台秘要》）

【组成】蜡、羊脂各7.5g，紫草0.2g，朱砂0.75g，甲煎香适量。

【用法】于铜锅中先微火煎蜡一沸，下羊脂一沸，又下甲煎香一沸，又内紫草一沸，次下朱砂一沸，倒入筒模内，冷凝后取出用于涂唇。此口脂中紫草、朱砂为红色颜料，是本方的着色剂，故既可润唇，又可艳唇。但由于朱砂中含有硫化汞，具有毒性，故现代临床应用可去掉朱砂，适当加大紫草用量。

3. 针灸疗法

毫针刺法

【主穴】外关、承浆、少商、关冲。

【配穴】合谷、陷谷。

【操作方法】双侧取穴，针刺用泻法，适用于热盛唇焦，唇吻裂破，血出干痛。

4. 推拿疗法

首先在足阳明胃经足、腿部，由上而下沿经络来回按摩数10次，并稍用力按揉足三里0.5分钟，然后在足太阳膀胱经的脾俞、胃俞、肝俞、肾俞穴分别按揉0.5分钟。再从长强至大椎，循经上捏5～10遍，在脾俞、胃俞、肝俞、肾俞、命门处停下，分别用力按揉0.5分钟。每日1次。此法适用于脾胃失健、肝失疏泄、肾阳虚损所致之唇色淡白或晦暗，唇形虚浮肿胀者。

5. 食膳疗法

（1）八宝鸡汤（《中国食膳大全》）

【组成】党参、茯苓、炒白术、白芍各10g，炙甘草6g，熟地黄、当归各15g，川芎7.5g，肥母鸡肉500g，猪肉1500g，杂骨1500g，葱100g，生姜100g，食盐少许。

【用法】将8味中药用纱布袋装好扎口。将洗净的猪、鸡肉、杂骨和药袋一起放入锅中，加水适量，用文火烧开，撇去浮沫，加入生姜、葱，用文火炖至鸡肉烂熟。将汤中药物、生姜捞出不用，再捞出鸡肉、猪肉，鸡肉剁成方形块，猪肉切成条，按量装碗中，掺入药汤，加少许盐调味即成。此汤调补气血，适用于气血两虚，肌肤失养之面、唇萎黄，唇干无润者。

（2）桑椹膏

【组成】鲜桑椹适量。

【用法】取鲜桑椹适量，微研至碎，绞汁，文火熬至原量一半时，酌加蜂蜜，再熬为膏，瓶贮。每日2次涂口唇，并饮服20ml，用温开水或黄酒送下。用于肝阴、肾阴不足。本品有滋阴养血，润肤通血气，安魂魄，利关节之功效。

（3）银耳汤

【组成】水发银耳30g，冰糖适量。

【用法】将水发银耳洗净，入砂锅中加水炖熟，酌加冰糖调服。日2次。适用于肺阴不足。本品有滋阴润肺，止咳，降压，降脂之功。风寒咳嗽及感冒者忌服。

（4）蜜酿白梨

【组成】大白梨1只，蜂蜜50g。

【用法】取大白梨1只去核，放入蜂蜜50g，蒸熟食。顿服，日2次。连服数日。适用于口唇干裂，咽干渴，手足心热，干咳，久咳，痰少。

（5）山药炖鹅肉

【组成】白鹅肉250g，山药50g，瘦猪肉200g。

【用法】将白鹅肉、山药、瘦猪肉洗净切块，按常法煮熟，调味服食。随量佐餐。有益气，养阴，清热，生津之效。适用于口唇干裂，口干思饮，乏力气短，咳嗽，食欲不佳等症。不宜过量食用，多食可致消化不良。皮肤疮毒者忌用。

（四）预防调摄

1. 饮食宜忌

合理调节饮食，多食水果、蔬菜，多饮水，保持体内充足的水分；少食辛辣厚味之品；忌烟酒不良嗜好。

2. 嘴唇防护

避免长时间的风吹、日晒，防止燥邪、寒凉侵袭，冬天外出可戴口罩；防止不适宜的文、绣唇线和漂红对口唇的伤害。

3. 嘴唇养护

（1）日常养护　注重日常的护唇、润唇，不用低劣唇部化妆品，以免发生急慢性唇炎。改正舔唇的不良习惯，夜晚睡觉要将口红洗净。

（2）专业养护　每月3~4次进行嘴唇的深部清洁，防止污垢堵塞。

4. 治疗原发病

因疾病引起的口唇干裂或色泽不正，应在口唇养护的同时注重疾病的治疗。

七、香口除臭

香，使……芳香；除，使……消除。香口除臭是指消除口中的臭秽之气或使口气清新芳香。

（一）美学标准

每个人的口腔都有不同程度的气味，但有轻有重，正常健康的人说话时，应口气清新无异味。如果气味太重，甚至臭秽，便称为口臭。口腔发出异味不仅会影响自身的形象，也会影响社交活动，给他人带来不便，给自身带来很大的痛苦和烦恼。我国是礼仪之邦，尤其重视口气问题，在2000年前即有口含兰草的风俗，以使说话时口气芬芳。

1. 口气正常

口气清新无异味。

2. 口气异常

口中馊腐酸臭、腥臭。

（二）影响因素

1. 脾胃蕴热

平素嗜食辛辣肥腻，化热生火；或情志不遂，气郁化火；或热邪内犯；或湿困脾胃，湿郁化火等均可致脾胃蕴热，影响脾胃气机。脾开窍于口，胃火上炎，口气臭秽。如《圣济总录》所言："蕴积于胃，变为腐臊之气，府聚不散，随气上出，熏发于口，故令臭也。"

2. 食滞胃脘

饮食不节，暴饮暴食；或脾胃素弱，运化失健，致饮食停滞胃脘，不能腐熟。胃失和降而上逆，胃中腐败物夹腐浊之气随之上泛，则口气馊腐酸臭。

3. 中焦寒湿

饮食不节，过食生冷；或冒雨涉水，久居潮湿，气候阴雨；或嗜食肥甘，而致寒湿夹浊滞于中焦，胃失和降，久则气恶，随气上泛致口中腥臭。

4. 邪热客肺

咽喉为肺气之通道，口鼻为肺之门户，若外感风热入里；或风寒之邪入里化热，蕴结于肺，致宣降失司，化生痰浊之气，随肺气上逆，可致口中秽臭。

（三）美容科养护方法

1. 内服药物

（1）脾胃蕴热

升麻黄连丸（《奇效良方》）

【组成】升麻、秦皮各15g，黄连、黄芩各30g，生姜、檀香、生甘草各6g。

【用法】上药为细末，水浸蒸饼为丸，如弹子大，每服1~2丸，不拘时细嚼温开水下；或日1剂，水煎，分2次服。此方清热燥湿，和胃香口。

（2）食滞胃脘

保和丸（《丹溪心法》）

【组成】山楂18g，半夏、茯苓各9g，神曲、陈皮、连翘、莱菔子各6g。

【用法】上药共为细末，蜜丸如弹子大，每餐前服2丸；或日1剂，水煎，分2次服。此方消食和胃，清热祛湿。

（3）中焦寒湿

豆蔻散（《圣济总录》）

【组成】肉豆蔻、红豆蔻、草豆蔻、白豆蔻各15g，细辛0.3g，丁香15g，桂心30g，甘草、人参、赤茯苓各15g。

【用法】上药捣罗为散，每次服3g，温开水调下，1日3次，不拘时；或日1剂，水煎，分2次服。此方芳香化浊，健脾和中，行气消积。

（4）邪热客肺

泻白散（《小儿药证直诀》）加味

【组成】地骨皮、黄芪、桑白皮、山栀子、马兜铃各等分。

【用法】上药研为细末，用甘草膏和为丸，如芡实大，每次服1丸，食后含化。本方清泻肺热，降气化浊。

2. 外用药物

（1）治口臭揩齿方（《圣济总录》）

【组成】沉香、升麻、白芷、藁本、丁香、细辛各15g，寒水石60g（研）。

【用法】上药捣罗为散，每日晨起蘸药揩齿，温水漱口。本方适于内热熏蒸或口齿疾病引起的口臭。

（2）漱口药方（《慈禧光绪医案选编》）

【组成】紫荆皮、食盐各9g，防风、苏薄荷、生甘草各6g，生石膏12g。

【用法】上药水煎漱口。此方为慈禧太后所用漱口药，有抗炎除臭功用，正常人均可用。

（3）椒桂散（《圣济总录》）

【组成】川椒、肉桂各30g。

【用法】上药捣罗为散，每用15g，水煎数沸后和滓热漱。此方适于一般口臭。

（4）丁香散（《圣济总录》）

【组成】丁香20枚，白矾、香附子各1g。

【用法】白矾烧灰，然后三药捣罗为散，先用揩齿，然后以3g敷于齿上。此方适用于齿病引起的口臭。

3. 针灸疗法

（1）毫针刺法

【主穴】合谷、商阳、少商、内庭、中脘、天枢。

【配穴】口舌生疮、牙龈肿痛可加劳宫或中冲。

【操作方法】商阳、少商、中冲用三棱针点刺出血，其余穴用泻法，中度刺激。每日1次，留针20~30分钟，10次为1疗程。适用于肺胃热盛者。

（2）灸法（《针灸集成》）

【主穴】劳宫

【操作方法】劳宫各1壮。治蚀龈臭秽冲人。

（3）耳穴疗法

【穴位】脾、胃、肺、大肠、口、牙、内分泌。

【操作方法】每次选取上述穴位3~4个，刺入得气，留针30分钟，每隔10分钟捻转1次，每日治疗1次，10次为1个疗程。也可行王不留行籽贴压穴位或埋针，每周2次，每次选一侧耳，两侧交替使用。

4. 食膳疗法

（1）香茶饼（《古今医鉴》）

【组成】孩儿茶120g，桂花90g，南薄荷叶30g，硼砂15g。

【用法】上药为末，用甘草煮汁，熬膏作饼，噙化咽下。此方清膈化痰，香口除臭，适于正常人或由痰热、口齿病引起的口臭。

（2）双花茶（《古今健美方汇粹》）

【组成】金银花、藿香叶各6g，甘草2g。

【用法】上药以开水冲泡代茶饮。本品清热解毒，芳香化浊，适于内热或口齿病引起的口臭。

（3）桂浆（《本草纲目》）

【组成】桂末30g，白蜜1000ml。

【用法】水烧开，冷后入瓶中，入上二物，搅动200～300转，以油纸7层复上，每日去纸1层，7日开之。此方香口除臭，解渴消痰，适于夏月饮用。

（4）藿香粥（《医余录》）

【组成】藿香（鲜品30g），粳米50g。

【用法】将藿香洗净，放入铝锅内（一定要用铝锅），加水煎5分钟，弃渣取汁待用。再将粳米淘洗净，入锅内加水适量，置武火上烧，再用文火熬煮，待粥熟时，加入藿香汁，再煮一二沸即可食用。此方散暑气，避恶气。

（5）薄荷粥

【组成】鲜薄荷叶30g（干品15g），粳米50g。

【用法】将鲜薄荷叶洗净，入锅内加适量水熬，弃渣取汁待用。将粳米50g淘净，加适量水煮至米熟，再倾入薄荷叶汁，煮一二沸即可食用。此方利咽喉，令人口香作。

（四）预防调摄

1. 饮食宜忌

饮食宜清淡，少吃肥甘厚腻辛辣之品，平时少吃零食，并注意保持大便通畅，尽时排出肠中宿食。

2. 口腔护理

注意口腔卫生，保持口腔清洁，饭后漱口，早晚刷牙，不让口腔存留食物残渣。可经常咀嚼口香糖，多吃适当硬度和粗糙的食物，增加口腔自洁作用。

3. 牙齿护理

定期洁齿，去除牙石、牙菌斑，消除牙龈炎症，及时治疗龋齿。

4. 治疗原发病

因全身或口腔疾病引起的口臭，须到医院治疗。原发病一旦治愈，则口臭多能消除。

八、美齿

美齿包括清洁牙齿、美白牙齿和稳固牙齿。清洁牙齿是指清除牙齿表面污垢和齿缝内填塞物，使口腔干净清爽；美白牙齿是指保持牙齿的洁白或改善牙齿黄黑等不正常状态；稳固牙齿是指保护牙齿，防止牙齿松动，使牙齿不易动摇、脱落，或使已松动的牙齿重新稳固。

（一）美学标准

中医学理论认为"齿为脏腑之门户"，起到磨谷食、助消化的作用。

1. 美齿的标准

牙齿排列整齐、干净、洁白、富有光泽、牢固不缺；齿龈红润饱满。

2. 牙的异常改变表现

牙齿黄黑、枯槁、疏松、动摇、露根、齿龈肿胀、缺齿。

牙齿、牙龈疾病和机体衰老、养护不当等因素，引起牙齿的异常改变，这不仅破坏了人的面容美，同时给社交活动带来不便，并且严重影响人体对食物的消化。

（二）影响因素

1. 肾精不足

肾主骨，齿为骨之余。因禀赋不足、后天调养失宜、房劳过度、久病伤肾或年老肾亏，导致肾之精气虚损，而肾精不足，根本不固时，齿就失其所养，牙齿则易松动、脱落，并且无光泽，枯槁。如《素问·上古天真论》曰："肾气实，发长齿更……肾气衰，发堕齿槁。"《圣济总录》曰："肾气虚弱，骨髓不固，气血衰耗，不能荣润于牙齿，故令牙齿黯黑。"

2. 阴虚胃热

牙齿的色泽依靠津液的濡养。津液充足，则牙齿晶莹明亮。若嗜食辛辣、香燥之品，久之耗伤阴血；或情志郁结，气郁化火，灼伤津液；或久病阴虚，而致虚火上炎，津液受损，则牙齿枯槁、疏豁、动摇、露根、牙龈溃烂萎缩。

3. 气虚血少

齿龈属于肌体的一部分，也要依靠气血的濡养。当人体气血充足时，则牙龈色泽红润久病不愈，气虚不能生血，或血虚无以化气，气血两虚，不能上输精微于齿龈，牙龈失于濡养，则牙龈淡白；若复感风邪，则龈肉缩露。

4. 湿热熏蒸

过食肥甘厚味，辛辣性热之品，日久易酿生湿热；或七情不调，劳逸失当，脾运受遏，湿邪内生，郁久化热；或感受湿热之邪，而致湿热循经熏蒸于上，则齿垢而黄，多见于黄疸。如《灵枢·论疾诊尺》曰："身痛而色微黄，齿垢黄，爪甲上黄，黄疸也"。

5. 邪入阳明

按照中医经络理论，手阳明大肠经入下齿龈，足阳明胃经入上齿龈，因此，齿龈健康与否与阳明经气血运行密切相关。风邪冷气入于此经，导致气血运行受阻，则可致齿黄黑或动摇。如《诸病源候论》所说："齿者，骨之所终，髓之所养。手阳明足阳明之脉，皆入于齿。风邪冷气，容于经络，髓虚血弱，不能荣养于骨，枯燥无润，故令齿黄黑也。风邪乘之（手足阳明），血气不能荣润，故令摇动。"风热之邪入侵阳明经，则易循经上扰于齿，出现牙龈肿胀疼痛；热易动血，灼伤血络，则齿缝出血；甚则火热之邪，腐蚀龈肉，则可溃烂。

（三）美容科养护方法

1. 内服药物

（1）肾精不足

安肾丸（《赤水玄珠》）

【组成】补骨脂（盐水炒）、菟丝子（酒炒）、巴戟天、杜仲（姜汁炒）各30g，山药、石斛、白茯苓、青盐（炒）各30g，肉苁蓉（酒浸）、白蒺藜（炒）各60g，青盐（炒）30g。

【用法】上药研为末，炼蜜为丸，如梧桐子大，每日服70~80丸，分2次服，空腹盐开水送下。此方补益肾精，用于肾精不足之牙齿松动易脱。

（2）阴虚胃热

滋阴清胃固齿丸（《寿世保元》）

【组成】山药末、知母、干葛根末各30g，黄连（酒炒为末）、牡丹皮末、元参末30g，当归末（酒洗）30g，黄柏（酒炒为末）、升麻末、山楂肉各60g。

【用法】用知母、山楂肉，水煎，滤汤去渣，净汁煮葛粉为糊，又用籼米一碗研烂，和葛粉一同研匀，调以余8味末为丸，如绿豆大，以水飞过，朱砂为衣，晒干。每服9g，食后白开水送下。要忌一切厚味、姜、椒、辣等物。此方清解胃热，滋养肾阴。用于虚火上攻之牙齿松动、齿龈肿痛、萎缩及齿根外露。

（3）气虚血少

归脾汤（《济生方》）加减

【组成】黄芪15g，党参10g，白术10g，茯苓15g，生地15g，麦冬10g，玄参15g，当归10g，龙眼肉10g，炙甘草6g。

【用法】日1剂，水煎服，早晚各1次。本方补益气血，用于气虚血少导致的牙齿疏松、动摇。

（4）湿热熏蒸

茵陈蒿汤（《伤寒论》）加减

【组成】茵陈30g，栀子10g，黄芩10g，苍术10g，制大黄10g，黄连6g。

【用法】日1剂，水煎服，早晚各1次。本方清热利湿，用于湿热熏蒸之牙齿黄黑，齿龈肿痛。

（5）邪入阳明

独活丸（《太平圣惠方》）

【组成】独活、防风、细辛、川芎、当归、沉香、生干地黄各 30g，鸡舌香、零陵香、升麻、炙甘草各 15g。

【用法】外感风热者，去细辛，加黄连、升麻。上药捣罗为末，以蜡熔化和丸，如豇豆大。常含 1 丸，咽津；或日 1 剂，水煎服，早晚各 1 次。本方清热解毒，用于邪入阳明之齿龈红肿疼痛。

2. 外用药物

（1）御前白齿散（《景岳全书》）

【组成】石膏 120g，大香附 30g，白芷 22g，甘松 10g，山奈 10g，藿香 10g，沉香 10g，川芎 10g，零陵香 10g，细辛 15g，防风各 15g。

【用法】石膏另研，共为细末，和匀。先以温水漱口，后以药粉擦牙。此方洁齿香口，健齿白牙。

（2）白牙药升麻散（《御药院方》）

【组成】川芎 12g，升麻、藁本、石膏、白芷、皂角各 30g，细辛 18g。

【用法】皂角烧，存性，用 7g，和其他药一起研为末，刷牙时蘸药少许。此方去垢白牙，防治牙痛。

（3）仙方地黄散（《御药院方》）

【组成】猪牙皂角、干生姜、升麻、槐角子、生干地黄、梧桐泪、细辛、墨旱莲、香白芷、干荷叶各 60g，青盐 30g。

【用法】上药锉碎，在锅内烧后，用纱罗筛。青盐另研末入药内和匀，每用少许刷牙。含口少时，有涎即吐，然后用温水漱口。此方洁齿固齿。

（4）芎薏散（《圣济总录》）

【组成】川芎 60g，薏苡仁 60g，细辛 30g，防风 30g，柳枝 30g，地骨皮 30g。

【用法】上药捣筛为散，每用 15g，水 300ml，煎至 150ml。去渣，热含冷吐。此方止痛固齿。适于慢性牙周病、齿龈萎缩。

（5）固齿良方（《餐菊轩医辑》）

【组成】青盐、生石膏各 15g，制补骨脂 12g，防风、薄荷、旱莲草各 8g，细辛、花椒（去目）、白芷各 5g。

【用法】上药生晒，研为细末。每天晨起用牙刷蘸药末轻轻刷遍全牙，并稍含片刻，再用清水漱口。此方除臭止痛。主治牙痛口臭等齿科疾患。

3. 针灸疗法

（1）耳穴疗法

【主穴】口、肾上腺、上颌、下颌。

【操作方法】取上穴以毫针刺，留针 30 分钟，日 1 次。或用王不留行籽压穴，3～4 日 1 次。两耳轮换，10 次 1 个疗程。治牙周炎，防止牙齿松动。

（2）灸法

【主穴】绝骨、涌泉、肾俞、大杼。

【操作方法】每晚临睡时，端坐凳上，将艾条点燃后，在下肢的绝骨、涌泉穴上悬灸，每穴 2～3 分钟，至局部红晕，再请他人帮助，施灸肾俞、大杼穴，至局部出现红晕。每月农历初一至初七的酉戌时（下午 5～9 时）施灸。本法能补肾益精，强骨固齿。

4. 推拿疗法

（1）用拇指按揉面部及下颌部数次，每日早晚各 1 次。

（2）每日早晨清洁手指后，按摩牙龈数十次。

（3）每日早晚按压颊车、手三里、合谷各 1 分钟。

以上各法用于牙齿松动。

5. 气功疗法

（1）固齿功（《夷门广牍》）

每晨睡醒时，叩齿 36 遍。以舌搅牙龈之上，不论遍数，津液满口方可咽下，每 3 次乃止。及凡小便之时，闭口紧叩其齿，解毕齿方开，永无齿疾。

（2）口腔颌面保健操（《美容大辞典》）

第一步：预备式。搓手，端坐，目视前方，头正身直，手心相对，扣手合拢。以 2×8 拍节律将手搓热。

第二步：浴面。头正直，眼微闭。双手拇指放于颌下，四指放于颊部，经两颊、颧、目、眉、额入发际至头后，用力要轻。再用双手拇指按风池穴。循序 4×8 拍节律，如浴面洗头状。

第三步：按穴。按摩四白、下关穴。双手食指放于两侧四白穴上，双手拇指放于两侧下关穴，按之有酸胀感，以 4×8 拍节律按摩。同法按摩地仓穴和颊车穴。

第四步：叩齿。口微闭，然后上下牙齿以 4×8 拍节律互相轻叩作响，用力勿大，所有牙齿都要叩接。

第五步：按摩牙龈。分别将左右食指按于上下唇相当于前牙龈部，右手在上，左手在下，以 4×8 拍节律按摩。用双手大鱼际在口外分别按摩上下后牙牙龈，上颌由上而下，下颌由下往上以 4×8 拍节律按摩。

第六步：按摩关节。半张口，使下颌分别做 3 次前伸和侧向运动，再将双手五指并拢，放于耳屏前颞颌关节部位，以 2×8 拍节律向前、向后按摩。

第七步：按摩涎腺。双手拇指指腹放于两侧颌下腺区，双手四指并拢，分别放于两颊腮腺区，分别以2×8拍节律向前、向后按摩。

第八步：鼓漱。闭口鼓动两颊、唇、舌，使口腔内充满唾液或口含清水，以相当于4×8拍节律漱动。漱毕吐出。

第九步：咬牙与运舌。端坐，目视前方。咬紧上下颌牙齿，然后用舌舔腭、口底和上下颌腭舌侧牙龈。相当于2×8拍节律。

本套操约需5分钟时间，可促进血液循环和组织代谢，锻炼肌肉和保护皮肤，促进涎腺分泌和清洁口腔，增进牙体和牙周健康。

6. 食膳疗法

（1）枸杞麦冬饮（《中华临床药膳食疗学》）

【组成】枸杞子15g，麦冬10g，白糖适量。

【用法】二药水煎沸15分钟，取汁加糖频频饮之。此饮滋补肾阴，清热生津，适于肝肾阴虚之齿动摇。

（2）补骨脂大枣粥（《中华临床药膳食疗学》）

【组成】补骨脂20g，大枣6枚，粳米100g。

【用法】补骨脂煎15分钟，去渣取汁，加米、枣煮粥，趁热食用。此粥温补脾肾，适于脾肾阳虚之牙齿松动者。

（四）预防调摄

1. 注意口腔卫生

（1）每日早晚2次刷牙，每次约2~3分钟。使用保健牙刷，掌握正确的刷牙方法，不要横刷，采用竖式刷牙法。

（2）饭后5分钟内用清水或淡盐水（漱口剂更好）漱口，利用液体在口腔内流动的冲击力去除食物碎屑和部分软垢。

（3）最好每日2次于餐后用牙线剔牙。

2. 牙齿和牙龈的保健

每天早晚坚持叩齿和按摩牙龈；多吃一些有适当硬度的食物和粗糙的食物，以增加口腔的自洁作用和对牙龈的按摩作用，增加牙周和牙体组织的抵抗力。适当控制糖和精制碳水化合物的摄入，以免龋齿的发生。常饮茶，茶叶中氟化物含量较高，可预防龋齿，维护牙齿健康。

3. 及时修复缺损

发现牙齿有楔状缺损，及时到医院修复，恢复牙齿美观并防止缺损进一步发展。

4. 治疗口齿疾病

对于牙痛和齿龈肿痛应积极治疗。

5. 不吸烟

吸烟对牙周组织的损害是多方面的。

6. 慎房事

避免房劳太过，防止房劳伤肾。

第三节　面部常见疾病的治疗

一、黧黑斑

黧黑斑，中医又称"黚黯"、"面垢"、"面皯"、"面尘"，俗称"蝴蝶斑"。是指颜面出现淡褐色至深褐色，甚或淡黑色斑块的一种损害容貌的皮肤疾病。类似西医的黄褐斑和其他面部色素沉着性疾病。其临床表现为皮肤枯暗不泽，表面光滑，斑的边缘清楚，大小不一。初起为点状、小片状，以后逐渐扩大，甚至融合成形状不规则的斑片。发生在面颊两侧者呈"蝶形"，故叫蝴蝶斑，蝴蝶的身子在鼻部，翅膀在两颧部，两侧对称。黄褐斑只限于面部，病情的轻重表现在颜色的深浅和分布范围的大小，较重的黄褐斑比较明显。

（一）病因病机

本病病因病机较为复杂，凡外感风邪、内伤七情、饮食失调、劳倦失宜、妇人经血不调等，均可致病。

1. 肝气郁结

肝主疏泄，可调节全身气机，而气为血之帅，气能行血，气血运行正常，颜面得到充足的营养，则容润光洁。若因情志失调，七情不遂，肝失条达，可导致肝气郁结，使气机紊乱，血行不畅，致气血悖逆不和，不能上荣于面，则生褐斑。若肝郁日久化火，灼伤阴血，使颜面气血失和或血瘀于面，亦可致褐斑发生。

《医宗金鉴·外科心法要诀·面部》认为本病"由忧思抑郁血弱不华、火燥结滞而生于面上，妇女多有之。"

2. 脾土亏虚

脾主运化，可将饮食水谷转化为精微并上输至颜面。凡饮食不节，忧思过度，劳倦过度，偏嗜五味，均可损伤脾气，导致脾土亏虚。当脾气不足时，脾失健运，使中焦脾土转输运化失司，水谷不能转化为精微，生化之源不足，气血不能上荣于面，而生褐斑；或因脾土虚弱，土不制水，水气上泛，痰湿蕴结，气血不能濡养于面，变生褐斑。

3. 肾精亏损

肾主藏精，为一身阴液之根本，肾精充足，颜面得以濡养，色白柔嫩。若因房事过度，久伤阴精；或人到中、老年，肾精亏耗，人体失去阴液的濡养，颜面也不得荣润而成褐斑；或水亏火旺，当人体阴液不足时，水不能制火，虚火内蕴，郁结不散，滞于经络，致使颜面气血失和而成黑斑。

《外科正宗·黧黑斑》曰："黧黑斑者，水亏不能制火，血弱不能华肉，以致火燥结成斑黑，色枯不泽"。

4. 外受风邪

风邪侵入人体，腠理受风，致气血不和，运行不畅，不能荣于面而生褐斑。

总之，本病与肝、脾、肾三脏关系密切。主要病机为气血不能上荣于面。如《诸病源候论·面黑皯候》所说："面黑皯者，或脏腑有痰饮，或皮肤受风邪，皆令血气不调，致生黑皯。五脏六腑十二经血，皆上于面，夫血之行，俱荣表生。人或痰饮渍藏，或腠理受风，致气血不和，或涩或浊，不能荣于皮肤，故生黑皯。"

（二）诊断要点与鉴别诊断

1. 诊断要点

（1）发病部位　多对称分布于颧、额、颊、鼻、口及眼眶周围，亦有单侧发病。

（2）皮损特点　皮损为淡褐色至深褐色，甚至淡黑色斑片，界限清楚，平摊于皮肤，压之不褪色；或深或浅、大小不定，小者如钱币、如蝇翅、如蝴蝶状；大者满布颜面如地图，表面平滑，无鳞屑。

（3）好发人群　好发于中青年妇女，妊娠或伴有女性生殖器疾患、肝病、甲状腺疾病者较为常见。

（4）自觉症状　无痒痛感和全身症状。

（5）病程及预后　病程较久，发展缓慢，日晒后加剧。

2. 鉴别诊断

（1）雀斑　色素斑点小，多成圆形或椭圆形，且不融合成片，多发生于青少年女性，且有家族史。

（2）老年斑　分布无对称性，皮损一般较黄褐斑小，多长在面部边缘部位和手背，与健康组织有明显界限，与早衰有关，多见于老年人。

（3）黑变病　斑呈淡褐色或深褐色，好发于前额、颞部和颈侧，多沿毛细血管走向呈网状分布，与健康组织无明显界限，伴有瘙痒、糠状鳞屑；或因工作环境含有有害物质，如铅、汞、铜超标；或因对油彩过敏；或因长期换肤反复刺激所致；或者多继发于全身性疾病，如肝硬化和肾病晚期。

（三）辨证分析

1. 肝气郁结

【主症】斑色黄褐，面色无华，多集中于眉弓周围及面颊部；性情急躁易怒，心烦，胸胁胀满不舒或疼痛，纳谷不香，月经不调或痛经，经前斑色加深，两乳胀甚。舌淡苔薄白，脉弦或弦细。

【证候分析】气以宣通为顺。气机郁滞，不能行血，血不荣面，则形成面部斑色黄褐，面色无华；气滞冲任血行不畅，则月经不调或痛经，经前斑色加深，两乳胀甚。气滞不宣，则性情急躁易怒或心烦，胸胁胀痛，纳谷不香。舌淡苔薄白，脉弦或弦细为肝气郁结之征。

【治则】疏肝解郁，理气消斑。

2. 脾土亏虚

【主症】斑色淡褐，色斑多集中于口周围及鼻翼附近；纳呆，脘腹胀闷，倦怠乏力，畏寒肢冷，经质稀色淡，舌淡苔薄，脉濡细。

【证候分析】脾为气血生化之源，脾虚化源不足，面部失荣，则斑色淡褐；肢体、肌肉失去濡养，故倦怠乏力；脾虚失运，故纳呆；气血不足，血海空虚，则月经质稀色淡；舌淡苔薄，脉濡细为脾土亏虚之征。

【治则】益气健脾，养血祛斑。

3. 肾精亏损

【主症】斑色灰黑，多集中于面颊部及两鬓角部位，腰膝酸软，头昏耳鸣，疲乏无力，失眠多梦，心悸健忘，舌红少苔，脉沉细。

【证候分析】肝肾阴虚，无以上荣于面，故斑色灰黑，头昏耳鸣；下元不足，故腰膝酸软，疲乏无力；精亏心失所养，则失眠多梦，心悸健忘。舌红少苔，脉沉细，为肝肾阴虚之征。

【治则】滋阴补肾，消斑。

（四）美容科治疗方法

1. 内服药物

（1）肝气郁结

逍遥散（《太平惠民和剂局方》）

【组成】柴胡、当归、白芍、白术、茯苓各10g，炙甘草6g。

【用法】胸闷乳胀加川楝子、郁金。口苦舌红加栀子、龙胆草。痛经血块加当归。肝脾不和，纳呆、腹胀、便溏，加茯苓、白术、陈皮。肝阳上亢，眩晕、耳鸣，加珍珠母、僵蚕、白菊花、夏枯草。日1剂，水煎，分2次服。

（2）脾土亏虚

四君子汤（《太平惠民和剂局方》）

【组成】人参、白术、茯苓各10g，炙甘草6g。

【用法】大便溏薄，加炮姜、炒山药；腹胀纳差加枳壳、陈皮；舌苔白腻加炒苡仁、苍术；形寒肢冷加干姜、肉桂。日1剂，水煎，分2次服。

（3）肾精亏损

六味地黄丸（《小儿药证直诀》）

【组成】熟地20g，山茱萸、怀山药各12g，茯苓、泽泻、丹皮各10g。

【用法】伴阴虚火旺者，加知母、黄柏；遗精盗汗者，加金樱子、芡实；失眠多梦者，加生牡蛎、炒枣仁；女子不孕者加女贞子、枸杞子。日1剂，水煎，分2次服。

2. 外用药物

（1）金鉴玉容散（《医宗金鉴》）

【组成】白牵牛、团粉、白蔹、细辛、甘松、白鸽屎、白及、白莲蕊、白芷、白术、僵蚕、云苓、白附子、白扁豆、鹰屎白、白丁香各30g，荆芥、防风、独活、羌活各15g。

【用法】上药共研极细粉末，每用少许，以水调浓搽面上，30分钟以后洗去，1日2次。

（2）七白膏（《太平圣惠方》）

【组成】白芷、白蔹、白术各30g，白茯苓、生附子、细辛各9g，白及15g，鸡蛋清适量。

【用法】以上药物，除鸡蛋清外，研为细末，用蛋清调为丸，如枣大，阴干使用。每晚洗面后，取一丸加温水研汁，涂面，第二天早晨用温水洗去。

（3）千金面黡贈治外膏（《千金方衍义》）

【组成】白芷、白蜡各60g，白附子、辛夷、防风、乌头、零陵香、藿香、玉竹各15g，藁本30g，商陆、麝香各18g，麻油100ml，羊脂250ml，牛脂、鹅脂各500ml。

【用法】上药除蜡、脂外切碎，入麻油、白蜡、羊脂、牛脂、鹅脂煎，候白芷色黄，滤去滓，待凝膏即成，贮于瓷瓶中，洗面后涂之，日3次。

3. 针灸疗法

（1）毫针刺法

【主穴】肝俞、期门、三阴交、风池、阿是穴。

【配穴】迎香、太阳、曲池、血海。肝郁气滞加太冲、支沟；脾虚加足三里；肾虚加关元、气海、命门。

【治法方法】以上穴除脾虚、肾虚配穴用补法，其余均用泻法。每次选取2～5穴，每日1次，留针20分钟，10次1个疗程。症状好转后，改为隔日1次。第一个疗程结束后，间隔2～3日，开始第2疗程。一般治疗2～3个疗程。

（2）刺络拔罐

【主穴】背部：肝俞、脾俞、肾俞；腹部：中脘；下肢部：足三里、三阴交、太溪。以大椎穴为三角形顶点，以肺俞穴为三角形两个底角，形成一个等腰三角形为刺络拔罐区。

【操作方法】在等腰三角形内，每次选1～2个叩刺点，用梅花针叩刺，每个叩刺点上形成15个左右小出血点。叩刺后用2号玻璃罐，采用闪火法于叩刺点上拔罐，每个罐内出血量一般掌握在1ml内。隔日1次，10次为1疗程。

（3）穴位注射

①药物穴位注射疗法

【穴位】曲池、三阴交、足三里。

【操作方法】血虚者用当归注射液，血瘀者用川芎注射液，肝郁兼血瘀者用复方丹参注射液，取药液4ml，每次取4个穴位，每穴注入1ml，刺入深度1.5～2cm，隔天1次，10次为1疗程，间隔3～5日，开始第2疗程。一般治疗2～3个疗程。

②背俞穴药物注射疗法

【穴位】肺俞、心俞、肝俞、脾俞、肾俞（均双侧）。

【操作方法】每次取两对穴，药物使用同穴位药物注射法。用5ml注射器抽取药液4ml，垂直刺入穴位，抽无回血时，每穴注入1ml，每日或隔日1次，10次为1疗程。间隔1周，再开始第2疗程。一般治疗2～4个疗程。

（4）皮肤针疗法

【穴位】阿是穴（患处皮肤）。

【操作方法】患处常规消毒后，均匀涂抹维生素E，再用梅花针自上而下轻轻叩打，以皮肤潮红为度。隔日1次，15次为1疗程，疗程间隔7日，再开始第2疗程。本法配合耳针疗效更佳。

（5）火针疗法

【穴位】阿是穴（患处皮肤）。

【操作方法】根据病灶范围的大小，颜色的深浅，选用不同型号的火针。病灶局部常规消毒，将火针在酒精灯上烧红，在整个病灶上快速浮刺，以刺破表皮为宜，使其炭化，不可过深，以防留下疤痕。

（6）指针疗法

【穴位】四白、阳白、颧髎、头维、太阳、禾髎、外关、内关、翳明、承浆。

【操作方法】以中指点在四白穴上，大拇指点在阳白穴上，先顺时针揉50圈，后逆时针揉50圈。然后再用中指指腹按在颧髎穴上，以点、按、揉之法并用，揉时由慢到快，揉速要求每秒钟达到4圈，一般揉到100圈为宜。最后点按头维、太阳、禾髎、外关、内关、翳明、承浆等穴。均用双手在两侧同时操作。

（7）耳穴疗法

①耳穴毫针疗法

【穴位】神门、肝、脾、肾、面颊、皮质下、内分泌、褐斑点（颈椎与枕连线之中点）。

【操作方法】每次取一侧4～6个穴位，用1.3cm针刺入，留针30分钟，10次为1疗程，间隔3～5日，开始第2疗程。一般治疗2～3个疗程。

②耳穴压丸疗法

【穴位】相应部位、肝、肾、脾、膈、皮质下、卵巢、内分泌、肾上腺。

【操作方法】3日压1次丸，每日自行压5～7次，两耳交替，10次为1疗程。疗程间隔4～5日，一般治疗2～3个疗程。

③耳穴埋针疗法

【穴位】相应部位、肾上腺、内分泌、肝、肾、脾。

【操作方法】左手绷紧穴位处皮肤，右手用镊子夹住消毒的皮内针柄，轻刺入穴位，一般刺入针体的2/3，再用胶布固定。两耳轮换。埋针后，每日自行按压3～4次，留针3～5日。

④耳穴点刺出血疗法

【主穴】热点、疖肿穴、皮质下。

【配穴】内分泌、脾、胃。也可根据全身症状加配穴，如内分泌功能失调者加内分泌穴，脾胃不舒、饮食失调者可加脾胃穴。

【操作方法】先用碘酒消毒患者整个耳郭，再用75%酒精棉球将碘酒擦干净。医者的双手手指也必须用75%酒精消毒，然后以左手固定患者的耳郭，右手拇指与食指、中指持已消毒的三棱针，针尖对准穴位，运用腕部突然发力，快速点刺，使针尖刺破表皮0.1cm左右深，待穴位少量出血，取75%的酒精棉球拭净血迹，再用消毒干棉球覆盖刺孔，用胶布固定。每次只刺1个穴位，两耳交替，隔日1次，15次为1疗程。如不愈者，可隔7～10日再行第2疗程。

4. 推拿疗法

面部按摩　在面部美容经穴按摩常规手法的基础上，加以下手法：阳白，颧髎点揉100周，顺时针和逆时针方向各50周，褐斑局部周围的穴位重点按，适当增加次数。双耳加揉肝、肾、内分泌、皮质下、交感。

5. 刮痧疗法

【刮痧部位】面部：鱼腰、太阳、颧髎等穴及鼻两侧局部穴位；背部：肝俞、脾俞、肾俞；腹部：中脘；下肢部：足三里、三阴交、太溪。

【操作方法】使用水牛角刮痧板，蘸取刮痧油在以上穴位上直推刮动。每个穴位 5～10 次，3～6 日刮拭 1 次，3～5 次为 1 疗程。

6. 食膳疗法

（1）肝气郁结

①牛肝粥

【组成】牛肝 500g，白菊花、白僵蚕、白芍各 9g，白茯苓、茵陈各 12g，生甘草 3g，丝瓜 30g，大米 100g。

【用法】将白僵蚕、白芍、白茯苓、茵陈、生甘草、丝瓜装入纱布包内，然后和牛肝、白菊花、大米一起熬粥，熟后捞出药包吃肝喝粥，每日早晚各 1 次。以上剂量可服 2 天。每疗程 10 天，中间间隔 1 周，连服 3 个疗程。

②桃仁牛奶芝麻糊

【组成】核桃仁 30g，牛乳 300g，豆浆 200g，黑芝麻 20g。

【用法】先将核桃仁、黑芝麻放小磨中磨碎，与牛乳、豆浆调匀，放入锅中煮沸，再加白糖适量，每日早晚各吃 1 小碗。每疗程 10 天，连服 3 个疗程。

（2）脾土亏虚

①胡桃牛乳茶

【组成】胡桃仁 30g，牛乳、豆浆各 180g，黑芝麻 20g，白糖适量或鸡蛋 1 枚。

【用法】牛乳和豆浆混匀，慢慢地倒在小石磨的进料口中的胡桃仁、黑芝麻上面，边倒边磨。磨好后，倒入锅中加热煮沸，加入适量白糖即成；或煮沸后冲入鸡蛋，边搅边煮即可。前者每日早晚各 1 碗，后者每日 1 碗。

②祛斑粥

【组成】猪肾 1 对，粳米 200g，山药 100g，薏苡仁 50g。

【用法】将猪肾去筋膜、臊腺洗净切碎，山药去皮切碎待用，然后把切碎的猪肾焯去血水后，与山药、薏苡仁、粳米加水适量以小火煨烂成粥，加入适量的盐及味精调味，分顿服用，1 周 1 次。

（3）肾精亏损

黑木耳红枣汤

【组成】黑木耳 30g，红枣 20 枚。

【用法】将黑木耳洗净，红枣去核，加水适量，煮 1 小时左右。早晚各 1 次，食时加蜂蜜少许调味。

（五）预防与调摄

1. 饮食宜忌

注意摄入富含维生素 C、A、E 和微量元素锌的食物，如黄瓜、西红柿、花生米、动物肝脏等；少吃辛辣刺激性食物，忌烟酒、咖啡等。

2. 皮肤防护

避免日光曝晒，使用防晒护肤品，外出遮阳打伞。

3. 皮肤养护

不滥用化妆品，尤其是劣质化妆品；慎用去斑、美白、嫩肤等护肤品；

4. 治疗疾病

积极预防和治疗面部皮炎和妇科疾病；

5. 慎用药物

避免使用避孕药或镇静类药。当面部产生疾患时，不随意使用激素类软膏。

6. 调畅情志

注意劳逸结合，保持心情舒畅。避免疲劳、忧虑等情志刺激。

二、雀斑

雀斑是发生在颜面、颈部、手背等日晒部位皮肤上的黄褐色斑点，因其形色如雀卵，故名雀斑。中医亦称之为"雀子"、"雀子斑"、"面皯黯"、"黯皯面"、本病始发于学龄前儿童，少数至青春期发病，女多于男，多伴有家族病史。雀斑虽不痛不痒，不影响健康，但却影响了容貌的美观。

中医学对此记述较早。明·《外科正宗》始称"雀斑"。后世本病中西医同名。

（一）病因病机

1. 肾水不足

由于先天禀赋不足，肾水亏虚，不能上荣于面。水不制火，虚火上炎，郁于孙络血分而发斑。故多在"女子七岁"、"丈夫八岁"前后发病。如《外科正宗》曰："雀斑乃肾水不能荣华于上，火滞结而为斑"。

2. 风热搏结

多由素体禀赋为血热内蕴之体，或七情郁结，心绪烦忧；或过食辛辣，则血热亢盛，再触犯风邪，入侵于皮毛腠理之间，血热与风邪相搏，郁于孙络，不能荣润肌肤，则生雀斑。如《诸病源候论》所说："面皯黯，人面皮上或有如乌麻，或如雀卵上之色是也。此由风邪客于皮肤，痰饮渍于脏腑，故生奸黯”。《医宗金鉴》进一步指出："内火郁于孙络之血分，风邪外搏，发为雀斑"。

（二）诊断要点与鉴别诊断

1. 诊断要点

（1）发病部位　以面部尤其是鼻部和睚下为多见，密集或散在，大多对称分布。重者可累及颈、肩及手背等暴露部位。

（2）皮损特点　皮损为针尖到米粒大小的圆形或椭圆形的黄褐色或暗褐色斑点，数目多少不定，境界清楚，互不融合。其发展与日晒有关，夏季日晒后颜色加深，数目增多，冬季减轻。

（3）好发人群　多在学龄前发病，多见于皮肤白皙的女子，随年龄增长而数目增多，青春期达高峰。

（4）自觉症状　多无自觉症状。

（5）病程及预后　发病缓慢，易复发。且多伴有家族遗传史。

2. 鉴别诊断

（1）黑子　又名雀斑样痣，与光线照射无关。发病较雀斑更早，常在1～2岁开始发生，分布多不对称，无一定好发部位，色较深，与季节无关。

（2）着色性干皮病　有家族史，父母多为近亲结婚，多发于幼儿面部，常伴有毛细血管扩张及皮肤萎缩，预后不良。

（3）黄褐斑　皮损只限于面部，呈片状，状如地图、蝴蝶，对称分布，最小的色素斑直径大于0.5cm。多发于中青年女性，无家族史。

（三）辨证分析

1. 肾水不足

【主症】多有家族病史，自幼发病，皮损呈暗褐色或淡黑色斑点，互不融合，以鼻为中心，对称分布于颜面，夏季日晒加重，冬季减轻变浅。无自觉症状，舌脉亦如常人。

【证候分析】本证以肾水不足，火郁孙络为主。由于先天禀赋不足，肾水亏虚，不能上荣于面。水亏则虚火郁于孙络血分，肾之本色显于外，故皮损多呈暗褐色或淡黑色斑点；火性炎上，故好发于鼻面部。夏日阳气亢盛，易伤阴精，使肾水更亏，故夏日加重；冬日精血蛰藏于内，故暂减轻。

【治则】滋阴补肾，降火消斑。

2. 风热搏结

【主症】皮损呈针尖、粟粒大小黄褐色或咖啡色斑点，以颜面、前臂、手背等暴露部位为多，夏季或日晒后加剧。无自觉症状。舌脉如常人。

【证候分析】本证以血热内盛，风邪外搏为主。由于体内阳热偏盛，久而化火而致血热；再外受风邪，与血热搏于肌肤，则发为雀斑。风热为阳邪，上先受之，故皮损多见于面部；夏季炎热，内火更盛，故皮损多加重。

【治则】清热凉血，祛风退斑。

（四）美容科治疗方法

1. 内服药物

（1）肾水不足

知柏地黄丸（《医宗金鉴》）

【组成】熟地黄15g，山萸肉、山药各12g，泽泻、茯苓、丹皮、当归、丹参各10g，知母12g，黄柏9g，甘草6g。

【用法】日1剂，水煎，分2次服。

（2）风热搏结

犀角升麻丸（《医宗金鉴》）加减

【组成】水牛角30g，升麻、防风、羌活、生地各12g，白附子、白芷、川芎、红花、黄芩、当归、知母各10g。

【用法】便干者加大黄；口干喜冷饮者加知母、石膏。日1剂，水煎，分2次服；或将各药研成细末，蒸熟，做成小丸。每晚服10g，温开水送服。

2. 外用药物

（1）时珍正容散（《医宗金鉴》）

【组成】猪牙皂角20g，紫背浮萍20g，乌梅肉10g，甜樱桃枝20g。

【用法】上药共研细末，鲜乳汁或水调为糊，敷于面部，30分钟后用清水洗去。日1~2次，10日为1疗程。

（2）玉肌散（《外科正宗》）

【组成】绿豆250g，滑石、白芷、白附子各6g。

【用法】共为细末，和匀。每次取10g左右，温水调，早晚擦洗患处，再涂润肌膏。10日为1疗程。

（3）润肌膏（《外科正宗》）

【组成】当归15g，紫草3g，麻油120g，黄蜡15g。

【用法】前2药与麻油同熬，药枯滤净，将油再熬，入黄蜡化尽，倾入碗中，待冷却后搽于面部。

（4）中药祛斑面膜

【组成】白茯苓、白蔹、白芷、白及、白薇、白附子、白术、白扁豆、白僵蚕各 30g，防风、羌活、三七粉各 20g，淀粉 50g。

【用法】共研细末备用。取适量中药面膜用清水调成糊状，均匀涂于面部，30 分钟后用清水洗去面膜。隔天 1 次，10 次为 1 疗程。

3. 针灸疗法

（1）毫针刺法

①肾水不足

【主穴】肾俞、脾俞、血海、三阴交、足三里。

【配穴】太溪、肝俞、照海、曲泉、合谷、阴陵泉。头晕心悸加百会、神门；五心烦热加劳宫。

【操作方法】每次选用 3~5 个穴位，交替使用，用补法，中度刺激。留针 30 分钟，每日 1 次，连续 10 次为 1 疗程，一般治疗 2~3 个疗程。

②风热搏结

【主穴】大椎、风池、曲池、三阴交。

【配穴】血海、足三里、外关、合谷、肝俞、膈俞。大便干结加支沟。

【操作方法】每次选用 3~5 个穴位，交替使用，用平补平泻法，留针 30 分钟，每日 1 次，连续 10 次为 1 疗程，一般治疗 2~3 个疗程。

（2）灸法

【主穴】曲池、合谷、大椎、足三里、三阴交。

【操作方法】用艾条在穴位上用温灸法或雀啄灸法，每次 15~20 分钟，以局部皮肤灼热起红晕为度。隔日 1 次，或每周 2 次。

（3）拔罐

【主穴】颈背部：风池、肺俞、肾俞；下肢部：血海、阴陵泉、三阴交。

【操作方法】用闪火罐或抽气罐，隔日 1 次，10 次为 1 疗程。

（4）电针疗法

【主穴】迎香、印堂或神庭、巨髎。

【配穴】合谷、足三里、三阴交。

【操作方法】针与皮肤呈 30°进针，得气后施以平补平泻手法 3~5 分钟，然后接 G6805 型电疗仪，频率用疏密波，电量适度，逐渐递增，每次 30 分钟，隔日 1 次，10 次为 1 疗程。一般治疗 2~3 个疗程。也可用经立通或太极手微电脑治疗仪将电极贴于合谷、足三里、三阴交穴位上进行治疗，操作方法同上。

（5）穴位注射

【穴位】膈俞、肝俞。

【操作方法】用 5ml 注射器抽取复方丹参注射液 4ml。令患者坐位，身体向前稍倾，垂直刺入膈俞及肝俞，当得气后，抽无回血，注入药液 1ml。隔日 1

次，10 次为 1 疗程，疗程间隔 3～5 日，开始第 2 疗程，一般治疗 2～3 个疗程。

（6）火针疗法

【穴位】阿是穴（斑点）。

【操作方法】患者仰卧床上，患处常规消毒。视雀斑的大小、色素的深浅，分别选用粗、中、细三种型号的平头火针，在酒精灯上烧到针头将要发红时，对准斑点迅速点刺，斑点即变成灰白色，后结痂。1 周后痂皮脱落，斑点消失，不留疤痕。轻度者点刺 1 次后即可痊愈；中度者 20～30 日后检查，如有遗漏的斑点可以重行补刺；重度者可分期或分片点刺。半年后检查如无斑点即痊愈。每次术后保持创面清洁，以防感染。

（7）耳穴疗法

①耳穴毫针疗法

【穴位】内分泌、神门、脾、肝、肾、面颊、鼻、热点。

【操作方法】取单侧耳穴 4～6 个，双耳轮换，毫针刺入，留针 30 分钟。1 日 1 次，10 次为 1 疗程。间隔 3～5 日，开始第 2 疗程。一般治疗 3～4 个疗程。

②耳穴压丸疗法

【穴位】相应部位、内分泌、神门、肾、肝、脾、热点。

【操作方法】每 3 日压 1 次丸，10 次为 1 疗程，间隔 3～5 日，开始第 2 疗程，一般治疗 2～3 个疗程。

③耳穴埋针疗法

【穴位】内分泌、神门、肾、交感、肾上腺、肺、肾、面颊。

【操作方法】选取 2～4 穴，用撳针刺入耳穴后，外用胶布固定。取单侧耳穴，双耳轮换，5～7 日 1 次，5 次为 1 疗程。

4. 推拿疗法

面部按摩对雀斑有一定疗效。

（1）行面部经络常规按摩手法，配合点揉面部穴位，穴位可选印堂、攒竹、鱼腰、丝竹空、四白、太阳、地仓、颊车、下关、颧髎、迎香、阳白等。

（2）行指针疗法

第一步：按摩足太阳膀胱经，由足跟外上行，由下而上刺激 5 遍。在肝俞、心俞、肾俞、脾俞等穴位处稍停片刻，并按揉之。再用食指点按束骨穴（在足外侧，当第 5 跖趾关节后上方，赤白肉际处），每秒钟按 1 次，共按 5～15 次。然后在督脉部位，由上而下推擦 3 遍，再以脊柱为中线，用手掌分别在两旁推擦 10 遍以上。

第二步：按摩足少阴肾经，用手掌由下而上轻柔地按摩 5 遍。用拇指指端按揉三阴交 20 遍。然后从脊背中线自下而上地推擦 5 遍，并在大椎、命门处稍用力按揉。

5. 刮痧疗法

【刮痧部位】颈背部：风池、肺俞、脾俞、肾俞；腹部：巨阙、气海；上肢部：合谷；下肢部：血海、阴陵泉、足三里。

【操作方法】在上述穴位上涂刮痧油，用补法刮拭，每个穴位 5～10 次，3～6 日 1 次，3～5 次为 1 疗程。

6. 食膳疗法

（1）肾水不足

祛斑散（《美颜与减肥自然疗法》）

【组成】冬瓜仁 250g，莲子粉 25g，白芷粉 15g。

【用法】将上三药合研为细末，贮瓶备用。每日饭后用开水冲服 1 汤匙。

（2）风热搏结

清热消斑汤

【组成】紫草 3g，淡竹叶 10g，莲子 10g，灯心草 6g，红枣 8 枚，生姜 4 片，瘦肉 250g，鲫鱼 100g。

【用法】先将前 6 味中药放于砂锅中加清水煮 30 分钟，再加鱼、肉同锅烧滚后，改中火煮 40 分钟，以盐油调味即可。此汤可增强皮肤抵抗力，不易外受风邪，常饮清热和胃，清补除斑。

（五）预防与调摄

1. 饮食宜忌

多食新鲜的水果蔬菜，尤其是含维生素 C 和 E 的食物，如西红柿、黄瓜、柠檬、卷心菜、胡萝卜、茄子等。忌食辛辣刺激性食物，如辣椒、葱、蒜、烟、酒、浓茶。

2. 皮肤防护

避免日光中紫外线的刺激，使用防晒护肤品，夏季外出应打伞戴遮阳帽。不要滥用外涂药物，尤其是含腐蚀作用的剥脱剂，以免遗留色素沉着和瘢痕。

3. 皮肤养护

使用含有植物美白成分的护肤品，每月进行 2～3 次深层清洁，每周进行 1～2 次皮肤美白和淡化色素的专业养护。

4. 调畅情志

保持心情舒畅，注意劳逸结合，保证充足的休息和睡眠。

三、痤疮

痤疮是青春期常见的皮肤病，其特点是颜面及胸背散在发生针尖或米粒大小的皮疹，或见黑头、白头，能挤出粉渣样物，多见于青年男女。痤疮又名"肺风粉刺"、"面皰"、"面粉渣"、"面瘟疱"、"酒刺"、"风刺"、"粉刺"、"青春痘"、"暗疮"。类似于西医的"寻常性痤疮"。

（一）病因病机

1. 肺经风热

中医学认为青年人气血充足，阳热偏盛，而易致肺经蕴热；加之外感风热之邪；或由于灰尘、粉脂附着肌腠，冷水洗面，使毛孔阻塞；而导致内热郁闭，肺经热盛，上蒸于颜面及胸背，而发为本病。正如《肘后备急方》曰："年少气充，面生皰疮"；《医宗金鉴·外科心法要诀》认为："肺风粉刺，此证由肺经血热而成"。

2. 脾胃湿热

过食辛辣性热之品，偏嗜日久易助阳化热；若多食鱼腥油腻肥甘之品，或酗酒，使中焦运化不力，易积湿生热。湿热郁结于内，不能下泄，反而循经上壅于胸面部，熏蒸肌肤，则面部、胸背出油，红疹粉刺累累。

3. 气血郁滞

病情旷日持久不愈，使气血郁滞，经脉失畅；或肺胃积热，久蕴不解，化湿生痰，痰血瘀结；或气血遇寒凉而郁塞；或七情不遂，忧思郁怒，肝失条达，气血失于和顺；终致粟疹日渐扩大，或局部出现结节，累累相连。

总之，素体血热偏盛，是痤疮发病的根本；饮食不节、外邪侵袭、情志不畅是致病的条件；血瘀痰结使病情复杂深重。

（二）诊断要点与鉴别诊断

1. 诊断要点

（1）发病部位　皮疹散在分布，好发于面颊、前额，亦可见于胸背。

（2）皮损特点　初起皮疹为针头大小与毛囊一致的圆锥形丘疹，顶端可有黑头，可挤压出黄白色粉渣。部分患者皮疹继发感染则丘疹绕有红晕，顶端可见脓疱，甚至有绿豆至蚕豆大小的炎性结节、囊肿，呈暗红色，消退后形成萎缩性斑痕或斑痕疙瘩。

（3）好发人群　以青春期男女为主。

（4）自觉症状　较轻时多无痒痛感，炎症显著时可引起疼痛和触痛。

（5）病程及预后　此病易反复发作，冬轻夏重，青春期后多能减轻或自然痊愈，炎症性丘疹、脓疱消退后可遗留凹坑状萎缩性疤痕。

2. 鉴别诊断

（1）酒齄鼻 发病年龄比痤疮晚，多在 30 ~ 50 岁之间发病，损害见于鼻部及面部中央，主要为丘疹、脓疱、红斑，伴毛细血管扩张，无黑头粉刺。

（2）痤疮型药疹 有服用特殊药物史，如服用碘、溴、雄激素、避孕药等。皮损特征与痤疮类似，但损害处无黑头粉刺，

（3）职业性痤疮 有接触焦油、机油、石油及石蜡等病史，出现痤疮样皮损，丘疹较密集，常伴有毛囊角化，好发于面、手背、前臂、肘等接触部位。

（4）颜面播散性粟粒狼疮 皮损为棕黄色或暗红色半球状或略扁平的丘疹，直径 2 ~ 3mm，无黑头粉刺，对称分布在上下眼睑、面颊、鼻唇沟，在下眼睑往往融合成堤状。

（三）辨证分析

1. 肺经风热

【主症】颜面、胸背散在红粟，针头至芝麻大小，淡红或鲜红色，顶有黑头，可挤出黄白色粉渣，可伴有脓疱、红色结节和疼痛；兼见口干渴，大便秘结，小便短黄，舌红，苔薄黄，脉浮数。

【证候分析】肺经风热上蒸于颜面及胸背，则出现淡红或鲜红色粟疹；若体表络脉充盈，气血郁滞较重，则伴有脓疱、红色结节和疼痛；肺热伤津，故口干渴；肺热下移于大肠，大肠津伤，则大便秘结，小便短黄；舌红，苔薄黄，脉浮数为肺经风热之征。

【治则】清肺散热。

2. 脾胃湿热

【主症】颜面、胸背皮肤油滑光亮，皮疹红肿疼痛，有较多丘疹、脓疱、囊肿；伴口臭，腹胀，小便短赤，大便秘结；舌红苔黄腻，脉滑数。

【证候分析】脾胃湿热内蕴，循经上熏，壅滞于皮肤，故颜面、胸背皮肤油滑光亮，粟疹色红肿痛；热盛化毒成脓，则生脓疱、囊肿；口臭，腹胀，小便短赤，大便秘结，舌红苔黄腻，脉滑数为脾胃湿热之征。

【治则】清热利湿通腑。

3. 气血郁滞

【主症】痤疮皮疹以暗红色的丘疹、结节为主，凹凸不平，反复发作，经久不消，日久融合，伴有皮肤粗糙和色素沉着；女子经前皮疹加重，心烦易怒，月经不调，经血色暗有块，痛经，乳房胀痛；舌红或暗红，有瘀点，苔薄黄或细数。

【证候分析】气血郁滞，经脉不畅，瘀血痰浊凝塞于肌肤，肌肤不荣，则皮

疹色暗红，丘疹、结节反复发作，经久不消，日久融合，并伴有皮肤粗糙和色素沉着；气血郁滞，经血不调，行而不畅，故经前皮疹加重，心烦易怒，月经不调，经血色暗有块，痛经，乳房胀痛；舌红或暗红，有瘀点，苔薄黄，脉弦或细数为气血郁滞之征。

【治则】行气活血，化瘀散结。

（四）美容科治疗方法

1. 内服药物

（1）肺经风热

枇杷清肺饮加减（《医宗金鉴》）

【组成】枇杷叶、桑白皮、黄芩、栀子、野菊花、苦参、赤芍各10g，黄连6g，白茅根30g，生槐花15g。

【用法】有脓疱加蒲公英、紫花地丁；口渴加麦冬、玉竹、生石膏、知母；便干加大青叶或生大黄。日1剂，水煎，分2次服。

（2）脾胃湿热

茵陈蒿汤（《伤寒论》）合平胃散（《太平惠民和剂局方》）加减

【组成】茵陈30g，栀子、黄芩、益母草、大青叶、白鲜皮各20g，制大黄、苍术、厚朴各10g，陈皮6g，炙甘草3g。

【用法】有脓疱、囊肿加白花蛇舌草；苔厚腻加生山楂、枳实。日1剂，水煎，分2次服。

（3）气血郁滞

血府逐瘀汤（《医林改错》）

【组成】桃仁12g，红花、当归、生地黄、川芎、赤芍、川牛膝各10g，桔梗、柴胡、枳壳各6g，炙甘草3g。

【用法】结节难消加大贝母、莪术、夏枯草；经行不畅、痛经加益母草、泽兰；伴肝郁气滞者加香附、郁金、木香。日1剂，水煎，分2次服。

2. 外用药物

（1）治粉刺杏仁膏（《圣济总录》）

【组成】杏仁（汤浸去皮尖）15g，硫黄3g，密陀僧1.5g，朱砂3g，白鹅脂（炼成油）60g。

【用法】以上药物，除鹅脂外，同研如粉，入鹅脂油，再研令匀，倾入瓷盆中，入柴灰适量，搅拌成膏。洗面后擦干，用此膏涂之。

（2）治粉刺神效方（《经验良方》）

【组成】白丁香、杏仁、密陀僧各3g，山奈、甘松、白附子、桂花、玫瑰花各 6g，猪胰 15g。

【用法】以上药物，共研细末，再取肥皂、肉末、绿豆粉、白蜜，共研成丸。以水调洗面。

（3）颠倒散（《医宗金鉴》）

【组成】大黄、硫黄等分。

【用法】研末，用凉开水或茶水调敷，日 1～2 次；或配成 30% 的洗剂外擦，每日晚上涂擦，次晨洗掉。

（4）加味颠倒散（《新编中医皮肤病学》）

【组成】大黄、硫黄、丹参、冰片各等量。

【用法】研极细末，与适量大豆粉混合，加基质调成稀膏。先行美容常规步骤，净面、蒸面、针清粉刺，经络按摩，然后涂上药膏。肺经风热型以超声波导入 10～15 分钟，强度 $0.5w/cm^2$，由轻逐渐加重，连续波。脾胃湿热型以超声波用 $0.5w/cm^2$，连续波，在全脸皮疹处按摩 5～10 分钟后，再选用脉冲波 1～$1.25w/cm^2$，在每个稍大的丘疹或结节处停留 1～2 分钟。之后药膏留面上，以硬膜粉或优质医用石膏调成糊，敷于面上，15～20 分钟后揭去，清洗面部，涂收缩水。7～10 天 1 次，3 次 1 疗程。一般应配合内服中药或针灸方法。

3. 针灸疗法

（1）毫针刺法

①肺经风热

【主穴】百会、尺泽、曲池、大椎、合谷、肺俞、中府、云门、委中。

【配穴】四白、颧髎、迎香、下关、颊车等病变局部四周穴。便秘配天枢、支沟。

【操作方法】中等刺激，留针半小时，每日针 1 次，10 次 1 疗程，症状好转后改为隔日 1 次。

②脾胃湿热

【主穴】百会、大椎、曲池、合谷、肺俞、委中。

【配穴】内庭、足三里、脾俞及病变局部周围穴如承泣、四白、地仓、大迎、颊车、下关、头维等。便秘配天枢、支沟。

【操作方法】除脾俞用补法外，余均用泻法。留针 30 分钟，每日 1 次。症状好转后改为隔日 1 次，10 次 1 疗程。

③气血郁滞

【主穴】百会、曲池、合谷、委中、肺俞、病变局部周围穴。

【配穴】血海、三阴交、脾俞、膈俞、阳白、头临泣、风池、肩井。

【操作方法】每次选主穴 3～4 个，配穴 2～3 个。除脾俞用补法外，其余穴均用平补平泻法。留针 20 ~ 30 分钟，每日 1 次。症状好转后改为隔日 1 次，10 次 1 疗程。

（2）灸法

【主穴】拳尖（位于手第 3 掌骨小头高点）。

【操作方法】用艾条悬灸 5 ~ 7 分钟，使皮肤温热潮红，每日 1 次，10 次为 1 疗程。

（3）拔罐

【主穴】头颈部：风池；背部：肺俞、心俞、脾俞、肝俞、肾俞；下肢部：足三里、丰隆、阴陵泉、三阴交、内庭。

【操作方法】用闪火罐或抽气罐，每日或隔日 1 次，10 次为 1 疗程。

（4）刺络拔罐

【主穴】大椎穴或肺俞、膈俞。

【操作方法】常规消毒后，用三棱针或梅花针点刺出血，再用 4 号火罐闪火法或抽气罐在上述穴位上拔罐 10 ~ 15 分钟，吸出血 1ml 左右，每周 2 次，10 次为 1 疗程。

（5）穴位注射

药物穴位注射疗法

【穴位】肺俞、足三里、曲池。

【操作方法】常规消毒，用西咪替丁 3ml（含 300mg），加 2% 利多卡因 1.5ml 行穴位注射，每穴 0.5ml，日 1 次，10 次为 1 疗程，间隔 4 ~ 5 日，用 3 个疗程。

（6）火针疗法

【穴位】膈俞、肺俞、大椎。

【操作方法】患者反坐于靠背椅上，穴位皮肤常规消毒，把针身烧红 2/3 以上，弹刺法进针，深度 0.5 ~ 0.8cm，刺后针孔不作任何处理。10 次为 1 疗程，前 5 次每日 1 次，后 5 次隔日 1 次。治疗中禁食辛辣之品。

（7）五脏俞穴点刺放血疗法

【穴位】背部足太阳膀胱经上的俞穴：心俞、肺俞、肝俞、脾俞、肾俞。

【操作方法】每次选 2 ~ 3 个穴位，常规消毒，用三棱针迅速刺入，出针后挤出瘀血数滴，用消毒棉球揩净后按压片刻，隔日 1 次，6 次为 1 疗程，疗程间隔 2 ~ 3 日，一般治疗 2 ~ 3 个疗程。

（8）穴位埋线疗法

【穴位】肺俞（双）。

【操作方法】常规消毒，用 2% 利多卡因局麻，用 12 号腰穿针，将针芯退出

1/4，00 号羊肠线 1cm 置于针芯中，与皮肤呈 45°刺入，进针约 2cm，有针感后，逐渐退针将针芯推入，消毒纱布压迫，胶布固定，5～7 日 1 次，5 次为 1 疗程；或用三角针穿羊肠线，由距肺俞穴 1cm 处进针，穿过穴位，由对侧出针，捏起针孔两侧之间的皮肤，紧贴皮肤剪断羊肠线，放松皮肤，使线完全埋入皮下，消毒纱布敷盖，胶布固定，疗程同前。

（9）耳穴疗法

①耳穴毫针疗法

【主穴】耳尖、肺、皮质下、神门、内分泌、肾上腺、局部穴。

【配穴】脾、小肠、肝；便秘加大肠、直肠下段；脓疱加心；月经不调加内生殖器、卵巢。

【操作方法】每次选主穴 3～4 个，配穴 2～3 个。常规消毒，医者左手固定耳郭，右手拇、食指持针柄，将针对准穴位，手指前后捻转，使针随捻转刺入。留针 30 分钟，每日 1 次，10 次为 1 疗程。疗程间隔 3～5 日，一般治疗 2～3 疗程。

②耳穴压丸疗法

【主穴】肺、大肠、内分泌。

【配穴】脓疱型加心、肾上腺；口苦心烦加肝、胆；月经不调加内生殖器、卵巢；胃肠功能紊乱加胃、脾、面颊、下颌。

【操作方法】每次取主穴 2～3 个，配穴 4～5 个，重者按压双耳，轻者按压一侧。每日按 3～4 次，每次 30 秒，3 日换 1 次，10 次为 1 疗程。

③耳穴埋针疗法

【穴位】内分泌、肺。

【操作方法】常规消毒后，用镊子将皮内针轻刺入穴区，用胶布固定。嘱患者每天自行按压埋针之处 3～5 次。7 日为 1 疗程。

④耳穴点刺出血疗法

【主穴】肺、肾、胃、大肠、内分泌。

【配穴】耳尖、面颊区、脾、肾上腺。

【操作方法】病人端坐位，医生用左拇指、食指、中指固定患者耳郭，常规消毒，用针头或三棱针对准相应穴位，直刺深约 0.2cm，挤出少量血即可。一次 4～6 个穴位，每日 1 次，7 次为 1 疗程，一般治疗 1～2 疗程即可痊愈。

⑤耳背放血疗法

【操作方法】取患者双侧耳背近耳轮处明显的血管 1 根，经揉搓使其充血，常规消毒后划破血管，使血自然流出，或轻轻挤压，出血 5～10 滴，消毒切口，盖上纱布。1 次未愈者，1 周后另选血管治疗。

4. 推拿疗法

若丘疹散在不多，且无脓疱者，可行面部美容经穴按摩常规手法全套动作。若丘疹较密集有脓疱者，行耳部按摩常规手法，面部点按相关穴位，叩击头部及点按百会穴。耳穴加揉心、肺、内分泌、肝、交感、面颊等局部穴。体部点按合谷穴、阳陵泉、足三里；由指端到上臂，逆向叩击手太阴肺经3遍；自下而上拿足阳明胃经3次，叩击3次。

5. 刮痧疗法

【刮痧部位】头颈部：百会、攒竹、风池；背部：肺俞、心俞、肝俞、脾俞、肾俞；上肢部：曲池；下肢部：足三里、丰隆、三阴交、阴陵泉、厉兑、内庭。

【操作方法】在穴位上涂刮痧油，用泻法刮拭，以局部皮肤发红发紫为度，3～6日1次，3～5次为1疗程。

6. 气功

第1步：姿势站、坐、卧均可，双眼微闭，舌抵上腭，从头面、上肢、胸、背、腰、腹、大小腿、足部全放松。

第2步：呼吸为鼻吸鼻呼，缓、细、匀、静、绵、深、长。

第3步：意念先在头部，然后意念脸面十分光滑，痤疮已经消失。反复默念10～15分钟。

第4步：每日早、午、晚各练1次，每次练10～15分钟。如痤疮不严重，可于收功后干浴面36～100次。练功一个半月，痤疮状况可得到改善。

7. 食膳疗法

（1）肺经风热

①枇杷薏米粥

【组成】生薏米100g，鲜枇杷60g（去皮核），枇杷叶10g。

【用法】先将枇杷叶洗净切碎，纱布包好煮沸10～15分钟，捞去渣后，纳入薏米煮粥，粥熟后切碎枇杷果肉，放入其中搅匀。

②果菜防痤汁

【组成】取苦瓜、黄瓜、芹菜、梨、橙、菠萝各适量。

【用法】将苦瓜去籽，菠萝去皮，切块；将黄瓜、芹菜、梨、橙及苦瓜、菠萝同搅汁，调入蜂蜜饮服。每日1～2次。

③雪梨芹菜汁

【组成】芹菜100克，西红柿1个，雪梨150g，柠檬半个。

【用法】洗净后同放入果汁机中搅汁，饮用，每日1次。

（2）脾胃湿热

①凉拌三苋

【组成】鲜苋菜 100g，鲜冬苋菜 100g，鲜马齿苋 100g，调料适量。

【用法】将 3 物分别用开水焯至八成熟，捞出后浸入冷水中 5～10 分钟，沥干，切段，入调料后拌匀即可。

②绿豆苡仁汤

【组成】薏仁、绿豆各 80g，蜂蜜 10g。

【用法】绿豆、薏仁洗净，放入锅内，加适量水，用文火炖至熟，焖数分钟即可。趁热时调入蜂蜜饮用。

③醋姜木瓜

【组成】陈醋 100ml，木瓜 60g，生姜 9g。

【用法】将 3 味共放入砂锅中煎煮，待醋煮干时，取出木瓜、生姜食之。每日 1 剂，早晚 2 次吃完，连用 7 日。

（3）气血郁滞

①桃仁山楂粥

【组成】桃仁、山楂、贝母各 9g，荷叶半张，粳米 60g。

【用法】先把前 4 味药煎成汤液，去渣后入粳米煮粥。每日 1 剂，日服 3 次，共服 30 天。

②薏苡仁海带双仁粥

【组成】薏苡仁 15g，枸杞、桃仁各 15g，海带、甜杏仁各 10g，绿豆 20g，粳米 50g。

【用法】将桃仁、甜杏仁用纱布包，水煎取汁，加入薏苡仁、海带末、枸杞子、粳米同煮粥吃。每日 2 次。

③海藻薏苡仁粥

【组成】海藻、昆布、甜杏仁各 9g，薏苡仁 30g。

【用法】将海藻、昆布、甜杏仁加适量水煎煮，弃渣取汁液，再与薏苡仁煮粥食用，每日 1 次，3 周为 1 个疗程。

（五）预防与调摄

1. 饮食宜忌

多食蔬菜、水果、薯类及纤维素含量高的食物如韭菜、芹菜、香蕉等，保证大便通畅，使积聚在肠内的毒素排出体外；忌食高脂、高糖、辛辣刺激性强、水生贝壳类食物，少饮可乐、茶、咖啡等饮料。

2. 皮肤防护

（1）面部忌搽油性护肤品以及含有粉质的化妆品，避免阻塞毛孔，皮脂排出不畅，易招致细菌感染，加重炎症。

（2）不要用手挤压粉刺，以免炎症扩散，愈后遗留凹陷性疤痕。

（3）不要随便使用外用药物，尤其不要使用含皮质类固醇激素的药物。

3．皮肤养护

每日清洁面部2～3次，常用温水洗脸，使用性质温和的洗面奶或硫黄皂。选择面部护肤品时，注意选择油少水多的"水包油"型的霜膏，有助于本病的康复。每周进行1～2次专业治疗和护理。

4．调畅情志

保持心情舒畅，注意劳逸结合，保证每天充足的睡眠，使面部肌肉得到有效的放松与自我修复。

四、酒齄鼻

酒齄鼻是一种以鼻部为中心，颜面中部发生弥漫性潮红，伴发丘疹、脓疱和毛细血管扩张为特征的皮肤病。西医亦称"酒齄鼻"。

（一）病因病机

1．肺经积热

有的人到中年，肺经阳气偏盛，郁而化热，热与血搏，血热入肺窍，使鼻渐红而生病。

2．脾胃积热

若脾胃素有积热，复因嗜食辛辣之品，生热化火，火热循经熏蒸，亦会使鼻部潮红，络脉充盈。

3．寒凝血瘀

风寒客于皮肤，或冷水洗面，以致血瘀凝结，鼻部先红后紫，久则变为黯红。

（二）诊断要点与鉴别诊断

1．诊断要点

（1）发病部位　发于颜面中部，尤其是鼻尖、鼻翼为甚，次为两颊及前额。

（2）皮损特点　主要为丘疹、脓疱、红斑，伴毛细血管扩张。其发展过程依次为红斑期、丘疹脓疱期、鼻赘期，但三期无明显界限。

（3）好发人群　多见于中年人，以嗜酒、爱吃辛辣饮食者多见。

（4）自觉症状　多无自觉症状。

（5）病程及预后　发病缓慢，经久难愈。

2. 鉴别诊断

（1）痤疮 好发于青春期男女，皮损除面部以外，往往以胸背部多见，有典型的黑头粉刺，但鼻部常不受侵犯，一般不会有毛细血管扩张。

（2）脂溢性皮炎 皮损不只局限于面部。分部较为广泛，尤其是皮脂腺丰富区为甚，不发生毛细血管扩张，常有油腻状鳞屑，伴不同程度的瘙痒。

（三）辨证分析

1. 肺胃热盛

【主症】红斑多发生于鼻尖或两翼，压之褪色，便秘，口干口渴。舌质红，苔薄黄，脉弦滑。相当于红斑期。

【证候分析】多因嗜酒，饮食膏粱厚味，久伤胃气，传化失职，故见便秘；无津上承，而见口干口渴，舌红苔黄乃热盛之象。

【治法】清热凉血。

2. 热毒蕴肤

【主症】在红斑上出现痤疮样丘疹、脓疱，毛细血管扩张明显，局部灼热，口干便秘。舌红绛，苔黄，脉滑数。相当于丘疹期。

【证候分析】热毒蕴于肌肤，灼伤血络，故见红色丘疹、脓疱，血得热则行，故血管扩张，局部灼热；热盛伤津，因而口干便秘；舌红绛，苔黄，脉数乃热毒之象。

【治法】清热解毒。

3. 气滞血瘀

【主症】鼻部组织增生，呈结节状，毛孔扩张。舌暗红，脉沉缓。相当于鼻赘期。

【证候分析】气为血帅，气滞血瘀，故见结节状增生物；舌暗红，脉沉缓乃气滞血瘀所致。

【治法】活血化瘀。

（四）美容科治疗方法

1. 内服药物

（1）肺胃热盛

枇杷清肺饮（《医宗金鉴》）加减

【组成】生石膏30g，知母、枇杷叶、桑白皮各15g，地骨皮、甘草、黄柏、黄芩9g，益母草各9g。

【用法】日1剂，水煎取汁，分2次服。

（2）热毒蕴肤

消毒饮（《头面皮肤病诊疗选方大全》）加减

【组成】银花、连翘、公英、紫花地丁各15g，野菊花、山栀、黄芩各9g。

【用法】水煎服，日1剂，分2次服。

（3）气滞血瘀

通窍活血汤（《医林改错》）加减

【组成】赤芍、川芎、桃仁、红花、丹参、王不留行各10g，生姜5片，大枣5枚，老葱3根。

【用法】日1剂，水煎取汁，分2次服。

2. 外用药物

（1）颠倒散（《医宗金鉴》）

【组成】大黄、硫黄等分。

【用法】研末，用凉开水或茶水调敷，日3次；或配成30%的洗剂外擦，每日晚上涂擦，次晨洗掉。

（2）四黄膏（《简明中医皮肤病学》）

【组成】黄连、黄柏、黄芩、大黄、乳香、没药各等分。

【用法】上药共为细末，加凡士林调为膏，将油膏摊纱布上外敷患处，每日2~3次。

（3）脱色拔膏棍（《简明中医皮肤病学》）

【组成】鲜土大黄、大枫子、百部、皂角刺各60g，鲜凤仙花、羊蹄蹦花、透骨草、马钱子、苦杏仁、银杏、蜂房、苦参子各30g，穿山甲、川草乌、全蝎、斑蝥各15g，金头蜈蚣15条，白及末30g，藤黄末、轻粉末各16g，硇砂末9g，樟丹、松香、香油、生桐油各适量。

【用法】香油3840ml，生桐油960ml，放入铁锅内，浸泡除药末之外的全部药，文火炸成深黄色，离火后过滤，再将药油置武火上煎炼至滴水成珠（温度约240℃左右），然后下丹，每480ml药油加樟丹300g，药面90g，松香60g制成。用时加温外贴患处，亦可在三棱针放血后贴敷，每2~3日换药1次，清拭时需要用植物油或挥发油才能擦净。

3. 针灸疗法

（1）毫针法

【主穴】印堂、迎香、地仓、承浆、素髎、颧髎。

【配穴】禾髎、大迎、合谷、曲池。

【操作方法】取坐位，轻度捻转，留针20~30分钟，每2~3日针刺1次。

（2）刺络拔罐

【穴位】大椎、脊柱两侧反应点。

【操作方法】局部常规消毒，用三棱针在大椎穴及周围皮肤上点刺放血，然后用闪火法拔罐，10～15分钟起罐后用棉球擦净血迹，再用酒精棉球局部消毒，不需包扎，隔日1次，或每周2次。也可在第1～12胸椎两侧旁开0.5～1.5寸处寻找反应点，用三棱针挑刺后，挤出血1～2滴，隔日1次，5次1疗程。有效可继续治疗。

（3）穴位注射

【穴位】迎香、印堂。

【操作方法】取0.25%～0.5%普鲁卡因注射液，在双迎香分别注药0.5～1ml，每周2～3次，10次为1疗程。效果不显时加印堂穴。

（4）皮肤针疗法

【穴位】阿是穴（患处）。

【操作方法】患处用七星针轻叩，每日1次，15次为1疗程，疗程间隔7日，再开始第2疗程。

（5）耳穴疗法

【穴位】外鼻、肺、内分泌、肾上腺。

【操作方法】用耳穴压豆法，每日1次，每次取2～3穴，留针20～30分钟。

4. 推拿疗法

（1）穴位按摩法　以一手食指或中指轻揉素髎约1分钟，然后以两手拇指背部在两鼻翼上下摩擦。按揉合谷、外关、列缺各2～3分钟，以有酸胀感为佳。沿足阳明胃经在下肢循经部位进行推擦，并按揉足三里2～3分钟。

（2）推抹法　患者仰卧，术者立于其头后，用两大拇指指腹从睛明穴开始，沿鼻梁向下推抹至迎香穴，反复推抹10次左右。以拇指点按印堂约1分钟。

（3）推鼻两端　用两手拇指自印堂穴起，顺鼻梁推揉至鼻尖，再从鼻尖推抹至印堂穴（两眉毛连线中点，用力转揉，速度由慢渐快，往返为1次，反复推抹36次，或以局部有温热感为佳）。

（4）揉搓鼻部　用两手食指和中指顺鼻梁两侧揉搓。用力轻揉，速度缓慢，上下揉搓1分钟。

（5）推搓面颊　把两手掌搓热后，自下向上推搓面颊。用力轻柔，推搓后额面有温热、轻松感为宜，或推搓36次。

（6）点按胃俞、大肠俞　用中指点按背腰部的胃俞穴（第十二胸椎棘突下旁开1.5寸处）和大肠俞穴（第四腰椎棘突下旁开1.5寸）各36次，以调节胃肠功能紊乱。

（7）揉按足三里 用双手拇指揉按双侧足三里穴（髌骨下3寸，胫骨前嵴外1横指）共36次。

5. 食膳疗法

（1）银花知母粥（《常见皮肤病食疗手册》）

【组成】银花9g，知母15g，生石膏30g，粳米60g。

【用法】将前3味同煮20~30分钟，弃渣取汁，再与粳米一起煮成稀粥即可食用。每日服1次，7天为1疗程。

（2）茶饮方

【组成】茶叶、天门冬（去心）、侧柏叶各30g。

【用法】共研，每日用一撮入罐内滚水泡，勿泄气。用汤当茶，日饮5~7次。

（3）点心

【组成】核桃肉连皮、枸杞子、龙眼肉各1500g。

【用法】捣烂作点心，不时食用，其红自落。

（4）枇杷膏（验方）

【组成】鲜枇杷叶（去毛洗净）5000g，蜂蜜适量。

【用法】将鲜枇杷叶加净水4000g，煮3小时后过滤去渣，再浓缩成膏1563g，兑入蜂蜜搅匀。每日2次，每次10~15g，开水冲服，7~10天为1疗程。

（五）预防与调摄

1. 饮食宜忌

饮食宜清淡，忌食辛辣、酒类等刺激食物，少饮浓茶；多吃蔬菜、水果，保持大便通畅。

2. 皮肤防护

冬季外出注意口鼻的保暖，避免局部受到冷、热刺激。高温潮湿的季节和环境下应暂时停止剧烈运动。避免不洁之物接触鼻部。

3. 皮肤养护

平时宜温水洗脸，避免使用有刺激性的洁肤品。

4. 调畅情志

本病影响面容，患者多有精神负担，医生及家属应关心体贴，予以开导安慰。

五、面红

面红是指发生于面部皮肤的毛细血管或小血管持续性扩张所致的损美性疾病。俗称"红血丝"。其特点是面部皮肤形成多少不等的红色或紫红色斑状、点状、线状或星芒状的损害，有的仅仅是两颧部出现圆形红泽，迟迟不退，多无自觉症状，偶有灼热感或刺痛感。相当于西医的面部毛细血管扩张症。

（一）病因病机

1. 心经郁热

心主血脉，其华在面，心的功能与面部色泽密切相关。若心火炽热，血热循经上炎，血热外壅，伤及颜面孙络，可致血脉扩张而发为本病。

2. 肺胃积热

感受外邪，如风吹、日晒、高温刺激，使肺热壅盛；或偏食辛辣厚味，日久脾胃积热，胃火旺盛，肺胃阳热亢盛，上冲于面，则使面红。

3. 气滞血瘀

风寒侵袭客于肌肤，日久不散，致皮肤血行不畅，瘀血停滞于皮肤孙络、浮络之间，血脉扩张而发病。

（二）诊断要点与鉴别诊断

1. 诊断要点

（1）发病部位　局限或泛发，常发于两颧、两颊及鼻部。

（2）皮损特点　皮肤可见面红、粗细不等的毛细血管扩张，颜色淡红、鲜红或紫红，压之不褪色，有的相互交织成星芒状，对称或不对称，局限或泛发。

（3）好发人群　多发生于气候寒冷、干燥、风沙及日温差较大的地区，农村多于城市，女性多于男性。

（4）自觉症状　无任何自觉症状，无明显炎症性表现。

（5）病程及预后　起病缓慢，初期面红反复发作，病程较长。

2. 鉴别诊断

（1）皮肤过敏　皮肤过敏常见症状有红斑，通常伴有自觉症状，如灼热，瘙痒等。多为急性发作，红斑为炎症充血性，压之褪色。

（2）玫瑰痤疮　玫瑰痤疮在脂溢性皮炎基础上发病，皮肤多油，颜面潮红较重，伴有黑头、白头粉刺，自觉灼热瘙痒。

（3）粉花疮　面部出现红斑、肿胀，伴灼热瘙痒，多为急性发作，红斑为炎症充血，压之褪色，有化妆品接触史。

（4）颜面丹毒　发病常在鼻面耳项任何一处，先起鲜红斑片，红肿灼手，肿胀，重者游走迅速，两目合缝，颈项或耳后有淋巴结肿大。发病急骤，初起先有恶寒发热，头痛肢楚，甚者壮热不退，恶心呕吐，咽喉闭塞，汤水难下，为感受时邪疫毒所致。

（三）辨证分析

1. 心经郁热

【主症】症见面部皮肤色红，血脉扩张明显，呈鲜红或深红色，相互交织成网状，或伴有心烦不眠，口干嗜饮；舌红苔黄，脉数。

【证候分析】火热循经上冲于面，致血脉充盈，故出现面部皮肤色红，血脉扩张明显，呈鲜红或深红色，相互交织成网状；热易扰神，则心烦不眠；热伤津液则口干嗜饮；舌红苔黄，脉数为血热之征。

【治则】清心泻热。

2. 肺胃积热

【主症】面部皮肤呈红色或深红色斑状、点状、线状或星芒状损害，伴鼻干咽燥，口臭，便秘，尿黄；舌红苔黄，脉数。

【证候分析】肺胃热盛，气血上冲于面，日久可致面部皮肤出现红色或深红色斑状、点状、线状或星芒状损害；鼻干咽燥，口臭，便秘，尿黄，舌红苔黄，脉数为肺胃热盛之征。

【治则】清热凉血。

3. 气滞血瘀

【主症】皮肤呈紫红色，病程较长，或伴有刺痛，女性伴见月经不调，经血有块，痛经，舌质紫暗或有瘀点、瘀斑，脉弦细涩。

【证候分析】瘀血阻滞肌肤，郁久不散，则皮肤呈紫红色，伴有刺痛；瘀血阻滞冲任，血行不畅则见月经不调，经血有块；舌质紫暗或有瘀点、瘀斑，脉弦细涩，为有血瘀之征。

【治则】通经活络。

（四）美容科治疗方法

1. 内服药物

（1）心经郁热

凉血四物汤（《医宗金鉴》）加减

【组成】生地20g，赤芍、当归、川芎各10g，红花（酒炒）、五灵脂各6g，黄芩（酒炒）10g，赤茯苓15g，陈皮6g，淡竹叶10g，生甘草3g，生姜3片。

【用法】日1剂，水煎，分2次服。

（2）肺胃积热

清胃散（《兰室秘藏》）加味

【组成】当归身、生地黄各15g，黄连8g，牡丹皮12g，升麻10g，石膏30g。

【用法】兼肠燥便秘者，加大黄；口渴饮冷者，加重石膏用量；胃火炽盛之鼻衄，可加牛膝。日1剂，水煎，分2次服。

（3）气滞血瘀

通窍活血汤（《医林改错》）加味

【组成】赤芍、桃仁各15g，川芎、红花各10g，荆芥穗10g，防风6g，老葱3g，生姜3片，红枣5枚，麝香0.3g（冲服）。

【用法】月经不调，痛经者，可加香附、益母草以活血调经止痛。日1剂，水煎，分2次服。

2. 外用药物

（1）去红方（《古今医鉴》）

【组成】白矾3g，杏仁49粒，轻粉2.1g，白梅肉7枚，大枫子49粒，京墨3g，五味子49粒，桃核7枚。

【用法】以上诸药，共研细末，用鸡蛋清调搽面部。

（2）退红粉

【组成】三七、生地各15g，薄荷5g，益母草、黄芩各10g。

【用法】上药研末。用蛋清、奶粉或藕粉调成软膜外涂，同时加冷膜。

（3）退红霜

【组成】三七、小蓟、桃仁、红花各等分。

【用法】上药研末。调蛋清，涂于患处，每日3次。

3. 针灸疗法

（1）毫针刺法

【主穴】曲池、合谷、血海、太溪、三阴交。

【配穴】面部穴位。口干加阴郄；湿重加阴陵泉；便秘加支沟。

【治法】针刺用泻法，中度刺激。每日1次，10次1疗程。症状好转后改为隔日1次。

（2）耳穴疗法

【主穴】耳中、交感、面颊、内分泌。

【配穴】肺、大肠、神门、皮质下、心。

【操作方法】主穴均取，配穴随证选2~3个。毫针刺，留针15~20分钟，隔日1次，10次为1疗程。也可用耳穴贴压法，嘱患者每日按压2次，每次按压3~5分钟，10次为1疗程。

4. 刮痧疗法

【刮痧部位】面部：颧髎、印堂；背部：心俞、膈俞、脾俞；胸部：膻中、巨阙、大包；上肢部：阴郄、通里、内关、支正；下肢部：足三里、血海、三阴交。

【操作方法】在穴位上涂刮痧油，用泻法刮拭，以局部皮肤发红发紫为度，3～6日1次，3～5次为1疗程。

5. 食膳疗法

（1）心经郁热

芦根竹茹粥

【组成】鲜芦根150g，淡竹茹20g，粳米60g。

【用法】上物同煮稀粥。每日1次，连服5日。

（2）肺胃积热

栀子蒲公英粥

【组成】栀子10g，蒲公英30g，粳米60g，

【用法】上物同煮粥，每日1－2次，3天为1疗程。

（3）气滞血瘀

山楂粥

【组成】干山楂30g，粳米60g。

【用法】上物同煮成粥，每日1次，连服7日。

（五）预防与调摄

1. 饮食宜忌

饮食宜清淡，多食富含维生素B、C、E的食物，如动物肝脏、鸡蛋、黄瓜、番茄、苹果、花生米等。禁食辛辣刺激食物及油腻食品，纠正不良饮食习惯。

2. 皮肤防护

尽量避免风吹日晒、高温及寒风刺激；避免长期使用激素软膏涂擦面部。

3. 皮肤养护

用温水洗涤面部，使用性质温和的护肤品。每周1次进行专业的皮肤养护，增强皮肤抗过敏能力。

4. 调畅情志

保持心情舒畅，注意劳逸结合，做到生活有规律。

六、面游风（脂溢性皮炎）

面游风是头皮、面部皮肤瘙痒潮红，有油腻黄屑或干燥细碎白屑的一种慢性炎症性皮肤病。发于头皮的称"白屑风"，发于眉间的称"眉间癣"，发于胸腋间的称"纽扣风"。本病以青壮年患者为多，或在婴儿期发生，男性较多。类似于西医的"脂溢性皮炎"、"头皮糠疹"。以皮肤鲜红色或黄红色斑片，表面覆有

油腻性鳞屑或痂皮，伴不同程度的瘙痒为临床特征。

（一）病因病机

1. 肺胃热盛

素体胃火偏旺，加之外感风热之邪，风火相搏，循经上攻。风火热毒郁于头面部肌肤，日久不散，致肌肤受损，失去濡养所致。

2. 脾虚湿困

过食肥甘厚味，致脾胃虚弱，运化失调，湿浊内生，日久化热，蕴积肌肤，而发为本病。

3. 血虚风燥

风邪久郁，耗伤阴血；血虚阴伤，肌肤失养，则生风动血，二者互为因果。

（二）诊断要点与鉴别诊断

1. 诊断要点

（1）发病部位　头面、鼻旁、眉间、耳项、胸前、背部以及腋胯之间，常自头部开始，向下延及以上皮脂腺丰富部位的皮肤。

（2）皮损特点　鲜红色或黄红色斑片，表面附有油腻性鳞屑或痂皮，严重者可有糜烂、渗出，头部常见头发稀疏、细软、脱落。

（3）好发人群　以青壮年为主，男性较多，部分婴儿可见。

（4）自觉症状　有不同程度的瘙痒。

（5）病程及预后　呈慢性病程，常伴痤疮、酒齄鼻及脂溢性脱发。

2. 鉴别诊断

（1）颜面银屑病　皮疹为红斑，表面覆以多层银白色鳞屑，有薄膜现象和点状出血现象，束状发，躯干、四肢亦可见同样损害。

（2）单纯糠疹　好发于颜面部，表现为圆形或椭圆形色素减退斑，表面覆有细小鳞屑，鳞屑不油腻，一般无自觉症状。

（3）湿疹　皮疹为多形性损害，常有水疱、糜烂、渗出，无油腻性鳞屑及痂皮，瘙痒剧烈。

（4）体癣　皮损边界清楚，红斑四周细小鳞屑，中央有愈合倾向，真菌检查呈阳性。

（三）辨证分析

1. 肺胃热盛

【主症】急性发病，皮损色红，并有渗出、糜烂、结痂、剧痒，伴心烦口渴，大便秘结。舌质红，苔黄，脉滑数。

【证候分析】多因饮食不节，加之外感风热之邪，使运化失常，宣降逆乱，热盛于内，故见皮红、便秘、口渴等，舌红苔黄乃热象。

【治法】凉血，清热，消风。

2. 脾虚湿困

【主症】发病缓慢，皮损淡红或黄，有灰白色鳞屑，伴有便溏。舌质淡红，苔白腻，脉滑。

【证候分析】脾虚运化失常，而见便溏；生化不足，故皮肤黄；舌淡红，苔白腻，脉滑乃脾虚之象。

【治法】健脾利湿，佐以清热。

3. 血虚风燥

【主症】皮肤干燥，有糠秕状鳞屑，瘙痒，头发干燥无光，常伴有脱发，舌质红，苔薄白，脉弦。

【证候分析】血虚不荣肤，故皮肤干燥，脱屑；血虚生内风化燥，故见瘙痒；发为血之余，血虚发无所养而见头发干燥、脱发。

【治法】养血润肤，祛风止痒。

（四）美容科治疗方法

1. 内服药物

（1）肺胃热盛

消风散（《医宗金鉴》）加减

【组成】生石膏30g，荆芥、防风、苦参、苍术、胡麻仁、牛蒡子、知母各10g，生地15g，木通、甘草各6g。

【用法】日1剂，水煎取汁，分2次服。

（2）脾虚湿困

除湿止痒汤（《简明中医皮肤病学》）加减

【组成】茯苓皮15g，生白术、黄芩各10g，栀子、泽泻、茵陈、枳壳各6g，生地12g，竹叶6g，灯心草3g，生甘草10g。

【用法】日1剂，水煎取汁，分2次服。

（3）血虚风燥

当归饮子（《济生方》）加减

【组成】当归12g，首乌、生地、威灵仙、刺蒺藜各15g，川芎6g，赤芍、丹皮、白芍、花粉各10g。

【用法】日1剂，水煎取汁，分2次服。

2. 外用药物

（1）头部

脱脂洗方（《简明中医皮肤病学》）

【组成】透骨草、皂角（打碎）各30g。

【用法】加水2000ml，煎煮20分钟，滤过冷却后外洗，每日或隔日1次。用白屑风酊，或侧柏酊外搽，每日3次。

（2）面部

①玉肌散（《外科正宗》）

【组成】绿豆粉200g，滑石、白芷、白附子各6g。

【用法】研成细末，每次1匙，早、晚调水洗面。

②润肤膏（《外科正宗》）

【组成】当归15g，紫草3g，麻油120g，黄蜡15g。

【用法】前2药与麻油同熬至药枯，滤清将油再熬，入黄蜡化尽后倒入碗中，待冷备用。用时涂搽面部，可滋润皮肤止痒。

（3）红肿瘙痒剧烈，伴黏腻渗液

①马齿苋水剂

【组成】马齿苋60g。

【用法】煎水2000ml，待温凉后以毛巾或纱布垫蘸药液湿敷局部，每3分钟换1次毛巾或纱布垫，连续敷0.5小时，每日2次。

②脂溢洗方（《朱仁康临床经验集》）

【组成】苍耳子30g，苦参15g，王不留行30g，明矾9g。

【用法】洗前剪短头发，每次用药1剂，煎水半盆，用小毛巾蘸水，反复洗头皮。每次洗15分钟，每天用原药水洗2次，间隔3日再用此法。

3. 针灸疗法

（1）毫针刺法

处方一

【主穴】足三里、合谷、血海、曲池。

【配穴】风池、迎香。

【操作方法】快速进针，小幅度提插捻转，得气后留针30分钟。隔日1次，10次1疗程。

处方二

【穴位】风池、百会、四神聪、完骨。

【操作方法】风池、完骨穴针感放射至前额；百会、四神聪针感向邻近处扩散。留针10～20分钟，每日1次。

（2）皮肤针疗法

【叩刺部位】沿头部督脉、足太阳、少阳经线叩刺。

【操作方法】用梅花针由中向外叩刺，每次取 1～2 条经，使叩刺部位出血点均匀。每日或隔日 1 次。叩刺后用鲜姜或蒜在局部涂擦，以促进毛发增生，抑制皮脂腺分泌。

（3）耳穴疗法

【穴位】神门、交感、肝、肾、肺、大肠、三焦、肾上腺、皮质下、内分泌、枕。

【操作方法】用耳针或耳穴压王不留行籽法，每日或隔日 1 次，用压豆法嘱患者每日自行按压 3～4 次，每次选择 6～7 穴治疗。

4．食膳疗法

（1）萝卜缨苡米粥（《食物与皮肤健康》）

【组成】萝卜缨、马齿苋、苡米各 30g。

【用法】同煮，每日服食 1 次，1 个月 1 疗程。

（2）大枣猪油汤（《食物与皮肤健康》）

【组成】大枣 100g，生猪油 60g。

【用法】大枣洗净，同生猪油置入锅内，加适量水煮熟食用。每周 3 次，12 次为 1 疗程。

（五）预防与调摄

1．饮食宜忌

忌食辛辣，少食荤腥、油腻、浓茶、咖啡、烟、酒、甘甜食物，多吃水果、蔬菜等清淡之物。注意调整消化功能，保持大便通畅。

2．皮肤防护

不要用刺激性强的肥皂洗头、洗脸；忌用热水洗烫和刺激性强的外用药。

3．调畅情志

生活规律，情绪平稳。

七、唇疮

唇疮是一种以口唇红肿、燥裂生疮或湿烂脱屑为特征的损美性疾病。本病多见于青少年，男女皆可罹病。好发于下唇，后可累及上唇，病程长久，可数年不愈。在中医文献中又称为"舐唇风"、"唇风"、"唇湿"、"驴嘴风"、"唇裂"。相当于现代医学中的剥脱性唇炎、光化性唇炎、接触性唇炎、肉芽肿性唇炎等。

（一）病因病机

1. 湿热内蕴

过食肥甘厚味、酒酪炙煿，伤及脾胃，湿热内蕴；或七情不调，劳逸失当，脾运受遏，湿邪内生，郁久化热，而致湿热熏蒸于上，则口唇生疮。

2. 风火热毒

素体胃火偏盛，或偏食辛辣厚味，脾胃积热，复外感风热，风火相搏，循经上攻所致。

3. 燥热伤阴

嗜食辛辣，脾经蓄热，久之耗伤阴血；或思虑伤脾，抑郁伤阴；或久病阴虚，而致虚火上炎，灼伤口唇。

总之，脾开窍于口，其华在唇，本病病位在口唇，与脾胃关系密切，病性多以实为主。正如隋·《诸病源候论·唇疮候》记载："脾与胃合足阳明之经，胃之脉也，其经起于鼻，环于唇，其支脉入络于脾。脾胃有热气发于唇，则唇生疮。"明确指出本病发病与脾胃关系密切。清·《医宗金鉴·外科心法要诀》亦记载："此证多生下唇，由阳明胃经风火凝结而成。初起发痒，色红作肿，日久破裂流水，疼如火燎，又似无皮，如风盛则不时动。"

（二）诊断要点与鉴别诊断

1. 诊断要点

（1）发病部位 好发于下唇，后可累及上唇。

（2）皮损特点 本病初起口唇发红，继而肿胀渗液、津水黄黏成痂，痂落后露出鲜红嫩肉，痛如火燎，痒痛相兼；日久口唇干燥皲裂、疼痛麻木，或层层蜕皮，苦不堪言。

（3）好发人群 多见于青少年，男女皆可罹患。

（4）自觉症状 可伴有口干、口臭、痞满纳呆等症。

（5）病程和预后 病程长久，可数年不愈。

2. 鉴别诊断

（1）口周皮炎 病者以 20~40 岁的女性多见。皮损通常发生在鼻唇沟、上下唇，但口唇周围的狭窄皮肤并不受累。皮损主要为红斑、丘疹、丘疱疹、脓疱、脱屑等，若进热食、饮酒或寒冷刺激，或日光曝晒后，皮损可明显加重，自觉瘙痒灼热。

（2）单纯性疱疹 是一种多侵犯皮肤黏膜交界处，以局限性群集小水疱为主要表现的急性病毒感染性疾病。皮损最常发生于口角、唇周、鼻孔周围，多在发热后，月经期间或疲劳、情绪激动后发病。有病人可反复发作，称为复发性单纯疱疹。

（三）辨证分析

1. 湿热内蕴

【主症】初起口唇肿胀湿烂，脂水浸渍，又痛又痒，脘腹胀满，口干口臭，便干溲赤，舌红苔腻，脉滑数。

【证候分析】湿热内蕴，循经上蒸口唇，故唇肿湿烂；湿热扰乱气机，伤津灼液，又有痞满口干、溲赤便秘等症；舌红苔腻，脉滑数为湿热内蕴之征。

【治则】清热利湿，调和脾胃。

2. 风火热毒

【主症】口唇肿胀而红，灼热疼痛、糜烂，表面污褐痂皮或层层鳞屑剥脱，伴轻微痒感，口干口臭，大便秘结，小便黄。舌红，苔黄而干，脉弦数。

【证候分析】脾胃风火热毒上攻于唇，故口唇肿胀而红，灼热疼痛、糜烂，表面污褐痂皮或层层鳞屑剥脱；口干口臭，大便秘结，小便黄，舌红，苔黄而干，脉弦数为阳明热盛之征。

【治则】清热解毒，凉血祛风。

3. 燥热伤阴

【主症】病久反复，唇干皲裂，结痂脱屑，层层蜕皮，痛如火灼，口干欲饮，小便短赤，舌红少津，脉细数。

【证候分析】病程日久，阴伤津耗，水不制火，虚火上炎，灼伤口唇，故唇干皲裂，蜕皮灼痛，口干溲赤。舌红少津，脉细数为阴虚之征。

【治则】养阴润燥，降火生津。

（四）美容科治疗方法

1. 内服药物

（1）湿热内蕴

芩连平胃散（《医宗金鉴》）加减

【组成】黄芩、苍术、厚朴各10g，黄连3g，陈皮、甘草各6g。

【用法】口唇肿胀甚者加丹皮、防风；湿烂流渍者，加茵陈、六一散。日1剂，水煎，分2次服。

（2）风火热毒

凉膈散（《太平惠民和剂局方》）

【组成】大黄、薄荷（后下）、黄芩、连翘各10g，芒硝、栀子各12g，甘草 6g。

【用法】口干者，加沙参、石斛。日 1 剂，水煎，分 2 次服。

（3）燥热伤阴

益胃汤（《温病条辨》）加减

【组成】沙参、麦冬、玉竹各 10g，生地 15g，冰糖适量。

【用法】蜕皮灼痛者，加赤芍、元参；小便短赤者，加泽泻、木通。日 1 剂，水煎，分 2 次服。

2. 外用药物

（1）加味三黄膏

【组成】黄连、黄芩、黄柏各 10g，当归尾 15g，生地 30g，香油 500g，黄蜡 120g，冰片 3g。

【用法】将前五味药加入 500g 香油内，文火炸成深黄色，离火后过滤，趁热加入油中，搅拌成膏，待凉后外涂，次数不限，干后即除，连用 10 天。

（2）清热凉血膏

【组成】当归 30g，紫草 10g，黄蜡 120g，大黄粉 5g，冰片 3g，香油 500g。

【用法】将当归、紫草加入香油中浸泡 2 ~ 3 天，然后文火炸枯，去渣滤净，趁热将黄蜡、大黄粉、冰片加入药油中，搅匀成膏，待凉后外涂，次数不限，干后即除，连用 10 天。

（3）大黄浸膏

【组成】大黄 100g，蒸馏水 200ml。

【用法】大黄加入蒸馏水浸泡而成。每次取浸液 50ml 加入超声雾化器中，然后将喷头对准口唇患处，进行超声雾化治疗，每次 30 分钟，每日 1 次，连续 10 天。

3. 针灸疗法

（1）毫针刺法

【主穴】合谷、曲池、内庭、三阴交。

【配穴】中脘、颊车、足三里、内关、神门。皲裂、出血明显者加地仓；肿胀明显者，可点刺厉兑出血。

【操作方法】每次选 3 ~ 5 穴，施以泻法，并留针 30 分钟，每日 1 次，连续 10 日。

（2）灸法

【穴位】合谷、承浆。

【操作方法】先灸合谷，男左女右，再灸承浆，每穴 3 壮。

（3）刺血疗法

【穴位】厉兑、大椎、合谷。

【操作方法】用三棱针点刺出血，每个穴位放血0.5ml，隔日1次，5次为1疗程。

（4）耳穴疗法

【穴位】口、胃、大肠、内分泌、心、肝、脾、神门。如伴脾胃湿热者加三焦；迁延日久者加耳迷根。

【操作方法】每次选取上述穴位3~4个，刺入得气，留针30分钟，每隔10分钟捻转1次，每日治疗1次，10次为1个疗程。也可行王不留行籽贴压穴位或埋针，每周2次，每次选一侧耳，两侧交替使用。

4. 推拿疗法

用拇指指腹按压上下唇肌，指力轻柔，并点按人中、承浆及两侧地仓。每日2次，连续2周。

5. 刮痧疗法

【刮痧部位】面部：承浆、地仓及唇周局部穴位；背部：督脉（大椎至至阳）、膀胱经（肺俞至膈俞）；上肢部：曲池、合谷、支沟；下肢部：胃经（足三里至丰隆）、血海。

【操作方法】使用水牛角刮痧板，蘸取刮痧油在以上穴位及经络上直推刮动。每个穴位5~10次，3~6日刮拭1次，3~5次为1疗程。

6. 食膳疗法

（1）湿热内蕴

薏苡仁粥

【组成】薏苡仁、粳米各30g。

【用法】文火煮粥食，每日1次，连服10天。

（2）风火热毒

冬瓜绿豆汤

【组成】冬瓜100g，绿豆100g，水500ml。

【用法】文火煮汤代茶饮，每日1次，连服10天。

（3）燥热伤阴

山药沙参麦冬粥

【组成】山药16g，沙参、麦冬10g，粳米100g。

【用法】煮熟食，每日1次，连服10天。

（五）预防与调摄

1. 饮食宜忌

宜服健脾渗湿之品，如苡米、芡实、赤小豆等；忌食肥甘膏粱厚味，戒除烟酒嗜好。

2. 口唇防护

裂口流水时忌用生冷水洗。注意保持口腔卫生，戒除咬唇、舔唇、撕唇等不良习惯。避免长时间风吹及日光曝晒，不使用劣质唇膏、牙膏。若由过敏所致，避免接触过敏源。

3. 口唇养护

保持口唇湿润，涂抹优质润唇膏。病情严重时，进行专业口唇护理。

4. 治疗原发病

应积极寻找病因，针对病因治疗。

八、热疮

热疮是指由于气温高、湿度大，加上灰尘等刺激皮肤所致的皮肤炎症。本病发生于夏季，以成年人多见。类似西医学的夏季皮炎。其特征为大片红色斑丘疹，好发于四肢伸侧及躯干等处，尤以下肢多见，呈对称分布。当气温增高时病情加重，气温下降时病情减轻并可自愈。

（一）病因病机

暑邪为六淫之一，其致病有明显的季节性。《素问·热论》云："先夏至日者为病温，后夏至日者为病暑。"凡夏天感受暑邪而发生的病，统称为暑病。故前人有"暑本夏月之热病"之说。

1. 暑热伤津

暑为阳邪，其性炎热，故暑病多表现为一系列阳热证候。暑热熏蒸皮肤，皮损先为潮红，继之发出细小丘疹，自感瘙痒，抓之无滋水流出。暑性升散，易伤津耗气，故伴口渴喜饮，体倦少气。

2. 暑热夹湿

夏月天暑下迫，地湿上蒸，人处湿热交蒸之中，故暑病多夹湿邪。由于暑湿热邪不得疏泄，熏蒸皮肤，故四肢伸侧对称性发作，皮损潮红，细小丘疹及瘙痒加重。严重者可累及其他部位。

（二）诊断要点与鉴别诊断

1. 诊断要点

（1）发病部位　好发于四肢伸侧，呈对称性发作。严重者可累及其他部位。

（2）皮损特点　皮损先为潮红，继之发出细小丘疹；热水洗涤或搔抓后可形成皮肤肥厚及色素沉着；抓之无滋水流出，可成血痂。

（3）好发人群　本病发生于夏季，成年人多见，以往炎夏大多有同样发作史。

（4）自觉症状　自感瘙痒。

（5）病程及预后　秋凉后自行消失，皮损处不留痕迹。

2. 鉴别诊断

急性湿疹皮损呈多形性，除有潮红、丘疹外，大多伴有水疱、糜烂及滋水渗出，至秋凉后不会自愈，并可转为慢性。

（三）辨证分析

1. 暑热伤津

【主症】四肢伸侧、躯干等处皮肤，起大片红色斑丘疹，对称分布，自感瘙痒，伴身热，面赤，口渴喜饮，体倦懒言，小便短赤，舌红脉数。

【证候分析】暑为阳邪，其性炎热，热灼肌肤则四肢伸侧的躯干等处皮肤起大片红色斑丘疹，对称分布，自觉剧痒；暑性升散，最易伤津耗气，故口渴喜饮，体倦懒言，小便短赤，舌红脉数。

【治则】清暑益气，养阴生津。

2. 暑热夹湿

【主症】四肢、躯干等处皮肤，大片红色斑丘疹加重，剧痒。伴发热头痛，烦渴引饮，小便不利，舌苔白腻，脉浮数。气温升高而病情加重，气温下降时病情减轻可自愈。

【证候分析】炎热季节，由于气温高，湿度大，暑热夹湿，熏蒸肌肤，故四肢伸侧的躯干等处；起大片红色斑丘疹，剧痒。暑热内侵则发热头痛；热盛伤津则烦渴引饮；湿盛于里，膀胱气化不利，故见小便不利。暑热湿邪为患，则病情加重；邪热消减，则病情减轻可自愈。

【治则】祛暑解毒，凉血清热。

（四）美容科治疗方法

1. 内服药物

（1）暑热伤津

清暑益气汤（《温热经纬》）

【组成】西洋参5g，西瓜翠衣30g，石斛、粳米各15g，麦冬9g，黄连3g，知母、竹叶、荷梗各6g，甘草3g。

【用法】若暑热较高，加石膏以清热解暑；暑热夹湿，苔白腻者，可去知母，加藿香、六一散等；若为小儿热疮，可去黄连、知母，加白薇、地骨皮等。日1剂，水煎服，分2次服。

（2）暑热夹湿

桂苓甘露散（《黄帝素问宣明论方》）

【组成】生石膏、寒水石、滑石各30g，茯苓、泽泻、猪苓各15g，白术12g，甘草6g，官桂3g。

【用法】如暑热较轻，可减石膏、寒水石用量，加西瓜翠衣、芦根、竹叶；呕恶腹胀，加藿香、佩兰以芳香化湿。水煎服，每日1剂，每日2次。

2. 外用药物

（1）三黄洗剂（《中医外科学》）

【组成】大黄、黄柏、黄芩、苦参、薄荷各等分。

【用法】共研细末，取药末10～15g，加入蒸馏水100ml，医用苯酚1ml，用时摇匀外搽，每日4～5次。

（2）九华粉洗剂（《朱仁康临床经验集》）

【组成】朱砂18g，川贝18g，龙骨120g，月石90g，滑石620g，冰片18g。

【用法】各药研细末，研和。每用取药末30g，加入蒸馏水1000ml，配成洗剂外搽，每日4～5次。

（3）六一散（《黄帝素问宣明论方》）

【组成】滑石粉180g，甘草30g。

【用法】上药研为细末，兑少量冰片外扑。

（4）单验方

【组成】马齿苋60g。

【用法】水煎外洗。

3. 针灸疗法

（1）毫针刺法

【主穴】曲池、合谷、血海、足三里、三阴交穴。

【治法】每日 1 次，留针 20 分钟。10 次为 1 疗程。

（2）耳穴疗法

【穴位】肺、肾上腺、皮质下、神门、内分泌及敏感穴。

【操作方法】用王不留行籽贴压，3 日 1 次，两耳交替，10 次为 1 疗程。

4. 食膳疗法

（1）生芦根粥（《食医心鉴》）

【组成】鲜芦根 100～150g，竹茹 15～20g，粳米 60g，生姜 2 片。

【用法】先将芦根、竹茹同煎取汁，去渣，入粳米煮粥，粥熬熟时加生姜，稍煮即成。每食适量。

（2）葛根绿豆糊（《百病中医药膳疗法》）

【组成】葛根粉 10g，绿豆 50g，盐或糖适量。

【用法】先将葛根粉以少量冷水调匀，绿豆水煮至微烂时，取其沸水冲泡调匀的葛根粉成半透明状，加少许盐或糖。每日 3 次食用。

（3）炒绿豆芽（《本草纲目》）

【组成】绿豆芽 250g，葱、姜、盐、植物油适量。

【用法】绿豆芽挑去杂质，洗净。烧热锅，放植物油，烧至九成熟时，将绿豆芽下锅，加盐、酱油，翻炒断生即成。

（五）预防与调摄

1. 应做好防暑降温工作。
2. 室内保持通风。
3. 室外工作宜穿宽大的棉质衣服。
4. 避免日光暴晒。
5. 经常淋浴，保持皮肤清洁。

九、粉花疮

粉花疮是指因化妆油彩或其他化妆品引起的一种损害容貌的炎性或变态反应性皮肤病。多见于长期而较频繁使用油彩的职业性文艺工作者或经常使用化妆品的女性。类似西医学的油彩皮炎。其特点为皮损好发于面颊、前额、眼睑和唇部。病程长，反复发作，易引起色素沉着斑和皮肤老化。

（一）病因病机

1. 肌肤蕴热

本病多因禀赋不耐，或腠理不密，复因外涂胭脂油彩等化妆品，光毒燔灼，染毒化热，侵及体肤所致。毒邪蕴结肌肤，玄府失和，则生丘疹、疖肿。

2. 阴伤血瘀

日久阴精耗伤，气血瘀滞，故生黑斑，形若面尘。

清代《疡医大全·粉花疮门》记载："粉花疮多生于室女，火浮于上，面生粟累，或痛或痒，旋灭旋起，亦有妇女好搽铅粉、铅毒所致。"

（二）诊断要点及鉴别诊断

1. 诊断要点

（1）发病部位　好发于面颊、前额、眼睑和唇部。

（2）皮损特点　初期皮损与外涂化妆品范围一致。前额、颊颏部或唇部出现红斑、丘疹、疖肿，灼热瘙痒。青年女性皮损以毛囊性丘疹为主。后期逐渐出现淡褐色、褐色斑块，分布在额、颞、眼周及耳后，常对称弥漫分布，境界不清。

（3）好发人群　女性多见，以使用化妆品的人群为主。

（4）自觉症状　患处可出现灼热剧痒感。

（5）病程及预后　病呈慢性经过，持续多年，常反复发作，易引起色素沉着斑和皮肤老化。

2. 鉴别诊断

（1）粉刺　多见于青春期男女，发于面部等皮脂腺丰富的部位。无明显自觉症状，继发感染时有疼痛。

（2）黧黑斑　好发于中青年妇女，肝病、甲状腺疾病患者较常见。皮损为淡褐至棕黑色斑片，深浅大小不定，与皮相平，色如尘垢，轮廓清晰，无痒痛感。

（三）辨证分析

1. 肌肤蕴热

【主症】起病较急，患处皮肤出现灼热剧痒的红斑，边界清楚，可有针尖大小丘疹、疖肿，全身可伴见口臭，心烦失眠，溲赤便秘，舌红苔黄，脉弦或浮数。

【证候分析】本病多因禀赋不耐，或腠理不密，复因外涂胭脂油彩等化妆品，光毒燔灼，染毒化热，毒邪蕴结肌肤，玄府失和，则生丘疹、疖肿。热入心经，移热小肠，扰乱心神，胃热上犯，则口臭，心烦失眠，溲赤便秘，舌脉均为风热壅盛之征。

【治则】散风清热，凉血解毒。

2. 阴伤血瘀

【主症】病程日久，颊、颧、颞、额等眼周鼻侧皮肤可见黧黑色的色素斑，边界不清，斑纹隐现，舌红少苔，脉细数。

【证候分析】日久阴精耗伤，气血瘀滞，故生黑斑，边界不清，斑纹隐现。舌红少苔，脉细数，均为阴伤血瘀之征。

【治则】滋阴清热，活血化瘀。

（四）美容科治疗方法

1. 内服药物

（1）肌肤蕴热

消风散（《外科正宗》）

【组成】荆芥、防风、蝉蜕、牛蒡子、胡麻仁各6g，生地15g，当归、苦参、苍术、知母各10g，石膏20g，木通、生甘草各3g。

【用法】风热甚者，加银花、连翘；湿热甚者，加地肤子、车前子；血热加赤芍、紫草。日1剂，水煎取汁，分2次服。中成药可用连翘败毒丸。

（2）阴伤血瘀

增液汤（《温病条辨》）合四物汤（《仙授理伤续断秘方》）加味

【组成】麦冬、玄参、生地各15g，赤芍、当归、川芎、丹皮、地骨皮各6g，红花、菊花、鸡冠花、凌霄花各5g。

【用法】日1剂，水煎取汁，分2次服。中成药可选知柏地黄丸。

2. 外用药物

（1）二石粉

【组成】寒水石9g，滑石30g，冰片2.4g。

【用法】共碾细末，外扑患处。适用于皮损初起，轻微红肿、瘙痒者。

（2）马蒲汤

【组成】马齿苋、蒲公英各30g。

【用法】加水1000ml，煎煮10~15分钟，放凉后湿敷患处。适用于红肿、瘙痒明显的皮损。

（3）双白粉

【组成】白附子、白芷、滑石各240g。

【用法】碾末和匀，早晚洗面擦患处。适用于生成色素斑者。

3. 针灸疗法

（1）毫针刺法

【主穴】迎香、四白、颊车、合谷。

【治法】采用泻法，留针 30 分钟，每日 1 次，10 天为 1 疗程。

（2）放血疗法

【主穴】取耳尖、屏尖。

【治法】用三棱针点刺放血，使血热外出，毒邪得泻。每次取一侧耳穴，每周 2 次，10 次为 1 疗程。

4. 推拿疗法

可选迎香、四白、颊车、合谷等穴位做局部按摩，每日 2 次，2 周为 1 疗程。

5. 食膳疗法

（1）龟板煎

【组成】龟板 15g，旱莲草、阿胶各 9g。

【用法】先将龟板、旱莲草煎汤，冲服阿胶，用白糖适量调味。每日 1 剂，连服 2 周。

（2）银花生地茶

【组成】银花 15g，生地 20g。

【用法】煮水代茶饮。

（3）茅根生地茶

【组成】生茅根 50g，生地 30g。

【用法】煮水代茶饮。

6. 其他疗法

（1）先用生理盐水清洁面部后，用加有蒲公英、马齿苋煎剂的中药喷雾剂治疗 20 分钟。

（2）用防敏洗面奶清洁皮肤，将大黄液加入冷喷机治疗 15 分钟，用暗疮针将有黑头粉刺的成熟粉花疮清洗干净，选择去痘精华素配合超声波治疗 15～20 分钟。

（3）中药倒膜：用六一散加入当归面膜中进行倒膜。30 分钟后去膜。扑上六一散即可。每周 2 次，连续 2 周。或将六一散调成糊状敷于面部，倒冷膜，30 分钟启膜，涂上炉甘石洗剂即可。每周 2 次，连续 4 周。

（五）预防与调摄

1. 饮食宜忌

忌食辛辣炙煿和肥甘厚腻食品，调畅二便。

2. 皮肤防护及养护

尽量减少或避免使用化妆品，如职业需要，也要避免使用低劣的油彩和化妆品。用后应认真卸妆，及时清洗。一旦发此病，立即停止使用任何化妆品，切忌用遮盖性化妆品掩饰皮损，否则将加重病情。临床治愈后，可换用适合自己体质的化妆品和护肤品。

3. 调畅情志

保持愉快乐观的情绪。

十、日晒疮

日晒疮是指因强烈日光照射后引起的局部急性红斑、水疱性皮肤病。类似西医学的日光性皮炎。多见于春末夏初，发病情况可因皮肤色素深浅、日光强度、暴晒时间、范围大小及个体差异而不同。妇女、儿童、肤色浅者或初次从事高原地区、雪山或水面工作的人较易得病。常受日晒者皮色变深，对光的反应及遮挡作用增强，较不易发病。

（一）病因病机

1. 毒热侵袭

盛夏酷暑，烈日暴晒，毒热外侵，肌肤受损，焮红肿痛。

2. 湿热蕴结

暑热夹湿，蕴结肌肤，则起燎浆大疱。

（二）诊断要点及鉴别诊断

1. 诊断要点

（1）发病部位 曝光部位，以头面、颈项、手臂等处多见。

（2）皮损特点 皮损处出现红斑、肿胀及水疱。

（3）好发人群 妇女、儿童、肤色浅者或初次从事高原地区、雪山或水面工作的人较易得病。

（4）自觉症状 自觉烧灼感或疼痛。

（5）病程及预后 发病较急，病程多在1周以内，预后较好。

2. 鉴别诊断

（1）接触性皮炎 有接触刺激物病史，与日晒无关，可发生于任何季节，皮损好发于接触刺激物处，自觉瘙痒。

（2）烟酸缺乏症 除日晒部位外，非暴露部位也有红斑，常伴消化系统和神经系统症状。

（三）辨证分析

1. 毒热侵袭

【主症】皮肤焮赤漫肿，灼热刺痛，伴身热头痛，口干溲赤，舌红苔薄黄，脉数。

【证候分析】盛夏酷暑，烈日暴晒，毒热外侵，肌肤受损，故皮肤焮赤漫肿，灼热刺痛；热邪上犯清窍，则身热头痛；邪热伤津，则口干溲赤，舌脉均为热邪伤阴之征。

【治则】清热解毒，凉血消肿。

2. 湿热蕴结

【主症】皮肤赤肿，水疱集簇，疱破后滋水淋漓，痒痛难耐，伴胸闷心烦，头身疼痛，舌红苔黄微腻。

【证候分析】暑热夹湿，蕴结肌肤，故皮肤赤肿，水疱集簇，疱破后滋水淋漓，痒痛难耐；湿阻清窍，中焦受阻，故胸闷心烦，头身疼痛，舌脉均为湿热之征。

【治则】清热利湿。

（四）美容科治疗方法

1. 内服药物

（1）毒热侵袭

皮炎汤（《朱仁康临床经验集》）

【组成】生地、生石膏各30g，连翘12g，丹皮、赤芍、知母、黄芩、银花、竹叶各10g，甘草6g。

【用法】日1剂，水煎取汁，分2次服。

（2）湿热蕴结

龙胆泻肝汤（《医方集解》）加减

【组成】龙胆草6g，栀子、黄芩、泽泻各10g，柴胡、车前草、通草各6g，当归、生地、紫草、丹皮、赤芍各10g，生甘草6g。

【用法】若实火较重，去木通、车前子，加黄连；湿盛热轻，去黄芩、生地，加滑石、薏苡仁。日1剂，水煎取汁，分2次服。

2. 外用药物

（1）单验方

【组成】马齿苋、生地榆各60g。

【用法】水煎取药液，冷湿敷，每日数次。

（2）单验方

【组成】青蒿 60g。

【用法】捣汁冲服，药渣外敷。每日 1 次。

3. 针灸疗法

（1）毫针刺法

【主穴】曲池、合谷、血海、足三里、三阴交穴。

【治法】每日 1 次，留针 20 分钟。10 次为 1 疗程。

（2）耳穴疗法

【穴位】取肺、肾上腺、皮质下、神门、内分泌及敏感穴。

【操作方法】用王不留行籽贴压，3 日 1 次，两耳交替，10 次为 1 疗程。

4. 食膳疗法

（1）五品粥（《百病中医药膳疗法》）

【组成】生苡米 50g，白扁豆 30g，高粱米 40g，大芸豆 30g，赤小豆 50g。

【用法】先将五品用水泡发后，放在普通锅或压力锅内，加水适量煮烂成粥。每日早晚各服 1 碗，食时加糖或咸菜调味。

（2）葛根绿豆糊（《百病中医药膳疗法》）

【组成】葛根粉 10g，绿豆 50g。

【用法】先将葛根粉以少量冷水调匀，绿豆水煮至微烂时，取其沸水冲泡调匀的葛根粉成半透明状，加少许盐或糖，每日 3 次食用。

（五）预防与调摄

1. 经常参加室外活动，增强皮肤对日晒的耐受性。
2. 在烈日下外出应注意遮光，避免直接暴晒。
3. 对日光耐受能力差的人，可预先外涂防光剂或 10% 氧化锌等防晒霜剂。

十一、漆疮

漆疮是指皮肤和黏膜接触漆后引起的一种炎症性皮肤病。类似于西医学的接触性皮炎。其临床特点为红斑、丘疹、水疱、大疱、糜烂，甚至坏死。皮损形态无特异性，通常局限于接触部位。伴以瘙痒或烧灼感。

（一）病因病机

1. 风热壅盛

由于禀赋不耐，皮毛腠理不密，风热乘虚而入。风盛则痒，热盛则肿，与漆接触部位皮肤突发焮红赤肿，灼热刺痒。

2. 毒热夹湿

由于接触某些物质后，邪毒乘虚侵入皮肤，郁而化热，与气血相搏而成。毒热夹湿则脂水频流，湿烂渗液，暴露糜烂，浅表溃疡。

（二）诊断要点与鉴别诊断

1. 诊断要点

（1）发病部位　好发于接触漆的部位。

（2）皮损特点　皮损为红斑、丘疹、水疱、大疱、糜烂，甚至坏死，常为单一性，界限清楚。

（3）好发人群　常为有生漆接触史的人群。当病因不清或接触多种物质时，可做斑贴试验。

（4）自觉症状　伴瘙痒及灼热感。

（5）病程及预后　病程较短，去除致敏物后很快痊愈。

2. 鉴别诊断

（1）急性湿疹　皮疹多形性，易渗出，多对称，易反复发作。

（2）急性丹毒　有较显著的感染性炎症表现，有明显的红、肿、热、痛及压痛。

（三）辨证分析

1. 风热壅盛

【主症】皮肤焮红肿胀，剧烈瘙痒、丘疹、浮肿风团，搔之更盛，舌质红，苔薄黄，脉浮数。

【证候分析】由于接触某些物质后，邪毒乘虚侵入皮肤，郁而化热，风盛则痒，热盛则肿，故皮肤焮红肿胀，剧烈瘙痒、丘疹、浮肿风团，搔之更盛，舌质红，苔薄黄，脉浮数为风热之征。

【治则】清热消风。

2. 毒热夹湿

【主症】接触皮肤突发焮红赤肿，灼热刺痒，继而可见丘疹、丘疱疹、水疱攒聚，擦破则脂水频流，湿烂渗液，暴露糜烂，浅表溃疡。舌红，苔黄，脉滑数。

【证候分析】由于接触某些物质后，邪毒乘虚侵入皮肤，郁而化热，与气血相搏，故接触皮肤突发焮红赤肿，灼热刺痒，继而可见丘疹、丘疱疹、水疱攒聚，毒热夹湿则脂水频流，湿烂渗液，暴露糜烂，浅表溃疡。舌脉为湿热之征。

【治则】清热解毒，化湿消肿。

（四）美容科治疗方法

1. 内服药物

（1）风热壅盛

消风散（《外科正宗》）加味

【组成】荆芥、防风、蝉蜕、牛蒡子、胡麻仁各6g，大青叶、赤茯苓、生地15g，当归、苦参、苍术、知母各10g，石膏20g，木通、生甘草各3g。

（2）毒热夹湿

化斑解毒汤（《外科正宗》）

【组成】玄参、连翘、知母、人中黄各10g，生石膏30g，黄连、炒牛蒡子、淡竹叶各6g，升麻3g，甘草3g。

【用法】毒热夹湿去人中黄、连翘、淡竹叶；加防风、浮萍、白茅根、莲子心以化斑解毒。水煎服，每日1剂，每日2次。

2. 外用药物

（1）三黄洗剂（《中医外科学》）

【组成】大黄、黄柏、黄芩、苦参各等分。

【用法】煎水取汁外洗或湿敷，每日1次。适用于红斑、丘疹、水疱为主，无明显渗出者。

（2）验方

【组成】马齿苋、穿心莲等清热解毒药适量。

【用法】煎水冷湿敷。渗出明显者可用。

（3）青黛膏（经验方）

【组成】青黛、黄柏各10g，石膏、滑石各40g，凡士林适量。

【用法】将以上中药研末，以凡士林调成膏状。外搽，每日1次。糜烂、结痂而渗出不明显者可用。

3. 针灸疗法

（1）毫针刺法

【主穴】尺泽、太渊、曲池、风池、合谷。

【治法】每次选2~3穴，采用泻法，留针30分钟，每日1次，10天为1疗程。

（2）放血疗法

【穴位】耳尖、屏尖。

【操作方法】用三棱针点刺放血，使血热外出，毒邪得泻。每次取一侧耳穴，每周2次，10次为1疗程。

4. 推拿疗法

【穴位】尺泽、太渊、曲池、风池、合谷等穴位。

【操作方法】局部按摩，每日 2 次，2 周为 1 疗程。

5. 食膳疗法

（1）马齿苋汁粥（《食疗本草》）

【组成】马齿苋汁 20g，蜂蜜 10g，粟米 20g。

【用法】先将粟米煮成粥，再加入马齿菜汁，蜂蜜和调。每日 1 次，饭前服用。

（2）黄芪三皮饮（《家庭药膳》）

【组成】冬瓜皮、茯苓皮、黄芪各 30g，大枣 5 枚，白糖适量。

【用法】将以上各味加水 500ml，煮成 300ml，去渣，加白糖适量。分 2 次服，1 日服完。

（五）预防与调摄

1. 尽量避免接触漆类物质。

2. 避免其他刺激，如搔抓、肥皂洗、热水烫。

3. 一旦发病，及时就医。

十二、睑黶

睑黶是指眼无他病，仅胞睑周围皮肤呈黯黑色的眼症。又称"目胞黑"，俗称"黑眼圈"。《目经大成》首先提出此病证名。其症状："两目（无）别弊，但上下外睑煤黑。"其他书记载如"两目黯黑"、"眼胞隐隐青黑"、"胞睑青黑"等。

本病类似西医学的眼睑被动性（静脉性）充血或眶周色素沉着症。

（一）病因病机

1. 肝郁气滞

《眼科集成》曰："气郁血滞，伏火邪风，挟瘀血而透于眼胞眼堂，隐隐现青黑之色气。"久病入络，或肝气郁滞，血行不畅，致瘀血内停，胞睑滞血不散，而呈青黑之象。

2. 脾虚痰浊

《诊家正眼》曰："目胞黑者，痰也。"肺主宣降，通调水道；脾主运化，升清降浊；肺脾气虚，则津液输布失常，痰浊内停，蓄于胞睑，阻滞络脉，而致目周青黑。肝主疏泄，调畅气机。《目经大成》曰："人事不齐，中怀郁郁，无时悲泣，因而木胜水侮，青斑黑点玷污花容。"情志抑郁，肝失疏泄，影响脾土运化，致湿浊内停，上溢于胞睑而现秽迹青黑。

3. 肝肾阴虚

肝开窍于目，在色为青，目为肝之外候，"东方青色，入通于肝，开窍于目，藏精于肝"，肝脉连目系；肾主藏精，在色为黑，主津液，《素问·上古天真论》曰："肾者主水，受五脏六腑之精而藏之"。肝肾之精充则目明，肝阴血不足，目失所养，肝之本色露于目周则为青。肾精亏虚，目失所养，则浮现本色黑于目周。

（二）诊断要点及鉴别诊断

1. 诊断要点

眼无他病，仅胞睑周围皮肤呈黯黑色。

2. 鉴别诊断

炎症后黑变病有急慢性炎症病史。一般发生于炎症局部，色素沉着发生的时间快，炎症时或炎症后即可发生。皮损界限明显，可伴有鳞屑、粗糙、苔藓样变、色素减退或毛细血管扩张。

（三）辨证分析

1. 肝郁气滞

【主症】两目周呈青黑色，面黄，烦躁，胁胀，或有肌肤甲错，妇女月经不调，痛经，经色暗，血块较多。舌质暗，或有瘀点、瘀斑，脉涩或弦细。

【证候分析】久病入络，或肝气郁滞，血行不畅，致瘀血内停，胞睑滞血不散，故两目周呈青黑色，肝气郁结，气滞血瘀，则烦躁，胁胀，月经不调，痛经，经色暗，血块较多，脾失健运，肝郁夹瘀，则面黄，肌肤甲错。舌脉均为肝郁气滞，瘀血内停之征。

【治则】疏肝解郁，祛瘀消滞。

2. 脾虚痰浊

【主症】胞睑周围皮肤黯黑，兼见胸闷多痰，或有骨节酸痛，纳呆。舌淡，苔腻，脉滑。

【证候分析】肺脾气虚，痰浊内停，蓄于胞睑，阻滞络脉，故胞睑周围皮肤黯黑，兼见胸闷多痰，或有骨节酸痛，纳呆。舌脉均为痰湿之征。

【治则】健脾益气，化痰降浊。

3. 肝肾阴虚

【主症】胞睑周围青黑，伴头晕目眩，失眠多梦，咽干口燥，腰膝酸软。舌红少苔，脉细数。

【证候分析】肝阴血不足，目失所养，肝之本色露于目周则为青。肾精亏虚，目失所养，则浮现本色黑于目周；肝肾阴虚，虚热上扰则头晕目眩，失眠多梦；热灼津液，则咽干口燥；腰为肾之府，肾虚则腰膝酸软。舌脉均为肝肾阴虚之征。

【治则】滋养肝肾。

（四）美容科治疗方法

1. 内服药物

（1）肝郁气滞

柴胡疏肝散加减（《景岳全书》）

【组成】柴胡、葛根、黄芩、贝母各 6g，生地 15g，知母、赤芍、丹皮各 10g，甘草 3g。

【用法】加香附、郁金、陈皮以疏肝解郁。水煎服，每日 1 剂，每日 3 次。

（2）脾虚痰浊

正容汤加减（《目经大成》）

【组成】黄芪、党参、茯苓各 15g，白术 10g，陈皮、半夏、神曲、麦芽、泽泻、苍术各 10g，黄柏 6g，干姜 3g。

【用法】水煎服，每日 1 剂，分 2 次服。

（3）肝肾阴虚

六味地黄丸加减（《小儿药证直诀》）

【组成】熟地 20g，山茱萸、怀山药各 12g，茯苓、泽泻、丹皮各 10g。

【用法】虚火明显加玄参、知母、麦冬等以加强清热降火之功；加丹参、红花以活血。水煎服，每日 1 剂，分 2 次服。

2. 外用药物

缓和二神丹（《眼科集锦》）

【组成】艾叶、酒柏各等分，炼熟。

【用法】贴敷眼胞，用温热盐袋熨之。

3. 针灸疗法

（1）毫针刺法

【主穴】肝俞、肾俞、风池、太冲、支沟、曲池、血海。

【配穴】承泣、睛明、攒竹、鱼腰、丝竹空、太阳、四白。

【治法】每次选主穴 4 个，辅穴 4 个，中等刺激，留针 20 分钟，每日 1 次，10 次为 1 疗程。

（2）穴位注射

【穴位】肝俞、膈俞、血海、太冲。

【操作方法】用当归注射液穴位注射，每次每穴1ml，10天为1疗程。

（3）耳穴疗法

【穴位】肝、肾、皮质下、内分泌、交感、热穴、眼。

【操作方法】用王不留行籽贴压，两耳轮换。3日1次，10次为1疗程。

（4）穴位贴敷

肝郁气滞型

【组成】当归、红花、桃仁、香附、柴胡、熟地、炒蒲黄、炒三棱各20g。

【用法】以酒调和，制成膏状，调敷于膈俞、肝俞、期门、三阴交。脾虚痰浊型用当归、三七、白芷各15g，将药物研碎，炒热后装入小纱布袋中，放于下眼袋（发热不烫为度），每天1次；肝肾阴虚型用六味地黄丸，每次10g，加酒、水各半捣成厚糊状，每晚临睡前敷在脐部，次日取下。

4. 推拿疗法

面部美容经穴按摩常规手法第四步，切掐，点按眼周，然后捏鼻梁10次，点揉睛明穴10次、风池穴10次。

5. 食膳疗法

（1）香附桃仁粥

【组成】香附30g，桃仁15g，粳米50g，红糖30g。

【用法】先将香附水煎取液，再将桃仁捣烂加水浸泡，碾汁去渣，与粳米、香附水煎液，红糖同入砂锅，加水适量，用文火煮成稀薄粥，温热食之。每日2次，连服数日。适用于肝郁气滞者。

（2）黄芪茯苓粥

【组成】黄芪20g，茯苓粉30g，橘红10g，粳米30g，大枣（去核）7枚。

【用法】先将黄芪、橘红加水500ml，煮至200ml，去渣，入淘净粳米煮片刻，放入大枣，煮至粥成时加入茯苓粉，搅和均匀，随时服用。适用于脾虚痰浊者。

（3）桑椹粥（《粥谱》）

【组成】桑椹30g，糯米100g，冰糖少许。

【用法】先将桑椹浸泡片刻，洗净后与米同入砂锅，粥熟加冰糖稍煮即成。每天分2次空腹食，5～7天为1疗程。适用于肝肾阴虚者。

6. 其他疗法

（1）超声波美容仪　改善局部血液和淋巴循环，消除眼袋与黑眼圈。导入营养精华素，可改善局部血液和淋巴循环，有助于消除眼袋和黑眼圈。强度0.5～

$1.25W/cm^2$，连续波，5~15分钟，隔日1次，10次为1疗程。

（2）眼袋冲击按摩仪　采用高频磁振和恒温技术，通过舒适的振动和适宜的恒温效应，促进眼部血循，活跃皮下组织，使眼部下周堆积的脂肪分解，改善眼袋的下垂感，促进局部血液和淋巴循环，帮助消除眼袋的瘀血及黑眼圈，增强皮肤弹性。

使用方法：将仪器的两个眼袋接触片用清水浸湿，分别置于两侧眼袋部位，振动强度为受护理者能接受，应由弱渐强，每次约10分钟，隔日1次，10次为1个疗程。

（五）预防与调摄

1. 注意劳逸结合，生活要有规律，不熬夜，保证充足的睡眠。
2. 注意用眼卫生，不长时间注视，常做眼部按摩。
3. 因全身疾病引起的睑黡，要针对病因治疗原发病。
4. 因眼周色素沉着导致的睑黡，疗程较长。

十三、针眼

针眼，是因感受外邪，胞睑边缘或睑内生小硬结，红肿疼痛，形如麦粒，易成脓溃破的眼病。又名土疳、土疡、偷针、挑针等。该病名主要见于《证治准绳》《诸病源候论》《针灸大成》及《青囊真秘》等书。本病与季节、气候、年龄、性别无关。可单眼或双眼发病。类似西医学的睑腺炎，又称麦粒肿。睫毛毛囊或皮脂腺感染称外麦粒肿；睑板腺感染称内麦粒肿。临床较为常见，上下睑均可发生，但以上睑多见，素体虚弱、屈光不正、卫生习惯不良及糖尿病患者易患此病。

（一）病因病机

《诸病源候论·目病诸候·针眼候》曰："此由热气客在眦间，热搏于津液所成"。《证治准绳》指出："犯触辛热燥腻"或"窍未实，因风乘虚而入"。结合临床归纳如下。

1. 风热外袭

多因风热之邪直袭胞睑，滞留局部脉络，气血不畅，发为本病。

2. 热毒上攻

过食辛辣肥甘厚味，脾胃积热，火热毒邪上攻，致胞睑局部酿脓溃破。

3. 脾气虚弱

脾气虚弱，卫外不固，又感风热之邪，则引起本病反复发作。

（二）诊断要点与鉴别诊断

1. 诊断要点

（1）发病部位 上下睑均可发生，但以上睑多见。

（2）皮损特点 初期胞睑局部红肿，胞睑扪及麦粒样硬结；继之局部红肿加重，逐渐成脓，脓成溃后红肿减轻；严重者眼睑漫肿，皮色暗红。

（3）好发人群 素体虚弱、屈光不正、卫生习惯不良及糖尿病患者易患此病。

（4）自觉症状 胞睑局部痒肿疼痛及压痛明显，可伴畏寒发热等症。

（5）病程及预后 发病急，一般病程短，预后良好。

2. 鉴别诊断

（1）胞生痰核 本病与胞生痰核发病部位同在睑结膜面。内麦粒肿为睑板腺的化脓性炎症，故切开排出物主要为脓；而胞生痰核为无痛性肿块，睑结膜面局限性圆形病灶，色紫红，若无感染，刮除内容物为脂肪样胶状组织。内麦粒肿发病急，而胞生痰核发病缓。

（2）眼睑蜂窝织炎 本病为眼睑皮肤的局限性红肿，而眼睑蜂窝织炎是整个眼睑红肿，并波及同侧颜面部，眼睑不能睁开，触之坚硬，压痛明显，球结膜高度水肿，伴体温升高、寒战、头痛等全身中毒症状。

（三）辨证分析

1. 风热外袭

【主症】针眼初起，胞睑局限性肿胀，痒甚、微红，可扪及硬块，压痛；可伴头痛、发热、全身不适等症；舌苔薄黄，脉浮数。

【证候分析】风热之邪初犯胞睑，风甚则痒，热甚则肿，今风热之邪客于胞睑，故胞睑红肿而痒，所见全身症状均为风热袭表之征。

【治则】疏风清热，消肿散结。

2. 热毒上攻

【主症】胞睑局部红肿灼痛，硬结较大，灼热疼痛，伴有口渴喜饮，便秘溲黄，苔黄脉数。

【证候分析】脾胃蕴热，上攻胞睑，阻滞脉络，营卫失调，故疔肿红赤灼痛，内蕴热毒以致口渴喜饮，便秘溲黄，苔黄脉数。

【治则】清热泻火解毒。

3. 脾胃虚弱

【主症】针眼反复发作，但诸症不重。

【证候分析】原患针眼，余邪未清，脾胃伏热，不时上攻胞睑，阻滞脉络，或脾胃虚弱，气血不足，正气不固，时感外邪，以致本病反复发作。由于正气虚而邪气不盛，故诸症不重。

【治则】清脾泻热，扶正祛邪。

（四）美容科治疗方法

1. 内服药物

（1）风热外袭

银翘散（《温病条辨》）

【组成】银花、连翘各15g，桔梗、薄荷、牛蒡子各6g，竹叶、淡豆豉、生甘草各5g，荆芥穗4g。

【用法】热偏重者，减去淡豆豉、荆芥，加黄连、黄芩以清热解毒；红肿明显可加赤芍、丹皮、当归以凉血活血，消肿散结；若痒甚者，加桑叶、菊花以助祛风止痒。日1剂，水煎，分2次服。

（2）热毒上攻

仙方活命饮（《医宗金鉴》）

【组成】银花、穿山甲、皂角刺、归尾、甘草、赤芍、乳香、没药、天花粉、防风、白芷、贝母各25g、陈皮9g。

【用法】若意在消散硬结，去方中攻破药物穿山甲、皂角刺；热毒盛者，加五味消毒饮增强清热解毒之功；大便秘结者，加大黄、玄明粉以泻火通腑。日1剂，水煎，分2次服。

（3）脾胃虚弱

四君子汤（《和剂局方》）

【组成】党参、白术、茯苓各10g，炙甘草6g。

【用法】可酌加当归、赤芍、山楂、神曲、白芷、防风等以健脾益气，和血消滞；若硬结小且将溃破者，加苡仁、桔梗、漏芦、紫花地丁以清热排脓。日1剂，水煎，分2次服。

2. 外用药物

（1）如意金黄散（《外科正宗》）

【组成】天花粉50g，黄柏、大黄、姜黄、白芷各25g，厚朴、陈皮、苍术、天南星、甘草各10g。

【用法】上药研为细末，水调外敷，日1次。

（2）矾冰液（经验方）

【组成】明矾30g，冰片6g。

【用法】上药化水，行湿热敷，每日3次。

3. 针灸疗法

（1）毫针刺法

【主穴】太阳、合谷、风池、丝竹空。

【配穴】睛明、攒竹、血海、太冲。

【操作方法】针用泻法为主，每次取2~5穴，日1次，10次为1疗程。

（2）针挑法

【主穴】肺俞、膏肓俞。

【操作方法】在肺俞、膏肓俞及肩胛区皮肤找出粟米大小之红色或淡红色点1个或数个，经消毒，用针（三棱针或注射针头）挑破，挤出血水和黏液。右眼患病挑左侧，左眼患病挑右侧。

（3）耳穴疗法

①耳穴毫针疗法

【主穴】耳尖、肺、皮质下、心，局部穴。

【配穴】脾、胃、大肠、小肠。

【操作方法】毫针刺，留针15~20分钟，隔日1次，10天为1疗程。

②耳穴埋针疗法

【主穴】耳尖、肺、皮质下、心，局部穴。

【配穴】脾、胃、大肠、小肠。

【操作方法】左手绷紧穴位处皮肤，右手用镊子夹住消毒的皮内针柄，轻刺入穴位，深度约针体的2/3，再用胶布固定。两耳轮换，每日自行按压3~4次，3日1次，5次为1疗程。

4. 食膳疗法

（1）风热外袭

银花茯苓生地茶

【组成】银花20g，生地15g，茯苓20g。

【用法】煮水代茶饮。

（2）热毒上攻

银花茯苓粥

【组成】银花20g，茯苓20g，生石膏30g，粳米50g。

【用法】前3味同煮25~30分钟，弃渣取汁，再与粳米一起煮成粥食用。每日1次，7天为1疗程。

（3）脾胃虚弱

扶正酒

【组成】党参 120g，当归 100g，黄芪 100g，赤芍 30g，白芷 30g，生地 90g，杜仲 90g。

【用法】上药泡酒服用。

5．其他疗法

（1）早期用超短波治疗或局部热敷，促进硬结吸收或化脓。

（2）患眼滴 0.5％熊胆滴眼液或抗生素滴眼液，睡前涂抗生素眼膏。

（3）脓已成者应行麦粒肿切开引流排脓术。外麦粒肿在眼睑皮肤面切开，切口应与睑缘平行；放置引流条，每日换药至愈；内麦粒肿则在睑结膜面切开，切口与睑缘垂直。

（4）对顽固复发者，可用自体疫苗或混合疫苗注射治疗，也可用 30％ 黄连液电离子导入或神灯照射等理疗。

（五）预防与调摄

1．注意眼睑局部卫生，不用脏手或不洁手帕揉眼。

2．平时多食蔬菜、水果、豆类，戒烟、戒酒。不要偏嗜辛辣、香燥、肥甘之品。

3．对禀赋不耐者，应尽量减少或使用化妆品，如职业需要，用后及时清洗。

4．切忌挤压排脓，以免毒邪扩散，变生他症。外敷药物时，注意勿将药粉掉入眼内。

5．妇女月经不调，以及远视、近视应及早调治。

6．少年儿童及脾胃虚弱者，应注意饮食习惯，调整脾胃功能，保持大便通畅。

十四、白驳风

白驳风是一种原发性的局限性或泛发性皮肤色素脱失症。临床特征为皮肤颜色变白，境界清楚，无自觉症状。西医亦称白癜风。

（一）病因病机

1．气血失和

由于饮食劳逸失当，外感六淫，内伤七情，而致气机逆乱，气血不和，肌肤失于濡养而发病。

2．肝肾不足

先天禀赋不足；或久病失养，精血渐亏，损及肝肾，以致精血不能化生，皮毛失养而成。

（二）诊断要点与鉴别诊断

1. 诊断要点

（1）发病部位　好发于面、颈部，亦可见于手背、外生殖器、躯干等部位。

（2）皮损特点　为乳白色斑，大小和形态不一，可呈圆形、椭圆形及各种不规则形，境界清楚，周围可有色素沉着，患处毛发可变白。

（3）好发人群　可发生于任何年龄，以年轻人多见，男女发病大致相等，约有半数患者在 20 岁前发病。有明显遗传倾向。

（4）自觉症状　多无自觉症状。

（5）病程及预后　病程缓慢，反复发作，不易消退，少数病轻者可自行消退。

2. 鉴别诊断

（1）单纯糠疹　皮损淡白色或灰白，上覆少量灰白色糠状鳞屑，多发生于面部，其他部位很少累及。

（2）颜面花斑癣　皮损为淡金色、白色圆形或椭圆形斑，表面常有淡棕色细鳞屑，皮损中易找到真菌。

（3）颜面黏膜白斑　皮损多呈网状、条纹状或片状的白色角化性损害，伴剧痒。

（三）辨证分析

1. 气血失和

【主症】发病多在半年至 3 年左右。皮损白斑光亮，起病速，蔓延快，常扩散为一片，可有微痒；舌淡红，苔薄白，脉细滑。

【证候分析】气血失和，肤失所养，故见白斑；气为血帅，气行则血行，故发病快且蔓延快；舌淡红，苔薄白，脉细滑为气血失和之征。

【治法】调和气血，疏风通络。

2. 肝肾不足

【主症】发病时间长，或有家族史。皮损乳白色，可有腰膝痠软，夜眠多梦等症；舌淡或有齿痕，苔白，脉细无力。

【证候分析】先天禀赋不足或久病体虚而致。腰为肾之府，为先天之本，上济心火；肝主筋脉，肝肾不足，腰无所主，筋无所养，故腰膝痠软；肾水不能上济心火，而使心火上火，故见夜眠多梦；舌淡或有齿痕，苔白，脉细无力乃一派虚象。

【治法】滋补肝肾，养血祛风。

（四）美容科治疗方法

1. 内服药物

（1）气血失和

祛斑汤（验方）加减

【组成】生地、黑芝麻各 15g，当归、赤芍、柴胡、鸡血藤各 10g，桃仁、红花、川芎各 6g。

【用法】日 1 剂，水煎取汁，分 2 次服。

（2）肝肾不足

六味地黄汤（《小儿药证直诀》）加减

【组成】熟地、阿胶、补骨脂各 15g，淮山药 30g，山茱萸、茯苓、泽泻、丹皮各 10g，荆芥、防风各 6g。

【用法】日 1 剂，水煎取汁，分 2 次服。

2. 外用药物

（1）核桃硫黄搽剂（《本草纲目》）

【组成】青核桃皮（从树上摘下尚未成熟的青核桃）1 个，硫黄 5g。

【用法】共研末，搽白斑处。

（2）红花补骨脂酒

【组成】补骨脂 30g，菟丝子 10g，红花 6g，白僵蚕 6g，白蒺藜 10g，米酒 120ml。

【用法】将上药浸于米酒中，1 周后取汁外涂，每日 1~2 次。

3. 针灸疗法

（1）毫针刺法

【主穴】肝俞、肾俞、血海、三阴交。

【配穴】合谷、足三里、中脘。

【操作方法】用平补平泻法。

（2）皮肤针疗法

【叩刺部位】皮损区。

【操作方法】梅花针轻轻叩刺皮损区，边缘用强刺激，中心用弱刺激手法，以皮肤潮红为度。隔日 1 次，15 次为 1 疗程，疗程间隔 7 日，再开始第 2 疗程。

（3）耳穴疗法

【主穴】取与皮损相应的区域。

【配穴】内分泌、肾上腺、交感等区域。

【操作方法】毫针刺、耳穴埋针或王不留行籽耳穴贴压，左右耳轮换。毫针刺每日 1 次，埋针、埋籽 3 日 1 次，10 次为 1 疗程。

4. 推拿疗法

（1）摩腹，以缓摩、顺摩的补法，时间宜长一些，10～15 分钟为宜。

（2）取背俞穴，重点为脾俞、肝俞、胆俞、肾俞，用平稳着实的按揉法，每穴 1 分钟。

（3）捏脊。自长强穴至大椎穴，反复 5～7 遍，在脾俞、肝俞、肾俞、膈俞上重复按揉 50 次。

（4）在白癜风局部，以生姜切片缓摩 3～5 分钟。

5. 食膳疗法

【组成】核桃仁 20g，黑豆 30g，黑木耳 10g，黑米 50g，大枣（干）5 枚。

【用法】首先用枫香球 7 枚煎水，去渣后将以上五种食品煮成粥，早餐食用。

（五）预防与调摄

1. 避免滥涂药物，以防损伤肤表，尤其面部更宜慎重。
2. 适当日晒，可增加疗效，促进恢复。
3. 要有耐心，须持续治疗，治疗时间必须足够长。
4. 注意调节患者的免疫功能，培补正气。
5. 少吃富含维生素 C 的食物。

十五、黑痣

黑痣是发于面部，呈褐黑色圆形小斑点，略高于皮肤的一种皮肤病。又名"黑子"。类似于西医的"黑子"和"色素痣"。

（一）病因病机

1. 风邪搏于血气

《诸病源候论》曰："面黑子者，风邪搏于血气变化所生。夫人血气盛则皮肤润泽，若虚损则疵点变生黑点者，是风邪变其气所生，若生而有之者，非药可治也。"

2. 孙络之血，滞于卫分

《医宗金鉴》曰："黑子，此证生于面部，形为霉点，小者如黍，大者如豆，比皮肤高起一线，有自幼生者，亦有中年生者，由孙络之血，滞于卫分，阳气束结而成。"

3. 肾中浊气混滞于阳，阳气收束

《外科正宗》云："黑子，痣门也。此肾中浊气混滞于阳，阳气收束，结成黑子。"

（二）诊断要点与鉴别诊断

1. 诊断要点

（1）发病部位　面部、四肢均易发。

（2）皮损特点　面部、四肢出现黍豆大褐黑色斑点，略高于皮肤。

（3）好发人群　男女相当，自幼发生，成年渐增，妇女妊娠亦多见。

（4）自觉症状　无痛痒感。

（5）病程及预后　部分有恶变可能。

2. 鉴别诊断

脂溢性角化多见于中、老年人，常见于头面部，皮损初起为针头大淡褐色斑，大多位于毛孔周围，渐增大，变成黄褐色至淡褐色略高出皮面的扁平丘疹，表面呈细颗粒状，稍有光泽，底部呈圆形或不规则，边缘清楚，表面干燥，粗糙，覆以油腻性鳞屑。

（三）辨证分析

本病一般不分证型。

（四）美容科治疗方法

本病一般不采用内治法，治疗以外治法为主，或者采用外科切除，或激光、电灼等疗法。

1. 外用药物

（1）水晶膏（《医宗金鉴》）

【组成】石灰末15g，浓碱适量，糯米50粒。

【用法】石灰用水化开，取末15g，又用浓碱溶于小半茶盅，将石灰末放入碱水中搅匀，待沉淀后，把上面的清液倒出备用。再将糯米放入清液中浸泡1天1夜（冬天2天1夜），将米取出，捣烂成膏。挑少许点于痣上，不可太过，以免损伤正常皮肤。外用无菌纱布覆盖，3~5天换药1次。

（2）取痣饼（《中医外科学》）

【组成】糯米100粒，石灰拇指大1块，巴豆3粒（去壳研）。

【用法】入瓷瓶，同窖3日，以竹签挑粟粒大小少许点痣上，自然脱落。

2. 针灸疗法

（1）灸法

【穴位】支正。

【操作方法】温和灸或雀啄灸法，每日 1 次，每次 30 分钟，坚持治疗。

（五）预防与调摄

1. 黑痣有恶变的可能，所以尽量不要搔抓，以免造成感染等刺激，从而诱发黑痣恶变。

2. 怀疑有恶变倾向的黑痣，应及时切除。取下痣后，要留取标本送活检，以便及时确诊，进一步处理。

3. 避免用腐蚀等非彻底治疗的方法，以免遗留瘢痕或增加恶变的可能。

十六、扁瘊

扁瘊是粟米至豆粒大小、扁平隆起的皮肤良性赘生物。多见于青少年，好发于颜面、手背，是较常见的损美性疾病。本病在中医古籍中又名"晦气疮"、"疣疮"，类似于西医的"扁平疣"，属于疣的一种。

（一）病因病机

1. 热毒蕴结

素体火热旺盛；或五志过极，化生火热；或血枯生燥，而筋气外发，更兼腠理不密，为风热毒邪乘虚内侵，热毒搏于肌肤，凝聚成结。

2. 热蕴络瘀

火热之邪内蕴，煎灼津液，致气血失和，运行失其顺畅调达而气滞血瘀，热瘀互结，发为本病。

（二）诊断要点与鉴别诊断

1. 诊断要点

（1）发病部位　好发于颜面、手背及前臂。

（2）皮损特点　皮损为粟米至豆粒大、稍高于皮面的扁平丘疹，表面光滑，呈浅褐色或正常肤色。形状为圆形、椭圆形或多角形，境界清楚。

（3）好发人群　多见于青少年。

（4）自觉症状　一般无自觉症状，偶有痒感。

（5）病程及预后　病程缓慢，有时可自愈。

2. 鉴别诊断

（1）颜面部粟丘疹 皮疹为白色或淡白色不融合之坚实丘疹，用针挑破表皮可挤出白色珍珠状颗粒物，皮疹不会自行消退。

（2）颜面汗管瘤 好发于下眼睑及颊上部。半数以上发生于 20～30 岁的女性，皮疹为数毫米大小的硬固性丘疹，常在青春期出现或显著增多。很少自行消退。

（3）颜面部睑黄疣 皮疹好发于上眼睑内眦处，为淡黄色或橘黄色柔软的斑块状改变。多见于中年以上的女性，常伴有肝胆疾患及高脂血症。

（三）辨证分析

1. 热毒蕴结

【主症】皮疹淡红，数目较多，伴口干，身热，大便不畅，尿黄。舌质红，苔白或腻，脉滑数。

【证候分析】热盛伤津故口干、大便不畅；热盛于内故身热；热煎津液故尿黄。

【治法】清热解毒。

2. 热蕴络瘀

【主症】病程较长，皮疹黄褐或暗红，可有烦热。舌暗红，苔薄白，脉沉缓。

【证候分析】热伤血络，络脉瘀阻故见皮疹暗红，舌暗红。

【治法】活血解毒。

（四）美容科治疗方法

1. 内服药物

（1）热毒蕴结

祛疣汤（《中医外科学》）

【组成】木贼、连翘各 15g，香附 10g，苡仁、板蓝根各 30g。

【用法】日 1 剂，水煎取汁，分 2 次服。药渣可再煎水外洗。

（2）热蕴络瘀

紫蓝方（《简明中医皮肤病学》）加减

【组成】马齿苋 60g，板蓝根 30g，大青叶、生牡蛎各 30g，紫草根、生苡米、赤芍、红花、木贼各 15g，鬼箭羽、香附各 10g。

【用法】日 1 剂，水煎取汁，分 2 次服。药渣可再煎水外洗。

2. 外用药物

（1）验方（《颜面皮肤病中西医结合诊治》）

【组成】白鲜皮、香附各 50g。

【用法】煎水外洗，每日 1~2 次。

（2）验方

【组成】鲜鸡内金或干鸡内金适量。

【用法】用醋浸泡变软后擦皮疹，每日 1~2 次。

（3）验方

【组成】白鲜皮、明矾各 30g。

【用法】煎水外洗，每日 1~2 次。

3. 针灸疗法

（1）毫针刺法

【主穴】迎香、四白、阳白、颊车。

【配穴】合谷、曲池、足三里、内庭。

【操作方法】根据扁平疣于面部所发部位选择邻近主穴、配穴，每次 4~5 穴，采用针刺法，得气后留针 10~20 分钟，其间行针 2 次，每日或间日 1 次，5 次 1 疗程。

（2）穴位注射

【穴位】面部皮疹取足三里（双）、曲池（双），额部皮疹取血海（双）、曲池（双）；手部皮疹取血海（双）、曲池（双）、患侧肩髃。

【操作方法】穴位注射板蓝根注射液。刺入得气后，缓慢注入，每穴注入 1ml。每日 1 次。10 次 1 疗程。

（3）火针疗法

【穴位】阿是穴（疣体）。

【操作方法】按火针法操作。用火针对准疣体，速刺，不可刺得过深，针刺 3 天内勿用水洗患处，以防感染。1 周内脱落而愈。

（4）耳穴疗法

【穴位】肺、神门、内分泌、皮质下、肾上腺、大肠，患处在耳部相应穴位。

【操作方法】王不留行籽贴压穴位。每次揉按 40~50 次，每日揉 3 次。双耳轮换，3 日换 1 次，3 周为 1 疗程。

（5）耳针配体针法

【耳穴】肺、肾上腺、内分泌、皮质下。

【体穴】大骨空穴。

【操作方法】取一侧耳穴，寻找敏感点，酒精消毒后刺入耳针，胶布固定，每天按摩 3~4 次，每次 2~3 分钟。大骨空穴用 15 分毫针直刺，两侧同时进行，每日 1 次。7 天为 1 疗程，如未愈，间隔 5 天，取另一侧耳进行第 2 疗程。

4. 食膳疗法

（1）苡仁米汤（《冉氏家藏方》）

【组成】生苡仁 100g，紫草、板蓝根、木贼草各 10g。

【用法】先煎后 3 味，取汁，去渣，再入苡仁同煮为粥。早、晚分服。可用药渣洗局部 15～20 分钟。7 天为 1 疗程。

（2）苡莲粥［广西中医药. 1987，（2）：31］

【组成】苡仁、莲米各 50g，枸杞子、百合各 10g，山药 30g，白糖或红糖 40g。

【用法】煎煮，熟后加糖。每日作早餐，连渣服食。

（3）油爆苦瓜

【组成】生青苦瓜适量。

【用法】将生青苦瓜剖开去子，放入酸菜水中浸泡 1 周后，取出切碎，在油锅中爆炒 1 分钟，盛入盘中。每日 3 次，每次 100g，连续食用半月。

（4）红花茶

【组成】红花 6g。

【用法】沸水冲泡代茶饮，每日 1 剂，连服 10 天为 1 疗程。

（五）预防与调摄

1. 不要随意搔抓皮疹，以免自身接种扩散。

2. 局部用药尤其是剥脱性、腐蚀性药物须仔细操作，以免伤损健康皮肤。

3. 治疗过程中，如突然出现瘙痒、基底部红肿、损害增大、损害趋于不稳定等情况，是扁瘊消退的预兆，此时要坚持治疗，否则前功尽弃。

第七章

毛发美容

人体毛发主要包括了头发、眉毛、胡须。毛发美是人体美的一个重要部分，可分为型美与质美两大部分。型美主要指毛发的形状，其美化主要由专业美发师或美容师来实施。毛发的质美则与中医美容有着密切联系，如毛发的颜色、润枯、软硬、疏密等。头发、胡须、眉毛等的光泽与枯槁、秀美与丑陋、润黑与黄白、生长与脱落等，与人体的脏腑经脉气血的盛衰密切相关。中医美容对于毛发所起的作用是保持毛发的润泽、柔软、弹性、茂密和乌黑。

第一节 概 述

一、毛发美的生理基础

在中医大量的文献中，将毛发分为发、髭、髯、须等。其中，"发"主要指头发；"髭"，是生长在上唇上的胡须；"髯"，是生长在颊部后下方及耳下部位的胡须；"须"，是生长于颏下的胡须，在某种程度上有时也泛指胡须；"眉"则专指眉毛。

（一）毛发和脏腑的关系

1. 肾

肾藏精，其华在发。肾中精气与毛发的关系非常密切，主要表现在以下几个方面：第一，肾精化血，营养毛发；第二，肾精化气，促进毛发生长。由此可见，毛发的营养来源于气血，而其生机则本于肾。

同时，毛发的盛衰也是人体生、长、壮、老、已的标志之一，与肾中精气的盛衰密切相关，而肾中精气充盛与否又与年龄关系密切，随着年龄的增长，毛发也随之发生变化。《素问·上古天真论》指出，女子七岁，肾气盛，发长；四七，发长极；五七，发始堕；六七，发始白；丈夫八岁，肾气实，发长；五八，肾气衰，发堕；六八，发鬓斑白；八八，齿发皆去。生理情况下，女子 7 岁，男子 8 岁，恰值幼年生长发育期，此时肾气渐充，头发生长比较明显；至女子 14 岁，男子 16 岁左右，为青春发育期，此时肾气充盛，"天癸"产生，人体第二性征开始出现，胡须、阴毛等开始生长，头发也迅速生长；女子 21 岁，男子 24 岁前后，正是青春期阶段，肾中精气已完全成熟，此时毛发也处在生长最旺盛的时期；到女子 28 岁，男子 32 岁前后，毛发生长达到极盛；女子 35 岁，男子 40 岁以后，肾中精气逐渐衰退，头发开始脱落；女子 42 岁，男子 48 岁后，毛发渐渐表现干枯、花白，直至女子 50 岁，男子 60 岁后，肾精衰少，毛发渐渐脱落。

肾中精气充足，头发浓密、柔润、亮泽；肾中精气亏少，头发则稀少、干枯、无泽。因此中医美发最重补肾。

2. 肺

肺主气，在体合皮，其华在毛。肺的宣降作用将脾所转输的水谷精微及津液布散于全身，外达于皮毛，维持着毛发的正常生长。同时，肺在体合皮，而毛发根于皮肤中，故必须在皮肤腠理致密，玄府宣通，卫气温煦，络脉通畅的情况下才能正常生长，反之则影响毛发生长。

肺的功能正常，毛发便润泽并生长良好；其功能失常，毛发则干枯、脱落。

毛发的生长还与脾、肝、心有着密切关系。脾为后天之本，气血生化之源，可以将水谷精微转化为濡养毛发的血气和充养毛发的肾中精气；肝藏血，心主血脉，毛发的生长与血液的充盈与否关系紧密，故只有此二脏功能正常，毛发才能得到血液的正常濡养。

（二）毛发与气、血、精的关系

气、血、精均是构成人体的基本物质，亦是毛发生长的物质基础。

气主要有元气、宗气、营气、卫气四种。元气为肾中精气所化生，为人体生命活动的原动力，主要有推动及激发作用，可促进毛发的生长；宗气聚于胸中，可行呼吸及气血，以此润泽毛发；营气行于脉中，与血液一起共同营养毛发；卫气行于皮肤、分肉之间，对毛发起着温养作用，并能防御外邪入侵滞留于毛根之下而损伤头发，为毛发的正常生长维持一个良好的环境。

"发为血之余"，血气旺盛，毛发亦浓密润泽，血气亏虚，则毛发枯萎、稀少或脱落。正是因为血液与毛发关系密切，当各种原因造成血分病变，如血瘀、血热、血燥等，就会引起毛发的病变，如脱发、白发。

精有广义和狭义之分。广义之精指体内一切精微物质，包括气、血、津液和水谷精气、肾中精气等；狭义之精即指藏于肾中的生殖之精。二者对毛发生长均有重要的作用。

（三）毛发和经络的关系

毛发的润泽浓密有赖于气血的濡养，而濡养毛发的气血是通过经络来传送的，因此经气的盛衰在一定程度上决定着毛发的盛衰。经气盛则毛发盛，经气衰则毛发衰。

须、发、眉等生长于人体不同的部位，其络属的经脉不同，故其盛衰所责之经络也不同。经气的盛衰，决定着其循行部位毛发的盛衰。

髭，其美恶与手阳明大肠经气血多少关系密切。因手阳明大肠经支脉，上走颈部，通过面颊，进入下齿龈，回绕至上唇，交叉于人中，左脉向右，右脉向左，分布在鼻孔两侧，故"手阳明之上，血气盛则髭美，血少气多则髭恶，血气皆少则无髭"（《灵枢·阴阳二十五人》）。

须，其美恶与足阳明胃经有关。足阳明胃经在面部的分布经过颏部。故"美须者阳明多血"（《灵枢·五音五味》）。

髭、须又皆与冲、任二脉有关，此二脉皆起于胞宫之中，循腹上行，从咽喉别出后而环络唇口，所以说："冲任之脉，不营口唇，故须不生"（《灵枢·五音五味》）。

髯，其美恶与足阳明胃经的气血多少关系密切。因足阳明胃经环绕口唇，向下交会于颏唇沟承浆处，再向后沿着口腮后下方，出于下颌大迎处，沿着下颌角颊车，上行耳前，故"足阳明之上，血气盛则髯美长，血少气多则髯短，故气少血多则髯少，血气皆少则无髯"（《灵枢·阴阳二十五人》）。此外，髯之美恶还与足少阳胆经及手太阳小肠经有关，因足少阳胆经有三支经脉分布于耳前、耳后、颧、颊部位，手太阳小肠经在颊部的支脉分布于耳前及颧部，故"足少阳之上，气血盛则通髯美长，血多气少则通髯美短，血少气多则少须，血气皆少则无须"（《灵枢·阴阳二十五人》）。"手太阳之上，血气盛则有多髯"（《灵枢·阴阳二十五人》）。

眉毛的美恶与手少阳三焦经及足太阳膀胱经之气血盛衰有关。手少阳三焦经耳部支脉，出走耳前，到达目外眦，故"手少阳之上，血气盛则眉美以长"（《灵枢·阴阳二十五人》）。足太阳膀胱经起于目内眦，向上向外达于眉中，故"美眉者，足太阳之脉气血多，恶眉者气血少"（《灵枢·阴阳二十五人》）。

头发之美恶与督脉有关。督脉起于胞中，下出会阴，沿脊内上行，至项后风府穴处进入颅内，络脑，并由项上行至头顶，循前额正中线经鼻柱下行至上唇系带处。其分支从脊柱里面分出，属肾。由于督脉循于脊里，入络于脑，上过头顶，下属于肾，在肾、脊髓、脑髓、头发之间形成了一条通路。所以，当肾中精气旺盛，髓海充盛时，则随督脉之经气上行而荣养头发，于是头发就生长茂密而富有光泽。此即肾"其华在发"的生理基础，故《圣济总录》说："足少阴血气盛则发美"，足少阴肾的这种生理表现是通过督脉来实现的。此外，局部络脉和毛发也有一定关系。络脉通畅，毛发营养供应不受阻碍，则生长发育正常；反之，络脉瘀阻，则毛发营养供应障碍，毛发就会枯萎、干燥和脱落。

二、毛发的美学标准

1. 毛发清爽整洁，头发没有头垢或头屑。
2. 发质好，不因外界影响而发生明显变化。
3. 毛发干爽光滑，头发丝丝光泽，弹性良好。
4. 不粗不硬，不分叉，不打结，无缺损。
5. 疏密适中，发根分布均匀。
6. 头发色泽统一，没有斑白、枯黄等颜色错杂。
7. 发型与年龄、个性、职业及外形协调统一。

三、影响因素

《诸病源候论》对于毛发诸病的病因有较系统的论述，为中医毛发美容奠定了理论基础。

如"须发秃落候"云："足少阳胆之经脉也，其荣在须；足少阴肾之经也，其华在发。冲任之脉，为十二经之海，谓之血海，其别络上唇口。若血盛则荣于须发，故须发美；若血气衰弱，经脉虚竭，不能荣润，故须发秃落"。

"令生髭候"云："手阳明为大肠之经，其支络缺盆，上颈贯颊，入下齿间。髭者，是血气之所生也。若手阳明之经血盛，则髭美而长；血气衰少则不生"。

"白发候"云："足少阴肾之经也，肾主骨髓，其华在发。若血气盛，则肾气强，肾气强，则骨髓充满，故发润而黑；若血气虚，则肾气弱，肾气弱则骨髓枯竭，故发变白色"。

"令发长候"云："发是足少阴之经血所荣也，血气盛则发长美；若血虚少，则发不长，须以药治之令长"。

"令发润泽候"云："足少阴之经血，外养于发，血气盛发则光润；若虚则血不能养发，故发无润泽也。则须以药令其润泽"。

"发黄候"云："足少阴之经血，外养于发，血气盛，发则润黑；虚竭者，不能荣发。故令发变黄"。

"须黄候"云："足少阳之经血，外荣于须，血气盛，须则美而长；若虚少不足，不能荣润于外，故令须黄"。

"令毛眉生候"云："足太阳之经，其脉起于目内眦，上额交巅，血气盛则眉美有毫，血少则眉恶。又眉为风邪所伤，则眉脱，皆是血气伤，不能荣养，故须以药生之。"

"令毛发不生候"云："足少阴之血气其华在发；足太阳之血气盛则眉美，足少阳血气盛则须长；足阳明之血气盛则发美；手阳明之血气盛则髭美。诸经血气盛，则眉髭须发美泽；若虚少枯竭，则变黄白悴秃。若风邪乘其经络，血气改变，则异毛恶发妄生也，则须以药敷，令不生也"。

"火烧处发不生候"云："夫发不生，血气所润养也，火烧之处，疮痕致密，则血气下沉，不能荣宣腠理，故发不生"。

综上所述，导致毛发异常的原因很多，归根结底，无外乎以下几种。

（一）感受外邪

六淫之邪侵犯皮毛，影响毛发的生长环境，如燥伤津液，发失濡润；热灼血津，毛失所养；湿毒浸淫，湿热蕴结而损伤毛发；或风毒肆虐，毛发脱落等。

（二）肾精亏损

发为肾之外荣，肾中精气充足，是毛发正常的基础，若肾精亏损，则毛发不能正常生长发育，而出现异常。

（三）气血亏虚

毛发依赖于气血的滋养，不论何种原因导致了气血亏虚，均可以导致毛发的异常，如毛发干枯、脱发、白发等。

（四）血热内盛

青少年阳旺多热，或成年人阳热过盛，或五志过极化火，或过服温补，或热病后期邪热留恋而致血热蒸腾，熏灼皮肤、发根，导致毛发生长环境不良而异常，而热邪伤阴，还会造成毛发失却濡养而造成更多的毛发病变。

（五）瘀血阻滞

情志内伤，气机郁滞，或跌打损伤，或久病气虚，或各种出血而致瘀血阻滞，气血不能正常荣养毛根，毛发失养而异常。

（六）肝气郁结

肝藏之血是毛发营养的重要来源，肝气郁结，肝失疏泄，则肝经之血不能荣养巅顶，发失濡润而发生异常；或肝气不舒，十二经气血失于疏利，不能上荣，发失所养而生机不旺，出现异常；或肝郁化火，循经灼发而异常。

（七）皮肤疾病

皮肤的疾病，如发疥癣或烧、烫、创伤等，均可导致毛发变细变脆甚至脱落。

四、毛发的养护原则与方法

中医对于毛发的养护主要在于内治与外治相结合。而其中更以内治为主。

（一）顺应四时

四时气候对于毛发的影响是非常明显的，毛发总是处于身体的外部，对外界气候的变化十分敏感。尤其燥邪、湿邪对毛发的影响则更为明显，燥邪使之干枯，湿邪使之腐枯，而其他邪气也会对毛发的健康秀美造成一定程度的影响。因此，四时气候不同，当令之气各异，毛发的养护也当顺从四时，不同季节应选取不同的洗护品，有针对性地进行养护是保持毛发秀美的首要原则。

（二）劳逸适度

正常的劳动和体育锻炼，能促进脏腑的生理功能，有助于气血流通，增强体质；合理的休息，可以消除疲劳，使体力及脑力得到恢复而不致发病。但若长时期的过劳或过度安逸，就会成为致病因素而致人发病。

（三）调畅情志

中医学一向重视情志因素对机体的影响，《灵枢·百病始生》："喜怒不节则伤脏"。毛发的秀美与脏腑的功能正常是密不可分的，同时"发为血之余"，《素问·调经论》："血有余则怒，不足则恐"。当情志异常影响了脏腑及气血功能后，毛发也会受到严重的影响而出现干枯、白发等，伍子胥一夜白头的典故就说明了情志变化对于毛发的重要影响。因此，正常的情志、开朗的心境，是毛发秀美的重要因素之一。

（四）调节饮食

饮食是人类赖以生存和保持健康的必要条件，也是气血津液等物质基础的来源。毛发的秀美同样依赖于气血津液的滋养，营养充足与否对于毛发的生长有着直接的影响。五味所化生的各种精微物质均是保持毛发秀丽所必需的物质基础。

五味摄入平衡，则毛发健康亮泽；五味偏嗜，则毛发亦会随着脏器的损害而受到明显损害，如过食苦味，则会致毫毛脱落，过食酸辛，则毛发暗淡无泽，过食甘味，则毛发脱落而骨骼疼痛等等。因此，饮食五味应当适宜，不要有所偏嗜，注意饮食宜忌。起居有节，饮食适宜，毛发便会健康秀美。

（五）养肝护肾

肝藏血，肾藏精，发为血之余，肾之华在发。所以，肝藏之血充盈，肾藏之精充沛，毛发就会乌黑浓密而亮泽，反之则枯槁无泽，白发早生。肾为先天之本，除了对毛发的健康有着重要的影响外，对人体的健康也有着非常重要的意义，因此对肾的护养是中医保持机体健康的重要手段之一，也是中医美发第一法。肝为血之脏，又为女子之先天，对于女子毛发秀美、容颜娇艳均有重要意义。

第二节　毛发的养护

毛发的养护是指保持毛发的健康亮泽，使毛发光亮，润泽清洁，无头垢及头屑；发丝粗细合宜，软硬适中而有弹性；乌黑或黄褐，浓密，无异常脱发。毛发养护可针对各个人群，因为毛发尤其是头发最易受到外界的影响，若不能及时有效地养护，便会逐渐失却光彩，变得干枯而粗糙，甚至头发早白或脱发。为了保持毛发的健康秀丽，我国历代医家采取了各种行之有效的养护方法。现代研究不断对这些方法进行挖掘、整理、开发，已经成为中医美容的重要内容。

一、养发

养发，指通过对毛发的干枯状况进行改善，使毛发恢复润泽、柔软、弹性，从而使容颜更加动人美丽。

（一）美学标准

头发整洁，无头垢头屑，发质好，不易受外界影响，发干光滑亮泽，弹性良好。

（二）影响因素

毛发尤其是头发与外界环境接触很多，外界环境的损害如粉尘、日晒等都是影响毛发润泽的重要原因，尤其是六淫中燥邪、热邪的影响，最易损伤机体津液，使毛发失却濡润，而变得干枯无泽；而各种原因所致的气血不足，肾精不足，脾不健运等均可使毛发干枯变脆并易断。

（三）美容科养护方法

1. 内服药物

（1）补真丸（《圣济总录》）

【组成】肉苁蓉350g，菟丝子350g，生地黄汁1300ml。

【用法】前二味捣匀，加生地汁慢火熬膏，青竹沥时时洒膏内，熬至黏稠，冷却后和丸如梧桐子大。空腹，温盐水送下，每日2次，每次30～50丸。可缓解肾精亏虚之毛发干枯。

（2）桂心丸（《圣济总录》）

【组成】肉桂、旱莲草、白芷、菊花、旋覆花、黑芝麻、荜澄茄、牛膝各35g。

【用法】上药研末，炼蜜和丸如梧桐子大，温盐水送服。每日2次，每次30丸。可防治因风邪侵袭导致的毛发枯槁，利于毛发生长。

2. 外用药物

（1）犀皮汤（《御药院方》）

【组成】小麦麸90g，半夏35g，沉香末18g，生姜35g。

【用法】上药水煎三遍，去滓取汁，加入冰片、麝香少许搅匀，洗毛发。可治毛发干涩，达到润泽的效果。

（2）蜡泽饰发方（《肘后备急方》）

【组成】青木香、白芷、零陵香、甘松香、泽兰各5g。

【用法】上药以棉布包裹，酒渍两宿，入油中煎熬两遍，加适量蜂蜡，急煎，再入少量胭脂，文火煎，使其极黏，去滓作梃以饰发。可治发无光泽，使毛发润泽，还可令发乌黑。

（3）菩提树玫瑰水（《中国民间偏方大全》）

【组成】菩提树汁、玫瑰水、甘油、精制火油、柠檬油各50ml。

【用法】调匀，涂发上，可使发光润，并馨香宜人。

（4）验方（《中国民间偏方大全》）

【组成】杏仁、乌麻子各35g。

【用法】两味共捣，水煎，过滤取汁，以之沐发，可治头发不润。

3. 气功疗法

坐地，两腿伸直，以双手指向脚胫，头至地；舒双脚，相隔尺余，以双手握双脚胫，头顶至地。各12次。

4. 食膳疗法

苁蓉羊肾粥 (《圣济总录》)

【组成】肉苁蓉45g, 羊肾1具, 羚羊角屑60g, 磁石90g, 薏苡仁90g。

【用法】磁石炮赤, 以醋淬过捣末。先以羚羊角屑、肉苁蓉加水煎熬, 后去渣, 下磁石、薏苡仁及羊肾, 熬粥。空腹任意食用。可治脾肾两虚所致的毛发干焦, 面色黄黑。

二、生发

生发是针对毛发异常的脱落和稀疏, 如每天脱发超过百根以上等状况进行改善, 使毛发恢复茂密、牢固, 不易脱落。

(一) 美学标准

毛发疏密适中, 头发分布均匀, 不粗不硬, 不分叉, 不打结, 无缺损。

(二) 影响因素

毛发尤其是头发与人体有着密切的关系, 头发具有保护头皮和大脑的功能, 又对容貌具有修饰的作用。而外邪尤其是湿邪往往会上犯于头, 侵蚀发根, 影响毛发的生长, 而使其腐枯, 或者湿热蕴蒸、湿邪阻滞经络, 血脉失通, 毛发失养, 均可致毛发脱落。其他如气血亏虚、血热过盛、瘀血阻滞、肝气郁结、肝血不足、肾精亏虚或者皮肤疾病等亦会导致毛发的异常脱落。

(三) 美容科养护方法

1. 内服药物

(1) 加味四君子汤 (《嵩崖尊生全书》)

【组成】人参12g, 白术9g, 茯苓9g, 炙甘草6g, 熟地9g。

【用法】水煎服, 日1剂, 分2次服。此方适用于脾胃气虚所致的脱发。

(2) 补益牛膝丸 (《太平圣惠方》)

【组成】牛膝500g, 生地500g, 枳壳250g, 菟丝子250g, 地骨皮250g。

【用法】捣药为末, 炼蜜为丸, 如梧桐子大, 空腹, 姜汤送服, 每服30丸, 可渐加至50丸。此方适用于精血亏虚之毛发脱落、稀疏不荣及须发早白。

(3) 余氏生发丸 (湖北中医杂志. 1999; 9: 408)

【组成】生地、熟地、当归、制首乌、女贞子、桑椹、枸杞子、菟丝子、山茱萸、黑芝麻、苦参、白鲜皮、鸡血藤各6g, 茯苓、赤芍各4g。

【用法】捣药为末, 炼蜜为丸, 日服2次, 每次15~20g, 早晚饭前服用。

可滋补肝肾，补益气血，祛风活血，生发乌发。

2. 外用药物

（1）洗头菊花散（《御药院方》）

【组成】甘菊花75g，蔓荆子、侧柏叶、川芎、桑白皮、白芷、细辛、旱莲草各35g。

【用法】上药粗筛，每以药60g，水三大碗，煎至二大碗，去渣，洗发。可祛风活血，益阴生发。

（2）生发膏（《医方类聚》）

【组成】白芷、附子、防风、川芎、莽草、辛夷、细辛、黄芩、当归、花椒各40g，大黄5g，蔓荆子100g，马膏、猪膏各1500ml。

【用法】前12味切碎与马膏、猪膏共微火煎，待白芷色黄则可。洗头后外敷。适用于风热侵扰之毛发脱落。

（3）蔓荆子膏（《太平圣惠方》）

【组成】蔓荆子90g，桑寄生150g，桑白皮、白芷、韭根、鹿角胶各60g，马脂500ml，五粒松叶90g，甘松香30g，零陵香30g，生芝麻油750g，枣根皮汁750g。

【用法】上药研末，绵裹，浸脂、油及枣根汁中一宿，慢火久煎，待白芷色黄则成。去渣，盛好备用。适用于血虚须发脱落者。

（4）生眉毛药方（《外科启玄》）

【组成】皂角刺、新鹿角各等分。

【用法】二药等分为末，以姜汁调涂眉处，日2次，可生眉。适用于风寒外袭及肾虚引起的眉毛脱落、稀少。

3. 针灸疗法

（1）毫针刺法

【主穴】肾俞、三阴交、风池、百会、头维、生发穴。

【配穴】血虚风盛配心俞、膈俞、足三里；肝肾不足配肝俞、太溪；气滞血瘀配膈俞、血海、太冲；脾虚湿热配脾俞。双侧取穴，风池治以泻法，余穴皆用补法。背俞穴可加艾条温灸。每日或隔日1次，留针20分钟，10次为1疗程。

（2）皮肤针疗法

【叩刺部位】①叩刺脱发区；②叩刺腰背部。

【操作方法】①叩刺脱发区：用梅花针从脱发区边缘，螺旋状向中心均匀密刺，每次叩打至皮肤微微出血为度，再从不脱发区向脱发区作向心性叩刺20~30次，在局部涂外用生发液，或用鲜姜涂抹，或用点燃的艾条进行局部温灸10~15分钟。②叩刺腰背部：用梅花针均匀叩刺腰背正中线与脊柱两侧，叩至皮肤微出血为止。

（3）耳穴疗法

【主穴】肺、肾、内分泌、头皮。

【配穴】气滞血瘀加肝区、皮质下区，皮脂较多者加脾、神门。双侧取穴，留针 15～20 分钟，隔日 1 次，10 次 1 疗程，耳针埋藏；或耳穴压豆。

4. 按摩疗法

震颤按摩法（《实用震颤按摩》）

第一步：用一支 20ml 维生素 B_1 洒头上，以右手五指从前额神庭穴向后梳到后发际哑门穴，共 36 次。后以左手和右手五指分梳头部两侧，各 36 次。

第二步：五指合拢叩打百会穴 54 次。

第三步：双手拇指分别点振两侧的翳风、翳明、风池等穴 3 次，每次 10 秒。

第四步：拇指压揉三阴交穴 16 秒。压拔 3 次，压振 3 次，每次 10 秒。用掌心劳宫穴按压在脱发处或头发稀疏处，震颤 5 次，每次 10 秒。

5. 食膳疗法

（1）菟丝子粥（《中华临床药膳食疗学》）

【组成】菟丝子 15g，茯苓 15g，莲子肉 10g，黑芝麻 15g，紫珠米 100g，食盐适量。

【用法】诸药清洗洁净，加适量水与紫珠米同煮，旺火煮开后，微火熬成粥，加少许食盐即可食之。每日 1～2 次，连服 10～15 日。适用于脾肾两虚之脱发者。

（2）首乌蛋（《中国民间偏方大全》）

【组成】何首乌 40g，鸡蛋 2 枚。

【用法】先将鸡蛋刷洗干净，砂锅内置清水，把鸡蛋连皮同首乌共煮半小时，待蛋熟后去壳再入砂锅内煮半小时即可，服用时，先吃蛋，再饮汤。

三、乌发

我国人大多数均为黑发，正常发色多为黑色，或黑中稍带褐。乌发针对须发黄、灰、白等异常状况进行改善，使头发恢复乌黑、光泽、活力，重显青春与健康。

（一）美学标准

头发色泽统一，亮泽，无斑白、枯黄等颜色错杂，发干与发尾不出现两种颜色。

（二）影响因素

人至四五十岁后，须发会逐渐斑白，此为正常生理现象，但有些人在青年甚至青少年时期就出现异常发色如黄、灰、白等则为不正常。导致发色异常的原因多种多样，归根结底无外乎气血亏虚及肾阴不足，剧烈的情志刺激往往也会导致发色异常。

（三）美容科养护方法

1. 内服药物

（1）马齿苋还黑散（《太平圣惠方》）

【组成】马齿苋子 600ml，茯苓 75g，熟地 150g，泽泻 75g，卷柏 75g，人参 75g，松香 150g，桂心 35g。

【用法】诸药研末，每日空腹温酒送服 7.5g，渐至 11g，每日 2 次。适用于中老年人精血不足，心脑亏虚而致的须发早白。本方性平，常人均可作保健服用。

（2）真人换白丸（《奇效良方》）

【组成】甘菊花、黑芝麻、旋覆花、茯苓、桂心、白芷各 8g，牛膝、荜澄茄各 35g，覆盆子 4g，旱莲草 35g。

【用法】上药研末，调蜜为丸，空腹温酒送服 30 丸。适用于中老年人肝肾阴虚，兼风热痰湿上阻者。

2. 外治药物

（1）旋饰乌云膏（《御药院方》）

【组成】胆矾、五倍子、百药煎、诃子、胡桃皮、石榴皮、木瓜皮、猪牙皂、何首乌、细辛各等分。

【用法】上药捣细末，炼蜜为丸，如桐子大，常于木炭灰内保存，不得离灰。用时以热酒或热醋化开，捻于须发之上则可。

（2）得效染须方（《世医得效方》）

【组成】当归、甘松、石膏、滑石各 4g，橡子 35g，酸石榴皮 10g，母丁香、白檀香各 4g，生麝香少许、没食子 8g，诃子 4 个（去核）、百药煎 10g，白及 4g。

【用法】上药前八味研末，取半匙合以白及粉两匙，针砂一匙，米醋调膏，涂于髭须之上，荷叶包紧，次晨洗去，再以核桃肉研烂取油，捻放髭须上则显光软。使白发变黑。

（3）仙方地黄散（《御药院方》）

【组成】猪牙皂角、干生姜、升麻、槐角子、干地黄、木律、细辛、旱莲、白芷、荷叶各 60g，青盐 30g。

【用法】上药研末，锅内烧后细罗筛，青盐另研末加入药内。每用少许刷牙，稍含，有涎则吐，后以温水漱口。主要洁齿、白齿，同时亦有固牙、乌发作用。

3. 食膳疗法

（1）首乌鸡蛋（《中华临床药膳食疗学》）

【组成】何首乌20g，枸杞15g，大枣6枚，鸡蛋2枚。

【用法】三味药与鸡蛋同煮至熟，去渣，食蛋饮汤。每日1剂，连服10～15日。功效滋阴补肾，乌发，治须发早白。

（2）桂圆莲子粥（《中华临床药膳食疗学》）

【组成】桂圆肉12g，莲子15g，大枣10枚，粳米50g。

【用法】共熬成粥，每日2次，连服15～30日。功效气血双补，乌发养颜。

（3）黑豆雪梨汤

【组成】黑豆90g，雪梨大者1个。

【用法】将梨切片，加适量水与黑豆一起放锅内旺火煮开后，改文火烂熟，吃梨喝汤，每日2次，连服15～30日。功效滋阴乌发。

第三节　毛发常见疾病的治疗

一、白发

白发亦称"发白"，特指青少年时期头发过早变白或白发增多的一种损美性疾病。特点在于头发起初只是少数散在性的稀疏白发，而后逐渐或突然增多，部位常局限于双鬓，多无自觉症状。

（一）病因病机

1. 血热偏盛

青壮年人，常易激动，而致肝旺血燥，水不涵木，精血不能濡养毛发，故而头发早白或花白。

2. 气血瘀滞

多种原因所致气滞血瘀，精血不能循经上荣，毛发失养。

3. 气血两虚

常因情志不遂，善感多思，损伤心脾，运化失职，气血化生不足，不能上荣毛发而致发白。

4. 肝肾不足

劳欲不节，肝肾受损，久之精血不荣，发失滋养而白。

（二）诊断要点与鉴别诊断

1. 诊断要点

（1）发病部位　常局限于双鬓，可有全头部散在分布。

（2）病损特点　起初只是散在性稀疏白发，以后逐渐或突然增多，一般分散存在，亦有部分成束状变白。

（3）好发人群　青少年时期即可出现，部分患者有家族史。

（4）自觉症状　一般无自觉症状。

（5）病程及预后　本病疗程较长，预后欠佳。

2. 鉴别诊断

（1）斑驳性白发　属先天性白发，与遗传有关，多见于前头发际，出生时即有，呈小片状局限性，既难消失，也不发展，终生不变。

（2）白化病　呈先天性全头白发，出生即见头发、眉毛、睫毛等全身毛发皆为白色，畏光。有家族遗传史。

（3）斑秃　脱发区新生的头发可以是白色的，但随着头发恢复正常后可以变为黑色。

（三）辨证分析

1. 血热内盛

【主症】青壮年头发由焦黄逐渐变为花白或者早白，或静止多年不再继续发展，或迅速发展而尽数变白，成为俗称的"少白头"。兼烦躁易怒，头部时有烘热感，舌红，苔少，脉数。

【证候分析】青壮年易于激动，肝火旺盛，火蒸血逆，上犯毛根，而致毛根失养，头发见花白或早白；血热扰动心神，见烦躁易怒，头部烘热。舌红，少苔，脉数则为一派血热之象。

【治则】凉血乌发。

2. 气血瘀滞

【主症】白发伴头痛，或头皮刺痛，久之可见头发稀疏脱落。舌质暗或有瘀斑，脉沉或涩。

【证候分析】气行则血行，气滞则血瘀，故而瘀血郁滞头皮，发失所养则白，并有头皮刺痛，或头痛；瘀血郁久则不能荣养毛发，则头发稀疏并脱落；舌质紫暗有瘀斑，脉沉或涩等为瘀血阻络之象。

【治则】活血化瘀，温经通脉。

3. 气血两虚

【主症】白发逐渐增多，毛发变化从发梢开始，逐渐稀疏并粗糙分叉，干燥易折。或因情志不遂，烦劳太过，头发常可在较短时间里花白，甚至全部银白，病变多从双鬓开始。兼面色苍白，倦怠懒言，或精神忧郁，纳谷不香。舌淡，苔薄白，或稍腻，脉弦数，或细而无力。

【证候分析】气血不足，不能上荣于头，故而白发渐增。血虚不能濡润，毛发逐渐稀疏并粗糙变干；气血双亏，肢体失于荣养，则见面色苍白，倦怠懒言，纳差等一派气血不足之象。

【治则】补气养血，乌发润发。

4. 肝肾不足

【主症】白发过早出现或明显增多，从头顶、两鬓开始，毛发枯萎无泽，毛发变化从发根部开始，并无断发现象。兼腰膝酸软，心烦失眠，男子遗精，女子月经不调，量少而后期。舌淡红，苔薄白，微黄，脉细弦。

【证候分析】肾之华在发，发又为血之余，故肝血亏虚，则发无所养，肾精不足则发失乌黑，故见白发早现；精血不足，不能滋润毛发，则毛发枯萎无泽。并有腰膝酸软，心烦失眠，男子遗精，女子月经不调等一派肝肾亏虚之症。

【治则】滋肝补肾，生精泽发。

（四）美容科治疗方法

1. 内服药物

（1）血热内盛

①草还丹加减（《头面皮肤病诊疗选方大全》）

【组成】地骨皮、菟丝子、牛膝、远志、石菖蒲、黑芝麻、丹皮各10g，生地30g。

【用法】若热盛伤阴，可加天冬、麦冬、玉竹；烦躁易怒，加珍珠母、代赭石、磁石等。每日1剂，水煎，分2次凉服。

②验方（《中国民间偏方大全》）

【组成】何首乌30g，生地15g，杭白芍15g，当归12g，夏枯草12g，菊花15g，连翘10g，桑叶10g，黑芝麻25g，白茅根10g，丹皮10g，黑豆30g。

【用法】先服汤剂10剂，后以上方共研细末，炼蜜为丸，每丸9g。每次1丸，日服2~3次，温开水送服。功效养血凉血，益肾清脑，治青年白发或须发早白。

（2）气血瘀滞

五神还童丹（《损美性皮肤病的诊断与治疗》）

【组成】赤石脂、川椒、辰砂、茯神、乳香等量。

【用法】气滞偏重可酌加木香、厚朴；血瘀偏重，酌加桃仁、红花。将诸药等量共研为末，枣肉和丸，桐子大，每日服 30 丸，空腹温水送服。

（3）气血两虚

人参丸（《圣济总录》）

【组成】人参 500g，熟地 300g，天冬 300g，茯苓 300g，胡麻仁 35 粒（汤浸去皮尖）。

【用法】胸闷腹胀者，加川芎、栀子、白术；精神忧郁，情志不畅者，加郁金、何首乌、远志、茯神等。捣药为末，炼蜜成丸，桐子大，每服 10 丸，饭后温酒送服。

（4）肝肾不足

七宝美髯丹（《医方集解》）合二至丸（《医方集解》）加减

【组成】何首乌、菟丝子、枸杞子、当归、牛膝、补骨脂、黑芝麻、女贞子各 15g，旱莲草 10g。

【用法】房劳太过损及肾精者，加龟胶、肉苁蓉、巴戟天；肝血不足者，加五味子、龙眼肉。日服 1 剂，水煎，分 2 次服。

2. 外用药物

（1）乌头麝香油（《山居备用》）

【组成】香油 1000g，柏油 60g，没食子 6 个，川百药煎 60g，五倍子 15g，诃子 45g，石榴皮 15g，猪胆 2 个，胆矾 3g，旱莲草 15g，零陵香 9g，藿香 9g，白芷 9g，甘松 9g，麝香 3g。

【用法】先熬香油至沸，将没食子、川百药煎、诃子、石榴皮、胆矾、旱莲草研末入内同熬，出油后装入容器，微温时加入柏油，搅渐冷入猪胆，再搅至极冷入余药，再搅匀，容器加盖储存。每日早、午、晚各搅 1 次，10 日后即可使用。以此油搽于洁净干发上即可。

（2）旋筛巫云膏（《御药院方》）

【组成】胆矾、五倍子、百药煎、诃子、猪牙皂、何首乌、细辛各等分。

【用法】上药等分研末，炼蜜为丸，如钱币大，常于木炭灰中培养，需乌发时以好酒磨化开，浴于发上。

（3）五木汤（《修养书》）

【组成】青木香适量。

【用法】煎汤洗发。

（4）沐发方（《外治寿世方》）

【组成】桑白皮 500g，侧柏叶 500g，木瓜 250g。

【用法】上药浸油，涂擦于洁净干发上。

3. 针灸疗法

【主穴】三阴交、关元、命门、气海、肝俞、肾俞。

【配穴】心俞、神门、内关、太溪、足三里。

【操作方法】虚者针用补法,余作泻法,每次选取 5 ~ 8 穴,每日 1 次,留针 20 分钟,10 次为 1 疗程。病情好转后,改为隔日 1 次。

4. 推拿疗法

(1) 自我推拿法

①指梳头法 双手五指略弯曲,以指端从前发际经头顶向后发际推进。反复操作 20 ~ 40 次。

②按头皮 双手五指自然张开,以指端从额前至头部正中按压头皮至后发际,再按两侧头皮,按压时头皮有肿胀感,每次 2 ~ 3 分钟。

③提拉头发 双手十指分开轻抓头发,微用力向上提拉,反复至全部头发均被提拉一次,约 2 ~ 3 分钟。

④按摩头发 双手十指按摩整个头部头发,约 2 ~ 3 分钟。

⑤拍打头皮 双手轻拍整个头部约 1 ~ 2 分钟。

(2) 指压法 先单手四指并拢,由印堂开始,沿头部正中线向后按压至项;双手分别自阳白穴向上按压至风池;左手四指贴附左侧发际处,右手四指贴附在右侧发际处,双手指腹用力,同时按压头部,逐渐上移,按压到头顶正中时,双手指尖正好相对。

(3) 叩头皮法 患者取坐位,施术者立于患者后方,将手放置于患者头部,指端用力,轻快而有节奏地自头前部向后抓动,抓中稍带提力,反复 3 ~ 5 遍;以指腹自两颞部起小幅度旋摩至全头皮;以指端轻叩头皮;以梳子自前额开始贴紧头皮向后梳至枕部,然后自额角沿头部两侧向后梳至风池穴。

5. 食膳疗法

(1) 血热内盛

①旱莲生姜膏 (《中华药膳学》)

【组成】旱莲草 500g,生姜 30g,蜂蜜适量。

【用法】先煎前两味 20 ~ 30 分钟,去渣取汁,入蜂蜜熬膏。日服 3 次,每次一汤匙,沸水冲服,15 ~ 20 天为 1 疗程。

②枸杞首乌黑豆饮 (《中医民间偏方大全》)

【组成】小黑豆 60g,枸杞 50g,何首乌 50g,核桃 35g。

【用法】先煎枸杞、何首乌,去渣,以汤再煎小黑豆、核桃仁,阴干,早晚空腹服黑豆、核桃仁约 30g,适用于少白头。

(2) 气血瘀滞

①杞圆膏 (《摄生秘旨》)

【组成】枸杞 300g,龙眼肉 300g,冰糖 300g。

【用法】前两味先加适量水浸泡 1～2 小时后加热煎熬，每隔 1 小时取药汁 1 次，加水再煎，直至药物无味；合并药液，武火急煎后以文火煎熬浓缩，至较黏稠时，加入已熔化的冰糖，熬至滴水成珠离火，冷却后贮于洁净容器中备用。日服 2 次，每次 1～2 汤匙，沸水冲服，15～20 天为 1 疗程。

②青娥丸（《御药院方》）

【组成】补骨脂 300g，杜仲 250g，胡桃 5000g。

【用法】补骨脂与黑芝麻同炒至变色，去芝麻取末 250g，杜仲为末，胡桃去衣，同捣为末，炼蜜为丸，如梧桐子大，日服 1 次，每次 30～50 丸，空腹温水送服。

（3）气血两虚

桑椹蜂蜜膏（《中国医学保健作品选》）

【组成】鲜桑椹足量，蜂蜜适量。

【用法】桑椹捣烂，布包去汁，入锅内炒至浓缩，加入适量蜂蜜，搅匀，煮成膏状，冷却后贮于洁净容器中备用。日服 2 次，每次 2 汤匙，温水送服。

（4）肝肾不足

①乌发蜜膏（《积善堂经验方》）

【组成】制首乌 200g，茯苓 200g，当归 50g，枸杞 50g，菟丝子 50g，补骨脂 50g，黑芝麻 50g。

【用法】蜂蜜适量。前八味清水浸泡后入锅煎煮，每 20 分钟滤汁 1 次，再加水煎熬，反复 3 次，3 次药液混匀，加热煎熬浓缩成膏状，加蜂蜜等量调匀，加热至沸后离火，冷却后贮洁净容器中备用。日服 2 次，每次 1 汤匙，温水冲服，15～20 天为 1 疗程。

②桑椹蜂蜜膏

见"气血两虚"。

（五）预防与调摄

1. 合理饮食，常食多食具有补肾补血乌发作用的食物，如猪肝、肉类、蛋类等富含维生素 B 族的食品。控制糖与脂肪的摄入。

2. 养护头发时尽量使用合适的洗发及护发用品，并可采取本节所述的自我按摩法经常保健。

3. 睡眠充分，心情舒畅，乐观开朗，保持健康心态。

4. 本病易发难治，其治疗周期较长，进展缓慢，因此要求患者一定要坚持系统治疗，不可急于求成。

二、油风

油风是以头发突然成片脱落，脱发区鲜红光亮，呈圆形或椭圆形，并无明显自觉症状的慢性皮肤病。严重者可全发脱尽，须眉俱落，称为全秃。甚至全身毛发脱尽而为普秃。其特点在于头发突然斑状脱落，脱发处皮肤光亮，常在无意间发现。又称"鬼剃头"、"鬼舐头"。多因过度劳累、睡眠不足或受到刺激而发生。类似于西医的斑秃。

（一）病因病机

1. 风盛血燥

过食辛辣、炙煿之品，或情志积郁而化火，阴血受损，血热风盛，致头部皮肤不荣，腠理不固，而风热上行，乘虚而入，发根失于阴血濡养，头发成片脱落。

2. 瘀血阻滞

瘀血阻络，新血不生，不能荣养毛发而致脱发。

3. 气血亏虚

常于久病大病后或产后，正气不足，脾胃虚弱，化源匮乏，气血无以生化。血虚则发无所养；气虚则失于温煦，肌腠不固，毛根空虚，风邪乘隙进犯，而成片脱发。

4. 肝肾不足

肝郁日久，或房劳过度，损及肝肾。肝血肾精互相生化，肾阴不足则精不化血，血虚不能濡养毛发，发失生长之源而脱落；肝血亏虚又可致肾精不足，发为肾之外荣，精不养发而发为脱发。

（二）诊断要点与鉴别诊断

1. 诊断要点

（1）发病部位　以头发为主，重者可全发及须眉脱尽，甚至全身毛发俱脱。

（2）病损特点　多是无意中发现头发片状脱落，脱发区皮肤光滑而亮，呈圆形或椭圆形，表面鲜红光亮，边界清楚，周边头发极易掉落。恢复过程常先有细小而白软的毛发长出，有时亦会边长边脱，渐渐变黑变粗直至正常。

（3）好发人群　可发于任何年龄，但以青壮年居多。

（4）自觉症状　一般无自觉症状，少数可见局部头皮微痒或麻木。

（5）病程及预后　起病急，有自愈倾向，部分患者可呈进行性发展。

2. 鉴别诊断

发蛀脱发主要发生于青壮年男性，脱发一般在头顶部位或前额两侧呈均匀性、对称性分布，极少累及颞部和枕部头发。

（三）辨证分析

1. 风盛血燥

【主症】多见于青少年。突然脱发，进展迅速，头皮略有痒感，头发脱落于不知不觉间，一处或多处，如指头大或钱币大。部分患者常有头部烘热，心烦易怒，急躁不安，个别患者会有须眉脱落现象。舌质红，苔薄黄，脉弦细而数。

【证候分析】青年人血气方刚，血热偏盛，或平素性情急躁，心经火盛；或易动肝火，而致血热生风，风动则发落；或突受惊吓，心血不守，血燥风盛而瘙痒脱发。血热随风上扰，故有头部烘热，心烦易怒，急躁不安等症状。舌质红，苔薄黄，脉弦细而数均为一派血燥风盛之象。

【治则】凉血消风，养阴生发。

2. 瘀血阻滞

【主症】头发脱落前，常先有头痛或偏头痛，或头皮刺痛等自觉症状，继则头发呈斑状脱落。发落后，日久不长，久之则可见全秃等严重脱发现象。多数患者伴夜多噩梦，烦躁难以入睡等全身症状。舌质暗，有瘀斑，脉弦紧或涩。

【证候分析】瘀血不去，新血不生，瘀阻发根则发无所养，故发落后，日久不长，甚则全秃，重者更是须眉皆落。瘀血留滞不去，有形之邪扰乱心神，则夜多噩梦，烦躁难寐等。舌质暗，舌上瘀斑，脉弦紧而涩等均为一派瘀血阻滞之象。

【治则】活血化瘀，通窍养发。

3. 气血亏虚

【主症】多见于大病之后，或疮后，或妇女产后，脱发呈渐进性加重，患处由小到大，脱发区还能见到少数散在性参差不齐的残存头发，只要轻触便会脱落，头皮松散而光亮，常伴心悸，气短，声低懒言，倦怠乏力，头昏嗜睡，唇爪苍白等全身症状。舌淡白，苔薄白，脉虚细弱。

【证候分析】大病之后或妇女产后或疮后，气血两耗，不能上潮，发失所养而逐渐脱落；血不养心则心悸；气虚不能接续则气短，声低懒言；气血虚弱，不能荣养，故而倦怠乏力，头昏嗜睡；血虚不能上荣于面，见唇白；血不养筋，则爪甲苍白。而舌脉均见一派气血亏虚之象。

【治则】大补气血，扶正生发。

4. 肝肾不足

【主症】多见于40岁以上中老年人，平素头发焦黄或花白，发病时头发均匀大片脱落。严重时全身毛发如阴毛、腋毛、毳毛等相继脱落。常伴面色萎白，头晕耳鸣，腰膝痰软等症。舌红少苔，脉细数。

【证候分析】多因长期精神紧张，或郁怒伤肝，或房劳过度，阴精耗损而肝肾不足。发为血之余，亦为肾之外荣，肝血肾精不足，则头发素呈焦黄或花白；血不能濡养毛根，可见头发均匀大片脱落；精血俱损，全身毛发不得滋养，故相继脱落。而面色萎白，头晕耳鸣，腰膝痰软则为一派精血不足之象。

【治则】滋补肝肾，生精养发。

（四）美容科治疗方法

1. 内服药物

（1）风盛血燥

①生地当归汤（《中医验方大全》）

【组成】生地 15g，熟地 15g，侧柏叶 12g，当归 12g，黑芝麻 25g，首乌 25g。

【用法】水煎服，每日 1 剂，早晚各 1 次，连服 30～60 天。

②三仙丸（《古今医鉴》）

【组成】侧柏叶 400g，全当归 200g。

【用法】研末，水糊为丸，梧桐子大，每服 50～70 丸，早晚各 1 次，黄酒或盐汤送下。

③四物汤（《和剂局方》）、六味地黄丸（《小儿药证直诀》）合方化裁

【组成】生地 15g，茯苓 12g，山药 12g，当归 12g，川芎 10g，赤芍 10g，丹皮 10g，泽泻 10g，女贞子 15g，桑椹 15g，菟丝子 12g，天麻 10g。

【用法】水煎服，每日 1 剂，早晚各 1 次。

④验方

【组成】生地、丹参、侧柏叶、女贞子、桑叶、黑芝麻、旱莲草、白蒺藜等量；当归、侧柏叶等量。

【用法】上二方均等分研末，炼蜜为丸，每丸 10g，早晚各服 1 丸，可长期服用。

（2）瘀血阻滞

①通窍活血汤（《医林改错》）加减

【组成】当归 10g，川芎 6g，桃仁 12g，红花 9g，生姜 5 片，大枣 7 枚，葱头 3 个。

【用法】失眠难寐，加百合、夜交藤、五味子、朱砂、麦冬、柏子仁；噩梦频多，加酸枣仁、远志、合欢皮等；肝气郁滞，可与逍遥散合方加减使用。用布包后水煎，煎后取出，下次煎时再放入，日 1 剂，分 2 次服。亦可制为丸剂，长期服用。

②生发饮加减

【组成】熟地30g，首乌25g，当归12g，白芍12g，川芎10g，桃仁12g，红花9g，赤芍10g，丹皮9g，香附9g，柴胡10g，白芷10g，葱白3茎。

【用法】水煎服，每日1剂，早晚各1次，连服15~30天。

（3）气血亏虚

①验方

【组成】黄芪250g，党参250g，当归150g，白芍120g，茯苓120g，白术90g，何首乌250g，丹参60g，甘草30g。

【用法】上药研末，炼蜜为丸，每丸10g，早晚各服1丸，可长期服用。

②八珍汤（《正体类要》）

【组成】人参12g，白术12g，茯苓10g，熟地12g，白芍10g，当归12g，川芎10g，甘草6g。

【用法】久病、大病或产后气血亏虚，可酌加附子、肉桂。水煎服，每日1剂，早晚各1次。

③四味生发汤（《中医验方大全》）

【组成】当归250g，党参200g，黄芪200g，何首乌250g。

【用法】50°白酒适量，上药浸泡1周后服，每日4次，每次20ml空腹服，同时将药酒外擦患处，每日2次，连用2个月。治疗期间，以清水洗头。

（4）肝肾不足

①神应养真丹（《外科大全》）

【组成】熟地、枸杞子、菟丝子、桑椹子、旱莲草、首乌藤、当归、黄芪、白芍、天麻、羌活、川芎等量。

【用法】心悸失眠者，加酸枣仁、远志、合欢皮；心烦不宁者，去羌活，加菊花、钩藤、柴胡、黄芩。水煎服，每日1剂，早晚各1次，连服30天。

②七宝美髯丹（《医方集解》）加减

【组成】何首乌、菟丝子、枸杞子、当归、牛膝、补骨脂、黑芝麻、女贞子各15g，旱莲草10g。

【用法】房劳太过损及肾精者，加龟胶、肉苁蓉、巴戟天；肝血不足者，加五味子、龙眼肉。日1剂，水煎，分2次服。

③益肾荣发丸（《中医验方大全》）

【组成】熟地500g，制首乌350g，补骨脂250g，菟丝子250g，当归200g，川芎100g，黄芪250g，紫河车200g，制黄精200g，党参200g，陈皮100g，白术100g，茯苓120g，炙甘草90g。

【用法】上药晒干，共研细末，过筛，白蜜与白水等量，泛丸如绿豆大。每次 10g，每日 3 次，饭前白开水送服。

④验方（《中国民间偏方大全》）

【组成】制首乌 12g，黄芪 15g，当归 12g，菟丝子 12g，枸杞子 12g，熟地 15g，旱莲 15g，黑豆 20g，黑芝麻 15g。

【用法】水煎服，每日 1 剂，30 天为 1 疗程。主治青少年急性脱发。

2. 外用药物

（1）生发滋荣散（《御药院方》）

【组成】生姜皮、人参各 3g。

【用法】共为细末，用时另用生姜切面蘸药末涂擦于患处，隔日 1 次。

（2）治斑秃方（《经验方》）

【组成】鲜斛厥 15g，斑蝥 5 只，烧酒 90g。

【用法】浸泡 12 日后过滤取汁，外擦患处，每日 2~3 次。

（3）洗发菊花散（《御药院方》）

【组成】甘菊花 100g，蔓荆子、侧柏叶、川芎、桑白皮、细辛、白芷、旱莲草各 50g。

【用法】上药与水同煎，去渣洗沐头发。

（4）药酒

【组成】紫槿皮 30g，斑蝥 9g，樟脑 12g，白酒 1000ml。

【用法】上药置白酒中浸泡 2 周后，过滤取汁，外擦患处，每日 2~3 次。

3. 针灸疗法

（1）毫针刺法

【主穴】百会、头维、生发穴（风池与风府连线的中点）。

【配穴】翳明、上星、太阳、风池、鱼腰透丝竹空、安眠穴（合谷与三间连线的中点）。每次取穴 5~6 个，交替使用，以泻法每日针刺 1 次。

脱发面积较大者，先以 1 寸毫针向后斜刺百会穴并留针至治疗结束；继而选用 1 寸毫针 3~5 枚，并捏在拇、食指间，然后平压在患部皮肤上，再一起平提起，此时被压刺的皮肤则轻轻挑起，如此往返操作，把整个患部皮肤平压挑刺 1 遍，隔天或每天 1 次。

（2）拔罐法

【穴位】阿是穴（斑秃区）。

【治疗方法】将适量面粉调和成饺子皮的软硬度并依病变大小做成稍大于斑秃的面饼，贴于斑秃区，视面积的大小可拔 1 个或数个火罐，吸拔 15 分钟左右，取罐后除去面饼用生姜片外擦斑秃区。每日 1 次，10 次 1 疗程。

（3）穴位注射

【穴位】①头维、百会、风池、通天穴；②肾俞、肺俞、魄户。

【治疗方法】取第1组穴，每穴注射 ATP 5～10mg，隔日1次，10次一疗程；或取第2组穴，每次1穴，交替使用，注射无菌鸡胚组织液3ml，每月1次，2～3次为1疗程。

（4）皮肤针疗法

【穴位】阿是穴（斑秃区）。

【治疗方法】梅花针均匀而轻巧地叩刺患处，直至皮肤轻度发红，或有少许渗血，隔日1次。

（5）耳穴疗法

【穴位】肾、肺、交感穴。

【治疗方法】探刺得气，留针20～30分钟，每5～10分钟捻转行针1次，隔日1次。

4. 推拿疗法

（1）风池颈背按摩法　术者以左手托住患者前额头部，右手拇、食指用力挤按风池或下二横指的颈背两侧皮下肌腱或皮下结节处，每日1次，每次1～2分钟，以患者感觉酸痛、全身发热、前额部出汗为度，可持续1～2个月。

（2）穴位按摩法　指压百会、印堂、风池、内关、曲池、合谷、足三里、解溪、三阴交、涌泉等穴。每穴2～3分钟，均匀用力，轻重适度。以患者感觉全身发热，酸麻胀感明显为度。每日1次，每次30分钟左右。

5. 食膳疗法

（1）风盛血燥

①侧柏桑椹膏（《中华临床药膳食疗学》）

【组成】侧柏叶50g，桑椹200g，蜂蜜50g。

【用法】水煎侧柏叶20分钟后去渣入桑椹，文火煎半小时后去渣，加蜂蜜成膏。每服15～20g，每日2～3次。

②油风酒

【组成】当归120g，胡麻仁90g，生地90g，玉竹90g，川芎15g，僵蚕30g，白蒺藜30g，石菖蒲30g，牡丹皮30g，荆芥30g，防风30g，白芷30g，赤芍30g，烧酒2500g。

【用法】上药锉片，入坛后，以烧酒2500g拌匀后封坛口。2周后即可饮用，每次约30～50g。

（2）瘀血阻滞

红油鸽藕片（《中华临床药膳食疗学》）

【组成】鲜藕 500g，红花 5g，鸽肉 200g。

【用法】红花以香油炸过，去渣取油，鲜藕洗净切片，与鸽肉同炒，淋红花油于肉上即可。

（3）气血亏虚

①核桃芝麻饼（《中华临床药膳食疗学》）

【组成】核桃仁 50g，黑芝麻 20g，面粉 500g。

【用法】前二味研碎，烙饼时撒于表面，饼熟即可食用。

②生发油

【组成】人参 15g，熟地 30g，何首乌 30g，黄芪 30g，枸杞子 30g，黑豆 50g。

【用法】先将黑豆炒熟待凉，与余药混合，以 35℃水 1.5L 密封浸泡，15 天后即可食用。每次服食 20ml，空腹早晚各 1 次，30 天为 1 疗程。忌食辛辣、生冷食品。

（4）肝肾不足

首乌枸杞粥（《补到病除》）

【组成】何首乌 50g，枸杞子 20g，川芎 10g，粳米 100g，大枣 3 枚，冰糖适量。

【用法】何首乌、川芎以砂锅煎取浓汁去渣，入粳米、枸杞子、大枣、冰糖适量熬煮成粥，随时服用。

三、发蛀脱发

发蛀脱发，多发生于青壮年，尤其是男性，以渐进性脱发为特征的一种较难治愈的损美性疾病。又称"蛀发癣"。其脱发部位主要在头顶部，类似于西医的"脂溢性脱发"。

（一）病因病机

1. 血热风燥

素体阳盛，或剧烈运动后大汗淋漓，腠理开泄，风袭于里；或冷水浇头，热郁于里，日久化燥，毛根干涸，故而发焦脱落。

2. 血虚风燥

多由血热风燥日久不愈转化而来，血热日久，伤津耗血，风燥益甚，发失血养，渐成秃顶。

3. 湿热内蕴

由于过食肥甘油腻，脾失健运，湿热内生，外受风邪，湿热上蒸巅顶，蕴于肌肤，侵蚀发根白浆，引起头发黏腻，毛发失养而脱落。

4. 肝肾不足

多为中年人用脑过度，日夜操劳，日久损及肝肾，精血亏虚，肝肾不足而不能上荣毛窍，毛发失养而脱落。

（二）诊断要点及鉴别诊断

1. 诊断要点

（1）发病部位 脱发多在头顶部位或前额两侧呈对称或逐渐均匀扩展，最终头顶部毛发大部或全部脱落，却极少累及枕部及颞部头发。

（2）病损特点 初起头皮有不同程度的皮脂溢出，头皮油腻光滑发亮，头部皮肤瘙痒，有大量灰白色糠秕状鳞屑脱落，头发干燥变细，油腻或缺乏光泽。

（3）好发人群 多发生于青壮年男性，女性偶见，往往有家族遗传史。

（4）自觉症状 常无自觉症状。

（5）病程及预后 病程迁延难愈，经过缓慢。可伴有明显的皮脂溢出或面游风、白驳风等。

2. 鉴别诊断

油风可发生于任何年龄，青壮年多见，脱发呈突然斑状脱落，脱发区边界清楚，皮肤光滑而亮。

（三）辨证分析

1. 血热风燥

【主症】头皮屑多而痒，头发枯黄易落，随手一抓则见数十根齐落，头顶日见发稀。

【证候分析】青壮年人素体阳盛者，或剧烈运动后，腠理大开，风邪内犯，或冷水洗后，寒客腠理，郁冷生热，日久化燥生风，风行皮下，故而头皮屑多而痒，头发枯黄易落。

【治则】凉血消风，止痒润燥。

2. 血虚风燥

【主症】头皮多屑呈糠秕状，头发干燥而无光泽，痒如虫行，前额两侧及头顶部头发稀疏而细。面色少华，头晕心悸，舌淡无苔，脉细弱。

【证候分析】血热风燥日久不愈，渐伤阴血，不能上荣于头，故而头皮屑呈糠秕状，头发干燥而无泽；血虚生风，风行皮下而痒如虫行。而面色无华，头晕心悸，舌淡无苔，脉细弱等均为一派血虚之象。

【治则】养血补阴，乌须生发。

3. 湿热内蕴

【主症】头皮油腻，如涂膏脂，头皮多屑，有明显瘙痒，日久则前额及头顶部头发稀疏变细，以致脱落秃顶。

【证候分析】长期过食膏粱厚味而痰湿内生，脾失健运，湿热上蒸头顶，见头皮油腻多屑，瘙痒明显。

【治则】清热利湿。

4. 肝肾不足

【主症】头发焦黄枯燥，或间有白发，头目眩晕，腰膝酸软，舌绛苔光少，脉细数。

【证候分析】中老年人操劳过度，日久损及肝肾，精血不足，不能上荣毛窍，而见头发失润枯焦；肾精不能滋养毛发故偶见白发。头目眩晕，腰膝酸软，舌绛苔光，脉细数等均为一派肝肾阴亏之象。

【治则】滋补肝肾。

（四）美容科治疗方法

1. 内服药物

（1）血热风燥

①滋发汤

【组成】羌活18g，白蒺藜、生地、白鲜皮、地肤子各15g，野菊花12g，黑芝麻20g，何首乌25g，丹皮、赤芍各12g，白芍10g。

【用法】便秘者，加柏子仁；失眠者，加酸枣仁；头晕加枸杞子。水煎服，每日1剂，早晚各1次。

②凉血消风散

【组成】生地、白茅根各15g，生石膏18g，玄参12g，知母10g，牛蒡子10g，荆芥12g，防风10g，甘草6g，升麻6g，银花15g，侧柏叶12g。

【用法】水煎服，每日1剂，早晚各1次。

③三仙丸（《古今医鉴》）

【组成】侧柏叶400g，当归200g。

【用法】二药为末，水糊为丸，梧桐子大。每服50~70丸，早晚各1次，黄酒盐汤送服。

（2）血虚风燥

苣胜子汤

【组成】苣胜子20g，桑椹子18g，川芎12g，菟丝子15g，何首乌20g，当归12g，天麻10g，白术10g，木瓜12g，白芍10g，甘草6g。

【用法】水煎服，每日 1 剂，早晚各 1 次。

（3）湿热内蕴

①祛湿健发汤

【组成】白术 15g，泽泻 12g，猪苓 12g，萆薢 10g，车前子 12g，川芎 12g，赤石脂 15g，白鲜皮 15g，桑椹 15g，干生地 12g，熟地 15g，首乌藤 15g。

【用法】水煎服，每日 1 剂，早晚各 1 次。

②龙胆泻肝汤（《医方集解》）

【组成】龙胆草 18g，栀子 12g，黄芩 12g，当归 15g，柴胡 12g，泽泻 12g，车前子 12g，木通 6g，生地 15g，甘草 6g。

【用法】水煎服，每日 1 剂，早晚各 1 次。

③益发 1 号方（《皮肤性病中医治疗全书》）

【组成】茵陈 30g，萆薢 15g，白术 12g，山楂 15g，赤石脂 15g，白鲜皮 15g，蒲公英 10g，生地 15g，崩大碗 10g，甘草 9g。

【用法】水煎服，每日 1 剂，早晚各 1 次。

（4）肝肾不足

①生发汤

【组成】木瓜 18g，旱莲草 12g，生地 15g，熟地 15g，何首乌 25g，天麻 12g，菟丝子 10g，当归 12g，白芍 10g，茯苓 12g，羌活 15g，甘草 10g。

【用法】水煎服，每日 1 剂，早晚各 1 次。

②首乌黄精汤

【组成】制首乌 25g，熟地 18g，侧柏叶 15g，黄精 15g，枸杞 15g，骨碎补 12g，当归 12g，白芍 12g，大枣 5 枚。

【用法】水煎服，每日 1 剂，早晚各 1 次，连服 1 个月。

③养寿丹（《御药院方》）

【组成】远志、石菖蒲、巴戟天、白术、茯苓、地骨皮、续断、枸杞子、甘菊花、熟地、车前子、何首乌、牛膝、肉苁蓉、菟丝子、覆盆子等分。

【用法】研末，炼蜜为丸，梧桐子大。每次 20 丸，每日 1 次，空腹温酒送服。

2. 外用药物

（1）验方

【组成】透骨草 200g，侧柏叶 200g，皂角 150g。

【用法】煎水半盆，先熏后洗头，各 20 分钟；亦可用纱布蘸水湿敷，随时可行。

（2）验方

【组成】透骨草 200g，枯矾 100g。

【用法】煎水 2000ml 外洗，每周 2 ~ 3 次。

（3）验方

【组成】苍耳子 50g，苦参 50g，王不留行 30g，明矾 25g。

【用法】煎水半盆，以毛巾蘸水反复洗头发，每次 15 分钟，早晚各 1 次，每 3 日 1 次。适用于血燥型，头皮痒重者。

（4）验方

【组成】当归、何首乌、白鲜皮、王不留行、白芷各等分。

【用法】将上药打碎，笼蒸消毒后密封保存并包装，约每包 10g，每晚用此药撒于头皮发根上，次日清晨梳去。每包一般可用 3 次，1 个月为 1 疗程。

3. 针灸疗法

（1）毫针刺法

【主穴】百会、头维、生发穴、四神聪。

【配穴】翳明、上星、太阳、鱼腰、丝竹空、风池。每次取 5 ~ 8 穴，交替使用，每日或隔日 1 次。视患者体质强弱而选用补泻之法。每次留针 20 分钟，10 次 1 疗程。

（2）刺络拔罐

【主穴】大椎。

【治疗方法】取大椎穴局部消毒后以三棱针点刺 6 ~ 8 次，然后拔火罐放血。

（3）穴位注射

【穴位】足三里、曲池。

【治疗方法】取上穴，以复方丹参注射液 4ml 穴位注射，3 日 1 次，10 次 1 疗程。

（4）皮肤针疗法

【叩刺部位】脱发处。

【治疗方法】以梅花针在脱发处呈纵横网状样叩刺，每日或隔日 1 次，虚者轻叩，实者重叩，10 次 1 疗程。

4. 食膳疗法

菟丝子粥（《中华临床药膳食疗学》）

【组成】菟丝子、茯苓、石莲肉、黑芝麻、紫珠米、食盐各适量。

【用法】同熬为粥，每日 1 ~ 2 次，连服 10 ~ 15 天。

四、妇女多毛症

妇女多毛症是指面部、阴部、腋下及四肢体毛明显增多、增长、增粗、增黑。类似于西医"多毛症"。有先天性及获得性两大类，先天性多毛症为遗传性疾病，内服药物治疗一般无效；获得性多毛症多始于青春期，以妇女最为多见，即本节所讨论的"妇女多毛症"，西医认为是由于体内雄激素水平增高或毛囊对雄激素的反应能力增强所致。

（一）病因病机

1. 阴虚火旺

肺虚不足，损及肾阴，或热病伤阴，津液匮乏，经络空虚，风邪乘隙侵之，气血失和，则毛发妄生。

2. 冲任失调

肝肾精血不足，冲任失充，血海不能满盈，而致气血失和或肺主皮毛功能失调，毛发妄生。

（二）诊断要点

（1）发病部位　面部、阴部、腋下及四肢均可见。

（2）病损特点　女性身体毛发异常，明显增多、增长、增黑。阴毛可延及脐部，眉毛异常粗黑而浓密，甚至在上唇出现胡须，并有胸毛或乳头、乳晕部长毛等男性毛发分布的特征。

（3）好发人群　常有家族史，与内分泌功能紊乱关系密切，多伴月经不调，面部痤疮及乳房、外阴发育的异常。

（4）自觉症状　常无自觉症状。

（5）病程及预后　先天性的妇女多毛症难以根治；后天性的妇女多毛症经治疗可改善；部分患者可自行缓解。

（三）辨证分析

1. 阴虚火旺

【主症】四肢、躯干体毛明显增多、增粗、增黑，皮肤粗糙，毛发干燥，形体消瘦，月经多无改变。口干喜饮水，大便干结，小便短赤。舌边尖红苔黄，脉细或细数。

【证候分析】热病之后损伤肺阴，或过汗、吐、下等原因损伤胃阴，久之肺胃肾阴虚不足，虚火上炎，风火随经侵袭，故毛发妄生于不该生之处。因阴津不足，虚热内扰，故口干喜饮，大便干结，小便短赤。

【治则】滋阴降火。

2. 冲任失调

【主症】口周、前臂、小腿体毛明显增多，或伴有面部痤疮，乳房发育不良，乳晕部也长毛。伴月经不调，烦恼失眠，腰膝酸软，耳鸣。舌红少苔，脉细数。

【证候分析】因长期情志不调，肝失疏泄，肾阴不足，冲任不充，气血失和而生风，风邪循经传送，故见口周、前臂、小腿体毛明显增多；风邪上犯头面，故又有面部痤疮；因冲任失调，肝血不足，不能营养乳房，故乳房发育不良，而风邪侵犯故又毛发妄生。而肝肾不足，冲任失调，则见月经不调，烦恼失眠，腰膝酸软，耳鸣，舌红少苔，脉细数等。

【治则】补益肝肾，调理冲任。

（四）美容科治疗方法

1. 内服药物

（1）阴虚火旺

①养血润肤饮（《外科证治全书》）

【组成】生地18g，熟地18g，当归15g，益母草15g，升麻6g，天冬15g，麦冬15g，石斛10g，天花粉12g，生牡蛎10g，川芎12g。

【用法】先煎牡蛎，余药后下，每日1剂，早晚各服1次。

②百合固金汤（《医方集解》）合玉女煎（《景岳全书》）

【组成】百合20g，生地18g，熟地18g，玄参15g，贝母10g，桔梗10g，甘草9g，麦冬15g，石膏20g，知母12g，牛膝9g。

【用法】水煎服，每日1剂，早晚各服1次。

（2）冲任失调

六味地黄丸（《小儿药证直诀》）合两地汤（《傅青主女科》）

【组成】熟地30g，山药20g，山茱萸18g，生地15g，茯苓12g，泽泻12g，丹皮12g，玄参15g，麦冬15g，白芍12g，地骨皮12g，阿胶20g。

【用法】水煎服，每日1剂，早晚各服1次。

2. 外用药物

（1）祛毛散（《皮科证治概要》）

【组成】生牡蛎30g，炉甘石30g，海浮石15g，月石10g，冰片1g。

【用法】分别研细和匀，纱布包，扑患处，每日2次。

（2）验方

【组成】炉甘石、海浮石等量。

【用法】共研细末，每日用纱布蘸药粉揉擦多毛部位 1 次，每次 20 分钟。

（3）验方

【组成】海浮石 50g，乌梅 30g，丹参 30g，威灵仙 25g，紫草 12g。

【用法】水煎至 1000ml，待微温用纱布擦洗多毛部位，每日 1 次，每次 15 ~ 20 分钟。

3. 针灸疗法

（1）毫针刺法

【主穴】肝俞、肾俞、心俞、三阴交、太冲、太溪。

【治疗方法】双侧取穴，平补平泻，中等刺激。留针 20 分钟，每日 1 次。

【主穴】合谷、列缺、足三里、上巨虚、膈俞、脾俞。

【治疗方法】背俞穴针尖向椎体方向刺，深 1.2 寸，列缺向肘部方向斜刺；合谷直刺，深 1 寸；足三里、上巨虚针尖略向膝部斜刺。留针 20 分钟，隔日 1 次。

（2）耳穴疗法

【主穴】肝、肾、脾、肺、内分泌、皮质下、肾上腺、子宫。

【治疗方法】每次取 4 ~ 5 穴，耳针或压豆，隔日 1 次，两耳轮换。

4. 食膳疗法

（1）百合鸡子黄汤（《金匮要略》）

【组成】百合 30g，鸡子黄 2 枚。

【用法】二药合煎食用，每日数次，功效滋阴除烦。

（2）枸杞煎（《外台秘要》）

【组成】枸杞汁、生地黄汁各 1500ml，杏仁 30g，人参、茯苓各 30g，天冬捣汁 1500ml、白蜜、酥各 2500ml、牛髓 1 具。

【用法】先煎汁如稀汤，再纳诸药如膏，每服 2 匙，黄酒和服。

（3）五汁饮（《温病条辨》）

【组成】梨汁、荸荠汁、鲜芦根汁、麦冬汁、藕汁各适量。

【用法】调匀凉服。

5. 其他疗法

现代可配合激光治疗或光子治疗，对局部多毛采用激光或以光子祛除，达到脱毛效果。

五、头癣

头癣是指因头生白屑或脓疮，发落而秃的一种损美性疾病。根据其症状不同，可分为"白秃疮"与"肥疮"两类。西医认为由皮肤癣菌感染头部皮肤与头发所致。

（一）病因病机

1. 湿热内蕴

多由理发之后，腠理洞开，外邪袭入，聚而生湿，气血郁滞不通，蕴结成热，热盛则生风化燥，肌肤失养而致皮生白屑，发焦脱落。

2. 疫邪传染

诸如污手摸头、枕头不洁、理发工具致疫毒之邪传染而成。

（二）诊断要点及鉴别诊断

1. 白秃疮诊断要点

（1）发病部位　头顶皮肤及头发。

（2）病损特点　初起头顶皮肤起红色疹子，灰白色鳞屑成斑状，小如豆，大如钱，逐渐扩大成片。斑内毛发干枯易拔落，长短参差不齐，常自距头皮2～4cm处断落。发根外围白套状"菌鞘"为特征之一。

（3）好发人群　多见于儿童，尤其是男孩。

（4）自觉症状　自觉瘙痒，少数患者有轻微红肿，丘疹、脓疱、结痂，稍有疼痛。

（5）病程及预后　较易治，开始发展快，3～4个月后进入静止期。一般至青春期可自愈，愈后不留疤痕，很少复发。

2. 肥疮诊断要点

（1）发病部位　病变自头顶开始，逐渐向四周扩大，可影响整个头皮，但头皮四周约1cm左右宽的区域不易受累，所以该处毛发可幸存。

（2）病损特点　初起头顶皮肤见红色丘疹，或有脓疱，干后结痂，颜色蜡黄。逐渐扩大如黄豆，外观呈蝶形，边缘稍隆起，中央微凹陷，毛发从中贯穿，形成黄癣痂。黄癣痂不易剥去，刮去后可见潮红的湿润面。痂逐渐扩大、增多、融合，结成大片黄色厚痂，味似老鼠屎。无明显断发，但毛发无光泽、干枯、发黄。

（3）好发人群　多见于农村儿童，流行地区成人亦可发生。

（4）自觉症状　自觉瘙痒。

（5）病程及预后　幼年发病，发病缓慢，无静止期，至青年形成永久性秃发，留下疤痕，如治疗不彻底易复发，再感染。

3. 鉴别诊断

（1）油风　常突然发生，呈斑片状脱落，病变处光泽而无鳞屑。

（2）白屑风　多见于青年，白色鳞屑堆叠飞起，虽脱发而无断发现象。

（三）辨证分析

1. 白秃疮

【主症】初起头顶皮肤起红色疹子，灰白色鳞屑成斑状，小如豆，大如钱，逐渐扩大成片。毛发干枯易断，轻松拔落头发而无疼痛感觉。头发亦常自行断落，长短参差不齐。自觉瘙痒，少数患者有轻微红肿，丘疹、脓疱、结痂而稍有疼痛。病程缠绵，往往经年不愈。部分患者不经治疗可至青春期自愈，新发再生，不留疤痕。

【证候分析】脾胃湿热内蕴，湿盛则瘙痒流汁，日久结痂，热盛则生风生燥，肌肤失养，致皮生白屑，发焦脱落。风邪走行于头皮之下，故头发常自行断落。

【治则】清热除湿，祛毒止痒。

2. 肥疮

【主症】初起头顶皮肤见红色丘疹，或有脓疱，干后结痂，颜色蜡黄。逐渐扩大如黄豆，外观呈蝶形，边缘稍隆起，中央微凹陷，毛发从中贯穿，形成黄癣痂。黄癣痂不易剥去，刮去后可见潮红的湿润面。痂逐渐扩大、增多、融合，结成大片黄色厚痂，散发似老鼠屎的臭味。自觉瘙痒，病变自头顶开始，逐渐向四周扩大，可影响整个头皮，但头皮四周约 1 cm 左右宽的区域不易受累，所以该处毛发可幸存。头发干燥，失却光泽，散在脱落，日久痊愈后，留有萎缩性疤痕。上残存极少毛发，虽不折断，但极易拔除。病程缠绵，可由儿童期持续到成人。

【证候分析】脾胃湿热蕴蒸，上攻头皮而致化脓起疱，结痂；或污手抓头，理发工具不洁或其他传染途径感染后，而致皮肤初起红色丘疹或脓疱，渐成不易剥去的黄癣痂；湿邪行于头皮之下，故瘙痒；风邪侵扰发根，故头发干燥，失却光泽，散在脱落。

【治则】清热解毒，除湿止痒。

（四）美容科治疗方法

外用药物

茵陈煎剂（经验方）

【组成】茵陈蒿 500g。

【用法】加水熬煎，浓缩至 500ml，备用。使用时，先将病发连根拔去，以汤汁清洗头皮后再敷药于上。

第八章

形体美容

第一节　概　述

形体是指身体的外形和体格。骨骼的发育、皮肤肌肉的形态和脂肪的积累程度是构成形体的重要因素。形体美总的来说男性以阳刚为美，女性以阴柔为美，而具体的形体美学标准如下。

1. 骨骼发育正常，关节不显粗大；双肩对称，男宽女圆；脊柱正视垂直，侧视弯曲正常；胸廓隆起，背面略呈"V"字型。

2. 皮肤色泽白（微黄）里透红，质地光滑细腻、湿润而有弹性，皮肤功能正常，且无污秽、异味、斑点及赘生物等皮损。

3. 肌肉发达均匀，皮下脂肪适量。

4. 女性乳房丰满而不下垂，侧高有明显曲线，下腰紧而圆实，微呈圆柱形，腹部扁平。

5. 男性腹肌垒块隆现，臀部圆满适度，腿长，大腿线条柔和，小腿腓侧稍突出。

影响形体美容的因素主要有遗传、地理环境、年龄、疾病、内脏器官的类型、内分泌激素、睡眠与饮食、思想情绪、体育运动等。

缺乏形体美，不仅严重影响整个的人体美，而且容易使人产生自卑感，甚至引起生理和心理疾病。所以形体美容和面部美容、毛发美容一样是人体美不可缺少的一部分。

中医美容学中常用的形体养护方法有药物疗法（包括内服和外用药物）、针灸推拿疗法、气功疗法、美容疗法和食膳疗法等。形体疾病的常用治疗原则有补益脏腑、清热解毒、芳香化湿、祛风止痒、凉血熄风、养血润燥等；而常用的治疗方法同养护方法。

第二节 形体的养护

一、肥胖的预防

人体摄食过多，而消耗能量的体力活动减少，使摄入的热量超过机体所消耗的热量，过多的热量在人体内转变为脂肪大量蓄存体内，超过理想体重（标准体重）20%者称为肥胖症。

中医学早在2000多年前就有关于肥胖的记载，如《内经·素问》称肥胖者为"肥贵人"，乃属"膏粱之族"。《素问·卫气失常》述："谷气胜元气，其人脂而不寿"，说明肥胖可影响人的寿命。从《神农本草经》起就把减肥"轻身"与延年益寿并列为养生大要。历代医家有不少论述中药减肥的记载，如《太平圣惠方》和《肘后备急方》均记载了桃花"细腰身"和"悦泽人面"的美容效果；明·戴元礼的《证治要诀》中记载的荷叶散有消肿及降脂的功效。

现代社会由于饮食结构以及生活方式的变化，肥胖病的发病率近年来有明显增加的趋势，它是一种营养过剩的疾病，不仅导致形体臃肿，损害人体曲线美，成为当今美容界的一大难题，而且过度的肥胖还可导致一系列并发症的出现，严重危害人类的健康。因此肥胖的预防是当今世界医学的热点和难点。

（一）美学标准

目前我国常用的衡量是否肥胖的方法有超标准体重测定法、体重指数（BMI）法、腰臀比值法和腰围测定法等。

1. 标准体重测定法

根据我国人群的特点，常用的标准体重计算公式是：

成人标准体重（kg）＝［身高（cm）～100］×0.9（身高在155cm以上）

成人标准体重（kg）＝身高（cm）－100（身高在155cm以下）

若在标准体重±10%之内属正常范围；实测体重超过标准体重20%以上者，即可诊断为肥胖症；实测体重超过标准体重20%以下者，称为超重。按肥胖程度分级为：

①轻度肥胖　超过标准体重的20%～29%。

②中度肥胖　超过标准体重的30%～49%。

③重度肥胖　超过标准体重的50%以上。

2. 体重指数测定法 （BMI）

BMI 通常与人体内脂肪的分布和蓄积密切相关，是估计体内脂肪含量的较好方法，目前在国内外应用较多。体重指数的计算公式为：

BMI = 体重 （kg） / ［身高 （cm）］^{2}

国内标准：

正常体重：BMI = 18.5 ~ 23.9

超重：BMI = 24 ~ 27.9

①轻度肥胖 （Ⅰ级）　　　BMI = 28 ~ 29.9

②中度肥胖 （Ⅱ级）　　　BMI = 30 ~ 34.9

③重度肥胖 （Ⅲ级）　　　BMI ≥ 35

3. 腰臀比值法

以腰围与臀围的比值来判定是否肥胖并分型的一种方法，对表示上、下身的脂肪分布情况以及腹腔内脂肪分布有意义。若腰臀比值大于 0.72，可认为是肥胖。男性比值在 0.90 以上，女性在 0.80 以上称为中心型肥胖。当比值大于 1.0 （男） /0.9 （女） 时，肥胖带来的并发症明显增加。

4. 腰围测定法

单测腰围的结果与腰臀比值的临床意义相同。一般认为，男性腰围等于或超过 85cm，女性腰围等于或超过 80cm 为肥胖。如正常身高的男性腰围 > 100cm，女性 > 88cm 者皆属于中心型肥胖。

（二） 影响因素

1. 禀赋体丰

有的肥胖者与先天禀赋有关，常自幼就显肥胖身型，或有明显家族史。特别是随着生活水平的不断提高，先天之精与后天之精的充盛与濡养过度，这种肥胖越来越多。

2. 年老体衰

肥胖常为衰老的表现，与肾气虚衰关系密切。肾为先天之本，又为水脏，能化气行水，中年以后，肾气由盛转衰，水湿失运，痰瘀渐生，尤其是经产妇女或绝经期女性肾气衰退，不能化气行水，致使湿浊内聚，而产生肥胖。

3. 过食肥甘

暴饮暴食，尤其是过食肥甘厚味是产生肥胖的原因之一。由于暴饮暴食，过食肥甘厚味常可损伤脾胃，水谷运化失司，湿浊停留体内，且肥甘又能滋生湿热，酝酿成痰。痰热湿浊聚集体内，引起体重增加，形成肥胖。

4. 缺乏运动

久卧久坐，缺少运动劳作，也是产生肥胖的重要原因。《内经》有"久卧伤气，久坐伤肉"之说，伤气则气虚，伤肉则脾虚，脾气虚弱，运化失司，水谷精微不能输布，水湿内停，形成肥胖浮肿。

（三）美容科养护方法

1. 内服药物

（1）痰湿蕴结

平胃散（《和剂局方》）合二陈汤（《和剂局方》）加减

【组成】陈皮、半夏、苍术各 12g，厚朴 10g，茯苓 15g，白术 15g，荷叶 12g，薏苡仁 15g。

【用法】日 1 剂，水煎，分 2 次口服。

（2）湿热阻滞

连朴饮（《霍乱论》）加减

【组成】黄连、厚朴、栀子各 12g，菖蒲、半夏、豆豉各 10g，藿香 12g，白豆蔻 2g，车前草 15g，薏苡仁 20g。

【用法】日 1 剂，水煎，分 2 次口服。

（3）脾胃实热

清通饮（验方）

【组成】胡黄连、番泻叶、生大黄各 10g，生地 15g，夏枯草 12g，草决明 12g。

【用法】日 1 剂，水煎，分 2 次口服。

（4）肝郁气滞

柴胡疏肝散（《景岳全书》）合调胃承气汤（《伤寒论》）加减

【组成】柴胡 12g，白芍 15g，枳实 12g，郁金 12g，砂仁 3g，白术 12g，大黄 10g，丹皮 12g，莱菔子 10g，甘草 6g。

【组成】日 1 剂，水煎，分 2 次口服。

（5）脾胃气虚

防己黄芪汤（《金匮要略》）合参苓白术散（《和剂局方》）加减

【组成】党参、黄芪各 15g，白术 10g，茯苓 15g，砂仁 3g，陈皮 10g，扁豆 10g，薏苡仁 15g，泽泻 10g，防己 10g。

【用法】日 1 剂，水煎，分 2 次口服。

（6）脾肾阳虚

济生肾气丸（《济生方》）合理中丸（《伤寒论》）加减

【组成】车前子、茯苓皮各 10g，白术 12g，熟附片 12g，薏苡仁 15g，泽泻 10g，怀山药 10g，巴戟天 10g。

【用法】日1剂，水煎，分2次口服。

2. 外用药物

采用热毛巾湿敷15分钟后，用5g复方大黄膏或金多靶瘦身膏涂在局部，做上下方向自我按摩或用电子按摩器按摩20~30分钟。每日1次，早晚均可，10次为1疗程（对腹部肥胖疗效更佳）。

3. 针灸疗法

（1）毫针刺法

处方一

【主穴】梁丘、公孙、脾俞、胃俞。

【配穴】根据肥胖部位而选用配穴：肩背区配大椎、肩髃、脾俞、足三里、委中；胸乳区配阴市、膺窗、足三里；下腹区配气海、关元、水道、天枢；臀股区配环跳、风市、血海。痰湿蕴结加丰隆、足三里、三阴交；湿热阻滞加内庭、天枢、曲池、合谷、三阴；肝气郁结加太冲、阳陵泉；脾胃气虚加足三里、气海、关元、中脘、阴陵泉；脾肾阳虚加肾俞、命门、三阴交、太溪、关元、阳陵泉。

【操作方法】每次选6~8穴，实证施强刺激泻法，留针20~30分钟，留针期间反复加强刺激，虚证用中刺激补法，并可加灸，每日或隔日1次。10次为1疗程。

处方二

【穴位】①中脘、天枢、阴陵泉、风市、关元、水道。②合谷、太冲、足三里、三阴交。③太溪、肾俞、脾俞、胃俞。④太溪、中极、归来、膈俞。

【操作方法】月经正常者，用处方①，月经期内用处方①和②，月经后期用处方①和③，针刺1周后，改用处方①至来月经，循环采用本组处方一个周期。闭经或月经前后不定期者，使用处方①和④。每次留针20~30分钟，隔日1次，10次为1个疗程。本法最适于18~55岁的发胖女性。

（2）耳针疗法

【穴位】肺、食道、口、交感、大肠、内分泌、神门、甲状腺、脾、胃、三焦、肾、饥点、垂体。

【操作方法】每次选用4~6穴，针刺得气后，以中等手法捻针2~3分钟，留针20~30分钟，隔日1次，10次为1疗程。也可采用埋线或压豆法，每周2~3次，每次选一侧耳，两耳交替。每日餐前或饥饿时按压耳穴，以有胀感而不疼痛为度。

（3）穴位埋线疗法

【穴位】丰隆、中脘、梁丘、脾俞、胃俞。

【操作方法】每次任取 1 穴，局部皮肤消毒后，按埋线针埋线法埋入。10 天 1 次，疗程间休息 2 周，3 次为 1 疗程。

4. 推拿疗法

方法一：以推、拿、捏等手法对肥胖的腹、背、四肢进行推拿按摩。患者仰卧，术者立右侧。双手重叠置脐上，并以脐为中心，以 3 寸（10cm）为半径，先顺时针再逆时针方向做圆周按摩，先从脐中心到外周，再从外周到脐中心，连续按摩 10 分钟；其次用双手手指分别捏拿中脘穴和气海穴，捏拿范围要大，力量深沉，反复操作 20 次，也可点压按揉天枢、关元、上脘及下脘等，每穴 2~3 分钟，再以双手掌心自双肋下向腹部用力推摩至皮肤有热感为度；然后令患者俯卧，术者以双手掌摩擦肩、背和腰骶部，以热为度；同时以拇指分别按揉足太阳膀胱经上的肺、心、膈、肝、胆、脾、胃、三焦、肾、大肠和膀胱等俞穴，并以虚掌上下拍击数遍，注意推背部时不可过重，以免伤及筋骨；最后让患者平卧，对四肢肌肉皮肤进行捏拿按摩，脂肪丰满处可用重手法，自上而下，从前到后推拿，同时对合谷穴、足三里穴和丰隆穴按压各 1~2 分钟，并以较重手法按揉臀部 10 分钟。推拿按摩前先进行桑拿浴效果更好。

方法二：用手掌在背部沿两测膀胱经循行路线推揉 2~3 分钟，以皮肤微红为度；两手拇指按揉肺俞、肝俞、脾俞、肾俞、大肠俞 2~3 分钟，感觉酸胀微痛为宜；用手掌推擦背部、肩胛骨之间 2~3 分钟，以透热为度；用手掌横擦腰骶部 2~3 分钟，以透热为度。用手掌以中脘、神阙两穴为中心，作顺时针摩腹 5~10 分钟，然后按揉足三里、三阴交结束。

5. 食膳疗法

（1）痰湿蕴结

①山楂荷叶粥

【组成】荷叶（夏天用鲜的）1 张，山楂 30g，粳米 100g。

【用法】取荷叶、山楂，共煮汤滤渣取汁，再加入粳米，熬成粥，酌加适量糖即可。早晚各服食 1 次。

②双豆粥

【组成】赤小豆、绿豆各 50g，薏苡仁 20g。

【用法】上物洗净煮成粥，早晚各服食 1 次。

③莱菔子粥

【组成】炒莱菔子 10g，粳米 60g。

【用法】将莱菔子研细末，与粳米共煮为粥食用。

④三鲜饮

【组成】鲜山楂 60g，鲜白萝卜 100g，鲜橘皮 15g。

【用法】将上物以水煎取 500ml，加冰糖少量代茶饮。

⑤减肥提神茶

【组成】陈皮 3g，车前草 5g，绿茶 5g。

【用法】将上物以沸水冲泡，代茶饮。

（2）湿热阻滞

什锦粥

【组成】生薏苡仁 30g，新鲜连皮冬瓜 100g，赤小豆 20g，乌龙茶和干荷叶适量。

【用法】将生薏苡仁、冬瓜、赤小豆合锅煮至豆熟，再将乌龙茶和干荷叶用粗纱布包好再熬 7~8 分钟即可，食豆粥弃茶叶。

（3）脾胃湿热

桑白皮茶

【组成】桑白皮 30g，草决明 20g。

【用法】取桑白皮轻刮去表皮，切成短节，加入草决明煮沸几分钟，稍闷后滤渣取汁，加适量糖随意饮用。

（4）肝郁气滞

①海带焖萝卜

【组成】海带、萝卜各适量。

【用法】海带浸泡一天一夜洗净切丝，萝卜洗净切粗丝，加植物油和适量花椒作配料焖熟即成，佐餐食。

②菊花饮

【组成】菊花 12g，山楂 20g，草决明 20g。

【用法】水煎后，当茶饮。

（5）脾胃气虚

①茯苓山药粥

【组成】茯苓、怀山药、粳米、荷叶各 10g。

【用法】将荷叶洗净，强火煮 5 分钟后，取出荷叶留汁，将米、茯苓、怀山药加锅内，煮沸后小火熬 20 分钟，即可食用。

②玉米须茶

【组成】玉米须 100g，怀山药、薏苡仁各 20g。

【用法】煎 20 分钟，代茶随意饮用。

（6）脾肾阳虚

①赤豆蒸鲤鱼

【组成】鲤鱼 1 条（重约 1000g），赤小豆 100g，陈皮、草果、花椒各 7.5g。

【用法】先将鲤鱼剖开，去内脏洗净，再将洗净的赤小豆、陈皮、草果、花椒，混合纳入鲤鱼腹内，上蒸笼蒸 1.5 小时即成，佐餐食。

②虾仁炒黄瓜

【组成】青虾仁 300g，黄瓜 1 根，鸡汤适量，鸡蛋清半只。

【用法】将虾仁洗净，黄瓜切块，以蛋清淀粉拌虾仁后，以植物油炸至鲜红，黄瓜炒熟加入调料即可，趁热食。

③茯苓百合粥

【组成】白茯苓、百合各 15g，粳米 60g。

【用法】将茯苓、百合磨成细粉，同粳米共煮为粥，每日 1 次。

④芡实荷叶粥

【组成】芡实、山药各 200g，粳米 60g，鲜荷叶 2 张。

【用法】先将芡实煮熟，去壳晒干，和山药共研细末。每取 30g，粳米 60g，入荷叶共煮为粥，弃荷叶温服。

6. 其他疗法

可利用各种电子减肥仪配合中医减肥治疗，常用的有交流电收缩肌肉及溶解脂肪治疗仪、电离子分离渗透治疗仪、电子肌肉收缩治疗仪和各种抽脂治疗仪等，可配合中药减肥苗条霜使用。

（四）预防与调摄

1. 合理的平衡饮食

食物多样、谷类为主；多吃蔬菜、水果和薯类；常吃奶类、豆类及其制品；食量和体力活动要平衡，保持适宜体重；吃清淡少盐的膳食。

2. 适宜的体育锻炼

如减肥健美操、跑步、步行、骑车、游泳等。

3. 良好的生活习惯

如定时定量进食，早餐饱、午餐好、晚餐宜早但莫饱；吃饭时细嚼慢咽。

二、消瘦的预防

消瘦是指体重低于标准体重的 20% 以上，或男性脂肪少于体重的 5%，女性少于 8%。

中医古籍又称为"羸瘦"、"大肉消脱"、"脱肉"。可见于任何年龄，多与遗传因素、精神因素、自身消化吸收功能、饮食习惯、内分泌疾病以及慢性消耗性疾病有关。消瘦同样影响形体美，且消瘦者皮下脂肪少、肌肉萎缩、皮肤粗糙松弛，常出现体力减退，容易疲倦，精力不足等，严重影响健康和美容。因此同肥胖的预防一样，消瘦的预防也相当重要。

（一）美学标准

具体内容见上节。

（二）影响因素

1. 脾胃虚弱

脾主运化，胃主受纳，若先天不足，素体虚弱；或长期饮食失调，劳倦内伤，情志不畅；或久病缠绵，均可导致脾胃虚弱，不能运化水谷和精微，气血津液生化不足，无以濡养五脏，运行气血，而肌体失却濡养，发为消瘦。

2. 肝肾阴虚

多由恣情纵欲，耗损真阴；或劳役太过，罢极本伤，阴精亏损；或五志化火，火伤阴液，而致肝肾不足，阴精亏损，精不化血，气血亏虚，不能滋养肌肤，发为消瘦。

3. 脾肾阳虚

素体阳虚；或感受寒湿之邪，过食生冷等，而致中阳虚损；或年老久病，阳气渐亏，而脾肾二脏阳气不足，气化失常，饮食营养不能化生气血，形体官窍失却濡养，消瘦乃成。

（三）美容科养护方法

1. 内服药物

（1）脾胃虚弱

参苓白术散（《和剂局方》）加减

【组成】党参30g，黄芪30g，白术15g，茯苓15g，炙甘草6g，怀山药15g，陈皮10g，白扁豆20g，莲子肉20g，薏苡仁30g，砂仁6g（后下），大枣4枚。

【用法】日1剂，水煎，分2次温服。

（2）肝肾阴虚

滋补肝肾汤（《古今名方》）加减

【组成】北沙参20g，麦冬15g，当归12g，五味子10g，制首乌20g，熟地30g，女贞子15g，川断15g，陈皮10g，旱莲草15g，浮小麦15g，白芍15g。

【用法】日1剂，水煎，分2次温服。

（3）脾肾阳虚

右归饮（《景岳全书》）加减

【组成】熟地30g，怀山药15g，山萸肉12g，枸杞15g，制附子10g（先煎），杜仲 15g，肉桂 3g，黄芪 30g，党参 30g，白术 15g，炙甘草 6g。

【用法】日 1 剂，水煎，分 2 次温服。

2. 针灸疗法

（1）毫针刺法

【主穴】中脘、气海、足三里、三阴交。

【配穴】脾胃虚弱加脾俞、胃俞，肝肾阴虚加肾俞、肝俞、太溪；脾肾阳虚加脾俞、肾俞。

【操作方法】施补法或平补平泻法，留针 30 ~ 60 分钟，留针期间加疏波电刺激，或每隔 5 ~ 10 分钟行针 1 次，以保持针感。脾肾阳虚加温针或针刺后加灸。每日或隔日 1 次，15 ~ 20 次为 1 疗程。

（2）灸法

【穴位】①关元、气海、中脘、足三里、三阴交；②百会、大椎、神道、脾俞、肾俞；③身柱、至阳、命门、胃俞、膏肓。

【操作方法】每次选取一组穴位，艾炷直接灸或隔姜、隔附子饼灸，每穴 3 ~ 7 壮。也可艾条温和灸，每穴 10 ~ 15 分钟。灸法只适用于脾胃虚弱和脾肾阳虚者，而肝肾阴虚者不宜采用。

（3）耳穴疗法

【穴位】脾、小肠、肾上腺、内分泌；脾胃虚弱加胃、胰、胆；肝肾阴虚加肝、肾；脾肾阳虚加肾、交感；心神不宁加神门；慢性腹泻加大肠。

【操作方法】用王不留行籽贴压，每次贴压一侧耳穴，每隔 3 ~ 4 天更换 1 次，两侧耳交替贴压。10 次为 1 疗程。嘱患者每天饭后按压耳穴，每穴按压 15 下。

3. 推拿疗法

（1）经脉穴位按摩　首先沿着小腿足三里至足部厉兑穴的足阳明胃经，由上而下来回按摩 10 遍，并按揉足三里、上巨虚、下巨虚、丰隆等穴各 1 分钟。继而摩腹，以神阙穴为中心，按顺时针方向缓慢摩动约 5 分钟，再行捏脊，从白环至大杼穴，循足太阳膀胱经上行 5 ~ 7 遍，并对肾俞、胃俞、脾肾、肝俞、心俞、肺俞等穴分别用力按揉。

（2）循经按摩

①足阳明胃经　在腹部，从不容至气冲穴（均在腹部前正中线旁开 2 寸），自上而下循经推按 10 次以上；在大腿，从髀关至梁丘穴（均在髂前上脊至膑骨外缘的连线上），自上而下循经推按 10 次；在小腿足部，沿胫骨前脊外 1 寸至足次趾，自上而下循经推按 10 次。

②足太阴脾经　在足部小腿，沿足内侧和小腿内侧胫骨后缘，自下而上循经

推按 10 次；在腹部，从府舍至腹哀穴（均在腹部前正中线旁开 4 寸），自下而上循经推按 10 次。

（3）穴位按摩　取坐位，按顺序先点按印堂、百会、风池、内关、足三里、上巨虚、三阴交和解溪穴，方法为用右手拇指按在穴位上，按压约 36 秒，也可以心里默数 36 下。然后不松劲，接着按顺时针方向揉 9 次，逆时针方向揉 9 次，再重复一遍，共 36 次。接着取仰卧位，按顺序先后点按上脘、中脘、下脘、气海 4 个穴位，方法同上。

4. 食膳疗法

（1）参芪焖青豆

【组成】青豆角 500g，太子参 12g，炙黄芪 12g，味精 2g，熟猪油 40g，精盐 2g，鲜菜心 150g，鲜汤适量。

【用法】选用新鲜青豆洗净；太子参、黄芪洗净去杂，烘干研成粉末备用。净锅置中火上，下熟猪油，烧至六成热，加入青豆炒至变绿，加入菜心及太子参、黄芪末，改用小火烧，盖上盖，焖至青豆熟时，加味精、精盐调好味即成。有健脾益气，补虚增肥之功效。适宜消瘦、气短、食少、面黄者。

（2）大豆肥健方（《延年秘录》）

【组成】大豆 2500g，熟猪油适量。

【用法】将黄豆洗净，放入锅中，用文火炒熟，取出榨作酱滓，取黄捣末，与熟猪油搅拌均匀，和丸如梧子大。每服 50 ~ 100 丸，温酒送服，或嚼食亦可。可长肌肉，益颜色，填骨髓，强体力。适用于脾胃虚弱、食少，身体消瘦者。

（3）黄精鳝片（《百病食疗大全》）

【组成】黄鳝 600g，炙黄精、生姜各 10g，莴笋 150g，料酒、湿淀粉、精盐、白糖、味精、胡椒粉、麻油、菜油、肉汤适量。

【用法】黄精用温水洗净，剁成细茸；鳝鱼肉洗净，片成薄片；生姜洗净剁成姜末；莴笋剥皮切片；将黄精茸、精盐、味精、胡椒粉、白糖、料酒、湿淀粉、肉汤调成汁，净锅置火上放菜油烧至七成熟时，下鳝鱼片爆炒，随即下姜末、笋片炒几下，倒入调好的汁勾芡，淋上麻油装盘、佐餐食用，有补虚损、强筋骨作用，经常食用可使皮肤光滑，肌肉丰满。

（4）羊肉索饼（《圣济总录》）

【组成】白面 150g，鸡蛋 2 个，生姜汁适量，羊肉 150g。

【用法】将鸡蛋清、生姜汁和面作饼，煮熟入羊肉（先炒成臛）调和。适量食用。有温补气血作用，适用于脾胃气弱和脾肾阳虚的消瘦者。

（四）预防与调摄

1. 良好的饮食习惯

去除不良饮食习惯，注意增加食物营养，多吃蛋白和脂肪含量丰富的食品，如瘦肉、鸡蛋、鱼、大豆等。

2. 生活节律健康

生活要有规律，坚持锻炼身体，以提高身体素质，增加食欲，促进消化吸收。

3. 治疗原发病

患有慢性病，如肺结核、糖尿病、甲亢、溃疡病、慢性结肠炎、寄生虫病等，引起消瘦者，应积极治疗原发病。

4. 睡眠充足

睡眠时间应充足，依年龄不同，每天睡足 6～8 小时。睡眠不宁者，应适当调治以改善睡眠。

三. 丰胸

丰胸是指通过内外调治，使乳房丰满、匀称、柔润而富有弹性。

（一）美学标准

乳房是女性的第二性征，也是胸部曲线的重要构成基础，其美学标准如下。

1. 乳房皮肤光泽，无皱褶，无凹陷，无色素沉着。乳房质地应细腻、丰满、柔韧而富有弹性，乳峰高耸。

2. 两侧乳房对称，大小适中，乳房基底直径在 10～12cm 之间，从基底面至乳头的高度（乳轴）为 5～6cm。

3. 乳房的位置较高，在第 2～第 6 肋间，乳头位于第 4 肋间。

4. 根据乳房前突的长度，可将乳房分为 4 种类型。

（1）圆盘型　乳房前突的长度小于乳房基部周围的半径，或乳房角度（乳房矢状断面上，乳头到乳房基底与胸壁连接处的两条连线所成的夹角）为钝角。

（2）半球型　乳房前突的长度等于乳房基部周围的半径，或乳房角度为直角。

（3）圆锥型　乳房前突的长度大于乳房基部周围的半径，或乳房角度为锐角。

（4）下垂型　乳房前突的长度更大，乳头下垂。

由于先天发育不良或是哺乳后乳腺组织萎缩或是减肥，均可使乳房失去美学意义。

（二）影响因素

1. 气血不足

多与禀赋不足，体质不强密切有关。父母遗传缺陷，胎中失养，孕育不足及后天喂养失当，营养不良等因素，是造成禀赋薄弱，体质不强的主要原因，终致气血不足，肌体失养，乳房发育不良。

2. 脾胃气虚

脾胃为仓廪之官，主受纳和运化水谷，若饮食劳倦损伤脾胃，以致脾胃气虚，清阳下陷，可致乳房发育不良或下垂。

（三）美容科养护方法

1. 内服药物

（1）气血不足

人参养荣汤（《三因极一病证方论》）

【组成】人参、白术、陈皮、当归、白芍、远志、肉桂各 10g，川芎、五味子、甘草各 6g，生姜 3 片，大枣 3 枚。

【用法】日 1 剂，水煎服，分 2 次口服。

（2）脾胃气虚

补中益气汤（《脾胃论》）

【组成】黄芪 15g，炙甘草 6g，党参 10g，白术 10g，当归身 10g，陈皮 10g，升麻 6g，柴胡 6g。

【用法】日 1 剂，水煎服，分 2 次口服。此方可健脾益气，升举清阳，有助下垂乳房升挺。

2. 针灸疗法

（1）毫针刺法

【主穴】内关、少泽、膻中、乳根、屋翳、足三里、足临泣。

【配穴】太冲、三阴交、气海、中脘、库房、肺俞、膏肓、大椎、乳中（艾灸）。脾胃虚弱者：脾俞、胃俞、血海、公孙、食窦、灵墟；肝肾病损者：肝俞、肾俞、命门、关元、日月、神封；心脾亏虚者：天池、灵墟、食窦、脾俞、血海；有妇科症状者：八髎、归来、地机、关元。

【操作方法】正面和背部俞穴，分 2 次治疗，每次选 5~7 对穴。胸乳及背部穴位用艾条灸，腹部穴位用温针灸，四肢穴位选择性交替加用电针，每次留针 30 分钟；四肢穴位用平补平泻法，其他穴位用补法，乳中穴不针刺，只用艾灸。隔日 1 次，30 次为 1 疗程，间隙休息 10~15 日，90 次为 1 总疗程。此法强壮身体，健胸美乳。

（2）耳穴疗法

【穴位】内分泌、缘中、乳腺、内生殖器、卵巢、肾。

【配穴】肝、脾、肺、心、盆腔。

【操作方法】压丸、埋针、针刺法，每次选4~5个穴。针刺法，留针30分钟；压丸、埋线法，早中晚各按揉穴位1次，每次1~2分钟。3日1次，10次为1疗程，30次为1中疗程，90次为1总疗程。

3. 推拿疗法

（1）经络穴位按摩

①肺、心、心包经　由肘部至掌指，循经向下按摩刺激。

②肝、脾、肾经　由足内踝侧至膝部，循经向上按摩刺激。

③大肠、小肠、三焦经　由手背指至肩部，循经向上按摩刺激。

④膀胱经　由大椎两侧至腰骶部，循经向下按摩刺激。

（2）乳房健美按摩法（《美容护肤中医八法》）

①按揉大椎　坐位，头稍低，一手拇指或食指按揉大椎穴约1~2分钟，按揉时有酸胀感。

②掌摩乳房　先用右手掌面从下锁骨向下用柔和而均匀的力量推摩至乳根部，再向上推摩返回至锁骨下，共做3个往返；按上法用左手推摩右侧乳房，然后用右手掌面从胸骨处向左推摩左侧乳房直至腋下，再返回至胸骨处，共做3个往返；按上法用左手推摩右侧乳房。

③托推乳房　取仰卧位，先用右手掌面的内侧部分托住右侧乳房底部，然后用适宜的力量缓缓向上托推乳房，放开后再次托推，共进行10~12次，手掌向上推时不能超过乳头水平。再用左手托推左侧乳房10~12次。

④揪提乳头　用拇食指指腹轻轻捏住对侧乳头，揪提10~12次，用力不宜太大。乳头凹陷者可多揪几次，用力可稍大些。

⑤轻抹乳房　双手四指并拢，用指面由乳头向四周成放射状轻抹乳房1分钟。

此法可促使乳房充分发育，并能增强乳房弹性，疏通乳络，健美乳房，适用于乳房下垂、扁平、乳头凹陷。

（3）胸部健美操

①双膝跪在地板上，手臂伸直撑地，向下做屈臂动作，一直弯曲到下颏和胸着地为止。屈臂时注意不要使臀部下引，而应把重心放在手腕上，用手臂和手腕的力量支撑身体的重量并维持片刻，使乳房充分下垂，反复做8~10次。

②自然仰卧于地板上，头和臀部不离开地板，向上做挺胸动作并停留片刻，

重复做6~8次。

③双膝跪在地板上，上体直立双手合掌置于胸前，两手用力做对抗动作，注意肘关节不要下垂，两前臂成一字形。并要挺胸抬头，配合深呼吸。重复8~10次。

④在地板上或床上，两臂伸直握哑铃举起与地面垂直，然后直臂向两侧放下，再直臂向上举，最后慢慢放下。重复6~8次。

⑤坐在地上，背挺直，两手握哑铃，两臂前平举。然后反复互相交叉。重复6~8次。

⑥坐直，两手握哑铃，两臂前平举。然后慢慢向两侧展开，再复原位。重复6~8次。

此法适用于乳房小而不丰满者。

4. 气功疗法

（1）*经络隆胸法*　双手拇指除外，将余指合拢夹在脊骨两旁。小指按在第7颈椎旁，指序由上至下是小指、无名指、中指和食指。头向后仰，同时用指尖强压，为一动作。每10秒做5个动作。

（2）*提升下垂乳房法*　在胸前乳谷间前方10cm左右位置合掌，合掌时两肘向外展开，视线看上方。挺胸翘首地在4秒内吸满空气，合着掌时尽量用力，肩臂自会发抖，左右肘至臂合成"一"字形，这是关键。用4秒钟时间徐徐呼气，去力，放松，一呼一吸共8次为标准，尽可能超过8次以上。

此法可使胸肌结实，乳房丰挺。

5. 其他疗法

每次洗澡时，在热水淋浴或盆浴以后，用冷水冲洗乳房。首先沿着腿部冲，然后经双手向上至肩膀，接着是腹部、臀部和胸部画圈，一直到感觉不能承受了为止。如果不能用冷水冲洗，可以于起床之后，马上用不断侵入冷水的毛巾，从下往上擦拭身体。水中加入少许醋效果更好。此法可以刺激血液流通，增强乳房弹性。适用于乳房松弛和下垂者。

（四）预防与调摄

1. 适当摄取热量高的食物，如蛋类、肉类、花生、芝麻、核桃、豆类等食品，以及蔬菜、水果类。

2. 加强胸部的体育锻炼。经常进行俯卧撑、单杠、双杠、拉力器、游泳、跑步、太极拳、打球等运动及做哑铃操和健美操。

3. 进行体育锻炼时，特别是较剧烈的运动，必须佩戴乳罩。

4. 经常进行胸部和乳房的按摩。按摩手法要轻柔，不可过分牵拉。按摩以早晨起床后或晚上临睡前为好。

5. 要保持正确的姿势和体态。平时走路不可含胸弯腰。伏案工作时，胸部与桌子相距 10cm 左右。

6. 避免乳房受到外力撞击而出现外伤。

7. 平时不可束胸，应戴松紧合适的乳罩，把乳房兜起，既可防止乳房下垂，又可防止乳头凹陷。

8. 保持心情舒畅。异常的情绪波动，如烦躁不安、急躁易怒，会加重乳房的负担，导致乳房的异常。

四、美颈

美颈是指通过对颈部的养护，使颈部的皮肤增强新陈代谢，增进血液循环，增加氧的输送和营养物质的补充，减少颈部的假性皱纹、松弛和脂肪堆积现象，增加皮肤的弹性和光泽，从而起到延缓肌肤衰老和使颈部健美的作用。

（一）美学标准

颈部以皮肤纹理细腻，光滑无皱褶，富有弹性，柔软坚韧，肌肉结实，没有多余脂肪为美。因为颈部有丰富的韧带和肌肉，以维持头颈的挺直和正常功能活动；所以不良的工作、学习、劳动姿势可使颈部平衡失调而产生有损于健美的后果。另外，因为颈部组织比较疏松，长年暴露在外，且在进行皮肤护理时容易被忽略，所以其皮肤容易粗糙、松弛，产生颈纹和颈部的脂肪堆积，因此给人以未老先衰的感觉。

（二）影响因素

1. 脾虚气滞

脾胃虚弱，清阳不升，气机不畅，气血阻于颈部，痰瘀湿浊蕴结不散，则易出现皮肤皱纹、松弛或脂肪堆积。

2. 肝肾阴虚

先天禀赋不足；或年老，久病，阴精暗损；或脾胃虚弱，化源匮乏，而致肝肾阴虚，不能濡养于颈项部，而皮肤皱缩、松弛。

（三）美容科养护方法

1. 内服方药

（1）脾虚气滞

容颜不老方《奇效良方》

【组成】生姜 5000g，大枣 500g，白盐 60g，甘草 90g，丁香、沉香各 15g，茴香 120g。

【用法】上药共捣粗末，和匀，每服 9～15g，清晨煎服或沸水泡服。本方可悦泽容颜，抗老除皱。

（2）肝肾阴虚

神仙驻颜延年方《太平圣惠方》

【组成】熟地黄、干地黄、甘菊花、天门冬各 500g。

【用法】天门冬去心烘干，捣诸药为散，每服 12g，空腹服，温酒送下。

2. 外用药物

（1）玉容粉《清宫秘方大全》

【组成】绿豆粉、滑石各 60g，玄明粉、丁香、白附子、白芷、白僵蚕各 30g，朱砂 4.5g，铅粉 9g，冰片 1.5g。

【用法】上药共研细末，以人乳调粉 1.5g，每日早晚洗面后敷面上。如无人乳，可以蛋清兑水少许调之。本方可以祛风清热，润肤增白。原书谓本方之美容效果"久久敷之，面色温润，容颜光滑，有似美玉，故云玉容粉"。

（2）千金面脂《备急千金要方》

【组成】白芷、冬瓜仁、商陆、川芎各 90g，玉竹、细辛、防风各 45g，当归、藁本、蘼芜、土瓜根、桃仁各 30g，木兰皮、辛夷、甘松香、麝香、零陵香、白僵蚕、白附子、栀子花各 15g，猪胰 3 个。

【用法】猪胰切片，水渍 6 日，用时以酒挼取汁渍药。诸药薄切，棉裹，以猪胰汁渍一宿，平旦以前，猪胰汁 6 升，微火三上三下，白芷色黄膏成，去滓，入麝，收入瓷器中。用时，涂于局部即可。本方可以泽颜嫩肤，抗老除皱。

3. 推拿疗法

（1）基本操作法

坐位：

①用滚法或指揉法在颈后部及两侧操作 5 分钟。

②用一指禅推法或指揉法在颈后棘突间及两侧肌肉处操作 5 分钟。

③用拿法在颈部的后侧及两侧各操作 3～5 遍。在拿颈两侧时，不可按压两侧颈动脉，以免引起头部一过性缺血。

④点按风池、肩井、天宗、曲池各半分钟。

⑤分别将头颈向两侧各斜扳各 2～3 次。一手压肩部，一手压头侧面，两手向相反方向用力按压。

⑥用轻搓法在颈部两侧操作 3～5 次。

仰卧位：

①用一指禅推法在颈前方操作 3～5 分钟。操作顺序为：下颌——喉甲状软骨——环状软骨——胸肌。施用手法要轻柔，不可粗暴。一般操作后受术者应感觉喉部清爽。

②以较轻的拿法在喉及气管部往返操作 2～3 次。

③点按天突穴半分钟，继而轻揉 20 次。

（2）加减操作法

①对颈部皮肤横向皱纹多而深者可加用消除皱纹的手法。

仰卧位：

①令受术者下颌抬起，用一指禅推法及指揉法纵向操作 2～3 分钟。若皱纹较长且多者，可适当延长操作时间。

②对颈部赘肉者可加用消导的手法。

坐位：

第一步：用滚法或指揉法在赘肉部位操作 5 分钟，操作时范围应较赘肉发生部位大。

第二步：用五指或三指拿法在赘肉局部操作 1 分钟，也可在拿时加入拧转动作。操作时局部出现疼痛为正常现象，但手法不可过重，以防皮肤青紫或破损。

第三步：用掌推法及指推法在局部操作 1 分钟，先用掌从上向下直推，再横向来回推，最后用指推在赘肉边缘操作。

第四步：用掌揉法在局部操作 1～2 分钟，操作时应照顾到整个赘肉发生部位，手法力度不可过大。

③对颈部前与下颌连接部脂肪沉积（双下巴）者可加用理气消散的手法（第三步）。

仰卧位：

第一步：用一指禅推法或指揉法在局部操作 3～5 分钟。

第二步：用食、中、无名指自下颌骨中点向双耳前方推 10～15 次，手法的力度可稍大。

第三步：令受术者下颌扬起，用拇指从下颌骨中点纵向推至喉结上方 10～15 次。再用同法，依次在颈前中线两侧，从下颌推至颈肩部各 10～15 次。注意在喉旁操作时手法的压力要适当减弱。

第四步：用拇、食两指拿捏局部，并可加入拧转动作。但拧转力不可过大。

第五步：用鱼际揉法在局部轻揉 1 分钟。

4．皮肤护理方法

仰卧位：

（1）用洗面奶清洗颈部皮肤。

（2）用蒸汽仪喷蒸局部。

（3）必要时祛除死皮（脱屑）。

（4）按摩

①拉抚肩部，点按巨骨穴　双手四指并拢，自然伸直，掌心向上放于肩下颈部，虎口卡在肩部，拇指在肩上方。双手自颈后大椎旁向两侧肩部拉抚至巨骨穴处，然后用中指指腹点按巨骨穴，最后四指自巨骨穴抹回大椎穴旁。如此反复数次，止于巨骨穴处。

②摩小圈，点按风池、风府虚穴　按上节手位，即双手四指并拢，用指腹由肩背部的巨骨穴开始，沿肩背上缘及颈后，向内、上方摩小圈至风池穴，用双手中指指腹点按两侧风池穴；然后双手中指指腹叠起点按风池穴。如此反复，止于风府穴。

③摩小圈，点按气舍穴　双手中指、无名指并拢，掌心向下，以其指腹自耳后翳风穴处开始，沿胸锁乳突肌走向，向外、向下摩小圈，摩至气舍穴，用中指指腹轻轻点按（此穴有脉跳，点按的力度要轻），然后双手拉抚回到翳风穴。如此反复数次，止于气舍穴。

④四指摩圈，按摩肩部　接上节手位。双手四指并拢，掌心向下，从气舍穴开始，双手四指指腹同时向外、下方摩圈至两侧肩头。重复数次，止于肩头。

⑤原地摩圈，按摩肩内陵　接上节手位。双手四指从气舍穴摩至肩头，双手拇指在肩后，四指在肩头，握住肩头。双手食指、中指、无名指并拢，在肩部内陵穴处向外、下方原地摩圈，按摩内陵穴。如此反复数次。

⑥点"六穴"　双手微握拳，以其拇指指腹从两肩头至颈部一次点按肩髎穴、巨骨穴、肩井穴、肩外俞穴和肩中俞穴。点按穴位时，应取穴准确，力度由轻到重，由浅而深，慢慢加力，切忌使用爆发力。

⑦拉抚颈部　手横位，双手四指并拢，掌心向下，合掌着力。双手交替从颈根部向上拉抚至下颏，并慢慢向颈两侧移动，最后止于耳根下方。

⑧拿捏肩臂　双手置于颈部两侧，拇指在肩前，其余四指在肩后，用虎口卡住胛提肌，然后沿原路线返回复位。如此反复6~8次。

⑨叩击肩臂　双手微握拳，拇指和小指略伸直，整个手呈"马蹄"形。腕部放松，以拇指、小指和大小鱼际的外侧着力。双手交替抖腕用爆发力叩击双肩、两臂。如此反复叩击数次。

⑩手横位　双手四指并拢，手心向下，指尖相对，全掌紧扣颈两侧，向下推抚至气舍穴；在上胸部，双手改为竖位向两侧拉抚；抚至肩头后双手翻掌，绕过肩头至肩背部，沿肩形向上拉抚，最后止于风池穴，如此反复6~8次。

（四）预防与调摄

1. 保持良好的学习、工作和劳动姿势。
2. 按时进行颈部皮肤护理。
3. 注意防晒，不用劣质化妆品。

五、美手

美手是指通过对手的养护，使手部皮肤滋润而富有弹性，指甲红润而有光泽。

（一）美学标准

人的双手既是劳动的重要器官，也是外在整体美不可忽视的一个重要组成部分。双手的美学标准为手指修长，手指和手掌既不干瘪也不肥厚，掌面光洁明润，为浅红色；手背皮肤白嫩光滑，不干裂、无逆剥倒刺，无褐斑赘疣；指甲应透明，甲面光洁，无暗斑、白斑，无纵横沟纹，无凹下或末端翘起；甲下色充盈，呈均匀的淡粉红色，无瘀斑瘀点，甲半月呈润白色。但是各种原因都可导致手部皮肤色泽晦暗，质地干燥多皱，指甲干瘪而无光泽。

（二）影响因素

1. 饮食失节

李东垣《脾胃论》载："脾胃内伤，百病由生。"过饥则气血生化之源缺乏，手部失于濡养，则粗糙无泽，指甲干枯、脆裂。长期饮食偏嗜，则人体获取营养物质不均衡，可导致阴阳失调或某些营养缺乏，而使手部出现上述病变。

2. 肺气虚弱

肺气不足，则其宣发卫气和输精于皮毛的生理功能减弱，使皮肤失于营养物质的充养而变得干燥不泽或卫外不固，抵御外邪侵袭的能力减低，肌肤易损、早衰。

3. 肝血不足

肝主筋，爪为筋之余，为肝胆之外候。肝藏血，若肝血亏虚，指甲失养，则变形、脆裂、肥厚、干枯。若肝热，指甲色苍而爪枯。

4. 瘀血阻滞

各种原因导致血行不畅而瘀滞，可使皮肤、指甲失于血的荣养作用而粗糙多屑，甚或皲裂，指甲脆裂，甲床紫黑。

5. 外毒侵袭

禀赋不耐之人，易被各种毒物侵袭，如紫外线、化妆品、药物、虫毒、化学物毒等，轻者皮肤发红、发痒、丘疹，重者起水疱、破溃、滋水，指甲松动。日久双手皮厚、粗糙、脱皮、皲裂，指甲变形、变色，甚至剥脱。

（三）美容科养护方法

1. 内服药物

当归饮子（《济生方》）

【组成】当归、白芍、生地、防风、白蒺藜、荆芥、何首乌各9g，黄芪、甘草各5g。

【用法】水煎服，日1剂，分2次服。

2. 外用药物

（1）澡豆治手干燥少腻方（《普济方》）

【组成】大黄豆180g，赤小豆180g，苜蓿180g，零陵香180g，冬瓜仁180g，茅香180g，丁香15g，麝香15g，猪胰250g。

【用法】上药捣筛为散，与猪胰相和，晒干再捣细，取洗手面。经常用之可令手细腻光滑而润泽。

（2）澡豆洗手面药豆屑方（《普济方》）

【组成】白茯苓180g，土瓜根180g，商陆根180g，玉竹180g，白术180g，川芎180g，白芷180g，瓜蒌180g，藁本180g，桃仁180g，皂角90g，豆屑90g，猪脂90g，猪蹄1对，面500g。

【用法】猪蹄炖取汁，与上药拌，烘干捣研为散，以作澡豆，洗手面。此方常洗，令手光润不皲。

（3）手皲方（《太平圣惠方》）

【组成】猪蹄2只、白粱米2000g，白芷30g，商陆90g，白茯苓90g，玉竹30g，藁本60g，桃仁600g。

【用法】白粱米以水2000ml与猪蹄同煮极烂取汁600ml后药用。余药捣筛为散，以前药汁和研匀，滤去渣，盛瓷盒中，再入干松香、零陵香末各30g，搅匀。每夜卧时，涂手面极良。此方益气养血，润泽肌肤，用于手皲。

（4）檀香散（《御药院方》）

【组成】藿香、白芷、栝蒌根、零陵香、藁本、甘松各60g，茅香75g，白檀30g，楮桃儿100g，大皂角去皮子250g，糯米2000g。

【用法】上药共研为细末，过100目以上筛。洗手时取适量涂搓，或温水调为黏稠液后使用。此方除污垢，润肌肤。

（5）手膏方（《普济方》）

【组成】桃仁、杏仁、橘子仁各 60g，赤小豆、辛夷、川芎、当归、大枣、牛脑、羊脑、狗脑各 30g。

【用法】以上药细锉，先以酒 200ml 渍诸脑，又别以酒 1200ml，煮赤小豆令烂，用纱布裹，绞去滓，再加入牛、羊、狗脑等，然后用纱布裹诸药入酒中，慢火煎欲成膏时，绞去滓，再煎至膏成，然后盛入瓷器，五日之后可用。洗净手后，取膏涂之，使皮肤光润。切忌近火。此方滋养、美白肌肤，令手润泽、白皙。

（6）古今录验手膏方（《外台秘要》）

【组成】白芷 120g，楝仁、冬瓜仁、玉竹、藁本、川芎各 90g，桃仁 500g，枣肉 20 枚，猪胰 4 个，冬瓜瓤汁 200ml，橘肉 10 枚，栝蒌仁 10 枚。

【用法】上药以水 1200ml，煮取 400ml，用酒 600ml，猪胰取汁，桃仁研入，以洗手面。此方润肤增白，可令手面白皙、光润。

（7）备急作手脂法（《肘后备急方》）

【组成】猪胰 1 个，白芷 30g，桃仁 30g，辛夷 0.3g，冬瓜仁 0.6g，细辛 1.2g，黄芪 0.9g，栝蒌 0.9g。

【用法】上药以水 1000ml 煎，去滓为膏，涂手。

3. 针灸疗法

处方一

【主穴】肩髃、曲池、合谷、曲泽、手三里、环跳。

【操作方法】可针可灸。用平补平泻法，每次选 2~3 穴，留针 20~30 分钟，隔日 1 次，10 次 1 疗程。用于皮肤粗糙不润者，有养血润燥，祛风清热之功效。

处方二

【主穴】脾俞、肾俞、曲池、血海、阴陵泉、三阴交、足三里。

【操作方法】每次选 2~3 穴，用平补平泻法，留针 20~30 分钟，隔日 1 次，10 次 1 疗程。用于手掌角化症。

4. 推拿疗法

（1）双手按摩 按摩前，先洗净双手，用毛巾擦干，再均匀地涂上少量护肤霜或乳液。

第一步：手背按摩。两手手背相贴，先按顺时针方向，再按逆时针方向做相互摩擦。然后右手 2、3、4、5 指握住左手 2、3 指根处，右手拇指腹按在左手掌心上，做圆形滑行按摩，右手掌按摩方向相反。

第二步：手掌按摩。两手手掌相合，先按顺时针方向，再按逆时针方向作相互摩擦。然后右手 2、3、4、5 指握住左手 2、3 指根处，用右手拇指腹按在左手掌心上，做圆形滑行按摩，右手掌按摩方向相反。

第三步：手指按摩。右手拇指在上，食指在下，捏住左手手指指尖，以螺旋方式在手指指背上滑动按摩，从拇指开始，顺序按摩到小指。右手手指滑动按摩方法同左手。然后右手拇指和食指在左手手指两侧，由指根捏压至指尖，再由指尖捏压至指根。从拇指开始，顺序捏压到小指。右手手指捏压按摩方法同左手。

上述方法每日按摩 2 ~ 3 次，每次按摩 10 ~ 15 分钟。此法适于自我保健用，可以令手部皮肤光滑、细腻、富有弹性。

（2）上肢按摩

第一步：从上而下拿手三阳经和三阴经，然后拇指和四指相对，从上臂往下推三阳经、三阴经。

第二步：双手从上往下捏上肢。

第三步：用拇指点按曲池；拇、中指相对点按或点揉间使和支沟、内关和外关、太渊和阳溪、大陵和阳池、神门和阳谷；拇指点按合谷、劳宫。各 5 ~ 10 次。

第四步：用食指的骨节拨手腕的上、下部，各 5 ~ 10 次。

第五步：用双手大或小鱼际肌抹掌背，拇指抹掌心。

第六步：用拇指和食、中指从手背撸向各指端，速度由快到慢。

第七步：摇手腕。一手拿住前臂部，一手拿住手指，上下左右摇手腕。

第八步：摇肘部。一手按压肩部，一手拿住腕部，转圈摇动。

第九步：抖提上臂。两手握住被按摩者的五个手指，拉平手臂，微微抖动，抖后急向上平提，用力不要太大。

第十步：搓臂。两手相对，由臂部三角肌开始，从上往下搓。

此法每周按摩 1 次，每次按摩 10 ~ 15 分钟。可令上肢气血流通，关节灵活，肌肤滑润。

5. 食膳疗法

（1）猪皮炒青椒

【组成】猪肉皮 150g，青椒 250g，油、盐、葱、姜各适量。

【用法】先将猪肉皮煮至七成熟，捞出晾干，切成长条，再放入热油锅中炸黄，然后与青椒和其他原料同炒至熟，装盘即可。每日 1 次，佐餐食用，连用15 ~ 20 天。此菜润泽皮肤，增强弹性。

（2）葱枣饮

【组成】葱叶 10g，红枣 20g。

【用法】将葱、枣洗净，加水适量，煎煮 15 分钟即可饮用。每日早晨空腹饮之。此饮润肤美容，用于健美皮肤。

（3）枣蹄饮

【组成】猪蹄 1 只，大枣 30g，白萝卜 30g。

【用法】先将猪蹄、大枣、白萝卜洗净，再将白萝卜切块，共入砂锅内，加水适量，置武火上烧沸后改用文火炖煮，至猪蹄煮烂为度。加少许精盐调味食用，常食之。此汤健脾补虚，润肤。用于脾虚体弱，肌瘦肤燥。

6. 其他疗法

手部全套护理：其程序与面部护理相同。洁手、喷雾、去角质、按摩（同上肢按摩手法）、敷手膜、涂护手霜。特殊护理可配合超声波导入、神灯、多功能美容仪。

（四）预防与调摄

1. 夏季骑摩托车、自行车外出时戴手套，防止紫外线长时间照射；避免风霜雪雨及寒冷对手部皮肤的伤害。

2. 饮食有节，不偏食、偏嗜。

3. 从事强力手工劳动的人，工作时应戴手套。

4. 接触酸、碱等刺激性较强的物质时，要戴手套。

5. 不要长时间涂用染指甲或装饰指甲的指甲膏。

6. 避免锐器伤害指甲，也不要用小刀刮指甲表面。

7. 洗手后涂一些适合自己的护手品。

六、浴足

浴足美容包括中药浴足美容和脚部按摩美容，是使用具有保健美容作用的药物，在浴足的同时结合按摩足部有关穴位和反射区，以达到美容的目的。它是近年来兴起的一种美容方法，是在保健疗法的基础上发展起来的。

（一）浴足的美容原理

1. 从足的解剖结构看，两足为骨连接或骨关节最多的部位之一，经穴亦较多，且皮下肌肉、脂肪组织较少。故按摩局部可发挥相应的调节局部及全身的作用，同时足部皮下组织少，药物易于吸收。

2. 从血液循环的方面看，心脏在血液循环中起着血泵的作用，由心脏压出的血液，经动脉血管流向周身的毛细血管，特别是向距心脏最远的脚端，相对就比较困难了。若借助脚的运动，如按摩等引起局部肌肉的活动，可以推动血液循环，协助心脏发挥正常的血泵功能，从而改善血液循环。

3. 两足部位具有丰富的神经末梢，并与内脏相应的组织器官相互沟通，彼此在生理上保持协调，在病理上又相互影响，反映于两足表面的相应部位。足的这种敏感点称为反射区，它类似遍布全身的神经聚集点，每一个器官的联络神经末梢在脚部都有一个固定的位置，因此，一旦某器官发生病变或功能失常时，只要按摩与某器官相对应的脚部反射区就能促进身体管道顺畅，改善气血的循行，以维持或恢复体内的各生理系统之间的联系、合作和协调，使各组织器官功能正常，达到保健治病的目的。

浴足美容就是依据这种原理，按照中医上病下取的法则，针对美容的需要，选择某些美容强身，或对某些有碍美容的皮肤病证起治疗作用的药物，进行浸浴，在浴足的过程中，可进行按摩，这样既有按摩理疗的作用，又有药物经吸收后所发挥的作用。在局部可呈现活血、爽足、杀菌、解毒之功；在整体上可发挥调阴阳、益气血、补肝肾等作用。使人浴后能够头目清利，改善头面部血液循环，对消除疲劳、精神紧张、头晕失眠以及某些面部皮肤问题都有较好效果。

（二）美容常用足部穴

涌泉、内庭、厉兑、陷谷、冲阳、解溪、隐白、大都、太白、公孙、商丘、照海、然谷、大钟、太溪、水泉、昆仑、仆参、申脉、金门、京骨、束骨、足通骨、至阴。

（三）具体方法

1. 药物浴足

（1）谷糠30g，木香、杏仁、苏叶各9g，木瓜6g，共研为粗末，加开水浸泡一定时间，待温时浴两足，同时可两足交换揉搓陷谷、内庭、冲阳、解溪、大都、太白等穴；反射区可着重揉搓头、颈、胸部等区，可获理气健脾胃、润肺、爽足之效果。

（2）地肤子、白矾各15g，川椒9g，茵陈30g，共研为末，加适量开水浸泡，待温后浴两脚，可配合揉搓昆仑、仆参、大钟等穴；反射区着重揉搓膀胱、尿道等区，以去湿热，增强局部燥湿、杀菌、敛汗爽足的效果。

（3）丹参20g，连翘、双花各15g，大黄、白芷各6g，地骨皮9g，加水稍煎，温后浸泡两脚，每次15~20分钟，并着重揉搓涌泉、陷谷、冲阳等穴；反射区可揉头、小肠等区，适用于两足心发热、面有粉刺等。

（4）人参、川芎、茶叶各6g，共研为细末，开水浸泡后浴两足，可消除疲劳，清利头目，常浴能嫩肤祛斑。

（5）女贞子12g，何首乌15g，旱莲草、当归各9g，甘草6g，共研为细末，开水浸泡浴足。可揉搓然谷、太溪、昆仑等穴；反射区可揉搓肝胆、肾等区，以滋补肝肾之阴，适用于肝肾不足所致的面部色素沉着、白发等。

（6）霜桑叶 100g，加水适量，煎 5~10 分钟，亦可开水浸泡，供浸浴两脚，每次 5~10 分钟，可疏风清热、明目、护肤润燥。若用此液先洗脸后浴足效果更佳，常用则皮肤细嫩美白。

（7）菊花 100g，开水浸泡或稍煎，用其液洗脸浴足，皮肤细嫩洁白，尚可清利头目，对头晕、目赤、粉刺等有较好效果。

（8）葛根 50g，茯苓 20g，捣碎加水稍煎，取液洗脸浴足，可活血、祛斑、增白、强腰腿。

2. 推拿足疗

可在浴足的同时结合搓揉等方法，亦可浴后将足擦干，采用端坐位两脚自然下垂，或仰卧姿势，双脚自然舒展放平，全身放松，情绪稳定，做好准备。操作者用拇指按准穴位或反射区，其余四指固定被按摩的部位，按摩时手指蘸适量滑石粉或液状石蜡等润滑剂，采用圆圈式按摩；反射区按摩可使拇指向心脏方向（即朝向腿的方向），轻轻推揉 1 分钟，然后逐渐加重按压力量，使被按摩穴位或反射区产生胀痛的感觉，一般感觉越大效果越明显，用力的大小以能忍受为度。掌握好按、压、揉、推的力度和方向，用力由轻到重，再逐渐到轻。当全部穴区按摩结束后，被按摩者全身会有一种异常的舒服感，效果好时还会有口渴的感觉，此时可饮温开水 500ml 左右，以利血液循环，促进代谢物质及毒物的排出。

按摩速度以每分钟 60 次左右或大致接近心律即可。时间每次 20~30 分钟，10 天为 1 疗程。

第三节　形体常见疾病的治疗

一、体气

体气是指周身带有臭味的汗而言，可分为全身性和局限性两种。发病见于腋下者称腋臭，其他部位者称为狐臭，周身均见者称体气。类似于西医的臭汗症。本病常对患者的身心健康造成不良影响。

（一）病因病机

1. 秽浊内蕴

与先天禀赋密切相关。人的身体毛发禀于先天，受之于父母。先天蕴湿，秽浊之气从腋下出发，发为腋臭。清·《杂病源流犀烛·腋臭》认为"腋臭，漏腋，皆先天湿郁病也"，即先天禀赋，父母所授，秽浊之气，熏蒸于外，而有狐气。

2. 湿热熏蒸

嗜食肥甘厚味、油腻酒酪等，致使湿热蕴郁体内；或由于天热衣厚，久不洗浴，使津液失于畅达，致湿热污垢酿成秽浊之气，熏蒸于体肤之外，臭秽难闻。

（二）诊断要点

（1）**发病部位** 多见于多汗，汗液不易蒸发和大汗腺所在的部位，如腋窝、腹股沟、足部、肛周、外阴部、脐部及女性乳房下等处，而以足部和腋下最为多见。

（2）**病损特点** 病情轻重不一，轻者无汗时没有臭味，重者腋下如膏似脂，臭秽熏人。汗液多为淡黄色，亦可见绿色、红色，腋窝部潮湿。

（3）**好发人群** 常始见于青春期，女性多见，多有家族史。

（4）**自觉症状** 多汗，有特殊气味。

（5）**病程及预后** 病程缠绵，夏季尤甚，冬季减轻，预后较差，老年后逐渐减轻或消失。

（三）辨证分析

1. 秽浊内蕴

【主症】常有家族史，多见于身体强壮、汗毛粗重之人。多在青春期开始发病，腋下、乳晕、脐周、阴部等处臭气熏人，夏日或汗出时更甚。腋下有棕纹缕孔，汗出色黄如柏汁而粘衣，常多汗，舌脉如常人。

【证候分析】本证多为先天禀赋不足，承袭父母秽浊之气而发。腋下、乳晕、脐周、阴部等处均是汗液浸渍，湿热结聚之所。夏日天暑，汗出衣湿，故病情加重。

【治则】芳香辟秽，除湿洁肤。

2. 湿热熏蒸

【主症】常无家族史，好发于夏季，腋下多汗，染着衣服成黄色，有轻微狐臭气，经洗浴后，可暂时减轻或消除。伴舌红苔腻，脉象滑数。

【证候分析】本证多因过食肥甘厚味，油腻酒酪之品，致使湿热之邪郁于腠理，加之久不洗浴，臭汗外溢，发为狐臭。湿热之邪熏蒸而发于外，故汗出粘衣而色黄。夏日汗出，久不洗浴，则汗垢浸渍，酿成秽浊故臭秽加剧。湿热熏蒸，则可见舌质红苔腻，脉滑数。

【治则】清热除湿，芳香化浊。

（四）美容科治疗方法

1. 内服药物

（1）秽浊内蕴

五香丸（《千金翼方》）加减

【组成】藿香10g，丁香6g，木香6g，零陵香6g，甘松香6g，佩兰10g，白芷10g，青蒿10g，石菖蒲10g，柴胡10g，防己10g，郁金10g。

【用法】舌质红，苔黄腻者，加土茯苓10g，黄柏10g，苍术10g；口干苦者，加茵陈10g，栀子10g；小便短赤者，加滑石15g，甘草3g。日1剂，水煎，分2次服。

（2）湿热熏蒸

甘露消毒丹（《续名医类案》）加减

【组成】滑石15g，茵陈12g，黄芩10g，石菖蒲12g，藿香10g，薄荷10g，白豆蔻6g，佩兰10g，土茯苓20g，苦参12g，柴胡12g，甘草6g。

【用法】口苦，苔黄腻厚者，加龙胆草10g，栀子10g；纳差食少者，加扁豆15g，山楂15g；心烦，小便黄短者，加淡竹叶10g，车前子10g；头身重者，加薏苡仁30g，苍术12g。日1剂，水煎，分2次服。

2. 外用药物

（1）米醋调和石灰，先将患部洗干净，拭干后再涂敷，每日2次，至愈为止。

（2）甘松10g，白芷12g，佩兰6g，每日用水煎后洗腋下。

（3）青木香30g，熟石灰15g，共研细末，纱布包，扑患处，隔日1次。

（4）辛夷15g，川芎12g，细辛10g，藁本12g，石菖蒲15g，皂荚6g，煎水湿敷患处，每日2次。

（5）枯矾30g，煅蛤蜊壳15g，樟脑15g，共研细末，外扑。

（6）密陀僧15g，生龙骨10g，红粉6g，冰片3g，木香10g，白芷10g，分别研成细末，混匀外搽患处。

3. 针灸疗法

（1）毫针刺法

【主穴】合谷、复溜。

【配穴】大椎、气海、阴郄。

【操作方法】针刺主穴，合谷用泻法，复溜用补法。气虚卫外不固者，补气海。内热盛者，加大椎、阴郄。

（2）灸法

【穴位】阴郄。

【操作方法】以稳定熏灸法为主，每日1次，每次30分钟，10次为1疗程。

4. 食膳疗法

（1）梨汁饮

【组成】香水梨、蜜各适量，

【用法】先熬取梨汁，再加入蜜熬成汁，瓶装备用。每日以冷水调服数次，具有润肺清心止汗的作用。

（2）赤豆银耳粥

【组成】赤小豆50g，银耳5g。

【用法】加清水适量煮粥，米烂时加适量冰糖或白糖。每日1次，连服数日，有清热祛湿止汗之功。

（3）乌梅大枣汤

【组成】乌梅15枚，大枣10枚。

【用法】将两药加适量清水煎煮约半小时，每日1剂，连服数日，适用于气阴亏虚，口干、口渴、自汗之体气。

（五）预防与调摄

1. 保持皮肤清洁、干燥，常洗澡，勤换衣袜。

2. 少吃或不吃有强烈刺激性的食物，戒除烟酒。

3. 局部勤用清水洗涤，并用止汗香体露或佩戴香袋、洒香水等以遮秽浊之气。

二、摄领疮

摄领疮是一种患部皮肤状如牛领之皮，厚而坚的慢性瘙痒性皮肤病。在中医古文献中，因其好发于颈项部，故称摄领疮；因其病缠绵顽固，亦称顽癣、牛皮癣。相当于西医的神经性皮炎。其特点是皮损多为圆形或多角形的扁平丘疹，融合成片，搔抓后皮肤肥厚，皮沟加深，皮嵴隆起，极易形成苔藓化。

（一）病因病机

本病主要由七情内伤，风邪袭扰，以致营血失和，经脉失疏而引起。

1. 肝经化火

多因情志不遂、郁闷不舒，而郁久化热，体内心肝火旺，火热之邪伏于营血，而致血热偏盛，充斥于经脉，凝滞于肌肤，而发为本病。

2. 血虚风燥

久病耗伤阴液，营血不足；或素体血虚而致生风化燥，皮肤失于濡养而成。

3. 风湿蕴肤

风邪为百病之长，易袭阳位。当风邪夹湿袭扰于颈部，若久羁不散，则可致经脉失和，气血运行不畅，皮肤肌腠失养而发病。

（二）诊断要点与鉴别诊断

1. 诊断要点

（1）发病部位　多位于颈项部、额部，其次为尾骶、肘窝、腘窝，亦可见于腰背、两髋、外阴、肛周、腹股沟及四肢等处。局限型皮损仅见于颈项等局部；泛发型分布较广泛，以肘窝、腘窝、四肢、面部及躯干为多，甚至泛发全身各处。

（2）皮损特点　皮损常呈对称性分布，亦可沿皮肤皱褶或皮神经分布呈线性排列。初起有聚集倾向的扁平丘疹，干燥而结实，皮色正常或淡褐色，表面光泽；久之融合成片，逐渐扩大，皮肤增厚干燥呈席纹状，稍有脱屑。

（3）好发人群　多见于青壮年。

（4）自觉症状　自觉阵发性奇痒，被衣领摩擦或汗渍时更剧，入夜尤甚，搔之不知痛楚；情绪波动时，瘙痒也随之加剧。

（5）病程及预后　呈慢性经过，时轻时重，多在夏季加剧，冬季缓解。

2. 鉴别诊断

（1）慢性湿疹　由急性湿疹转变而来，皮损也可苔藓化，但仍有丘疹、小水疱、点状糜烂、流滋等，病变多在四肢屈侧。

（2）皮肤淀粉样变　多发在背部和小腿伸侧。皮损为高粱米大小的圆顶丘疹，色紫褐，质较硬。密集成群，角化粗糙。

（3）白疕　发于小腿伸侧的慢性局限性肥厚性白疕，类似牛皮癣，但白疕皮损基底呈淡红色，上被银白色鳞屑，剥去后有薄膜现象和点状出血。

（三）辨证分析

1. 肝经化火

【主症】皮疹初发为红色小丘疹，瘙痒剧烈，迅速融合成红色斑片，大小不等，触之碍手，可见抓痕血痂。多发于颈、肘、膝及尾骶部，亦可泛发于四肢、躯干。可伴有心烦口渴，睡眠不安，舌质红，苔薄黄，脉滑数或弦数。

【证候分析】本证以心肝火旺，热郁血分为主。血热生风，故皮疹色红，瘙痒剧烈；心肝火旺，热扰心神，故心烦，失眠；热伤津液故口渴；舌质红，苔薄黄，脉滑数均为血热内蕴之象。

【治则】清肝泻火，清热凉血。

2.血虚风燥

【主症】皮损日久不退，逐渐增厚、粗糙，色淡或淡褐色，干燥，覆以细碎脱屑，瘙痒无度，夜卧尤甚。伴有心悸怔忡、气短乏力、大便艰涩等症，舌质淡红，苔薄白，脉细。

【证候分析】本证可由邪热结聚日久，伤阴耗血，血虚皮腠失濡则皮损粗糙、肥厚，色淡红；血虚生风化燥，故上覆碎屑，瘙痒无度，夜卧尤甚。气血不足，心神失养故气短乏力，心悸怔忡，阴伤肠燥故大便艰涩；舌淡苔薄白，脉细均为气血不足之象。

【治则】养血润燥，熄风止痒。

3.风湿蕴肤

【主症】皮损浸润肥厚，状如牛领之皮，剧烈瘙痒，夜间尤甚，经久不愈，舌质淡红，苔薄白或白腻，脉濡而缓。

【证候分析】本证为风湿久郁，未经发散，蕴伏于肌腠，致皮肤肌腠失养，故皮损浸润、肥厚，剧烈瘙痒，经久不愈。湿邪阻滞，则苔薄白或白腻，脉濡而缓。

【治则】疏风利湿，消风止痒。

（四）美容科治疗方法

1.内服药物

（1）肝经化火

龙胆泻肝汤（《医方集解》）

【组成】龙胆草6g，栀子9g，黄芩9g，柴胡6g，生地黄6g，泽泻9g，当归3g，车前子6g，甘草6g。

【用法】若心烦口渴者，加紫草、元参；心烦不寐者，加灵磁石、珍珠母；便秘者，加大黄。日1剂，水煎，分2次口服。

（2）血虚风燥

当归饮子（《济生方》）

【组成】当归9g，川芎9g，白芍9g，生地9g，防风9g，白蒺藜9g，何首乌6g，黄芪6g，甘草3g。

【用法】夜卧痒甚者，加酸枣仁、合欢皮、夜交藤；气短乏力者，加党参、黄芪；肠燥便秘者，加火麻仁、郁李仁。日1剂，水煎，分2次口服。

（3）风湿蕴肤

消风散（《外科正宗》）加减

【组成】当归、生地、防风、蝉蜕、知母、苦参、荆芥、苍术、牛蒡子、石膏各 6g，甘草 3g。

【用法】皮损干燥脱屑者，加丹参、何首乌；瘙痒剧烈者，加僵蚕、钩藤、全蝎；心烦急躁寐不安者，加珍珠母、灵磁石。每日 1 剂，水煎，分 2 次口服。

2. 外用药物

（1）肝经化火，湿热蕴肤者，用三黄洗剂外搽，每天 3～4 次。

（2）血虚风燥者，用 2 号癣药水外搽，每天 2 次；或疯油膏加热烘疗法，局部涂油膏后，热烘 10～20 分钟，烘后将所涂药膏擦去，每天 1 次，4 周为 1 疗程。

（3）皮损较厚者，可外擦羊蹄根酒或外搽三黄一椒膏、薄肤膏等，每日 2～3 次。

（4）轻陀散：轻粉 5g，冰片 9g，密陀僧 15g，分别研细末，再合研混匀，生菜油调成糊状，外敷，每日 2 次。

（5）赵炳南熏药：苍术、黄柏、苦参、防风各 9g，大风子、白鲜皮各 30g，松香、鹤虱草各 12g，五倍子 15g，共碾细末，用较厚草纸卷药末成纸卷，燃烟熏皮损处。每日 1～2 次，每次用药末 15～30g，温度以患者能耐受为宜。

（6）醋泡鸡蛋：醋泡过的鸡蛋将蛋黄与蛋白拌匀，用棉棒或棉球蘸其液外涂，每日数次。

（7）皮损浸润肥厚剧痒者，用青核桃切开取果皮直接擦患处，或鲜石榴皮蘸明矾末外擦患处。

3. 针灸疗法

（1）毫针刺法

【主穴】曲池、血海。

【配穴】合谷、三阴交、阿是穴。对泛发性神经性皮炎可加风池、天柱、天突、委中、足三里等穴；对局限性神经性皮炎可取皮损周围皮肤。

【操作方法】采取平补平泻法，留针 20～30 分钟，每日或隔日 1 次，15 次为 1 疗程。

（2）灸法

【穴位】阿是穴（皮损局部）。

【操作方法】先将皮损局部涂以大蒜汁，再置艾炷（如火柴头大）点燃施灸。待艾炷燃净后，扫去艾灰，覆盖消毒敷料。每炷间距 1.5cm。每 10 天施灸 1 次，直至皮损正常。

（3）皮肤针疗法

【穴位】阿是穴（皮损局部）。

【操作方法】在皮损局部进行经纬线叩刺，每条刺激线相距约 0.5cm，每条线反复叩刺 3 次，以少量出血为度，每日或隔日 1 次。适用于皮损呈苔藓样变者。

（4）三棱针疗法

【部位】耳垂或耳轮。

【操作方法】用三棱针挑刺耳垂或耳轮，放出少量血液，每日或隔日 1 次，9~25次为 1 疗程。

（5）头皮针疗法

【穴位】双侧感觉区上 2/5 或选用相应部位之感觉区。

【操作方法】每日或隔日 1 次。适用于七情内伤者。

（6）耳针疗法

【穴位】肺、神门、肾上腺、肝、皮质下。

【操作方法】用环形耳针针刺并留针 10~20 分钟，两耳交替使用，3 日 1 次，1 个月为 1 疗程。

4. 推拿疗法

用手掌揉背腰部 20 次，并点按膏肓、心俞、肝俞、脾俞、肾俞。然后用双手揉拿下肢前侧 20 次，点按足三里、三阴交、血海。最后用双拇指分推印堂至太阳穴 20 次，揉眉弓 20 次。用多指揉侧头部 20 次，点按百会、风池穴。此手法可舒筋活血，理气解郁，镇静安神，祛风止痒。

5. 食膳疗法

（1）莲子心茶

【组成】莲子心 2g，生甘草 3g。

【用法】上二味开水冲泡代茶饮，每日数次。适用于本病初起，心肝郁热，皮损色红，烦躁不眠者。

（2）磁石粥

【组成】磁石 60g，猪肾 1 个，粳米 100g。

【用法】磁石打碎于砂锅中煮 1 小时，滤去渣；猪肾 1 个，去筋膜洗净切片；以粳米 100g，加磁石水、猪肾煮粥食。适用于阴虚肝旺，血虚生风所致皮肤剧痒，夜间尤甚，伴心悸失眠者。

（五）预防与调摄

1. 使患者了解有关本病的发生和发展过程，建立信心，积极配合治疗。

2. 避免精神刺激，保持情绪稳定，心情舒畅。

3. 尽量避免局部刺激，不要用热水烫洗或涂搽不适当的药物。

4. 保持清淡饮食，多食新鲜的蔬菜水果，忌食辛辣刺激之物，如烟、酒、浓茶、咖啡等，以免加重病情。

    5. 忌搔抓及自行外涂不适当的外用药。

    6. 宜穿纯棉内衣，衣领要柔软，避免摩擦致病。

    7. 注意休息，适当参加体育娱乐活动。

三、湿疹

湿疹是一种过敏性炎症性皮肤病，又名湿疮、浸淫疮。其特点是对称分布，多形损害，剧烈瘙痒，倾向湿润，反复发作，易成慢性等。根据病程和皮损特点，一般可分为急性、亚急性、慢性三类。根据发病部位不同，名称各异，发于耳部者，成为旋耳疮；发于手部者，称为家庭主妇湿疹；发于阴囊者，称为肾囊风；发于脐部者，称为脐疮，发于肘、膝弯曲者，称为四弯风；发于乳头者，称为乳头风。另外，以丘疹为主的又称血风疮或粟疮；浸淫全身，滋水较多者，称为浸淫疮。

（一）病因病机

本病的病因为禀赋不耐，饮食失节，嗜酒或过食辛辣刺激荤腥动风之品，伤及脾胃，脾失健运，湿热内生，又兼外受风邪，内外两邪相搏，风湿热邪浸淫肌肤所致。

1. 湿热俱盛

多为急性湿疹之证候。本因禀性不耐，复外受湿热之邪，阻于肌肤而发。

2. 脾虚蕴湿

多为亚急性湿疹之证候。多由饮食失宜，脾失健运，湿从内生。如过度饮茶、酒而生茶湿、酒湿；过食鱼腥海味、五辛发物而生湿热；过食生冷水果，损伤脾阳而水湿内生。

3. 血虚风燥

常见于慢性湿疹。外受风邪或湿热内蕴，或肝失所养，风从内生，风盛则燥，而血燥生风，又有心火内炽，血热生风。或因其病缠绵渗水日久，以及过食辛辣香燥之物，或过饮苦寒燥湿，淡渗利湿之剂，均可伤阴耗血。

（二）诊断要点与鉴别诊断

1. 诊断要点

（1）发病部位　可发于身体的任何部位，亦可泛发全身，但常发于头面、耳后、手足、阴囊、外阴、肛门等，多呈对称性分布，其中慢性湿疹皮损多局限于某一部位。

（2）皮损特点

①急性湿疹　皮损为多形性，可同时见到红斑、丘疹、丘疱疹、小水疱，有时以某一型为主，自觉瘙痒，继发感染者可出现水疱变为脓疱，破烂成片，结痂黄黏。

②亚急性湿疹　多由急性湿疹迁延而来，潮红肿胀轻，水疱较少，而以小丘疹为主，结痂鳞屑较多，仍有剧痒，渗出较少。

③慢性湿疹　皮损见皮肤肥厚粗糙、干燥、脱屑，皮纹增宽加深，色素沉着，苔藓样变明显，一般局限于一处，瘙痒无度，反复发作。

（3）好发人群　本病男女老少皆可发病，但以先天禀赋不耐者为多。

（4）自觉症状　自觉皮损处灼热、疼痛、瘙痒，可伴有全身症状。

（5）病程及预后　病程较长，若失治或处理不当，每至病情迁延，发展为亚急性或慢性而缠绵难愈。

2. 鉴别诊断

（1）接触性皮炎　与急性湿疹相鉴别。本病有接触过敏物病史。常见于暴露部位或接触部位，皮损以红斑、水疱或大疱为主，边界清楚，去除病因后很易痊愈，不复发。

（2）神经性皮炎　与慢性湿疹相鉴别。本病多发于颈、肘、尾骶部，常不对称，有典型苔藓样变，无多形性皮损，无流滋。

（三）辨证分析

1. 湿热俱盛

【主症】发病急，皮损潮红灼热，水疱，瘙痒无休，渗液流汁，边界弥漫。伴身热，心烦，口渴，大便干，尿短赤。舌红，苔薄白或黄，脉滑或数。

【证候分析】本证湿盛则起水疱，流水，浸淫；血热则皮肤潮红灼热，起有红粟；湿热俱重则便干，面赤，舌红苔黄腻。

【治则】清热解毒，利湿止痒。

2. 脾虚湿蕴

【主症】发病较缓，皮损潮红，瘙痒，抓后糜烂渗出，可见鳞屑。伴有纳少，神疲，腹胀便溏。舌淡胖，苔白或腻，脉弦缓。

【证候分析】此证属脾失健运，湿邪内生，蕴积肌肤所致。湿盛则起水疱，不红不肿，皮肤黯淡，热象不显；脾虚则倦怠乏力，面色萎黄；脾运不健则可见纳呆，便溏，舌淡苔白腻等症。

【治则】健脾除湿，和营祛风。

3. 血虚风燥

【主症】病程日久，反复不愈，皮损粗糙肥厚，脱屑瘙痒，表面有抓痕、血痂，颜色暗或有色素沉着，舌质淡，苔少，脉细数或细弦。

【证候分析】外受风邪或肝失所养，风从内生，病情缠绵日久，伤阴耗血，血虚生风，故见皮损干燥肥厚、瘙痒。舌质淡苔少，脉细乃血虚之象。

【治则】养血润肤，祛风止痒。

（四）美容科治疗方法

1. 内服药物

（1）湿热俱盛

龙胆泻肝汤（《医方集解》）加减

【组成】龙胆草10g，连翘20g，山栀子10g，黄芩15g，黄柏10g，苍术10g，柴胡10g，生地30g，车前子10g，泽泻10g，生甘草6g。

【用法】本证若湿重于热而皮损以渗出、水疱为主者，上方去黄芩、黄柏、山栀子，加茯苓、猪苓、滑石；口渴咽干者，加知母；身热者，加丹皮、青蒿；胸闷腹胀者，加草豆蔻、厚朴。每日1剂，水煎，分2次服。

（2）脾虚湿蕴

除湿胃苓汤（《医宗金鉴》）加减

【组成】苍术10g，黄柏10g，丹皮10g，郁金10g，白术15g，泽泻10g，猪苓10g，茯苓10g，刺蒺藜15g，茵陈15g，扁豆30g，白芷10g。

【用法】倦怠乏力者，加党参30g；瘙痒重者，加蛇床子10g，苦参10g；病发于下肢者，加川牛膝10g。每日1剂，水煎，分2次服。

（3）血虚风燥

当归饮子（《济生方》）

【组成】当归10g，生地30g，荆芥10g，防风10g，白芍10g，川芎10g，赤蒺藜15g，生黄芪6g，制首乌30g，炙甘草3g。

【用法】痒而睡眠差者，加炒枣仁30g，龙骨30g或夜交藤30g，钩藤30g（分次后下）；瘙痒严重者，加蜈蚣2条；苔藓样变严重者，加牡蛎30g，玄参10g，浙贝10g。每日1剂，水煎，分2次服。

2. 外用药物

（1）渗水多者可用黄柏、蒲公英、野菊花、生地榆各10~20g，任选1~2种煎水，待冷或温后湿敷。

（2）炒苍术、黄柏、槟榔各200g，枯矾10g，共研极细末，用凡士林调成软膏，摊纱布上贴患处，疮面流水者干撒；慢性顽固性湿疹奇痒皮裂，或浸淫出水，时愈时发者，去枯矾，加灸焦蜂房等分为末，植物油调敷。

（3）黄柏、荆芥、苦参各5g，滑石15g，甘草10g，研末撒敷或煎汁洗患处。

（4）三黄洗剂：大黄、黄柏、黄芩、苦参各等分，煎水，凉后外洗。

（5）蛇床子50g，轻粉15g，共研细末加香油调，涂患处，每日1~2次。特别适用于面部、耳部湿疹。

（6）蜈蚣3条烘干、压末，用猪胆汁调敷患处。用于顽固性湿疹。

（7）10%的明矾水温热外洗，治疗慢性湿疹干燥作痒者。

（8）马铃薯洗净，切细，捣烂如泥，敷于患处，用纱布包扎，每天换药4~6次，2~3天后症状就可明显好转。

（9）青鱼胆汁伴黄柏粉末，晒干研细，用纱布包裹，敷贴患处，可用于久治不愈、炎症渗出明显者。

3. 针灸疗法

（1）毫针刺法

【主穴】大椎、曲池。

【配穴】痒甚者加神门，慢性湿疹加足三里。湿重者加阴陵泉；血燥者加三阴交、血海。

【操作方法】上穴皆用泻法。用中强刺激，持续运针1~3分钟，急性湿疹每日1次，慢性湿疹隔日1次。

（2）灸法

【穴位】阿是穴（皮损局部）、曲池、大椎、合谷、三阴交、足三里。

【操作方法】每次选用2~5个穴，每穴每次施灸10~20分钟，每天施灸1~2次，慢性湿疹可隔天施灸1次。5~7天为1疗程。

（3）刺络拔罐

【穴位】阿是穴（皮损局部）。

【操作方法】用1寸毫针或三棱针迅速点刺丘疹水疱及苔藓样变局部，立即拔上火罐，吸出少量血及渗液为佳。

（4）火针疗法

【穴位】阿是穴（皮损局部）。

【操作方法】将火针在酒精灯上烧红后迅速点刺病变部位，重点刺红斑、丘疹、水疱和苔藓样变局部。

（5）耳穴疗法

【穴位】肺、神门、肾上腺。

【操作方法】以28号0.5寸毫针刺入，快速捻转，留针1~2小时。慢性湿疹加肝、皮质下。亦可用压丸法，左右耳交替使用。

4. 食膳疗法

（1）海带绿豆汤

【组成】海带 30g，绿豆 30g，鱼腥草 15g，白糖适量。

【用法】将海带洗净切丝，鱼腥草布包，与绿豆同放锅中煎煮，至海带烂，绿豆开花时取出布包即可，食前用白糖调味。每日 1 次，吃豆和海带，饮汤，连用 10 天。有清热、除湿、止痒的作用，适用于血热风盛型湿疹。

（2）莲花冰糖粥

【组成】糯米 100g，莲花 5 朵，冰糖 15g。

【用法】将糯米淘洗干净，放锅中，加水适量，煮至粥已熟时，加入冰糖和莲花，待冰糖溶化为度，每日 1 次，代早餐用。有健脾、清热、利湿的作用，适用于脾虚湿重型湿疹。

（3）百合桑椹汤

【组成】百合 30g，桑椹 35g，大枣 12 枚，青果 9g，白糖适量。

【用法】取上四味药，同入锅中，加水适量，煮取汁，加入白糖即成，每日 1 剂，代茶饮，10 天为 1 疗程。有清热、润肺、除湿止痒之功，适用于湿热所致的湿疹。

（4）黑豆茶

【组成】黑豆 60g，生地 6g，防风 6g，甘草 6g，冰糖 12g，

【用法】将上四味加水适量，煮取汁。再将药汁倒入锅中，加冰糖，边搅边加热，至糖溶化为度，每日 1 剂，代茶空腹冷饮。有健脾利湿，除热解毒的作用，适用于脾虚湿浊不化的湿疹。

（5）乌梢蛇汤

【组成】乌梢蛇 2 条。

【用法】按常法宰杀，做菜，每日 1 次，吃肉饮汤，连吃 4~5 次。有祛风除湿止痒的作用。

（五）预防与调摄

1. 去除病因及促发因素是预防本病的关键。

2. 系统检查，清除病灶，治疗全身性疾患。

3. 急性湿疹，忌用热水烫洗和肥皂等刺激物洗涂患处。

4. 不论急性、慢性湿疹，均应避免搔抓，并忌食辛辣、酒、鸡、鸭、牛、羊、鱼虾等发物。

5. 急性湿疹或慢性湿疹急性发作期应暂缓预防注射和接种牛痘。

6. 保持皮肤清洁、防止皮肤感染。避免过度劳累，保持情绪稳定。

四、灰指（趾）甲

灰指（趾）甲又名鹅爪风、油灰指甲、油炸甲、灰指（趾）甲，是指甲失去光泽，增厚灰白，状若虫蛀的一种甲真菌性疾病。相当于西医的甲癣。其特点是指（趾）甲变形变色，多由鹅掌风或脚湿气日久迁延至甲所致。中医学对此病的记载最早见于《外科证治全书》，属于风和癣的范围。

（一）病因病机

多由肝血不足，复外感虫邪，或体内湿毒内聚，乘虚而入，阻于脉络，血不荣甲，甲失所养而致。

（二）诊断要点与鉴别诊断

1. 诊断要点

（1）发病部位　初起多为 1~2 个指（趾）甲染病，逐渐扩展到邻甲，重则累及所有指（趾）甲。

（2）皮损特点　表现为初起指（趾）甲的远端甲缘失去光泽，或甲板发生或白或黄的斑点，逐渐扩大；继则出现甲面的高低不平，逐渐增厚或蛀空而残缺不全；最后甲变形失去光泽而呈灰白色。

（3）好发人群　多好发于成年人，多有鹅掌风或脚湿气的病史。

（4）自觉症状　轻者无自觉症状，重者可有疼痛现象。

（5）病程及预后　病程缓慢，有的可迁延数年或 10 余年，甚至可终生不愈。

2. 鉴别诊断

（1）先天性厚甲症　为遗传性疾病，从小发病，有家族史。表现为所有指（趾）甲进行性增厚，几年脱落一次，以后甲又不断增厚，严重影响甲的形态和功能。并伴有毛周角化症，皮肤干燥，毛发生长不良的外胚叶发育障碍的表现。

（2）甲银屑病　在银屑病中约有 10%~50% 可出现甲的病变。多为多个甲同时受累，表现为指（趾）甲增厚，浑浊，呈灰褐色。甲表面可有顶针样凹陷，甲板自游离缘起逐渐向后与甲床分离，其甲板间隙中堆积较多的角质性碎片，甲根部及周围常有红斑鳞屑。甲的病理可见甲角化不全等银屑病的病理改变。若发现甲以外有银屑病的典型皮损可有助于确诊。同时须注意在甲银屑病基础上继发真菌感染者。

（三）辨证分析

肝血亏虚，虫毒侵淫

【主症】病程迁延，指（趾）甲灰白增厚，枯槁变形，失去光泽，状若油炸或如蛀空。舌质淡红，苔薄白或少苔，脉弦细。

【证候分析】肝藏血，其华在爪。久病致肝血亏虚，虫毒乘虚而入，血虚不能濡养爪甲，故指（趾）甲灰白增厚，枯槁变形，失去光泽。舌质淡红，苔薄白，脉弦细为肝血亏虚之征。

【治则】补血养肝，解毒杀虫。

（四）美容科治疗方法

1. 内服药物

补肝汤（《医学六要》）加减

【组成】当归10g，白芍15g，川芎10g，熟地15g，枣仁10g，木瓜10g，麦冬15g，贯众15g，川楝子10g，土茯苓15g，甘草3g。

【用法】发于指甲者加桑枝、姜黄；发于趾甲者加牛膝、柴胡。每日1剂，水煎，分2次服。

2. 外用药物

（1）30%冰醋酸外涂或10%冰醋酸泡病甲，每日1次，须坚持3~6个月以上。涂药前若先将病甲刮薄更好。

（2）6%水杨酸，12%乳酸，95%酒精溶液，10%碘酊涂病甲。

（3）白凤仙花捣烂涂甲上，用布包好，每日1次。持续使用，直到痊愈。

（4）荆防红枫浸液：荆芥、防风、红花各5g，大枫子、五加皮、地骨皮各10g，明矾15g，皂角20g，入1000g陈醋内浸24小时，去渣备用。用时取药液浸泡患甲，每次20分钟，每日2次，30天为1疗程，一般用2~3疗程即有效。

3. 针灸疗法

灸法一

【穴位】阿是穴（病甲）

【操作方法】点燃艾绒，熏病甲至热，每次15分钟，每日1次。适用于残甲者。

灸法二

【穴位】阿是穴（病甲）

【操作方法】大蒜捣烂，摊在垫有薄布的病甲上，其上置艾炷，灸至有疼痛时，稍事休息，再灸。每次灸10分钟，3日1次。甲癣初起者适用此法。

（五）预防与调摄

1. 积极预防和治疗脚湿气，鹅掌风，以防蔓延成灰指（趾）甲。

2. 坚持治疗，本病较顽固，治疗宜耐心，一般需要3~6个月。

3．本病外用药多性剧烈，使用时应当注意保护甲周皮肤。

五、皲裂疮

皲裂疮是指发于手足部的皮肤干燥粗糙，继而出现裂口的一种物理性疾病。相当于西医的手足皲裂。其特点是好发于冬季，多见于成年人及体力劳动者。

本病可表现为其他疾病的并发症，若有与禀赋有关的其他疾病如蛇皮癣、鹅掌风、脚湿气等时，均可见手足皲裂症状。

（一）病因病机

1．风寒侵袭

风寒侵袭，搏结于肌表，凝滞血脉，肤失濡养，燥胜枯槁，乃生皲裂。

2．脾虚营亏

脾主肌肉，为气血生化之源，脾虚则化源不足，气血亏虚。气不足，则不能温煦卫外，肌肤易为外邪所犯；血不足，则不能濡养肌肤，可致皮肤枯涩粗槁，继而出现裂口，发为皲裂。

（二）诊断要点与鉴别诊断

1．诊断要点

（1）发病部位 本病惯发于手指，手掌屈侧，足跟，足趾，足缝和足侧等易受摩擦部位。

（2）皮损特点 局部皮肤干燥，角化增厚，出现沿皮纹方向的裂隙，深浅、长短不一，深者可有出血。

（3）好发人群 多见于成年人及体力劳动者，可继发于蛇皮癣、鹅掌风、脚湿气等病。

（4）自觉症状 裂口常伴有疼痛，常使手足屈伸不利，活动受限。

（5）病程及预后 好发于冬季，病程缓慢，多数患者天暖后自愈。

2．鉴别诊断

（1）鹅掌风和脚湿气 晚期都可以出现皲裂样改变。但有以下特点：好发部位常局限于一侧掌或跖、指（趾）间，很少局限于足跟；原发损害以丘疹和水疱为主；其伴随症状以瘙痒为主，甚少疼痛；好发于春夏季节，很少长年发生皲裂；常与指甲癣并发；可在皮损处找到真菌。

（2）手足发胝 相当于西医所指的掌跖角化症。为一种先天性疾病，因角化过度而造成皲裂。多发于掌跖部，色淡黄，边界清楚，叠见皲裂。入秋时加重，病程日久，缠绵难愈。

（3）蛇皮癣　相当于西医所指的鱼鳞病。为一种先天性疾病，自幼发病，有家族史。皮损多见于四肢的伸侧，重者可波及全身，掌跖亦可受累。皮损虽干燥，状若皲裂，但表面附有灰白色鳞屑，无痛痒感，易于鉴别。

（三）辨证分析

1. 风寒侵袭

【主症】病程较短，见畏寒恶风，肢冷不温，或肢节疼痛，或流涕鼻塞等风寒表证。舌质淡，苔薄白，脉浮紧。

【证候分析】肺主气属卫，风寒袭表，损伤卫阳，肌表失于温煦，故见畏寒恶风，肢冷不温。寒邪凝滞经络，故肢节疼痛，鼻为肺之窍，肺气失宣则流涕鼻塞。舌质淡，苔薄白，脉浮紧都为风寒表证之象。

【治则】疏风散寒，温阳通络。

2. 脾虚营亏

【主症】病程较长，肌肤甲错，反复发作。见面色无华，食少腹胀，大便稀溏，形体消瘦，疲倦乏力。舌质淡，苔薄白，脉细弱。

【证候分析】脾主肌肉，为气血生化之源，脾虚则化源不足，故肌肤甲错，面色无华。脾气虚弱，健运失职，故食少腹胀，大便稀溏，形体消瘦。脾气虚，水谷精气化生不足，则疲倦乏力。舌质淡，苔薄白，脉细弱为脾虚之征。

【治则】健脾益气，滋阴养血。

（四）美容科治疗方法

1. 内服药物

（1）风寒侵袭

桂枝汤（《伤寒论》）合当归四逆汤（《伤寒论》）加减

【组成】桂枝10g，白芍10g，当归10g，细辛3g，羌活10g，独活10g，白芷10g，熟地15g，黄芪15g，陈皮6g，大枣12枚，炙甘草3g。

【用法】日1剂，水煎，分2次服。

（2）脾虚营亏

八珍汤（《正体类要》）加减

【组成】党参15g，白术10g，茯苓10g，当归10g，黄芪15g，白芍10g，熟地15g，阿胶10g，陈皮6g，山药15g，杏仁6g，炙甘草5g。

【用法】局部出血者加血余炭、藕节；疼痛较盛者加鸡血藤、川芎。日1剂，水煎，分2次服。

2. 外用药物

（1）外洗方

【组成】大枫子 20g，当归 10g，陈皮 6g，黄精 15g，地榆 10g，威灵仙 15g，金毛狗脊 10g，红花 10g。

【用法】煎水待温泡患处，每日 1 次，每次 15 分钟。

（2）润肌膏（《外科正宗》）

【组成】麻油 120g，当归 15g，紫草 3g，黄蜡 15g。

【用法】将麻油、当归、紫草同煎，待药枯后去渣。再将药油加热，加入黄蜡，待蜡化尽后起锅收膏。用时直接涂抹患处，每日 1 次。

（3）白及膏

【组成】白及粉 15g，三七粉 10g，猪油 60g。

【用法】将白及粉、三七粉、猪油调成膏状。先用温热水浸泡患处 10 分钟后，再涂抹药膏，每日 2 次。

（4）防裂膏

【组成】尿素、白及、大黄、地骨皮、当归各等分，凡士林适量。

【用法】将尿素、白及、大黄、地骨皮、当归研末，调入凡士林，待成膏状后外涂患处，每日 2 次。

3. 针灸疗法

皮肤针疗法

【叩刺部位】手足背部皮肤。

【操作方法】取梅花针轻叩手足背部皮肤。从指（趾）尖沿着手足指趾直线，向手足腕部叩击。以手背皮肤有温热感为度，每日 1 次，能起到通络行血，润滑防裂的作用。

4. 推拿疗法

将手足部分为指（趾）部、背部、掌部，逐次进行按摩。按摩前应先清洁指（趾）部，揩干后，涂抹适量按摩膏。每次按摩时间不少于 20 分钟，早晚各 1 次。

（五）预防与调摄

1. 本病以预防为主，应尽可能不接触酸、碱等刺激性物质。如因工作需要必须接触时，应戴手套或涂抹防护剂，或接触后立即洗手，并涂抹油脂或药物。

2. 经常需要从事户外工作者，冬季应注意保温，用温热水浸泡手足，随后涂抹润肤性质的油脂，以加强保护。

3. 患有鹅掌风、脚湿气或蛇皮癣等皮肤病的患者，应积极治疗原发病。

主 要 参 考 文 献

1. 李芳莉. 实用美容美体针灸术. 沈阳：辽宁科学技术出版社. 2002

2. 刘国晖. 中医美容方法荟萃. 重庆：四川科学技术出版社. 1989

3. 刘宜群. 美容美发300问. 北京：中国中医药出版社. 1998

4. 李元文. 美容护肤中医八法. 北京：中国中医药出版社. 2004

5. 张秀勤. 全息经络刮痧美容. 北京：人民军医出版社. 2005

6. 张炬. 历代化妆美容秘方. 太原：山西经济出版社. 1993

7. 王沛. 中医药研究与临床——中医美容论丛. 北京：中国古籍出版社. 1997

8. 黄霏莉. 美容中医学. 北京：科学出版社. 1999

9. 黄霏莉. 中医美容学. 北京：人民卫生出版社. 1997

10. 宋传荣. 中医学概要. 北京：人民卫生出版社. 2005

11. 王建新. 美容师职业技能鉴定教材. 北京：中国劳动出版社. 1995

12. 孙玉萍. 美容医师指南. 北京：学苑出版社，2000

13. 李俊华. 现代中医美容学. 西安：陕西科学技术出版社. 2003

14. 吴恒亚. 中医外科学. 南京：江苏科学技术出版社. 1995

15. 曹汝智. 新编中西医结合皮肤美容学. 北京：学苑出版社. 2004

16. 刘宜群. 痤疮. 北京：中国中医药出版社. 2000

17. 魏睦新. 美容中医学. 北京：人民军医出版社. 2004

18. 刘宜群. 美容. 北京：中国中医药出版社. 2000

19. 傅杰英. 中医美容. 北京：北京科学技术出版社. 2003

20. 石学敏. 针灸学. 北京：中国中医药出版社. 2002